薬日本堂のおうち漢方365日

1日1ページ
読むだけで
心も体もリラックス

監修　薬日本堂

家の光協会

はじめに

漢方というと、漢方薬局に出かけて薬を調合してもらったり、鍼《はり》やお灸《きゅう》をしたり、何か特別なものをイメージされる方も多いでしょう。

けれども、そもそも漢方は、日々の生活のなかで、毎日を生きやすく、元気に過ごすための知恵。昔の人が自然を観察したり、経験したりしたことから見いだした生活のヒントともいえます。

そんな漢方の養生法には、生活リズムの整え方や、食材の選び方、体の動かし方、心のもち方など、日々の生活に取り入れられることがたくさんあり、知らず知らず実は実践していることもあるかもしれません。

本書では、３６５日、１日１つの養生法を紹介しています。食事や運動だけでなく、お茶や入浴などのリラックス、美容、もちろん生薬《しょうやく》や漢方の基本的な考え方まで、漢方の入り口はさまざまです。ただ目を閉じて、休むだけでも、実は心の養生に役立ちます。旬のものを食べることも食養生。漢方は数値で測れるものでなく、ある意味〝いいかげん〟で、加減することが大切。やってみてなんとなくラクになった、スッキリしたという感覚を大事にして、まずは、できること、やりたいこと、気になることから始めてみてください。

また、人と自然は一体というところから漢方の考えは成り立っています。あたりまえのことを「自然なこと」というように、太陽が昇れば起きて、太陽が沈めば休み、暑い季節には体を冷やす夏野菜を食べて、冬は入浴でしっかり体を温めるなど、自然のうつろいに逆らわずに過ごすことも、漢方では重要です。３６５日の養生法のなかでは、季節ごとの自然の移ろいに合わせた体調の変化についてもお話ししています。

日々の生活に漢方の知恵を取り込み、養生の実践で生命を輝かせましょう。

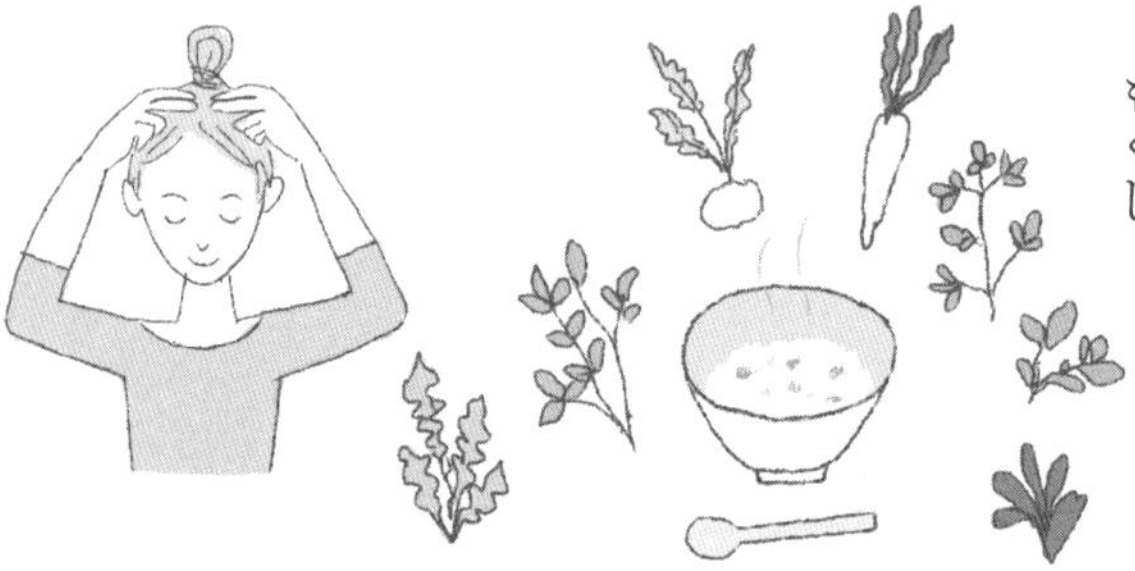

薬日本堂のおうち漢方365日

もくじ

マークの見方

基本
漢方や薬膳の基本的な考え方を紹介。

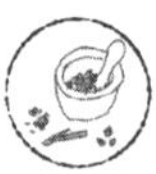

漢方薬
漢方薬と漢方薬の成分となる植物や生薬《しょうやく》などを紹介。

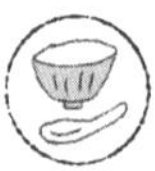

食べ物
その時期の体をいたわる食材や料理を紹介。

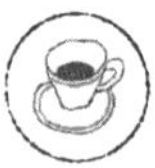

飲み物
季節のお茶や薬膳酒など、体にいい飲み物を紹介。

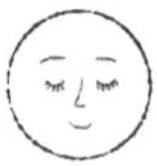

リラックス
入浴法や呼吸法など心がほっとする養生法を紹介。

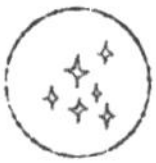

美容
肌や髪にいい食べ物、飲み物、入浴剤やマッサージなどを紹介。

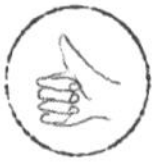

ツボ
体のさまざまな不調を解消してくれるツボを紹介。

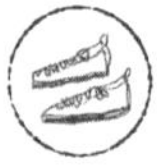

運動
簡単にできる、めぐりをよくする運動を紹介。

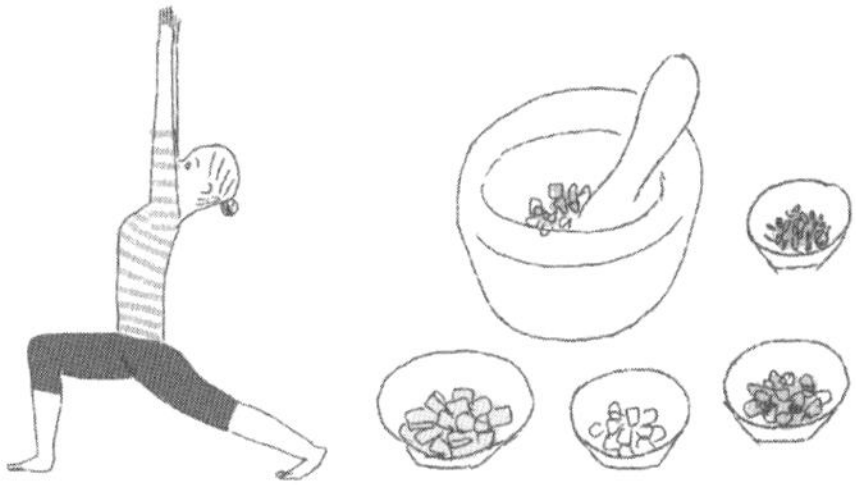

◎この本の使い方

毎日ひとつ、その時期に役立つ365個の漢方の知恵を紹介しています。カレンダー代わりに使うもよし、気になるページから読むもよし、日々の健康維持にお役立てください。

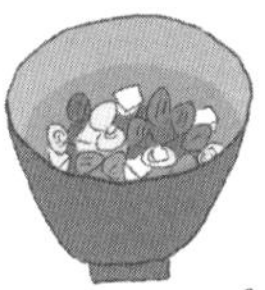

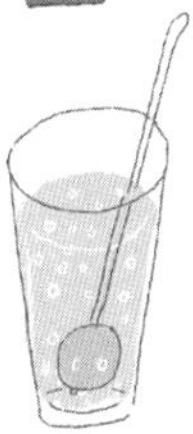

◎表現について

本文中に「五臓《ごぞう》の肝《かん》」「五臓の心《しん》」「五臓の脾《ひ》」「五臓の肺《はい》」「五臓の腎《じん》」という表現が出てきます。漢方ならではの表現なのですが、いわゆる、肝臓、心臓、脾臓、肺、腎臓とは少し違うため、誤解がないようこのような表現にしています。詳しくはＰ39、Ｐ374を参考にしてください。

＊本書で紹介している情報はすべての人に当てはまるものではありません。体質や症状によって、異なる場合があります。また、病気の方や体調がとくに悪い方は医師や専門家の診察を受けることをおすすめします。

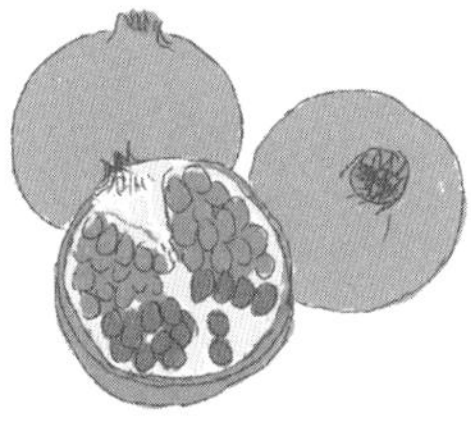

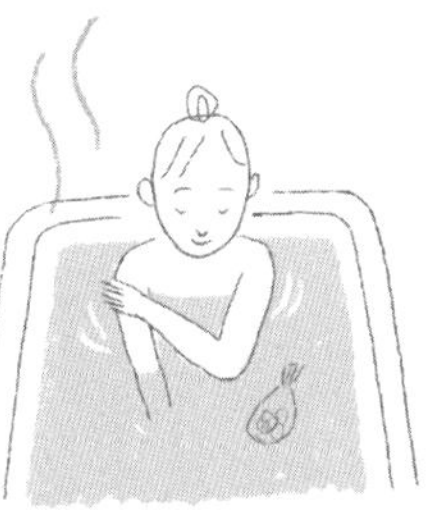

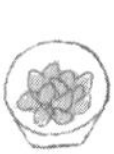

新年の始まりは縁起物の「屠蘇散《とそさん》」で1年の健康を願う

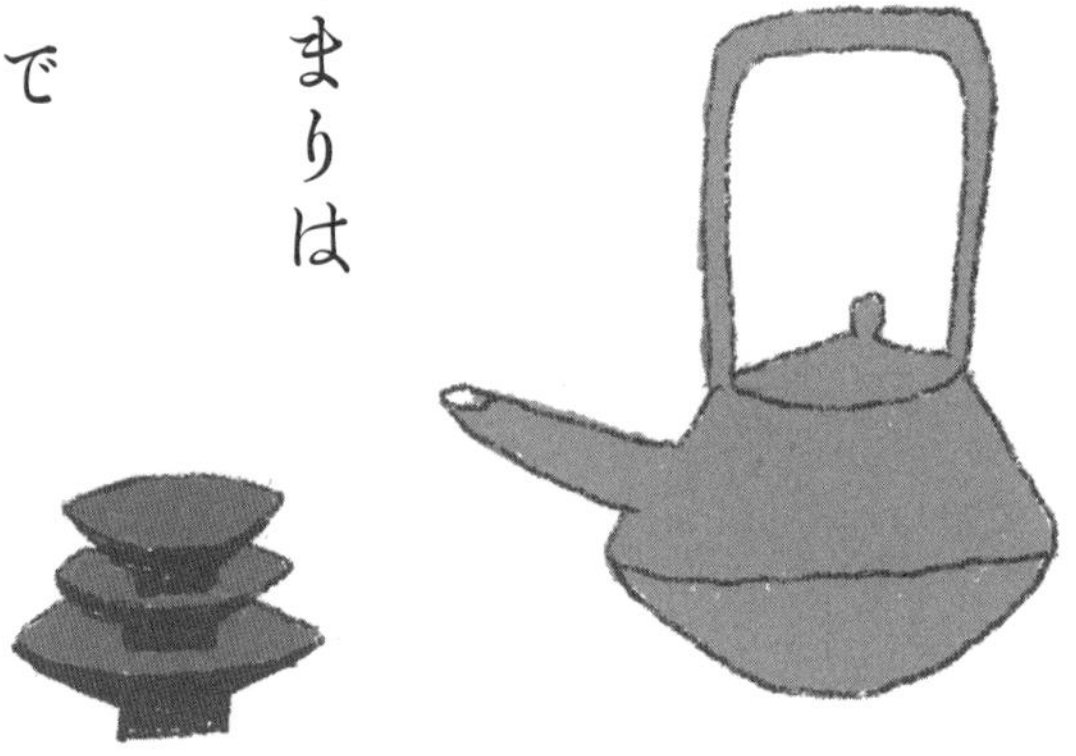

お雑煮やおせち料理とならび、お正月の縁起物とされるお屠蘇。酒やみりんに「屠蘇散」とよばれる5〜10種の生薬《しょうやく》を漬け込んだ薬膳酒です。元日の朝、年少者から順に長寿を願っていただきます。

屠蘇散の始まりは、中国三国時代※。華《か》陀《だ》という名医が調合した十数種類の薬草を酒に浸して飲んだと伝えられ、邪気《じゃき》を屠《ほふ》り、魂を蘇《よみがえ》らせることから「屠蘇」と名付けられました。唐の時代の中国から日本に伝わり、平安貴族の間で広まったといいます。

中身は漢方に使われる生薬で、「山椒果《さんしょうか》皮《ひ》」「陳皮《ちんぴ》」「桔梗根《ききょうこん》」「浜防風《はまぼうふう》」「桂皮《けいひ》」「おけらの茎葉」など。胃を元気にして、かぜを予防する目的で親しまれてきました。

お屠蘇の作り方はとても簡単。大みそかの夜に屠蘇散をお酒または本みりんに浸しておくだけです。

この日は：元日

1年の最初の日。お屠蘇から漢方ライフを始めるのも、いいきっかけに。

※中国三国時代：諸説ありますが西暦184年〜280年ごろ。

1月2日

食べ物

元気の源「おもち」で1年のパワーをチャージ！

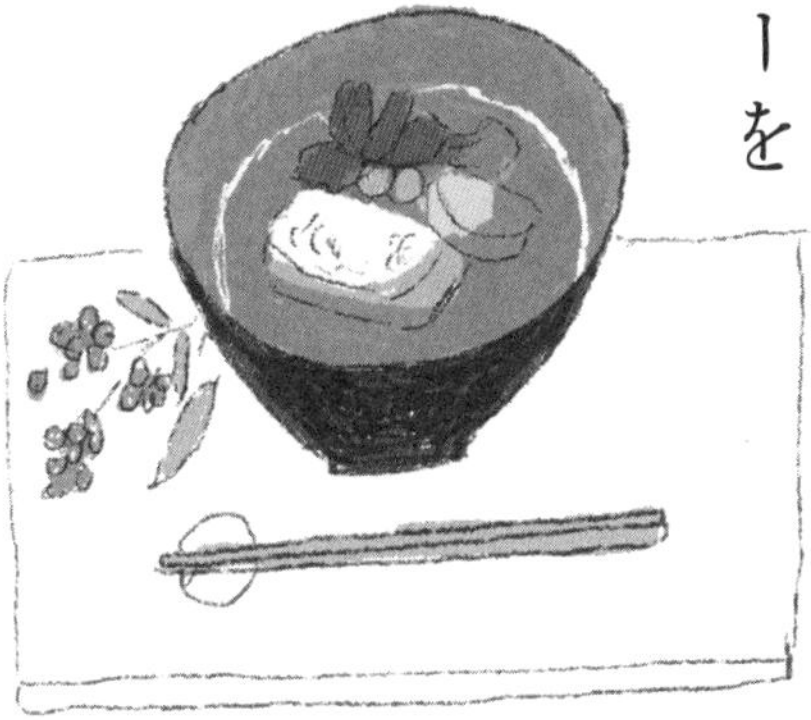

お正月に限らず、お祝いごとでふるまわれるおもちは縁起物として知られる一方、「力うどん」などのメニュー名にあるように元気の源として、古くから親しまれてきた食べ物です。

漢方でも、元気を補う食材とされ、エネルギーである気《き》が足りない「気虚《ききょ》」（P106）の人にはとくにおすすめの食材です。しっかりかんで食べることで気を補います。また、食欲不振、体がだるいなどの慢性の疲労感、心の不安を和らげ、胃の働きを高めることで軟便や消化不良の解消にも役立ちます。

冬は漢方でいう「腎《じん》」の働きが弱まるため、腎の働きを補う食材と一緒にとるのもよいでしょう。小豆と一緒にしるこにしたり、のりを巻いて磯辺巻きにしても。とくに冷えのある人にはもってこいです。

この日は：初夢の日
漢方では心と体はつながっていると考え、夢には体調が反映されるといいます。詳しくはP145。

漢方で「陰陽《いんよう》」が大切なわけ

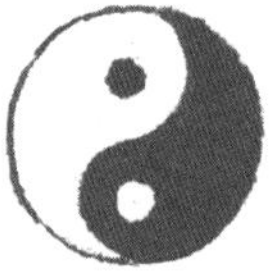

漢方の基本に、陰陽論があります。中国古来の自然哲学で、森羅万象《しんらばんしょう》、すべてのことが「陰」と「陽」の2つで成り立っているという考え方。まずは、いくつか陰と陽の例をみてみましょう。

【陽】太陽　【陰】月
【陽】火　【陰】水
【陽】熱　【陰】寒
【陽】上　【陰】下
【陽】男　【陰】女

これらの陰と陽は、互いに依存しながらバランスを取り合う、流動的な存在。暑い夏はピークを過ぎれば涼しい秋を経て冬に向かいます。これは、陽が多かった季節が陰に転化したことを示しています。

これをよく表しているのが、2つのまが玉が組み合わさったようなモチーフ。どちらかが優位になると、もう一方が増えて陰陽が逆転。目玉のようなものは、陰の中の陽、陽の中の陰を表します。陰に陽が含まれることでバランスが保たれます。

健康にも、陰陽の視点は重要です。冷えで不調が起きている場合、陰に大きく傾いているので、陽を加える必要があります。お風呂に入り、温める食材を食べるなどの対策で、陰陽バランスを整えることは、健康の秘訣《ひけつ》といえます。

この日は：瞳の日
漢方では目は五臓《ごぞう》の肝《かん》とかかわりがあります。目の不調があるときは、肝の不調を疑って。

食材を丸ごと食べる「一物全体《いちもつぜんたい》」が体にいい

健康を維持するための食事は、どんなことに気をつければいいのでしょうか？

まず、食事のバランスが大事です。加えて「一物全体」という考え方を取り入れましょう。食べ物はすべて命のあるものですから、その個体を丸ごといただくのがよいということ。

この考え方は、仏教の教えにもみられます。私たちは、ほかの命をいただいて生かされています。すべての命に感謝して、無駄なく、捨てずにいただく姿勢が大切です。

たとえば、精米された白米よりも、皮や胚のついている精米されていない玄米を。野菜や果物は根も葉も皮も実もいただく。大根は葉を炒めてごはんに混ぜて菜飯にしたり、皮はきんぴらにしたり。みかんは、うす皮や筋は取らずに。魚なら尾頭つきを。小魚だと頭から内臓、骨、尻尾までいただけます。

考えてみれば、私たちが勝手に「食べない部分」として捨てていた部分も合わせて、もともとはひとつの命。生きていくために必要な要素がバランスよく含まれている状態です。丸ごと食べてこそバランスがよいと、漢方では考えるのです。

この日は：石の日
漢方の生薬《しょうやく》で石といえば石膏《せっこう》。止渇《しかつ》、解熱、鎮静、利尿作用があります。

年末年始の飲みすぎ食べすぎに「山いも」

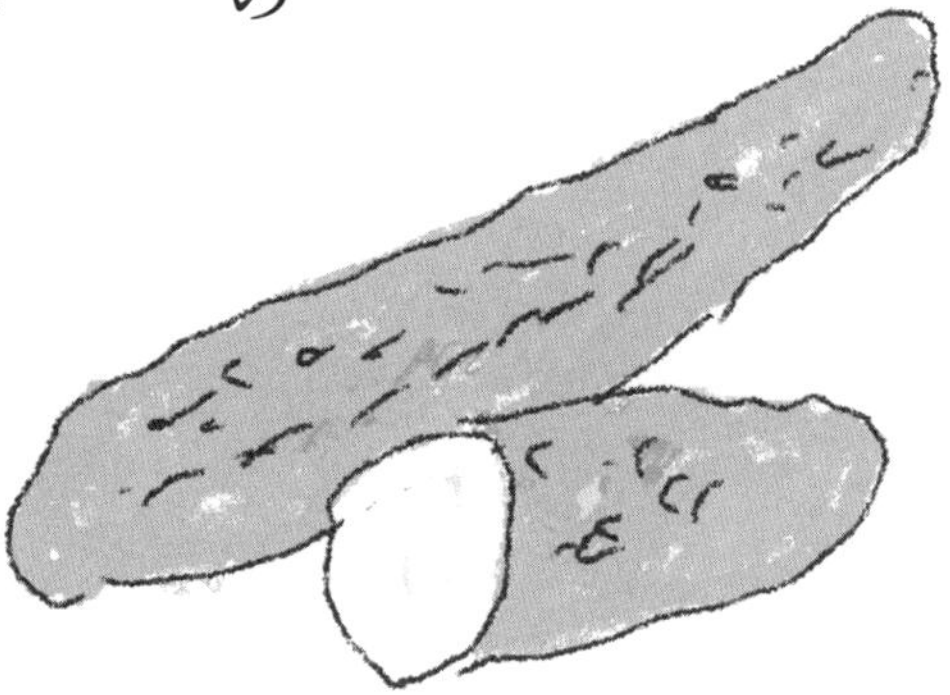

忘年会やお正月、新年会と飲んだり食べたりする機会の多いこの時期は、胃腸がお疲れぎみ……。そんなときは「山いも」で元気を回復！　「山のうなぎ」といわれるほど滋養たっぷりで、エネルギーである気《き》を補う食材。胃腸の粘膜を保護し、機能を高める働きにも優れています。

二日酔いで食欲がないときは、みそ汁にすりおろした山いもとしょうがをプラスした「山いものすりながし」を。おなかが温まってスッキリします。

ごはんと一緒にいただくなら、納豆としょうゆを混ぜ合わせて、すりおろした山いもと長ねぎの小口切りを加えて。ネバネバコンビでつるりとおなかにおさまり、元気も復活。

同じ仲間で、一年中出回る長いもでも同様の働きが期待でき、代用可能です。

この日は：小寒《しょうかん》（年によって変わります）
二十四節気《にじゅうしせっき》のひとつで、「寒の入り」ともいい、寒さが本格的になる時期。

1月6日

リラックス

さむ～い冬の夜も「足湯」でぽかぽか快眠

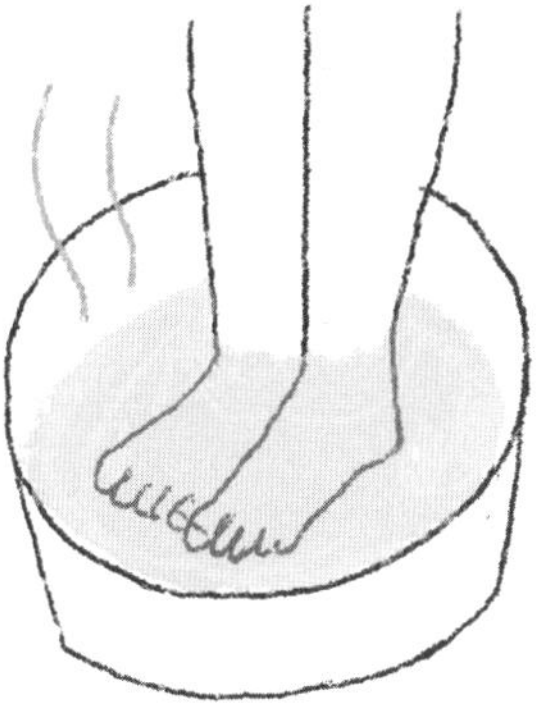

【足湯の準備】
- 両足を入れられるバケツや洗面器
- 43～45度くらいのお湯
- 差し湯ポット

【足湯の方法】
①バケツに湯を入れる。くるぶしより上、ふくらはぎより下の深さに調節。
②塩または酢を大さじ1～2杯加え、足を入れてタオルでふたをする。
③ぬるくなったら差し湯をして20～30分足をつける。

毎日お風呂に入っている人にも、ぜひ試してほしい足湯。なぜなら、入浴と足湯は別物だから。入浴は心臓への負担が大きいため、心臓疾患のある人や体力が落ちた人には足湯がおすすめなのです。

足湯のポイントは、第1にお湯の量。くるぶし以上ふくらはぎ以下に。第2に塩や酢を加えると、肌もすべすべになって、体の芯から温まります。そして第3に、差し湯を用意して温度を保つこと。

夜寝る前に行うと、足がぽかぽかしてぐっすりと眠れます。不安やイライラで寝つきが悪い人は頭に熱がのぼってしまっているかも。足を温めると頭の熱をおろして寝つきをよくしてくれます。

この日は：色の日
陰陽《いんよう》五《ご》行《ぎょう》説では色も五色に分けられます。冬は黒。黒い食べ物をとりましょう。詳しくはP370。

「七草がゆ」で邪気《じゃき》をはらって無病息災《むびょうそくさい》を願う

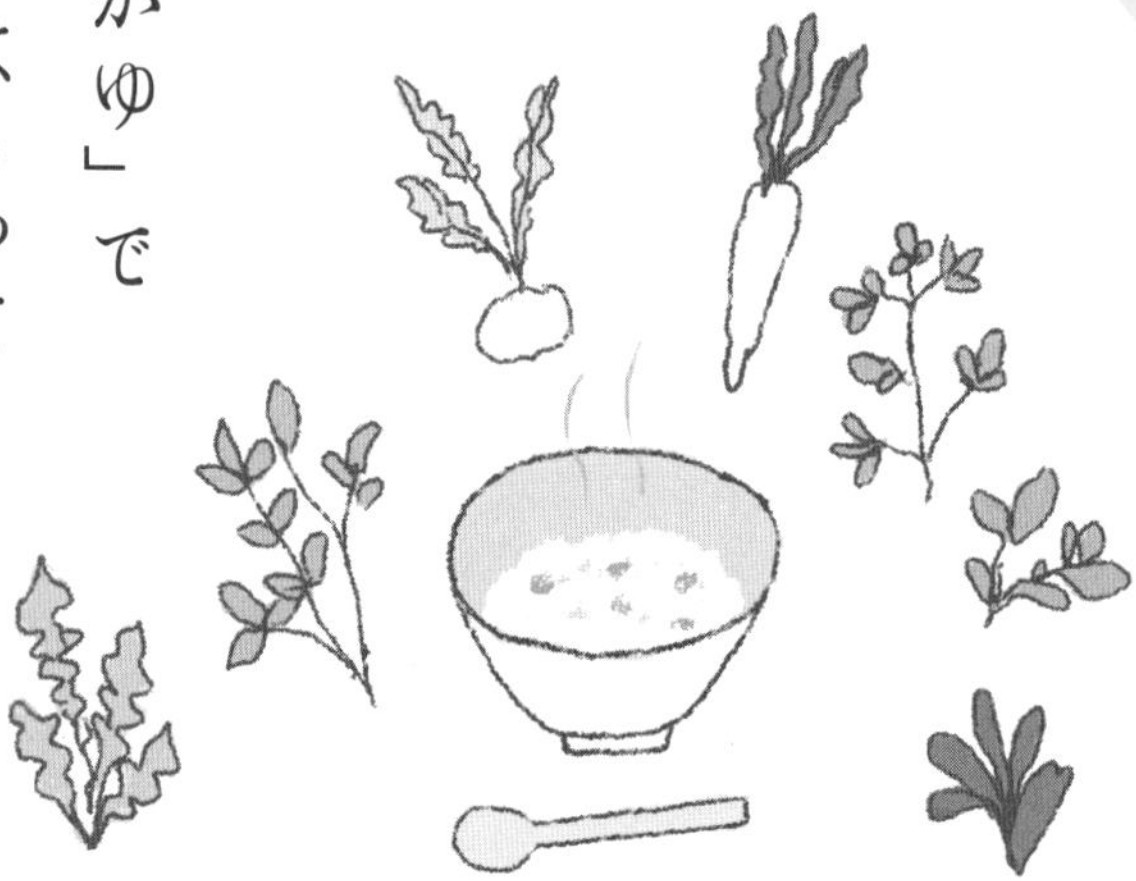

五節句※のひとつ、人日《じんじつ》の節句である1月7日は、春の七草を入れたおかゆを食べる日。お正月のごちそうで疲れた胃を休める意味もあるといわれています。

春の七草は、せり・なずな・ごぎょう・はこべら・ほとけのざ・すずな・すずしろ。すずなはかぶの葉、すずしろは大根の葉のことで、いずれも消化を助けて、胃に停滞した食べ物をおろしてくれる働きがあります。これを、おかゆに合わせることで、胃腸にやさしく、おなかをすこやかに保てることから、1年を健康に過ごせますようにと願いを込めたのでしょう。また、早春に芽吹くこれらの野菜には、邪気（P61）をはらう力があるとも伝えられています。

最近はスーパーでも七草がセットになったものを見かけますが、七草のすべてがそろっていなくても大丈夫です。

この日は：七草がゆの日

※五節句：人日以外は、上巳《じょうし》（3月3日）、端午《たんご》（5月5日）、七夕《しちせき》（7月7日）、重陽《ちょうよう》（9月9日）。

1月8日

基本

五感を用いて体を読み解く漢方ならではの診察法「四《し》診《しん》」

漢方で治療方法を決めるときに、四診という4つの診察方法が用いられます。四診には「望診《ぼうしん》」「聞診《ぶんしん》」「問診《もんしん》」「切《せっ》診《しん》」があり、ひとつの症状だけをみず、さまざまな角度からその不調をとらえる漢方ならではの診察法です。

望診は、視覚によって行う診察。目で見て体の状態を探ります。とくに重要視されるのが、舌の状態。舌の色や舌《ぜっ》苔《たい》のつき方などに体調が現れます。また、顔色も重要なチェックポイント。

聞診は、耳で声や呼吸音を聞いたり、鼻で体のにおいや排泄物のにおいをかいだりして、異常をキャッチ。声のかすれや呼吸の乱れがないか、口臭がないかなどを調べます。

問診は、現代医学でも行われますが、漢方では、手足の冷え、汗の状態などの全身症状や家族関係、生活習慣も聞いて、診断の材料とします。

切診は、直接触れる診察のこと。脈をみる脈診《みゃくしん》と、おなかに触れる腹診《ふくしん》などがあります。脈診では、五臓《ごぞう》の状態もみるのが漢方ならでは。人差し指、中指、薬指の3本の指を手首に当てますが、各指の当たる部分は、五臓に対応していて、その状態も知ることができます。

この日は：外国郵便の日

横浜郵便局で外国郵便業務が始まった日。漢方では体からのお便りを見逃さないのが大切。

薬膳酒の「ウコン酒」で弱った胃腸対策を

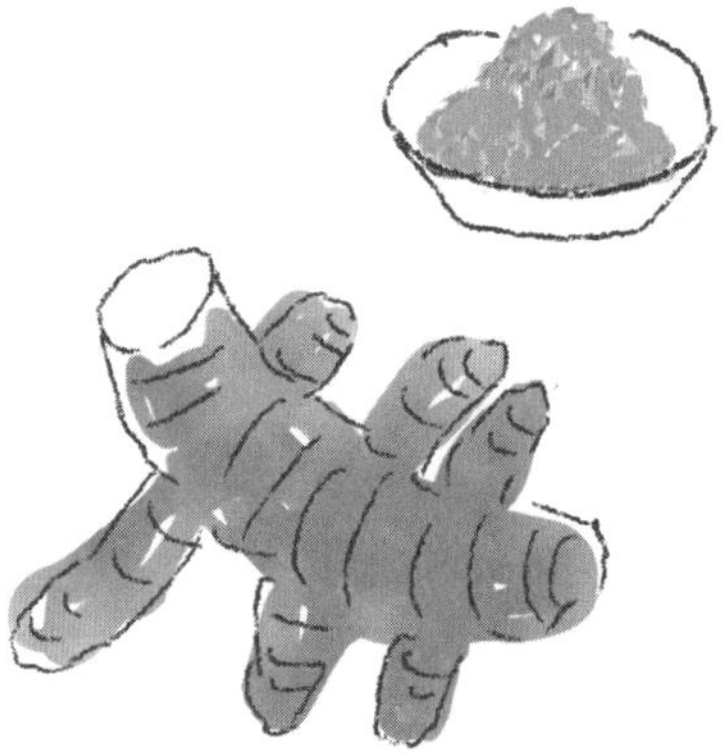

【薬膳酒の準備】
- 密閉できる広口ビン
- ホワイトリカー（または焼酎・ブランデー・ウイスキーなど）
- 生薬《しょうやく》

【薬膳酒の基本の作り方】
①広口ビンにホワイトリカーと生薬を入れて密閉し、冷暗所に1～3カ月保存。
②目の細かい布で生薬をこして、氷砂糖・ざらめ・はちみつなどの甘味料を加えて、さらに10～20日ほどおく。
③そのまま、もしくはお湯や炭酸水で割って飲む。

カレーにも使われるスパイスのひとつであるウコンは、二日酔い予防によいことでも知られています。特徴的な苦みがあり、胃腸を活性化させる働きももっています。

強いストレスやプレッシャーが胃腸に影響する人は、ウコン酒を試してみてはいかがでしょう。

乾燥したウコンをホワイトリカーに漬けるだけで、すぐにホワイトリカーが黄色に染まり、薬効がじわじわと染み出ているのがわかります。

毎日30㎖くらいを飲み続けることで効果が実感できるでしょう。苦みが強いので、はちみつやレモンを加えると飲みやすくなります。二日酔い対策にも最適です。

この日は：とんちの日
とんちは頭の体操に最適。柔軟な発想を養って、いつまでも脳を若々しく保ちます。

1月10日

基本

1月

人の体は「気《き》・血《けつ》・水《すい》」の3つの要素でできている

漢方の考え方の基本にあるのが「気・血・水」の3つの要素です。人の体は、この3つで構成されているとし、気・血・水のバランスが崩れることで、体のあちこちに不調が現れます。

「気」は、〝元気〟や〝気力〟という言葉にも使われるように、生命エネルギーのこと。目には見えませんが、日中は体の表面をめぐって体を守っています。そして、夜は体内をめぐって体の不具合を修復していると漢方では考えます。

「血」は全身に栄養やうるおいを運ぶ血液のこと。生命活動に必要な物質を運ぶだけでなく、思考の源になるとされ、考えたり、覚えたりといった精神活動のもととなっているといわれます。

「水」は、体の中にある血液以外の水分のことで、リンパ液、唾液、汗、涙、尿などを指します。「津液《しんえき》」ともいい、体にうるおいを与えるものです。

この3つのバランスが1つでも崩れると、ほかの2つの要素も連鎖的に影響を受けてしまいます。足りないものは補い、滞っているものはめぐらせ、気・血・水のバランスを保つことこそが養生といえます。

この日は：110番の日

漢方では、病気になる前の未病の状態でケアすることが重要。体の小さなSOSも見逃さないで。

1月11日

美容

しわ・たるみは「リフトアップマッサージ」で上げる！

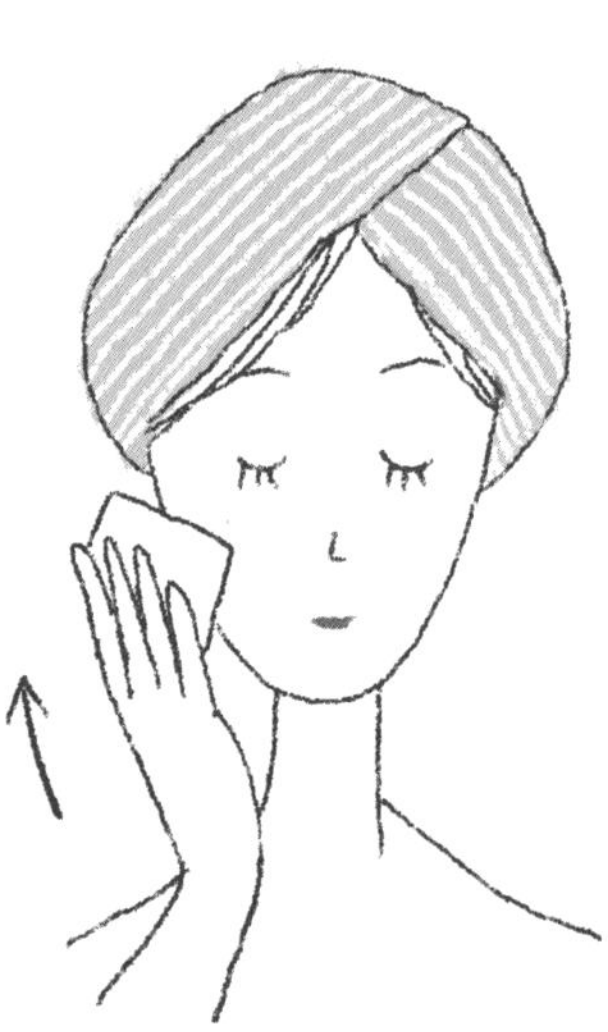

しわやたるみは年齢だけのせいでしょうか？　実は寒さによる血行不良がしわやたるみの原因になることがあります。

漢方では、肌に栄養と弾力を与える血《けつ》の不足がしわやたるみを招くと考え、さらにうるおいの足りていない津虚《しんきょ》（Ｐ１６８）の人は、乾燥でハリが不足し、細かいしわができやすくなるとしています。

そこで、冬のスキンケアでは、とりわけリフトアップを意識するのが得策。朝晩に化粧水をつけるとき、下から上に向かって軽くたたくようにし、クリームをつけるときは全体に塗った後、軽く下から上にマッサージするようにして肌に浸透させます。大事なのは、上向きの力を加えること。

ふだんなにげなく行っていた動作も、「上へ」を意識するだけで、肌の変化を実感できるはずです。

この日は：鏡開き
かたくなった鏡もちは揚げもちにしたり、雑煮やしるこにしていただきます。おもちの効能はP7。

1月12日

運動

1月

上半身をゆるめる「腕振り健康法」で肩コリ解消

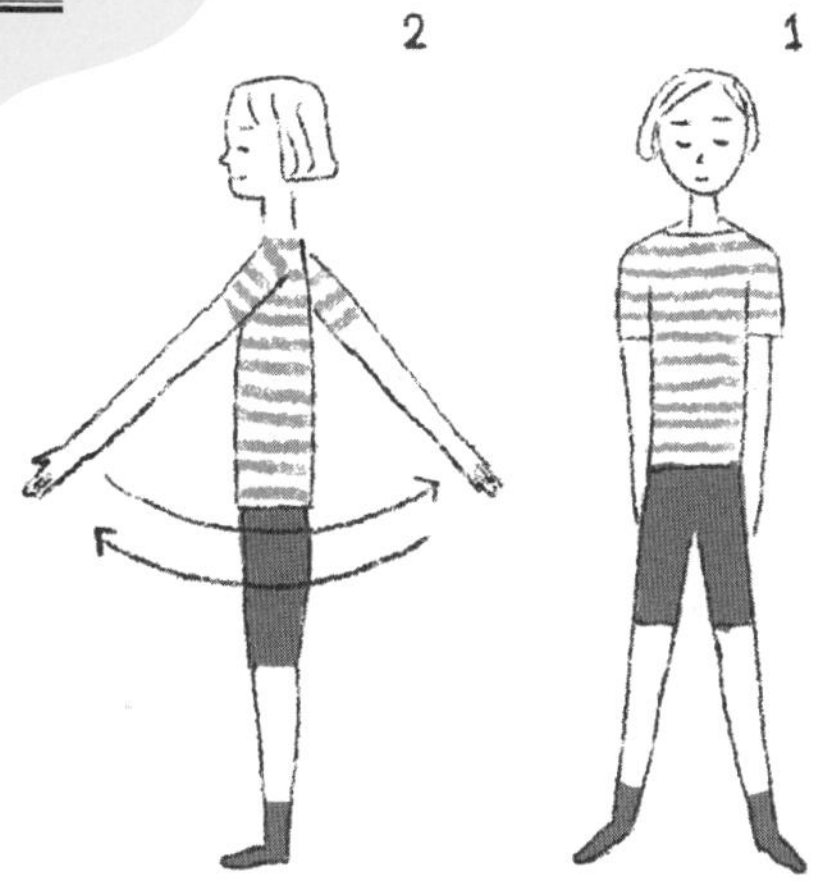

【腕振り健康法のやり方】
①つま先をまっすぐ前に向けて足を肩幅に開き、ひざをゆるめる。両腕の力を抜いて体側に。
②両腕を一緒に前後に少しずつ振り、振り幅をだんだん大きくして、肩の高さまで上げていく。後ろに勢いよく振るのがコツ。
③②の動きを繰り返す。前後1往復を1回として100回行う。最後は振り幅を小さくしていき、自然と腕がとまるようにする。

中国武術の基本練習法から生まれた腕振り健康法は、上半身の緊張をゆるめ、下半身とのバランスを整えることが目的です。

人の体は、上半身に脳をはじめ、ほとんどの臓器が集まっています。そのため、どうしても上半身が下半身に比べてオーバーワークになりがち。この状態が、目の疲れや首・肩のコリを引き起こすのです。

やり方は、リラックスして腕を前後にブラブラするだけ。前後1往復を1回として、まずは100回を目標に。最後に深呼吸で体の不要なものを一気に吐き出します。

肩コリが解消されるだけでなく、使いすぎた頭がスッキリして、心も体もリフレッシュ。

この日は：スキーの日
日本人が初めてスキーをしたのは、明治44年のこの日。

生薬《しょうやく》では桂皮《けいひ》といわれる「シナモン」で冷え性対策

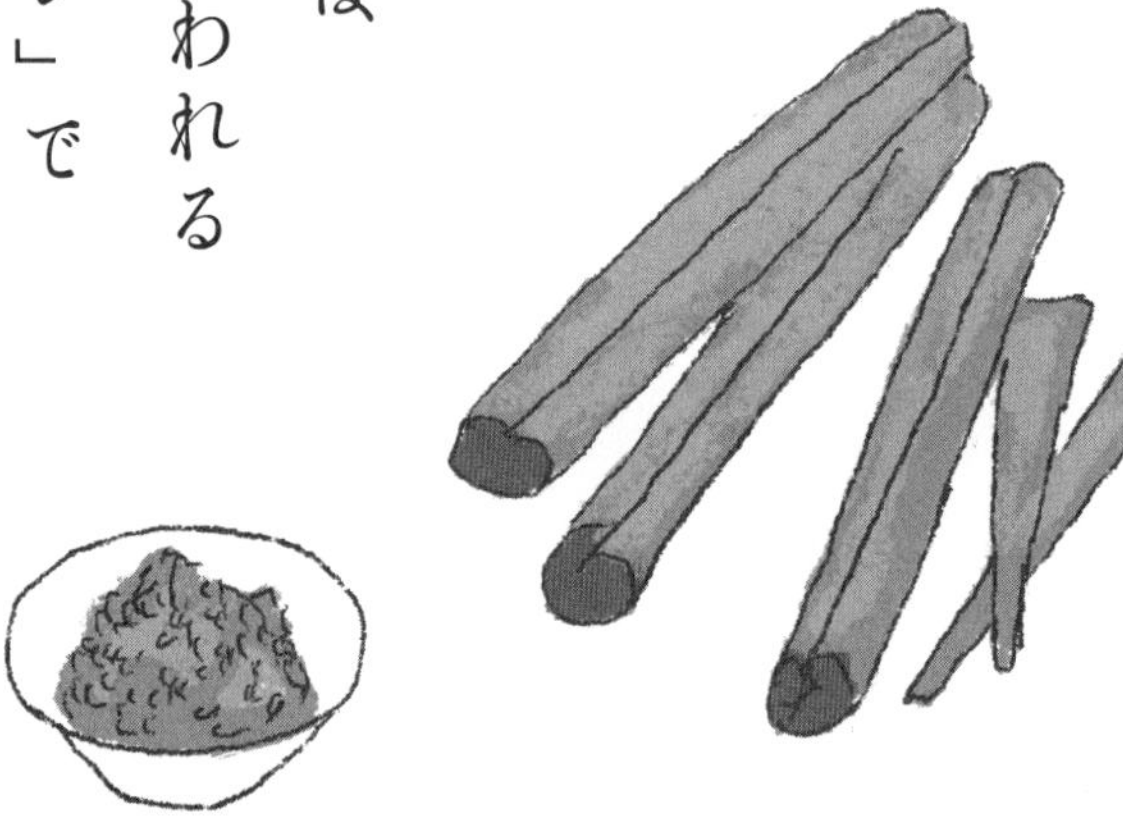

シナモンロールやアップルパイといったパンや洋菓子、八つ橋などの和菓子にも使われる、身近なスパイスのシナモンは、「桂皮」という名で漢方薬の生薬としても知られています。

　食材のもつ、体を温めたり冷やしたりする性質を示す五性《ごせい》（P52）では、もっとも温め効果の高い熱性で、冷え性の人には最適。体の内側から温めてくれるので、冷えが原因の腹痛や関節痛の痛みを緩和してくれるほか、胃腸を温めることで消化機能を助け、食欲不振にも役立ちます。

　粉末とスティックタイプが市販されていますが、粉末なら使い勝手も抜群。手軽なのはシナモンティー。冷えがひどいときは、同じく温め効果のあるしょうがとセットでジンジャーシナモンティーに。冬場は、赤ワインに加えたホットワインもおすすめ。

この日は：たばこの日
さまざまな病気のリスクになることがわかってきたたばこの代わりに、シナモンティーでホッとひと息を習慣に。

1月14日

基本

1月

「黒っぽい顔色」は寒さで血行不良になっているサイン

　漢方の特徴的な診察法、望《ぼう》診《しん》（P13）。視覚によって、その人の体の情報をキャッチして、健康状態を診断するものです。たとえば、表情や動作、姿勢、話し方などをつぶさに観察して判断します。

　なかでも重要な要素が顔色です。体が抱えているトラブルが、色となって顔に現れるというのです。

　冬に出やすいトラブルは、血行不良によって血が滞った状態の瘀血《おけつ》や、五臓《ごぞう》の腎《じん》の不調。顔が黒ずんでいたら、これらのトラブルの可能性が考えられます。

　寒さで体のめぐりが滞り、古い血がたまった瘀血も、排尿にかかわる腎の機能が低下するのも、有害なものがうまく排出されていない状態。顔が黒ずんでしまうのも納得がいきます。

　そんな顔の黒ずみが気になったら、体を温めるスパイスや、血行を促進する辛味野菜、利尿効果のある海藻や小豆などを積極的にとるようにしましょう。

　顔色は自分でも簡単にチェックできますが、気をつけたいのは、昨日に比べてどうかという、日々の変化を見ること。毎朝、顔を洗うときに意識して見るのをぜひ習慣に。

この日は：飾納《かざりおさめ》

注連縄《しめなわ》や門松などお正月の飾りを取る日。いよいよ新年も本格始動です。地域によって6日に行われることも。

1月15日

食べ物

1月

小正月は「小豆がゆ」で邪気《じゃき》をはらって万病予防

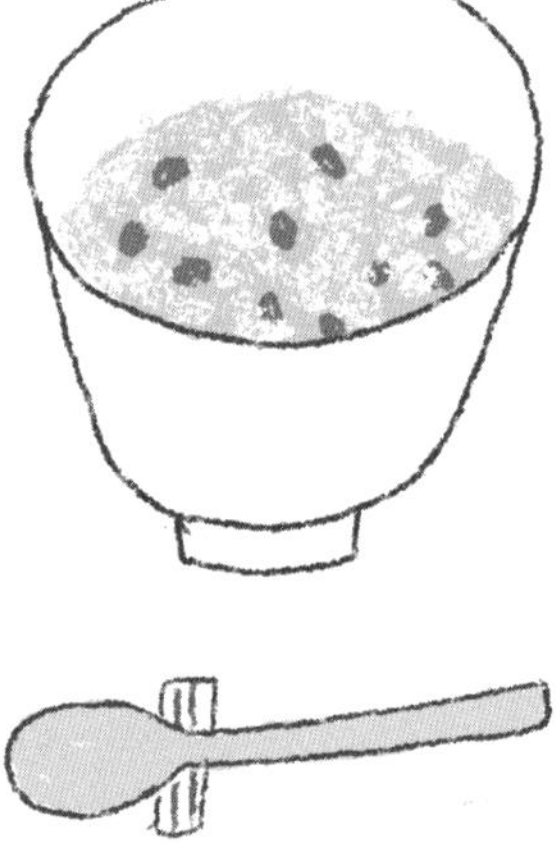

日本には古くから、小正月に当たる1月15日に、小豆がゆを食べて万病を予防するという風習があります。

小豆の赤が邪気をはらい、その年の万病を防いでくれると考えられていました。

小豆は利尿効果に優れ、冬にダメージを受けやすい五臓《ごぞう》の腎《じん》の働きを補う特効薬。また、漢方では腎には生命力のもととなる精気を蓄え、発育や生殖といった生命活動をコントロールする働きがあると考えますから、腎を助ける小豆が万病を予防するというのもうなずけます。

小豆がゆの作り方は、よく洗った小豆と水を火にかけ、一度ゆでこぼして、少しかためにゆでます。ゆで汁も使いますから捨てないで。次に、米と水、小豆のゆで汁に塩を少し加え、アクを取りながら40分ほど煮て、最後に小豆を加えてできあがり。

この日は：小正月

地方によってさまざまですが、この日は注連縄《しめなわ》や門松を持ち寄って焼く、左義長《さぎちょう》（どんど焼き）が行われます。

1月16日

ツボ

下半身を温めるツボ「腎兪《じんゆ》」で腰痛もケア

【腎兪の探し方】
ウエストの高さで、背骨から左右それぞれ指2本分外の位置。

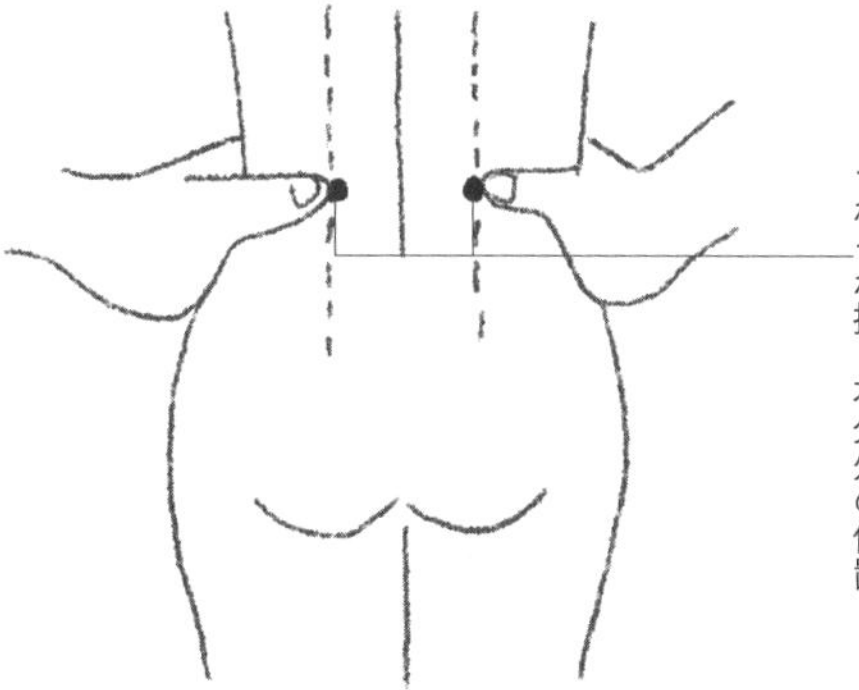

【腎兪の押し方】
親指がツボの位置にくるように両手を腰に当て、押す。1回10秒を10回繰り返す。

空気は暖かいと上へ、冷たいと下へいく性質がありますが、人の体も実は同じ。漢方では「上熱下《じょうねつげ》寒《かん》」といって、上半身に熱が、下半身に寒が集まりやすいと考えられています。とくにこの季節は、足元はどうしても冷えるもの。意識して「頭寒足熱《ずかんそくねつ》」を心がけることが大切です。

下半身の冷え対策にいいツボが、五臓《ごぞう》の腎《じん》の機能を高め、腰から下を温めてくれる腎兪。腎が元気になることで、体を冷やしてしまう余分な水分が正しく排出され、冷え取り効果が期待できるのです。

下半身の冷えを取ることで、体全体の調子も整い、冷えからくる腰痛も改善されるでしょう。

この日は：禁酒の日
お正月で疲れた肝臓を休ませてあげましょう。足元を暖かくして温かいお茶でほっこりと。

ツボ

血行をよくするツボ「陽池《ようち》」を押して冷えを改善

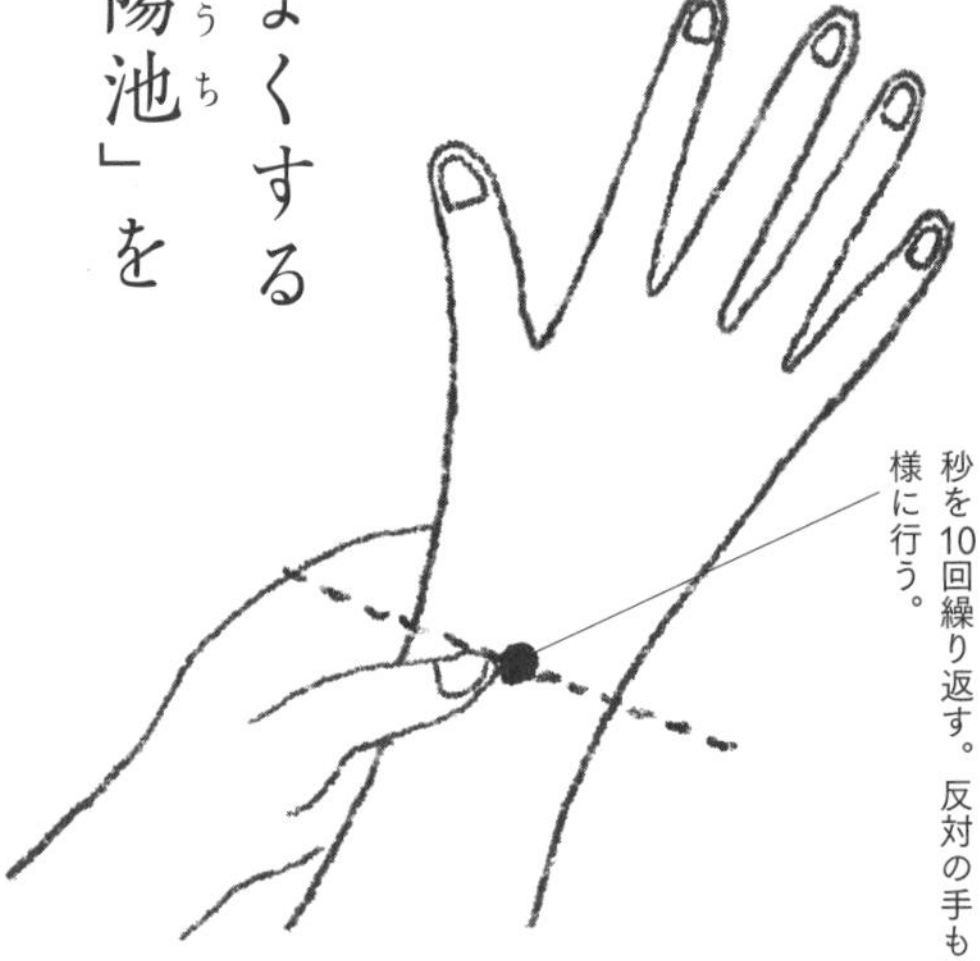

【陽池の探し方】
手の甲側、手首を反らしたときにできる横じわの中心。
【陽池の押し方】
親指をツボに当てて押す。1回6秒を10回繰り返す。反対の手も同様に行う。

たっぷり着込んでいても手や足の指先がいつも冷えている人におすすめのツボ。

陽池は、読んで字のごとく、陽の気《き》がたまるとされるツボです。陽池とはくぼみのことで、手首を反らしたときにできる横じわのちょうど真ん中のくぼみに当たります。

ここを刺激することで、全身を温める陽の気がめぐり、血行が促進されて、手足の冷えが改善されます。また、ホルモンバランスを整える働きもあり、これも血行促進に一役買っています。さらに、胃腸を整え、だるさを取る働きも。

見つけやすく、手の届きやすい位置にあるので、気になったときに押してみるとよいでしょう。

この日は：防災とボランティアの日
1995年のこの日に起きた阪神・淡路大震災にちなんで制定。災害時の心や体のケアにも漢方の知識は役立ちます。

1月18日

飲み物

1月

「薬膳しょうがシロップ」でおいしくかぜ予防

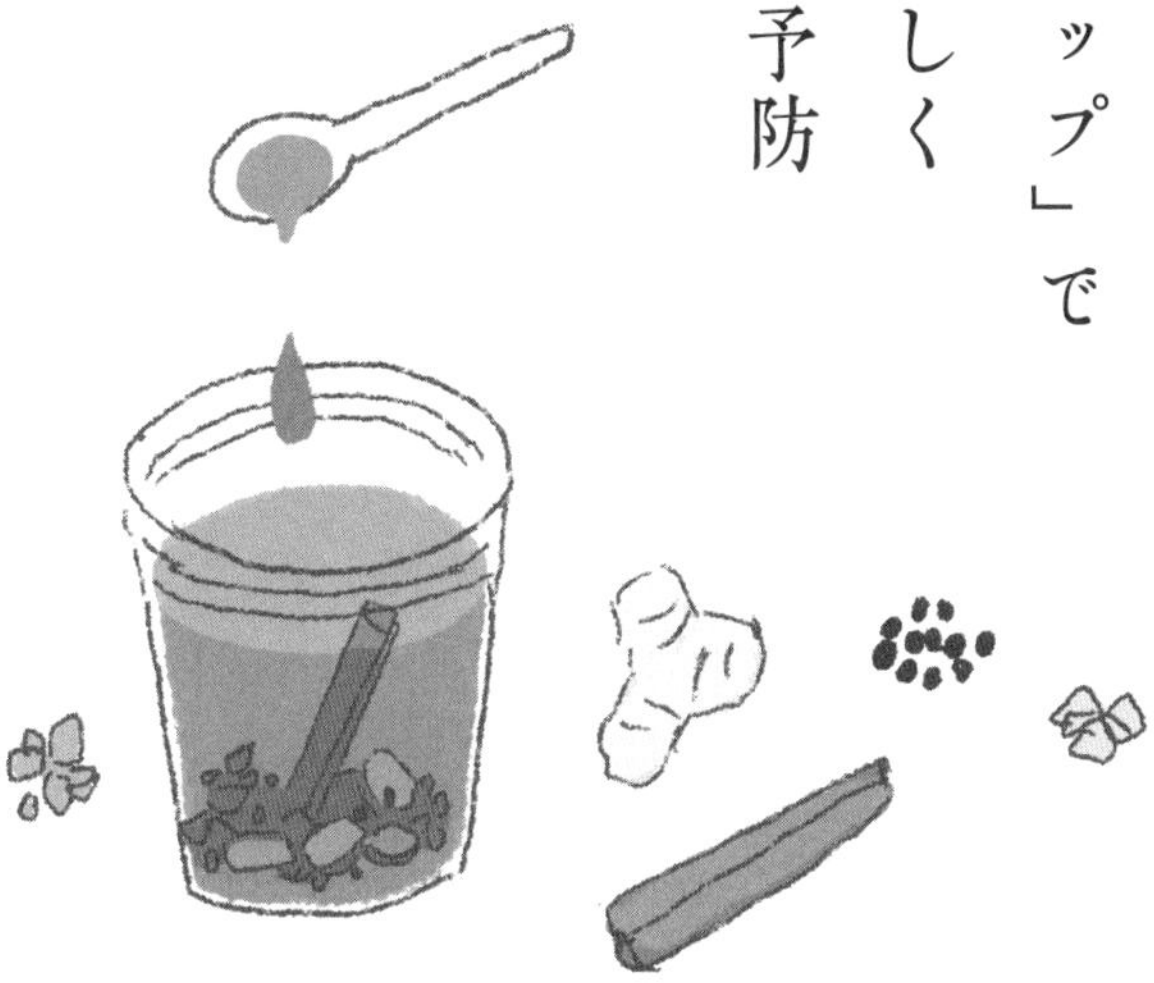

かぜは、こじらせる前に、ひき始めでしっかり治したいもの。そのためには体を冷やさないのが一番です。

　そこで活躍するのが温め食材の代表格・しょうがです。料理に使うのもよいのですが、作りおきできるシロップなら、ゾクッとくる悪寒や、冷えからくる首や肩のコリといったかぜの予兆対策にも万全。

　作り方は、しょうがのスライスと黒糖を合わせておき、黒糖が溶けて水分が出たら、スパイスと水を入れて煮ます。しょうがと黒糖と水は同量、各150gくらいが作りやすい量です。最後に好みではちみつを加えてできあがり。砂糖は、温め効果に優れた黒糖がおすすめですが、グラニュー糖など家にある砂糖でも大丈夫。スパイスは冷え取り効果の高いシナモンや八角、こしょう、陳皮《ちんぴ》などをお好みでどうぞ。

この日は：都バス記念日

1924年に東京市営乗り合いバスが開業したことを記念して制定。「円太郎バス」という愛称で親しまれました。

1月19日

リラックス

1月

目と耳を そっと閉じて 「瞑想《めいそう》」で リラックス

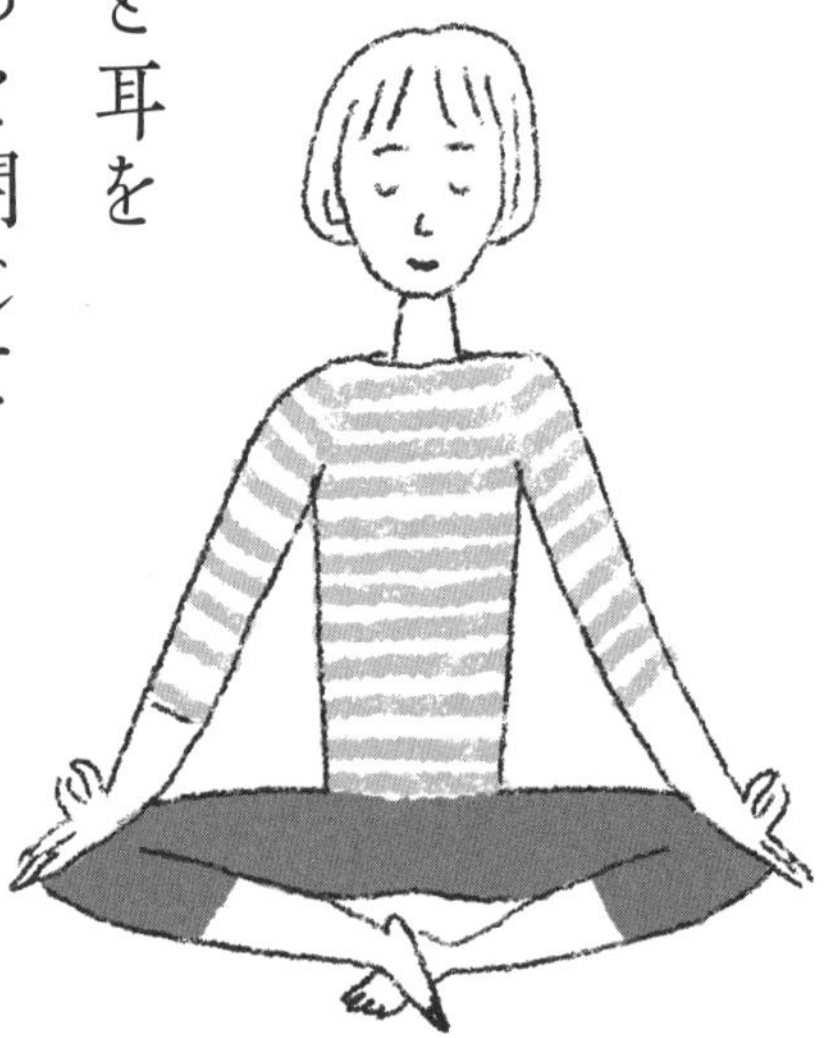

漢方というと薬膳などの食養生を想像しがちですが、ほかにも、心養生、休養生、動養生があり、今回は心の養生のお話です。

漢方には「心身一如《しんしんいちじょ》」（P286）という言葉があります。禅に由来し、心と体は互いに強く影響し合っていると考えます。心のもち方次第で、体の状況が変わるのです。また、心で体の声を聞いて、心と体のつながりを意識することも重要。そうすることで、日々変化する環境のなかでもバランスを保つことができます。

瞑想は、目を閉じ、耳をふさいで、何も見ない、聞かない時間をつくること。ただ、目を閉じてリラックスするだけでも大丈夫。姿勢を正して、ゆったりとした呼吸を繰り返すうちに、自分の呼吸に、そして体に意識が向けられるようになり、それが心の養生となるのです。

この日は：のど自慢の日

NHKラジオ「のど自慢素人音楽会」が始まった日。ポジティブな歌詞の歌を歌うこともまた心の養生。

寒い夜に「葛根湯《かっこんとう》の甘酒」でほっこり温まる

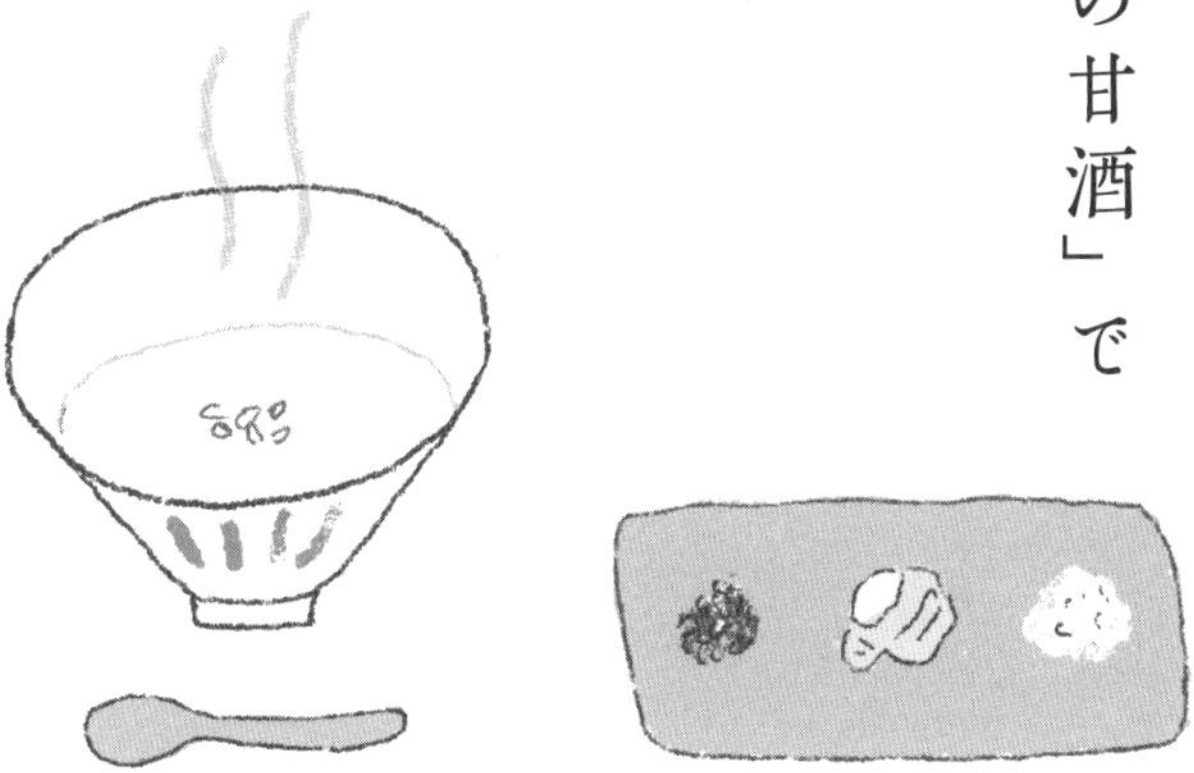

二十四節気《にじゅうしせっき》では、毎年1月20日ごろは大寒《だいかん》に当たります。寒の内とよばれる小寒《しょうかん》と立春のちょうど中間で、1年でもっとも寒い時期とされています。

　そんな寒い1日の終わりにいただきたいのが、葛根湯の甘酒。

　かぜのひき始めに処方される漢方薬・葛根湯に使われる、しょうが、シナモン、くず粉を、栄養満点の発酵食品である甘酒と合わせた薬膳ホットドリンクです。

　甘酒は米麹《こうじ》で作ったものがおすすめ。炊飯器で手作りできますが、市販品でもかまいません。水、本くず粉、おろししょうがを甘酒に加え、軽く混ぜて電子レンジで温めます。最後にシナモンパウダーをふっていただくと、体の内側からぽかぽかに。

　発酵食品の甘酒は整腸作用があり、腸が整うと美肌効果も高まります。

この日は：大寒（年によって変わります）
二十四節気のひとつ。寒さが厳しいため、空気中の雑菌が少なく、酒やみそ、しみ豆腐、寒天を仕込むのに最適といわれる時期です。

胃腸を整える みかんの皮の 生薬《しょうやく》「陳皮《ちんぴ》」

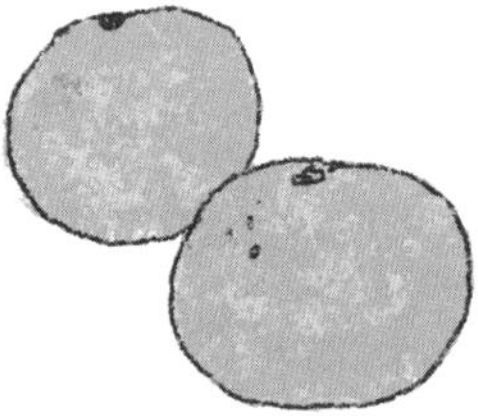

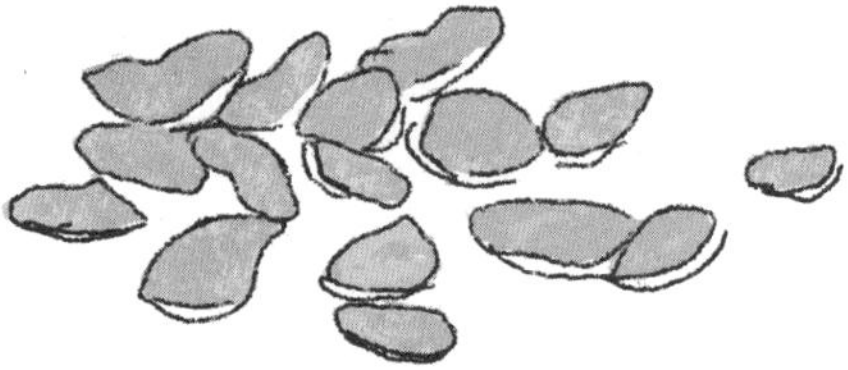

冬のビタミン食材として昔から親しまれてきたみかん。フルーツには皮にこそ栄養があるともいわれていますが、みかんの皮にも薬効があります。漢方の生薬には、完熟のみかんの皮を乾燥させた陳皮が用いられます。

みかんのさわやかな香りが気《き》をめぐらせ、胃腸の調子を整えてくれるほか、せきや痰《たん》の解消にも役立ちます。

日本では七味唐辛子によく使われますが、煮込み料理に調味料として加えるとよいでしょう。胃に不快感があるときはおかゆに入れても。陳皮を煎じた汁でおかゆを炊いて、仕上げに刻んだねぎを加えます。

陳皮は市販もされていますが、簡単に手作りできます。みかんを食べたら、皮を天日に1週間ほど干すだけ。無農薬のみかんが手に入ったら、ぜひ試してみてください。

この日は：ライバルが手を結ぶ日

幕末に薩長同盟が結ばれた日。手と手を取り合うことで力は倍増。食べ物の組み合わせもしかり。

体ゆらゆら「金魚運動」でゆがみを改善

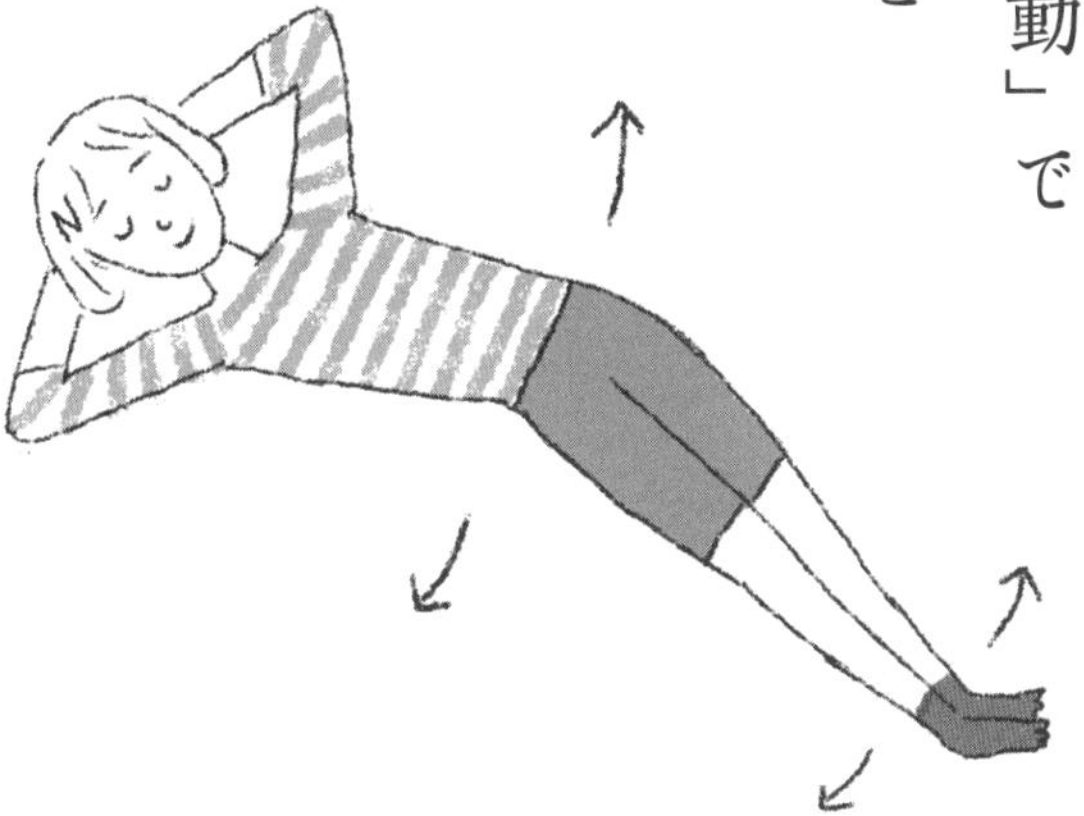

寒いとついつい家にこもって運動不足に。おまけに体が縮こまって、姿勢もゆがみがちになります。

でも、外に出て運動するのはおっくうだし、家から出る前にこたつから出たくない。そんな人にもってこいなのが、寝たままできる金魚運動です。

あおむけに寝たまま、全身をほぐすように、腰を左右にゆらゆらと振ります。決して激しくしないのがポイント。体が、水の入った袋だとイメージしましょう。その水がゆ～らゆ～ら波打っているように体を揺すります。これを2分間続けます。

体を左右に揺することで、悪い姿勢でずれた骨盤が正しい位置に戻り、体のゆがみが調整されます。さらに、腸に微振動が伝わり、腸の動きも活発化。便秘がちな人にもおすすめです。

この日は：カレーの日

カレーの香辛料は、体を温めて新陳代謝を活発にし、気づまりを解消。気分が沈んだらカレーを！

詳しくはＰ297。

1月23日

飲み物

体を温める「ほうじ茶＋黒豆茶」のブレンドティー

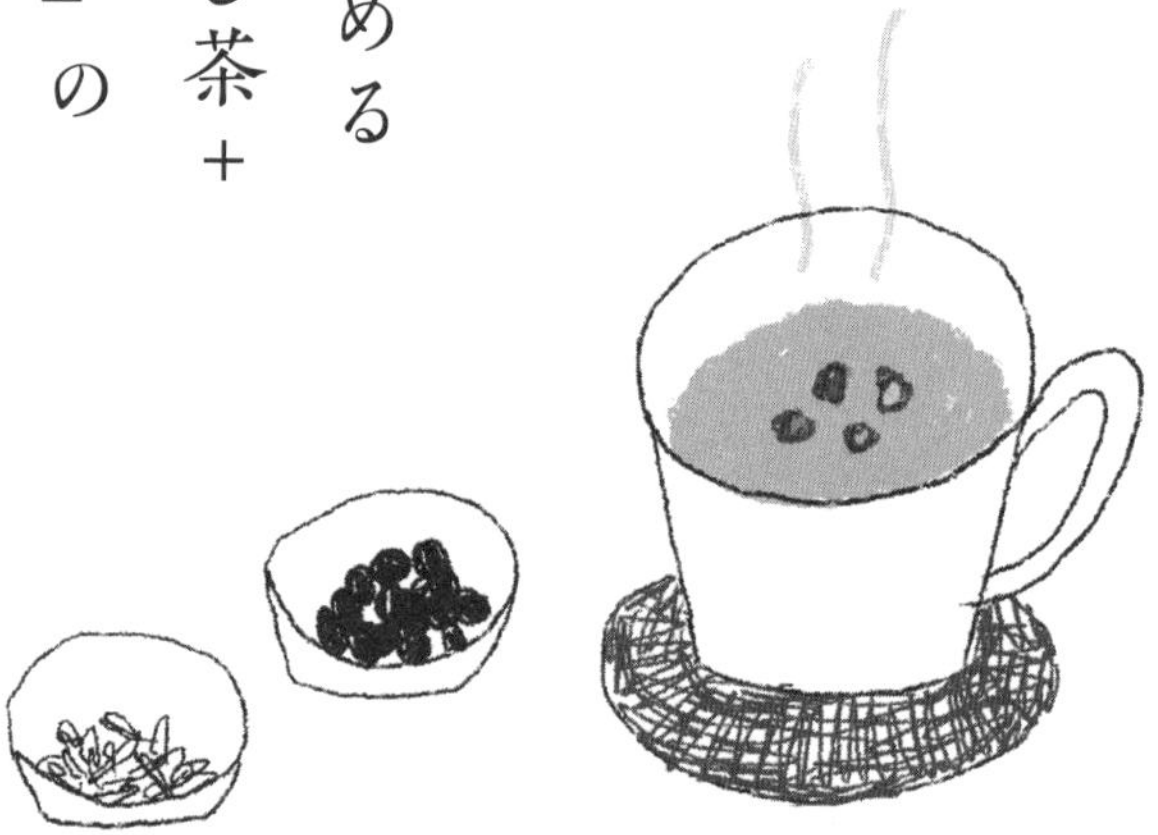

ノンカフェインで子どもからお年寄りまで幅広く親しまれているほうじ茶は、地域によって定義が異なる場合がありますが、緑茶を高温で煎《い》った（焙《ほう》じた）もの。煎っている分、体を温める効果が高いといわれ、独特の香ばしさが魅力。

日々シーンを選ばず飲まれますが、今回おすすめするほうじ茶＋黒豆茶のブレンドは、寝る前などリラックスしたいときにぜひ。黒豆は生活習慣病予防に効果的で、そのほか血行を促進して、滋養強壮、老化防止にも役立ちます。水分代謝も整えてくれるので、むくみ解消も期待できます。

市販の黒豆茶や、煎り黒豆（Ｐ２５６）があればそれでもＯＫ。ほうじ茶と一緒に黒豆（茶）を急須に入れ、熱湯を注ぐだけ。飲み終わったら、黒豆はそのまま食べても、料理に使っても。最後まで楽しめます。

この日は：アーモンドの日
アーモンドは腸内をなめらかにする働きがあり、便秘を解消してくれます。おやつにもおすすめ。

1月24日

基本

「身《しん》土《ど》不《ふ》二《じ》」地元の旬の食材を食べよう

漢方の食事のあり方の基本「身土不二」とは、その土地に育った旬のものを食べるということ。

私たち人間もほかの生き物と同様、自然の一部です。土地の気候や風土といった自然環境と密接にかかわりながら生きています。そうすると、日々食べるものも、同じ環境で育った地元の旬のものを食べるのが、ありのままの姿といえるのではないでしょうか。

同じ風土で育ったものが体に合うことは、とても自然なことなのです。たとえば、私たち日本人は、高温多湿の環境でお米を育て、主食として生きてきましたが、実は日本人は腸が長く、穀類を消化するのに適した体だといいます。

そして、旬のものをいただくのも、おいしさはもちろん、その季節に体が必要としているものをいただく、という意味でも重要です。

夏には体を冷やす夏野菜、秋には体をうるおすみずみずしい果物、冬には体を温める根菜が実ります。

現代では、産地や季節を問わず、いつでもどこでも同じ食材が手に入るようになりました。便利ではありますが、身土不二の意味をいま一度考えてみましょう。

この日は：ゴールドラッシュの日
カリフォルニアの川底で一粒の砂金が発見された日。一攫千金もよいですが、いつもの日々も代えがたいもの。

「舌が紫色」は内臓が冷えているサインです

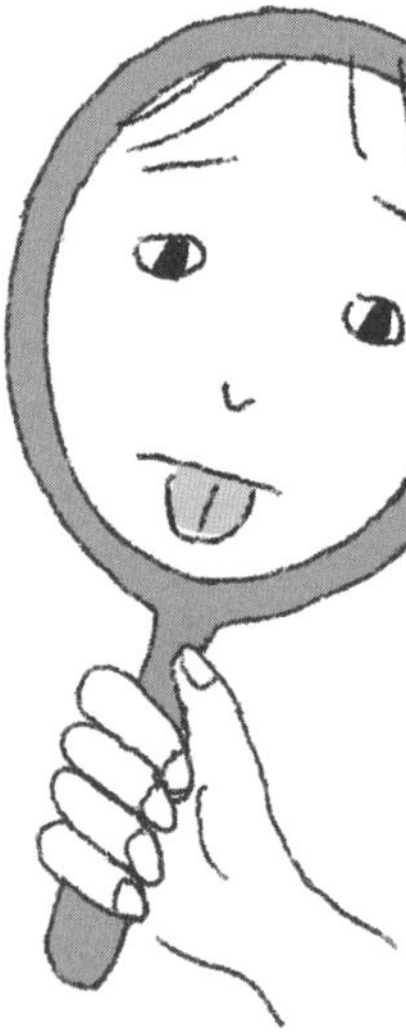

東洋医学ならではの診察法に、目でみる望診《ぼうしん》（Ｐ13）というものがありますが、とくに舌の状態をみることは重要と考えられています。舌の色、形、舌の表面についた舌苔《ぜったい》に、体の状態が現れるのです。

とくに、冬は色に注意を。紫がかった色なら体が冷えているサイン。冷たいものや生ものの食べすぎによるおなかの冷え、もともとの冷え性など、冷えによって舌が紫色になります。

健康な舌は薄いピンク色をしていますが、人によってもともとの舌の色もそれぞれ。そのときだけで判断せず、昨日に比べて紫っぽいか、白いかなど、日々の変化を見ることが重要です。そのために、毎日の舌チェックを習慣に。食べたものの影響が出ないよう、食後は最低でも30分はあけ、十分に明るい状態で見るようにしましょう。

この日は：中華まんの日
コンビニの店先で温められて売られている中華まん。温かいものを食べることは、手っ取り早い冷えの解消法のひとつです。

冷えた胃を温める「こしょう」

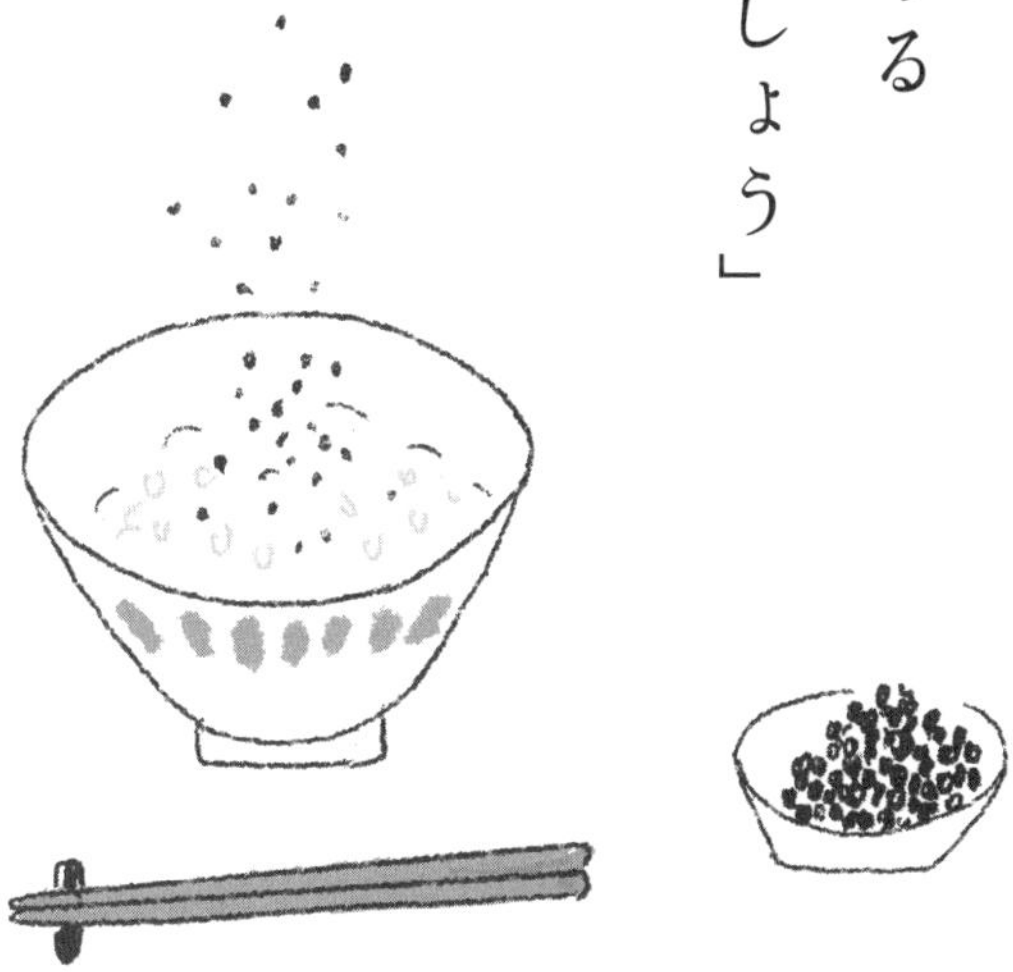

冬でも部屋の中に入れば暖房で暖かく過ごせる現代では、鍋には冷えたビールなんていう楽しみもありますが、季節に逆らった食生活は内臓に負担をかけてしまいます。

手先の冷えに加えて、胃腸の冷えも心配なこの季節こそ、体の中から冷えを改善する食習慣を心がけましょう。

食物の性質を表す五性《ごせい》（P52）で、もっとも温め効果の高い熱性に属するこしょうがおすすめです。おなかが冷えていると感じたら、今までよりたっぷりめに入れてみましょう。炒め物や煮込み料理に使うほか、炊きたてごはんにひきたての黒こしょうをかけるだけでもおいしいです。

こしょうは気《き》のめぐりをよくする効果もあるので、食欲がないときもおすすめです。ただし、とりすぎると胃の粘膜がただれてしまうこともあるので、ご注意を。

この日は：コラーゲンの日

冬の乾燥で肌がかさかさというときは、こしょうをきかせたコラーゲンたっぷりの鶏手羽煮込みを。

「天枢《てんすう》」を気持ちよく刺激して便秘を改善！

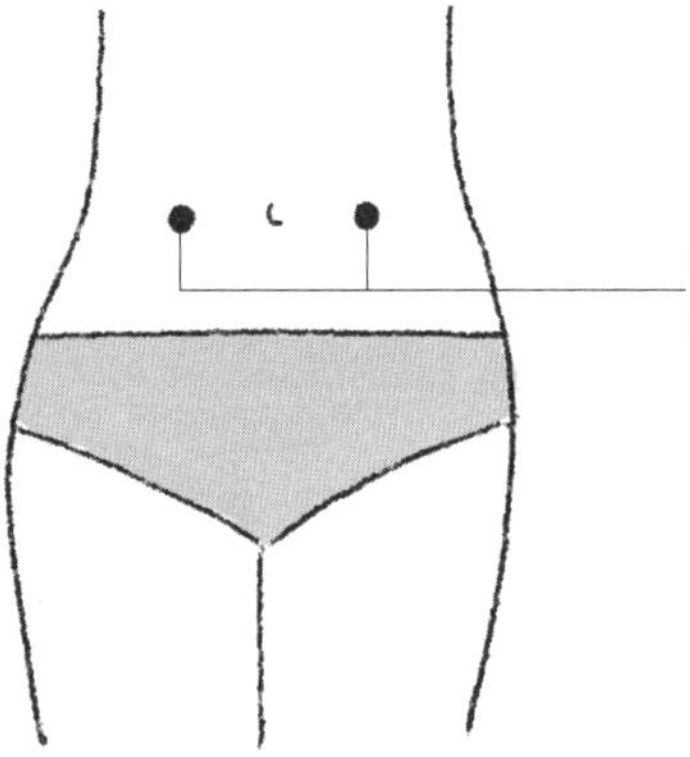

【天枢の探し方】
おへそから左右に指3本分のところ、大巨は天枢からさらに指3本分下のあたり。大巨はちょうど大腸の終わりに当たる。

【天枢の押し方】
中指で1回10秒を10回刺激。へそのまわりを時計回りにゆっくりと押してもOK。

寝る前や寝起きに布団の中でできる、便秘解消のツボ押しです。なかなか寝つけない、目が覚めても布団から出るのがおっくう。そんなとき、試してみてください。

「天枢」というのは、天地の気《き》が交差するかなめ（枢）とされる場所で、消化器系全般の働きを整えてくれるツボです。

おへそから左右に指3本分のところにあります。ここを刺激しながら、おへそのまわりを時計回りに気持ちよい強さでゆっくり押していくと、「天枢」からさらに下にある「大巨《だいこ》」も刺激でき、腸のぜん動運動を促すのに効果的です。

腸がスッキリすると、肌の調子も免疫力もアップします。

この日は：国旗制定記念日
日の丸弁当を漢方的に解説すると、ごはんは甘味、梅干しは酸味。このコンビはうるおいをつくります。

冷え性におすすめの「松葉湯」

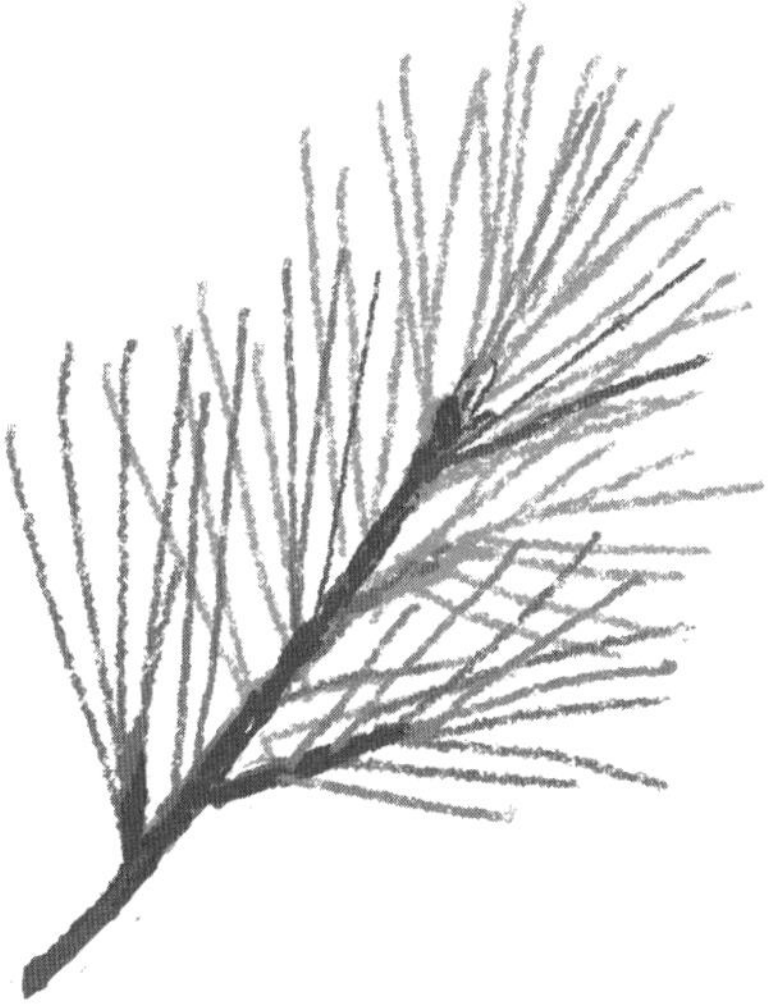

松は、一年中枯れることのない常緑樹であることから、長寿を象徴する縁起物とされてきました。中国では、不老長寿の妙薬として仙人が用いたという言い伝えもあります。

日本では民間薬として使われてきました。血管を強くして血行を促進し、デトックスや不眠の解消などの薬効があるといわれています。現代栄養学でも、増血や血液浄化作用のある葉緑素クロロフィルや、ビタミンA、ビタミンC、鉄分などを含むことがわかっています。

松葉茶や松葉酒も知られていますが、さわやかな芳香成分がリラックス効果満点の松葉湯がおすすめです。松葉をガーゼの袋に入れて湯船へ。血行を促進して、肩コリや腰痛を和らげてくれます。ただし、かぶれやすい人や肌の弱い人はご注意を。

この日は：コピーライターの日

万国著作権条約が公布された日。©マークが使われるようになったのは1956年のこの日から。

ザラザラ肌は「はと麦パック」でなめらか透明肌になる！

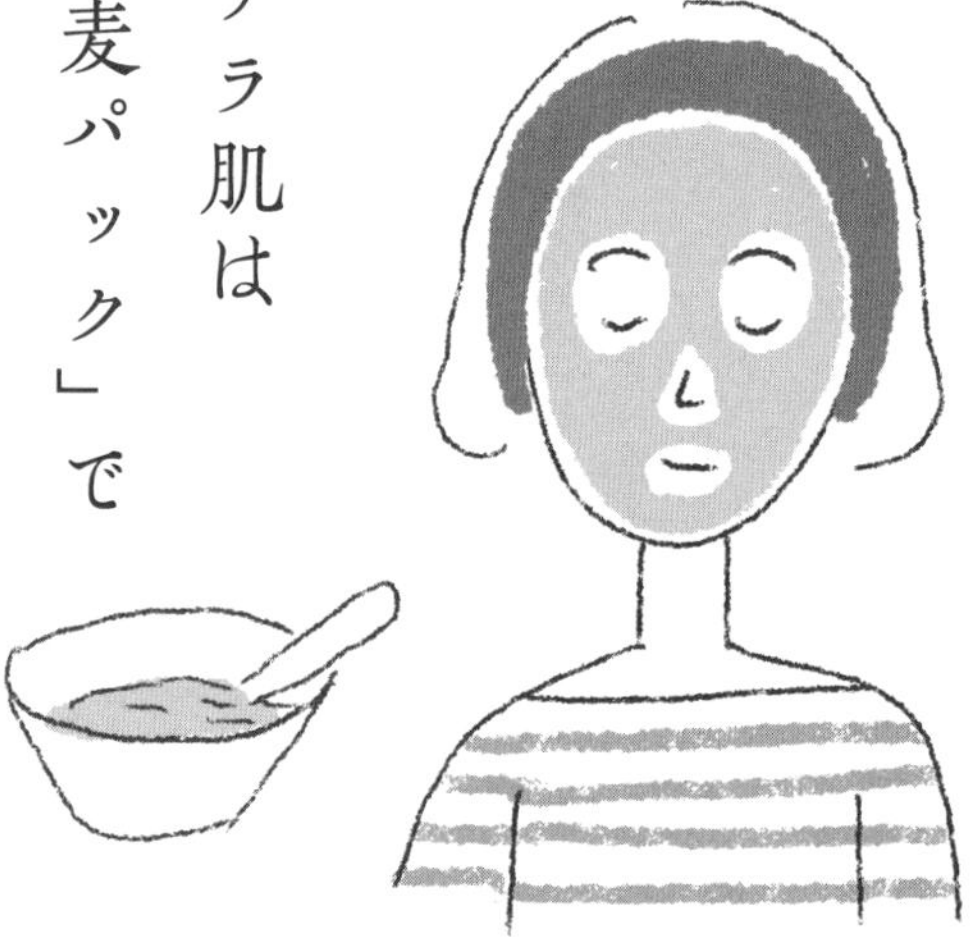

なんだか肌がザラザラ。それ、ストレスで気《き》のめぐりが悪くなり、そのせいで血行も悪くなっているサインかも……。

そんなときは、はと麦の手作りパックでつるつるお肌を取り戻しましょう。はと麦は、余分な水分を排出する効果があり、とりわけ、いぼ取りの特効薬として知られています。肌のざらつきを取って、なめらかで透明感のある肌に導いてくれます。

パックは、はと麦の粉末に水を少しずつ加えながら、顔に塗ってもたれないくらいのかたさに練って作ります。はちみつやヨーグルトを加えると、よりなめらかに。

これを目と鼻、口を除いた顔全体に塗り広げます。こすらないように気をつけて。そして5分リラックス。最後にぬるま湯で洗い流してください。蒸気がたっている浴室で行うのがおすすめです。

この日は：世界救らいの日

「らい」とは、ハンセン病の旧称。どんな病気に対しても、正しい知識と理解をもつことが大切。

1月30日

漢方薬

実だけじゃない！「梅の花」のさまざまな効能

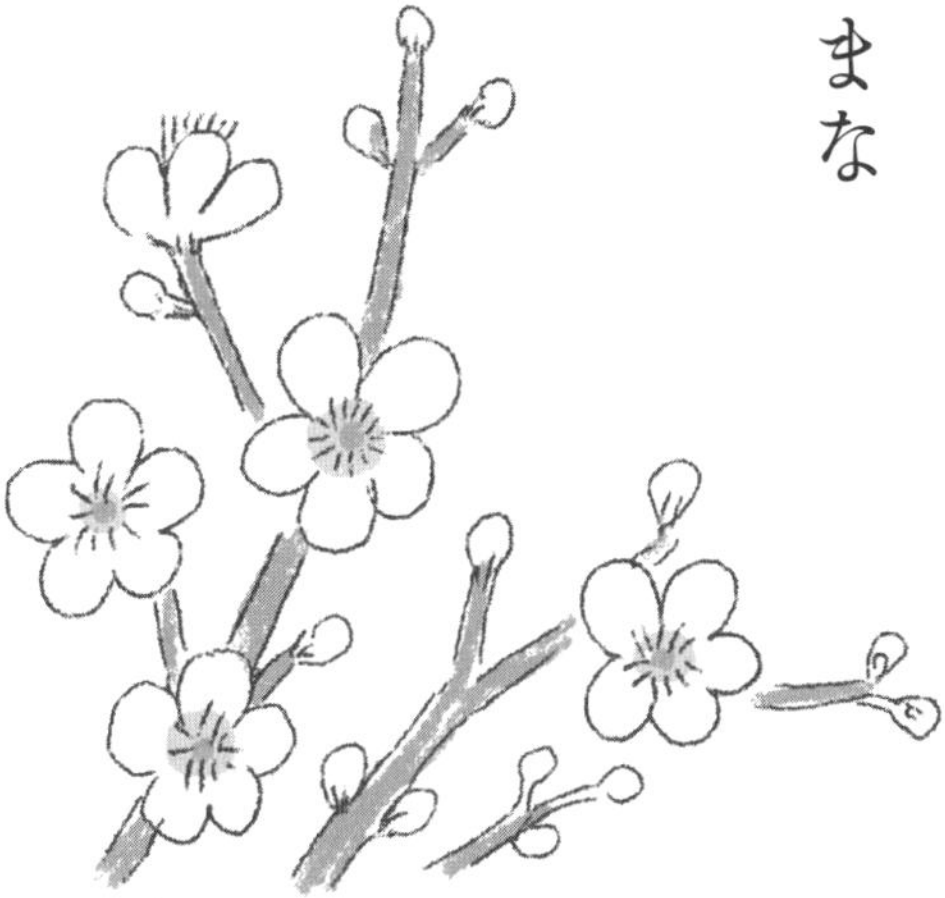

まだまだ寒い立春のころ、いち早く花を咲かせる梅は、「忍耐強い」「謙虚」といわれ、品格の象徴とされてきました。

梅といえば、実で作る梅干しや梅酒の薬効はよく知られる一方、花は観賞用と思っている人も多いのではないでしょうか。実は、花にもさまざまな働きがあるのです。たとえば、消化を助けてみぞおちのつかえを取り、ゲップや吐き気、食欲不振、胃やおなかの張り、消化不良を改善。痰《たん》のきれをよくし、気分の落ち込みを解消するなど。

花の活用法としては、つぼみが開く直前に摘み取り、香りを損なわないよう素早く陰干ししたものをお茶にするのがおすすめ。はちみつや黒糖を入れるといっそうおいしくなります。食欲不振、消化不良、胃の張り、せきや痰《たん》があるときは、陳皮《ちんぴ》やしその葉、しょうがなどを加えてもＯＫです。

この日は：3分間電話の日

公衆電話の市内通話料金が3分10円と定められた日。10円玉が落ちる音に時間の重みを感じたものです。

1月31日

食べ物

寒い季節は「羊肉」でホットに過ごす

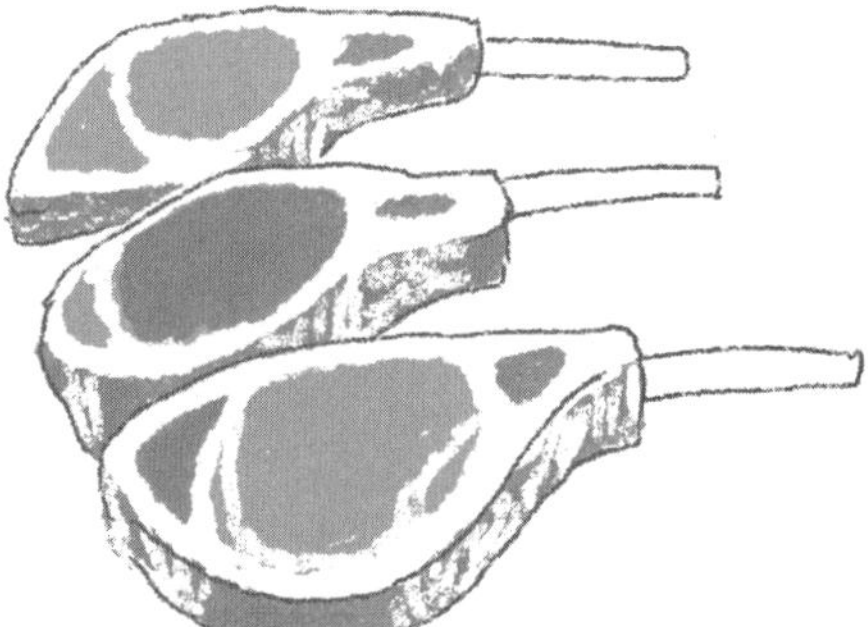

最近では、太りにくいダイエット食材として話題を集めている羊肉。北海道名物のジンギスカンでも有名ですね。

漢方では、やせる効果よりも、その強力な温め効果で知られています。寒い北海道でなぜジンギスカンがソウルフードになったのか。それは羊肉の体を温める力に理由があるかもしれません。羊肉は、肉類のなかでもっとも体を温める力が強いのです。

とにかく体を温めるので、冷え性の人や虚弱体質の人におすすめで、おなかを温めることで、冷えからくる腹痛や食欲不振を改善。さらに五臓《ごぞう》の腎《じん》の働きを補い、足腰の痛みや腰の冷え、産後の体力回復にも力を発揮します。また、月経不順や貧血にも有効なので、女性にはもってこいです。

しょうがと一緒にスープにしたり、ハーブをまぶしてオーブン焼きにしても。

この日は：愛妻の日

1をアイと読み、31をサイと読む語呂合わせ。身近にいる人を大切に。

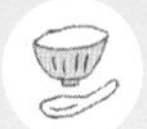

体を温めるお手軽おやつ「くるみ黒糖」

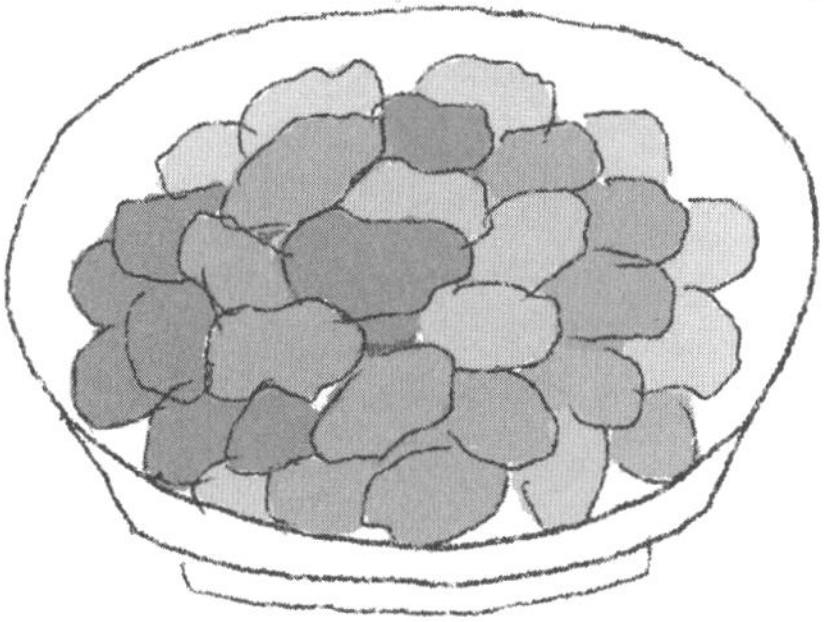

大寒《だいかん》と立春の間の、1年でもっとも寒いこの時期は、体が縮こまって血《けつ》や水《すい》の流れが滞りがちです。体を温める温性の食材で、冷えを防いで水のめぐりを整える手軽なおやつを作ってみましょう。

材料はくるみと黒糖。シナモンと紅茶の葉があればなおよし。濃いめに煮出した少量の紅茶か水に黒糖を加えて煮詰め、フライパンで煎《い》ったくるみにシナモンパウダーと一緒にからめます。香ばしく、スッキリとした甘みで、年代を問わず喜ばれます。

砂糖は上白糖やグラニュー糖、きび砂糖などいろいろな種類がありますが、精製されていない黒糖は栄養価も高く、体を温める働きがあります。同じく温性のくるみには、腰痛や耳鳴り、頻尿の改善のほか、肌の老化防止や滋養強壮といった効果も期待できます。

この日は：ニオイの日
漢方の「聞診《ぶんしん》」（P13）では、体のにおいも診察の手がかりのひとつ。

「蒸気浴」でお手軽おうちエステ

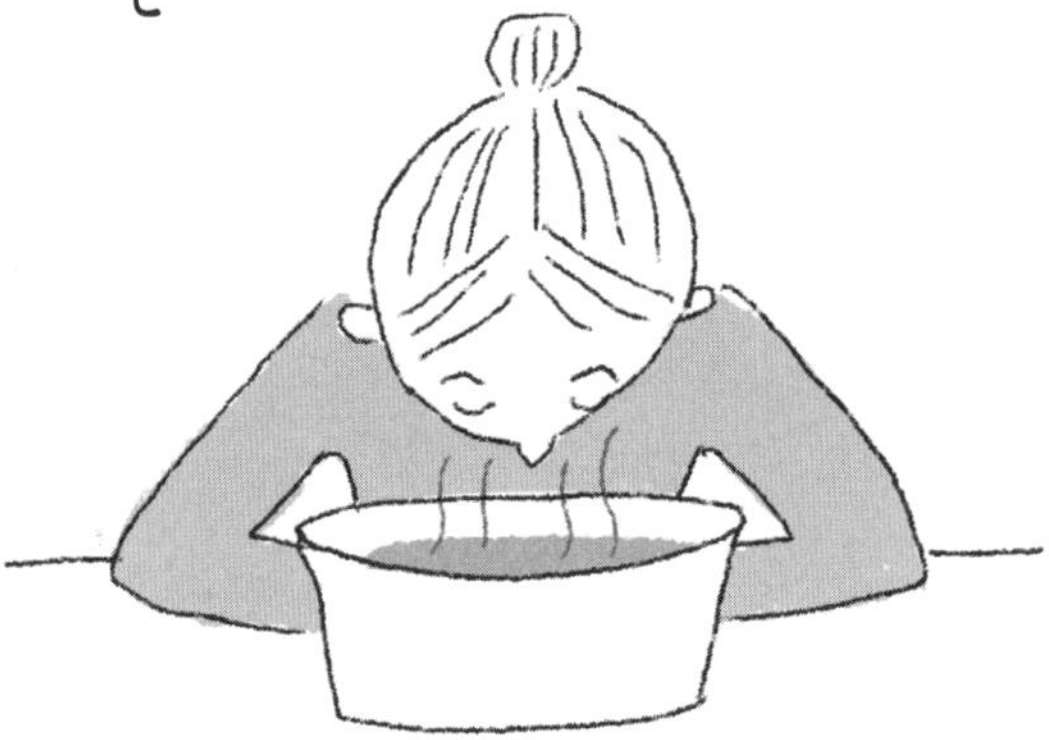

肌のかさつきが気になる季節。最近は美容家電も充実して、自宅でできるスチーマーなどもよく見かけますが、実は家にあるものでお手軽に代用できます。

ボウルや洗面器にお湯を張って蒸気を顔に当てるだけ。頭から乾いたタオルをかけて行うと効果がアップします。タオルはバスタオルなど大きめのものですっぽり覆いましょう。これなら、お金をかけなくても、しっかり保湿ケアができます。

蒸気で温められると、気分が落ち着いてリフレッシュ効果も得られますが、好きなアロマオイルをたらすとリラックス度がぐっと高まります。基本的には好みのオイルでよいのですが、おすすめはローズ。血をめぐらせる働きがあり、肌にうるおいを与えて、キメを整える効果も。五臓《ごぞう》の心《しん》にも働きかけ、不眠解消に有効です。

この日は：夫婦の日

2（ふう）2（ふ）の語呂合わせから。仲のよい夫婦を増やすことが目的。

2月3日

基本

体の機能も五行説《ごぎょう》に対応して肝《かん》・心《しん》・脾《ひ》・肺《はい》・腎《じん》の「五臓《ごぞう》」に分けて考える

漢方の基本「五行説」は、自然界は、5つの要素で構成されているという考え方。「木《もく》」「火《か》」「土《ど》」「金《こん》」「水《すい》」の5つがバランスを取り合って関係を保っています。

体の機能もこの考え方に従って、「五臓」に当てはめられます。「肝」「心」「脾」「肺」「腎」は、五行の「木」「火」「土」「金」「水」に対応しています。

「肝」の働きはエネルギーの気《き》を全身にめぐらせ、血《けつ》を貯蔵して必要な器官へ届けること。

「心」は、神経や意識、思考をつかさどるので、心にトラブルがあるとほかの臓器にも影響をおよぼします。

「脾」は、消化吸収を担当。食べたものから栄養を取り入れ、気・血・水《すい》（P15）をつくり、全身に供給しています。

「肺」は呼吸によって新鮮な気を取り込み、汚れた気を外へ出す役目。水分代謝や体を守る働きにも関係。

「腎」は生命活動の要。成長、発育、生殖に欠かせない精気を蓄え、腎が弱ると、老化を招きます。また、体内の水もコントロールしています。

五臓のバランスが取れた状態が健康、崩れた状態が病と考えます。

この日は：節分（年によって変わります）
季節の分かれ目である立春・立夏・立秋・立冬の各前日を節分といい、本来は年に4回ありました。

2月4日

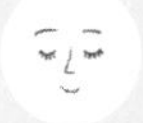
リラックス

よどみを解消する「足指マッサージ」

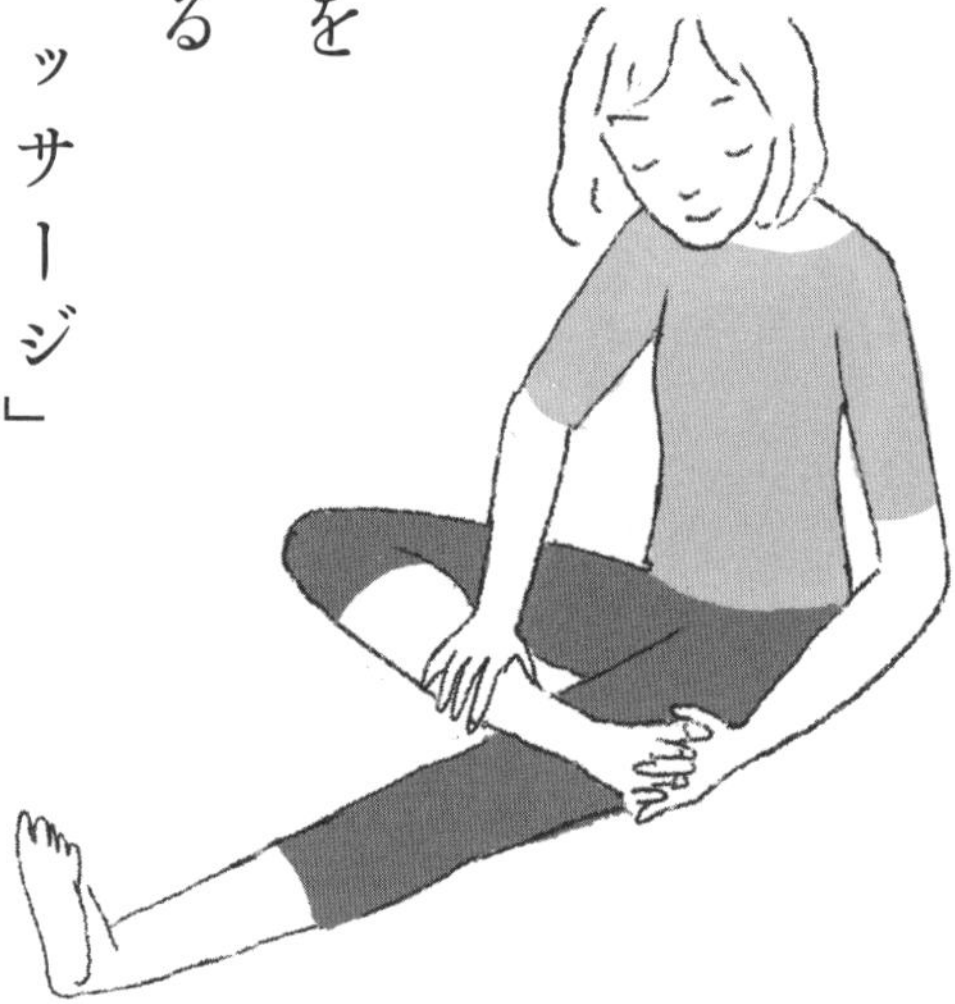

【足指マッサージのやり方】
①片足を伸ばして座り、もう一方の足のひざを曲げて太ももにのせる。
②足の指を手でつまんで1本ずつ回す。
③足指の間を、パーをするようにグーッと広げる。
④手の指を足の指の間に挟んで、足首を大きく回す。反対の足も同様に行う。

５本指靴下を履いたり、足指ジャンケンをしたり、足指を広げることは、血行促進などさまざまな健康効果があるといわれます。

足は、人体の最下部で全体重を支える大事な場所ですが、血《けつ》や水《すい》がよどみやすく、疲れがたまる場所でもあります。現代人は靴を履く生活で、足全体が圧迫されて縮こまり、さらなる負担をかけてしまっている状態です。

ふだんから、足指を解放することが大切です。靴を脱いで足指を広げてみるだけでもＯＫ。さらにマッサージをすれば、疲れ解消にも。足指を１本ずつ回したり、手の指を足の指の間に差し込んで回したりと、解放感をポイントに。

この日は：立春（年によって変わります）
二十四節気《にじゅうしせっき》のひとつ。節分の次の日で、この日から立夏の前日までが春。

2月5日

リラックス

2月

「鼻洗い」で花粉症の鼻のつらい症状を改善！

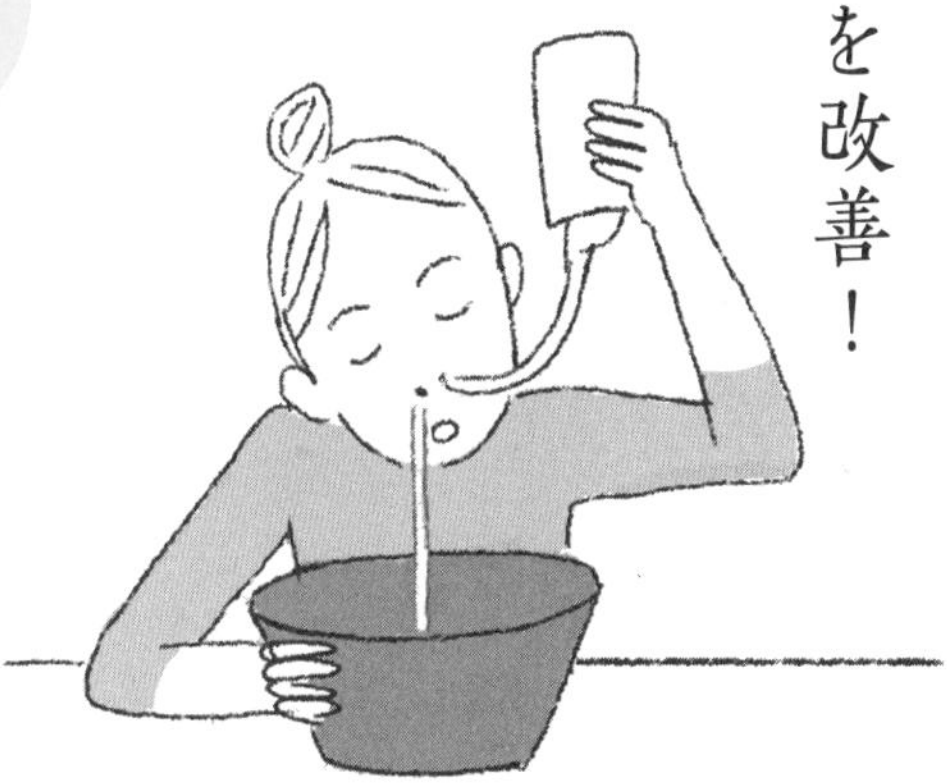

【鼻洗いの準備】
●37度程度のぬるま湯で作った0・9%の濃度の食塩水
●ノズルのついたボトル

【鼻洗いの方法】
①前かがみになり、あごを引きぎみにして、顔を少し横に向ける。
②「あー」と声を出しながら、片方の鼻の穴から食塩水を注ぐ。自然と反対側の鼻の穴から出てくる。反対側も同様に行う。

もう花粉症？なんてのんびりしていてはいけません。花粉症対策は、症状が出る前からケアすることが肝心です。

花粉症でとくにつらいのが、くしゃみ、鼻水、鼻づまり。鼻が不快だと頭がぼーっとしたり、目がしょぼしょぼしたり、耳が聞こえづらかったりしますよね。鼻は顔の真ん中にあるため、まわりの器官に影響を与えやすいのです。

鼻をスッキリさせたいなら、鼻洗いを。専用の容器がなくても大丈夫。ノズルがついたボトルがあれば代用可能です。0・9％の濃度の食塩水を入れて、鼻の穴を通します。目の前が晴れるような爽快感をぜひ味わってみてください。

この日は：笑顔の日
笑顔は人の心を癒やし、幸せにしますが、実は自分の心も癒やしてくれるもの。つらいときこそ笑顔で。

せきにもいろいろあるけれど、痰《たん》がからんだせきには「のり」

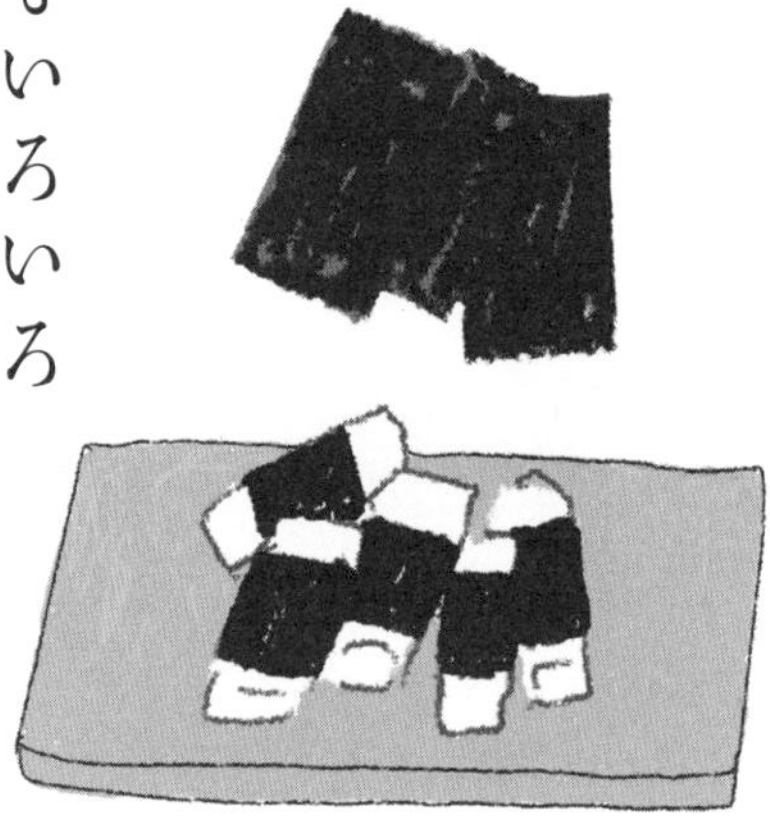

冬の乾いた冷たい空気とともに、スルリと体に入り込むウイルスや細菌。最初にダメージを受けるのがのどです。炎症を起こして、痛みが出始め、ウイルスや細菌を追い出そうとせきや痰が出ます。

せきは大きく分けると、乾いたせきと湿ったせきがありますが、湿ったせきは痰がからんだ状態です。痰は体に備わった防御反応のひとつ。不要なものをキャッチして、外に出してくれるもの。痰が多い状態は、水《すい》をめぐらす働きが悪いと考えられます。

とくに、黄色くネバネバした痰は、体に熱がこもっているサイン。こんなときは、熱を冷まし、かたまりを解く働きのあるのりの出番です。痰をきり、水をめぐらせて、のどの炎症を鎮める働きが期待できます。冬の弱った体に精をつけてくれる山いもをのりで巻けば、かっこうの薬膳に。

この日は：海苔の日
厚さにむらがなく、つやがあって黒紫色のものを選びましょう。

不安が引き起こす頻尿には「蓮の実」を

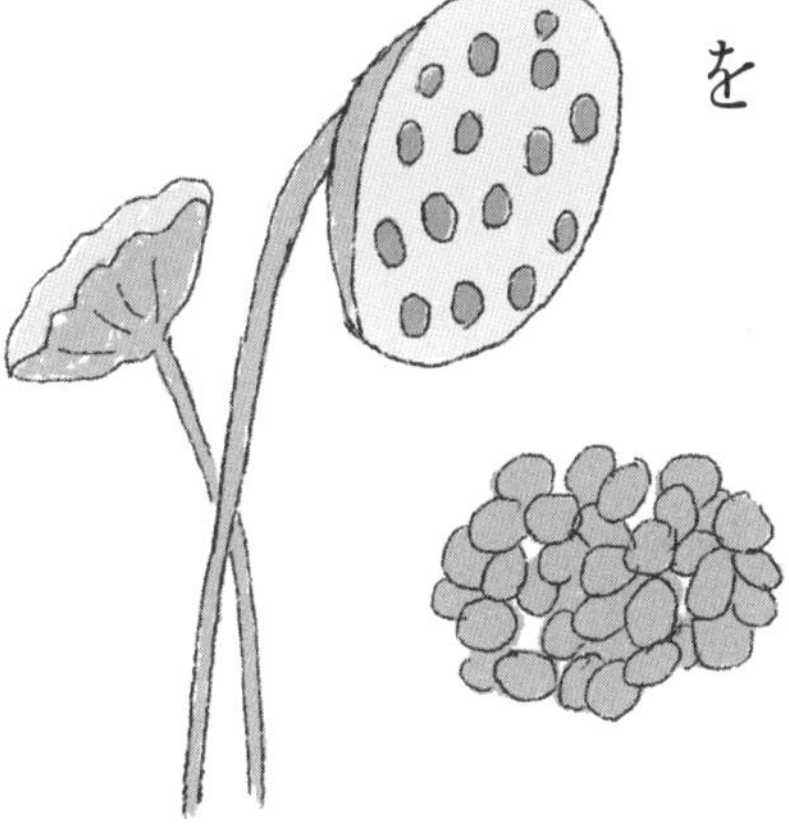

寒いとトイレが近くなる経験はみなさんあるかもしれませんが、実は不安なときも頻尿になることはご存じでしょうか？

頻尿の原因は五行《ごぎょう》説をもとに考えると明らか。水分代謝を担う五臓《ごぞう》の腎《じん》は、五行での水《すい》に対応し、季節では冬とつながります。寒くて冷えると腎に影響し、水分コントロールが狂ってしまうのです。

では、不安と頻尿の関係は？　不安は五臓の心《しん》の不調。心に対応する五行は火です。心の火が強すぎて、うまく水がめぐらなくなって頻尿を引き起こすのです。

この症状を改善してくれるのが「清心蓮《せいしんれん》子飲《しいん》」という漢方薬。「清心」とは心に生じた火を冷ますということ、「蓮子」とは蓮の実です。蓮の実は薬膳でも不安や不眠に用いられることが多く、不安からくる頻尿でも力を貸してくれるでしょう。

この日は：フナの日
2（フ）7（ナ）の語呂合わせから。ちょうど鮒《ふな》ずしがおいしい時期でもあります。

2月8日

リラックス

2月

イライラしたら気持ちを落ち着かせる「腹式呼吸」を

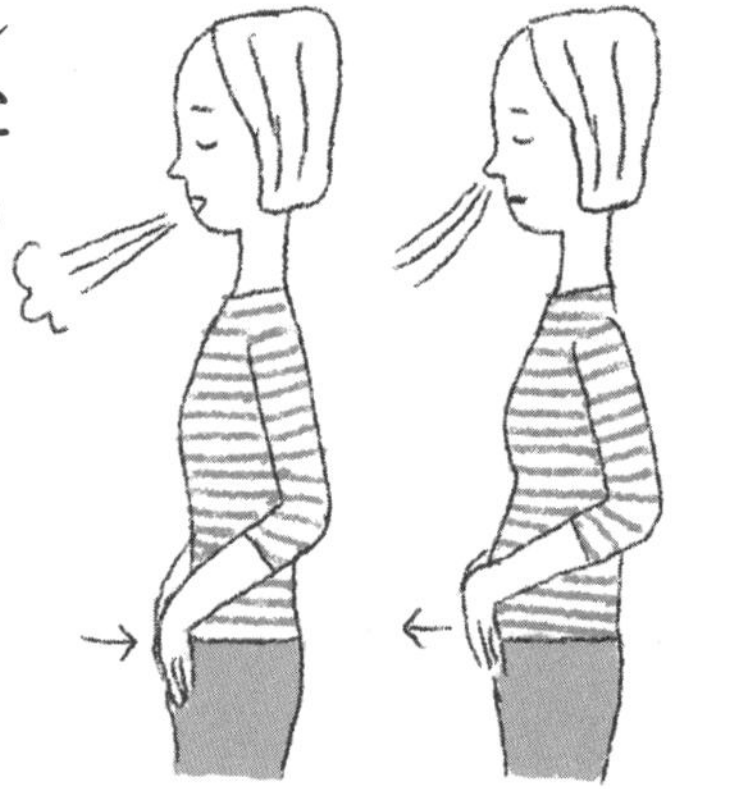

寒い日が続くと、家に閉じこもりがちで、気分が落ち込んだり、運動不足になってさらにイライラがつのることも。

そんな心の不調は、エネルギーである気《き》が滞っている状態です。スムーズに気をめぐらすには、動いて陰陽《いんよう》（Ｐ８）のバランスを整えることが一番。

手軽に行えるのが、深くゆったりとした呼吸です。深く息をしようとすると、自然とおなかに空気が入って腹式呼吸になりますね。このときにおなかをふくらませたり、へこませたりする動きを意識するのがポイント。ゆっくりとおなかをへこませながら、もうこれ以上は吐けません！というところまで吐ききると、自動的に大きく息を吸い込めておなかがふくらみ、たっぷりと新鮮な気を取り込めます。毎朝５分程度行うことを習慣にするとより効果的です。

この日は：針供養（地域によって12月8日の場合も）
古くなった針を寺院に納め、裁縫の上達を祈願したもの。道具を大事にする心を忘れずに。

2月9日

食べ物

のどのケアに最適な「きんかんのはちみつ煮」

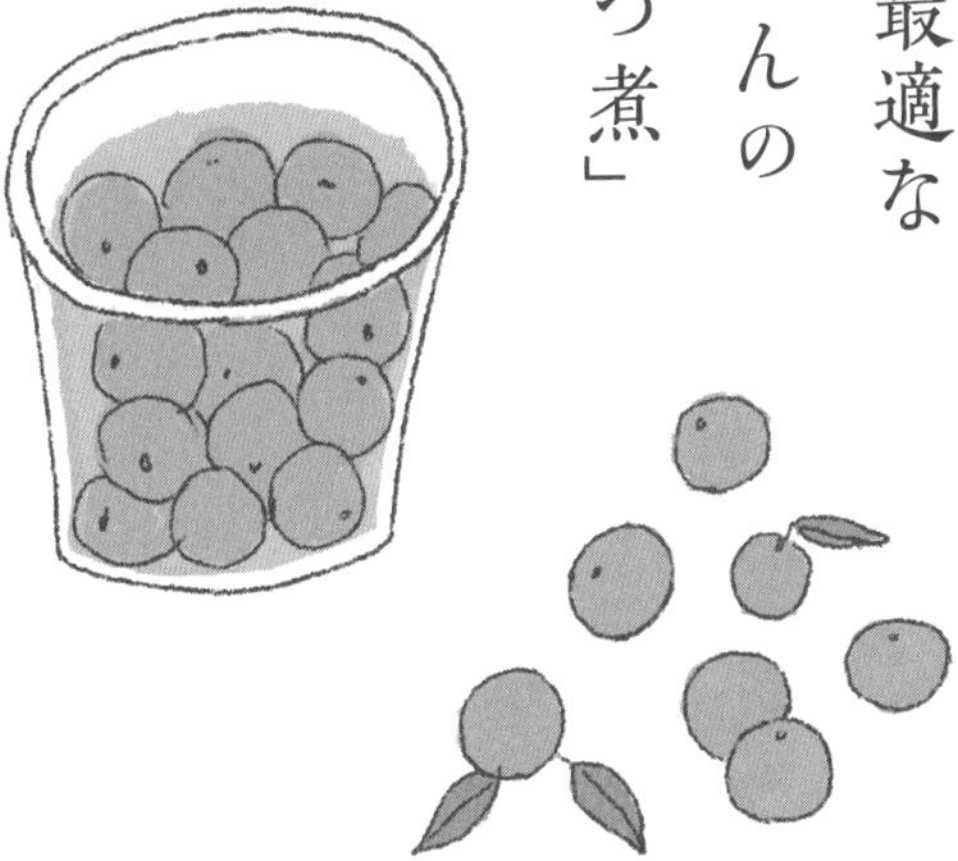

立春を過ぎても寒い日が続く2月は、かぜ対策がまだまだ必要。

かぜの原因となる、風の邪気《じゃき》を、漢方では風邪《ふうじゃ》（P356）といって、五臓《ごぞう》での肺（鼻やのども含む）にダメージを与えます。肺はとくに乾燥を嫌うため、うるおいを与えてくれる食材で機能を高めて、かぜを撃退できる体をつくりましょう。

おすすめの薬膳食材は、ちょうど旬を迎えるきんかん。気《き》のめぐりを整える柑橘類で、体を温め、せきや痰《たん》といったのどの症状を和らげます。同じく気を補い、うるおいを与えるはちみつと合わせて「きんかんのはちみつ煮」にしましょう。

ヘタを取ったきんかんをさっとゆでて、てんさい糖とはちみつを加えて10分ほど煮るだけ。常備しておけば、お湯で割って手軽にきんかん茶が楽しめます。

この日は：服の日

身に着けるもので気分は変わるもの。気が沈んだときは、元気カラーの服を選んで。

2月10日

美容

乾燥肌に おすすめの 「アロエ風呂」で うるおう

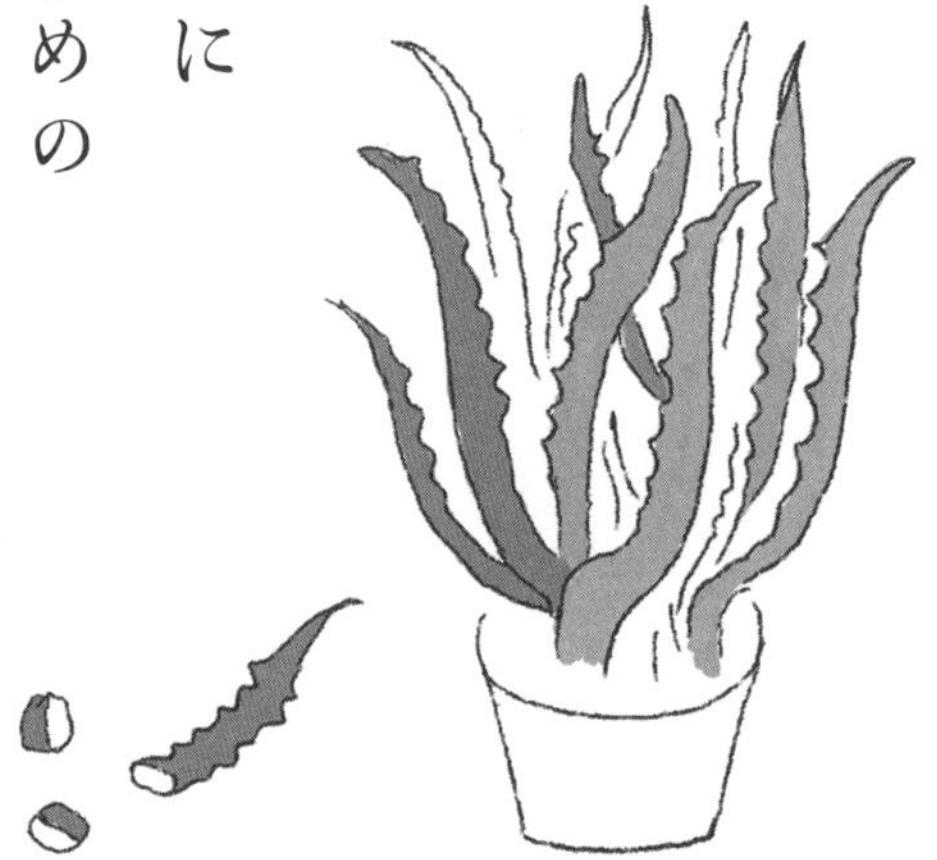

果肉はやけどの特効薬としても知られるアロエ。ひび、あかぎれ、肌荒れにも有効で、スキンケア用品にも使われているように、高い保湿効果があるとされています。

空気が乾燥するこの季節は、アロエ風呂でゆったり温まりながら、全身にうるおいをまといましょう。

アロエの葉はとげを取ってから刻んで袋に入れて湯船へ。アロエの成分がよく出るように、湯の中でもんでください。アロエは無臭で色もありませんが、お湯がやわらかくなり、肌がすべすべになるのを実感できるはず。

ただし、敏感肌の人は、生のアロエに注意を。生のものにはシュウ酸というかぶれを起こす成分が含まれています。生のアロエの代わりに、かぶれ成分のない市販の乾燥タイプやアロエエキスでもOKです。

この日は：ふきのとうの日

2（ふ）きの10（とう）の語呂合わせから。春の山菜のもつ苦みは、デトックス効果抜群。

2月11日

リラックス

「よい言葉」は健康な心をつくる養生法

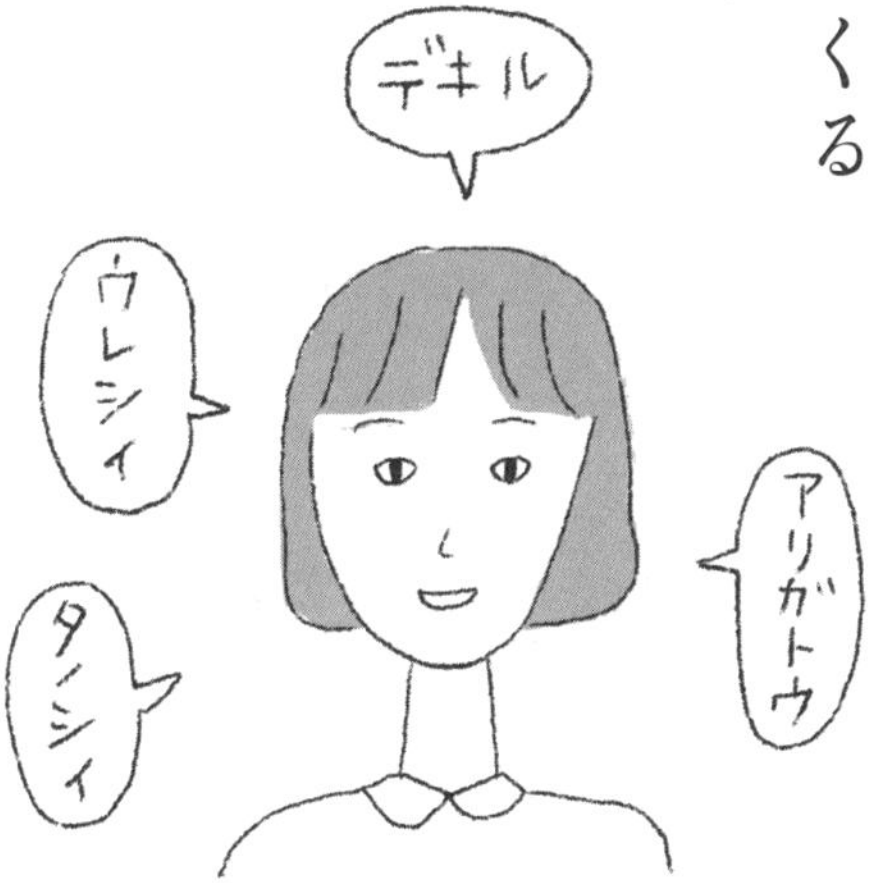

日本には、古くから「言霊《ことだま》」という考え方があり、声に出した言葉がそのまま現実になると信じられてきました。心の養生でも、言葉を大事にしています。

「できない」「しんどい」など、マイナスな言葉を発すると、ますますできなくなったり、疲れが増長したり、状況が悪化するにつれ、イライラや不安もつのり、精神状態も悪くなってしまいます。

一方、「できる」「楽しい」「うれしい」「ありがとう」など、明るくポジティブな言葉を発していると、健康な心が育ちます。

同じことを言うのでも、ていねいな言葉遣いやきれいな言葉を選ぶと、心が浄化され、自分だけでなく、周囲の人も気持ちよく過ごすことができるようになります。意識的に言葉を変えることで、自然とプラス思考になり、心の健康も保てるのです。

この日は：建国記念の日

日本では初代天皇·神武天皇の即位の日を、新暦に直した今日が建国の日。

2月12日

ツボ

目の下のくまに効くツボ「承泣《しょうきゅう》」

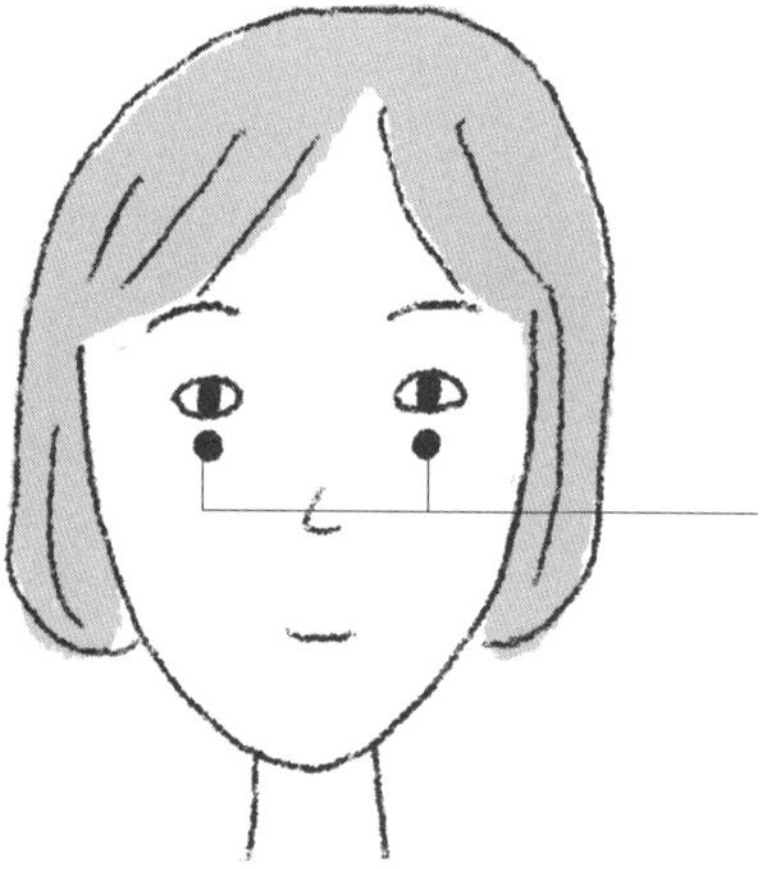

【承泣の探し方】
正面を向いたときの瞳の真下と、目のまわりの骨の縁の交差するあたり。

【承泣の押し方】
目を閉じた状態で、人差し指の指先でゆっくりとやさしく3秒押して、ゆっくりと離す。これを10回繰り返す。眼球を圧迫しないように注意を。

冬は空気が乾燥してしわができやすく、しわの影が黒っぽくなって見えるくまにも要注意。

また、目の下の皮膚はとても薄く、こするなどして皮膚を刺激しすぎると色素が沈着して茶色っぽくなり、くまになってしまうこともあります。

くまのケアは皮膚や眼球を傷つけないように、やさしく行うことがポイントです。とくに寝不足のくまや、まぶたの腫れの解消には、「承泣」というツボがおすすめ。

ちょうど瞳の真下にあり、目を閉じて指先でやさしく押します。

くま以外にも、目のまわりのしみやしわ、たるみ、疲れ目や充血の改善にも効果が期待できます。

この日は：レトルトカレーの日
疲れた日はレトルトカレーでラクしてOK。がんばりすぎないことも大事。

2月13日

飲み物

2月

水分補給は「杜仲茶《とちゅうちゃ》」で！春までに解毒やせ

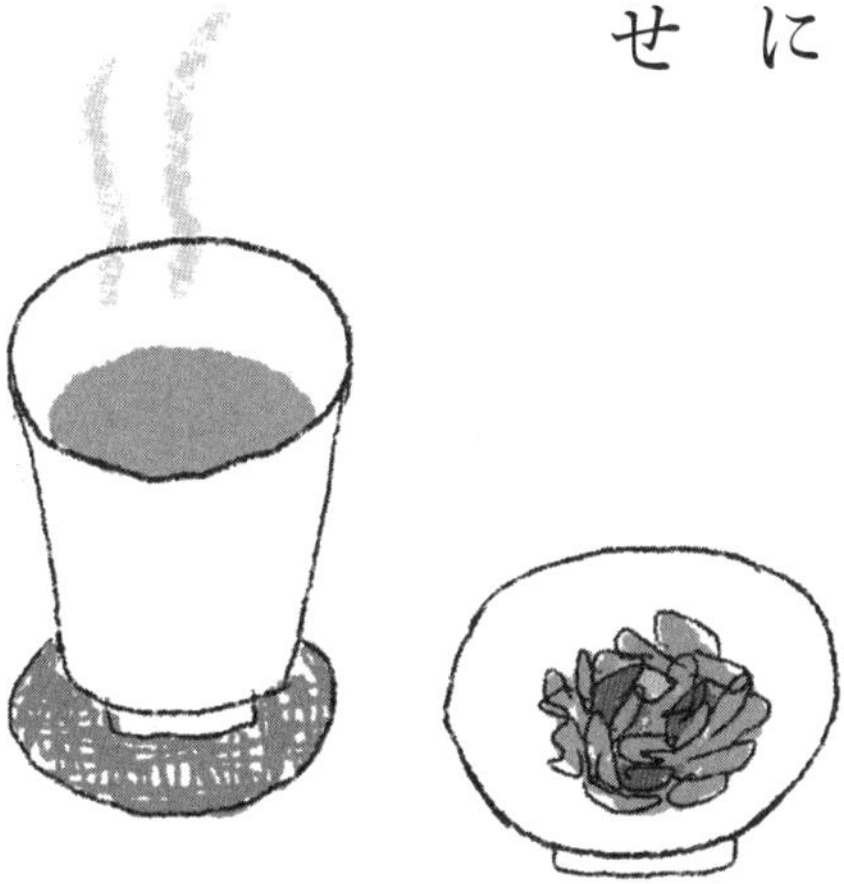

冬の間、体は冬眠状態で代謝が悪く、老廃物や余分な脂肪をため込んだ状態。春の足音が聞こえ始めたこの時期は、たまった毒をしっかり出しましょう。

老廃物を排出する解毒と、たまった脂肪を減らすダイエットの両方におすすめなのが杜仲茶です。漢方では、古代中国の薬物学書『神農本草経《しんのうほんぞうけい》』に、「上薬《じょうやく》」と記され、古くから樹皮が用いられてきました。よく目にする杜仲茶は葉を干して焙《ほう》じたもの。

利尿効果があり、尿によって老廃物を体外に排出し、腸内環境を整えて便秘も改善します。杜仲茶に含まれるゲニポシド酸という成分が血圧を下げ、飲み続けることで内臓脂肪を減少させるという報告もあるようです。

ふだんの水分補給を杜仲茶に替えて、冬の不要物を出し、春の準備を始めましょう。

この日は：苗字制定記念日
苗字は私たちのルーツを知る手がかり。ご先祖さまへの感謝を忘れずに。

バレンタインデーは愛情込めた手作り「薬膳チョコレート」

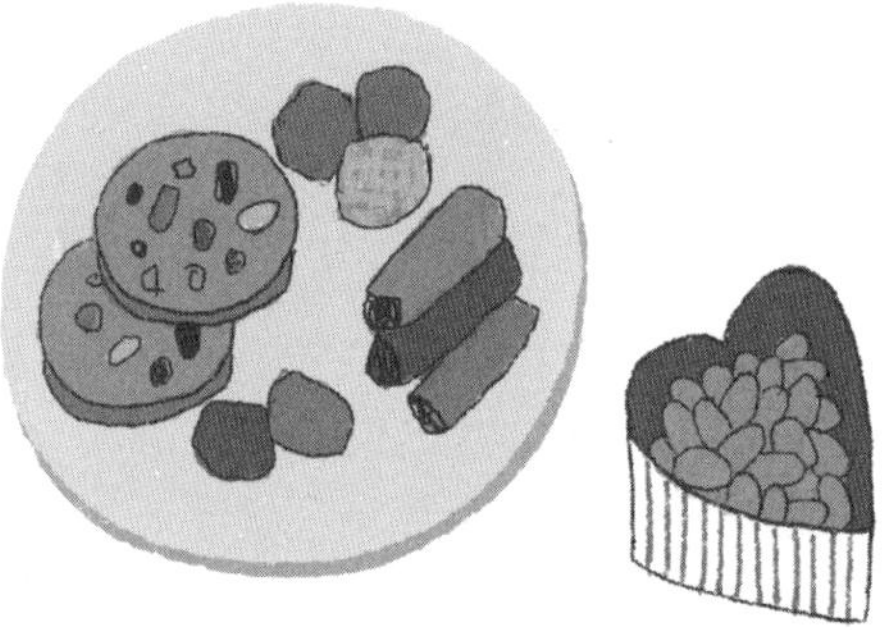

近年、ポリフェノールの抗酸化作用をはじめ、さまざまな健康効果が注目のチョコレート。材料のカカオには、強心・利尿・疲労回復効果があるとされています。

バレンタインデーでチョコを手作りするなら、カカオ本来の効能プラスアルファの薬膳チョコレートはいかがでしょう。

使う材料としておすすめなのはブランデー漬けのクコの実や、焙《ほう》じはと麦。クコの実は眼精疲労などの目のトラブル解消や滋養強壮に効果があり、最近疲れて元気がない彼にぜひ。ブランデー漬けにすることで、リッチで大人な味わいになります。

焙じはと麦は、パフ感覚で食感の楽しいチョコレートに。むくみが気になる彼にはぴったり。そのほか、シナモンやくるみなども薬膳的な効果が期待できるチョコレートになります。

この日は：聖バレンタインデー

恋をしたときの、ワクワクどきどきは、最高の心の養生といえるかもしれません。

ツボ

鼻の通りをよくするツボ「迎香《げいこう》」

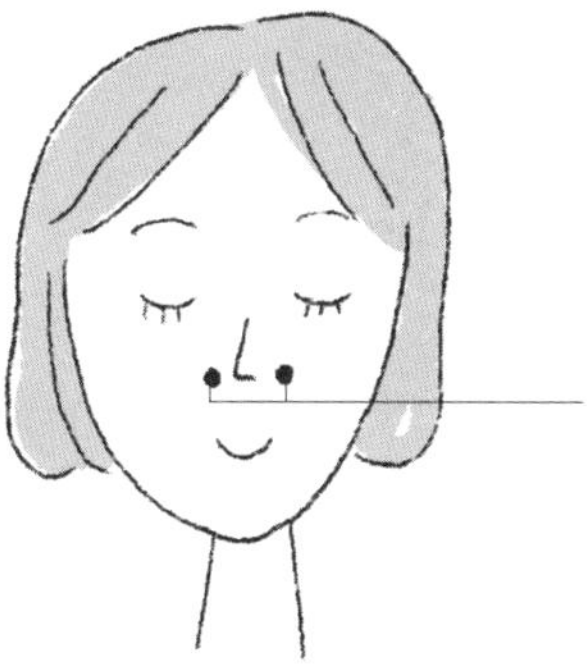

【迎香の探し方】
小鼻の両脇、骨のきわのくぼみ。

【迎香の押し方】
両手の人差し指か中指で、鼻を挟むようなイメージで少し上向きに10秒、強めに押して、パッと離す。5回繰り返す。

そろそろ花粉症が気になる季節です。目にくる人、のどにくる人など症状はさまざまですが、一番悩んでいる人が多いのが、鼻の症状。鼻水が止まらず、鼻のかみすぎで鼻の下がヒリヒリ……なんて人も多いのでは？

また、まだ寒さも厳しく、かぜも油断できません。かぜによる鼻水・鼻づまりも苦しい症状です。

そんな鼻の諸症状を改善してくれるのが「迎香」というツボ。香りを迎えるという名前からも想像できるように、鼻がスーッと通って、スッキリします。

ちょうど小鼻の脇にあり、いつでもどこでも押しやすいツボ。つらい！と思ったら、ぜひトライを。

この日は：春一番名付けの日

春一番は立春から春分の間に吹く南からの強風。春がもうそこまで来ています。

食材は5つの性質「五性《ごせい》」に分けられる

薬膳では、食材がもつ働きを生かして体調を整えます。そのひとつが、食材の五性。食材のもつ体を温めたり冷やしたりする性質を表し、寒性・涼性・平性・温性・熱性があります。

　大切なのは、このバランス。冷え性の人は温性や熱性のものを、反対に、のぼせのある人は寒性や涼性のものを少し多めにとるとよいでしょう。

　また、夏に旬を迎える夏野菜は寒性や涼性のものが多く、お正月に食べるおもちは温性。旬や昔ながらの慣習に、実は、それぞれ意味があるのです。

【寒性】体を冷やし、炎症を鎮める働きも。主な食材は、にがうり・たけのこ・れんこん・あさり・海藻類・バナナなど。

【涼性】おだやかに体を冷やします。きゅうり・セロリ・トマト・なす・大根・豆腐・りんご・みかん・緑茶など。

【平性】寒涼、温熱のどちらにも偏らず、常食するものが多い。豆類・いも類・にんじん・キャベツ・豚肉など。

【温性】おだやかに体を温めます。香辛料類はほぼ温性に分類。かぼちゃ・ねぎ・しょうが・えび・鶏肉など。

【熱性】体を温め、気分を高揚させます。羊肉・シナモン・こしょう・唐辛子など。

この日は：寒天の日
食物繊維たっぷりの寒天は便秘の特効薬。薬膳食材で寒天ゼリーにすればお手軽薬膳スイーツに。

2月17日

基本

食材は働きによって「五味《ごみ》」に分類される

漢方の食養生の基本となる考え方に「五味」があります。5つの味にはそれぞれ働きがあり、五臓《ごぞう》と関連しています。たとえば、酸味の食材は肝《かん》を助け、肝に不調があれば酸味の食材が欲しくなると考えられています。逆にとりすぎると不調を起こすので要注意。

【酸味】五臓＝肝
収れん作用があり、汗や尿を調整。多汗、頻尿、不正出血、下痢などに有効。主な食材は、トマト・グレープフルーツ・梅・みかん・りんご・酢など。

【苦味】五臓＝心《しん》
解毒・清熱《せいねつ》※作用があり、体内の余分なものを排出します。発熱や便秘に有効。にがうり・セロリ・ごぼう・ピーマン・菊花・緑茶など。

【甘味】五臓＝脾《ひ》
緩和・補益《ほえき》※作用があり、体の緊張をゆるめ、滋養強壮に働き、胃痛などを和らげます。にんじん・キャベツ・白菜・かぼちゃ・いも類・大豆など。

【辛味】五臓＝肺
発散・発汗作用があり、気《き》や血《けつ》の滞りを解消。体を温めます。ねぎ・にら・玉ねぎ・しょうが・唐辛子・しそなど。

【鹹《かん》味】（塩辛い味）五臓＝腎《じん》
かたいものをやわらかくし、しこりを取る働きがあります。海藻類・あさり・いかなど。

この日は：ノアの洪水の日
洪水被害が続く昨今、備えは重要。漢方は病気を未然に防ぐ備える医療です。

※清熱：体の内部の熱を冷ますこと。　※補益：気・血・水《すい》の不足を補うこと。

「山菜と春野菜」の苦みと香りで春のイライラを解消！

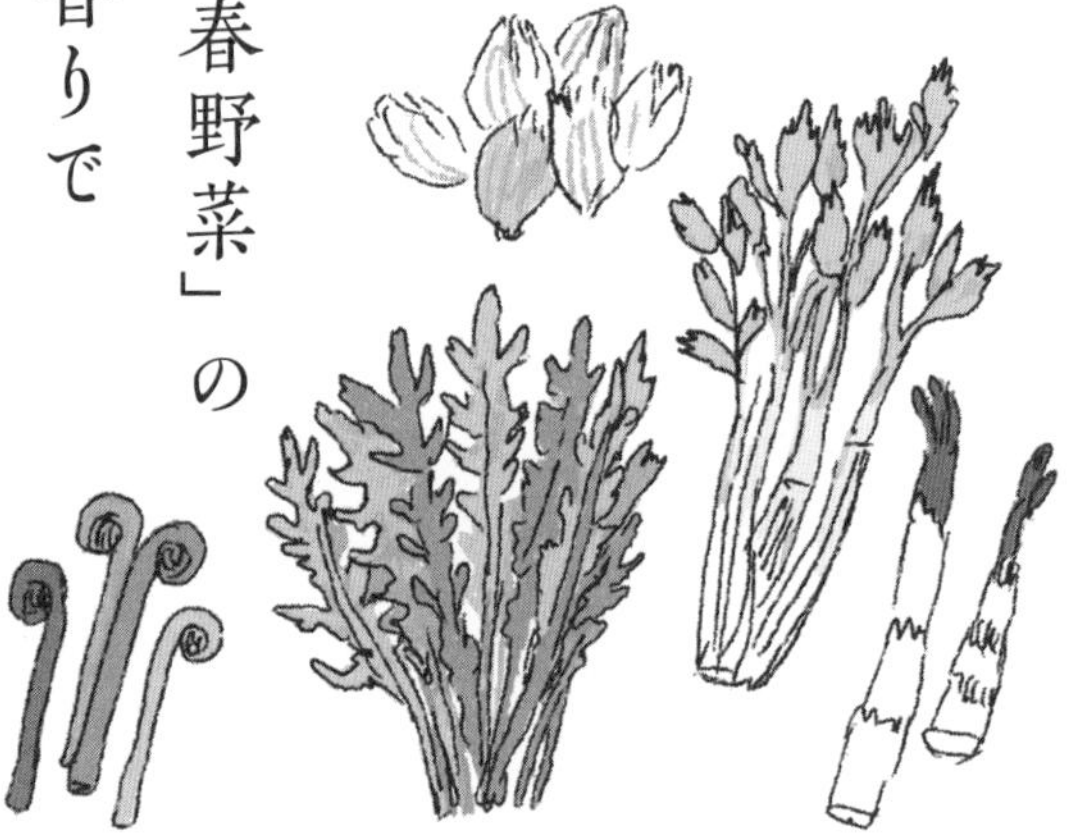

1年を24、つまり半月ごとに分けて季節の変化をとらえた二十四《にじゅうし》節気《せっき》では、毎年2月18日ごろからを「雨水《うすい》」といいます。雪が雨に変わり、水が温まるころという意味。日を追うごとに春が近づくこの季節は、寒暖の差も激しく、自律神経のバランスを崩して不安な気持ちになることも。そんな症状を和らげてくれるのが、春にいち早く芽吹く山菜の苦みと、春野菜の香りです。

冬の間は新陳代謝が悪く、体に老廃物をためがち。めぐりが滞ってイライラの原因になることもあります。山菜の苦みは、たまった老廃物をイライラと一緒に体の外へ追い出してくれます。新陳代謝を促して解毒を促進するふきのとうやうどなどは、天ぷらや酢みそ和えで。さわやかな香りが気《き》のめぐりを助けるセロリや春菊は、サラダやおひたしにしてどうぞ。

この日は：雨水（年によって変わります）
二十四節気のひとつで、雪が雨に変わり、雪解けが始まるころ。

「アロマ　マッサージ」で　めぐりをよくする

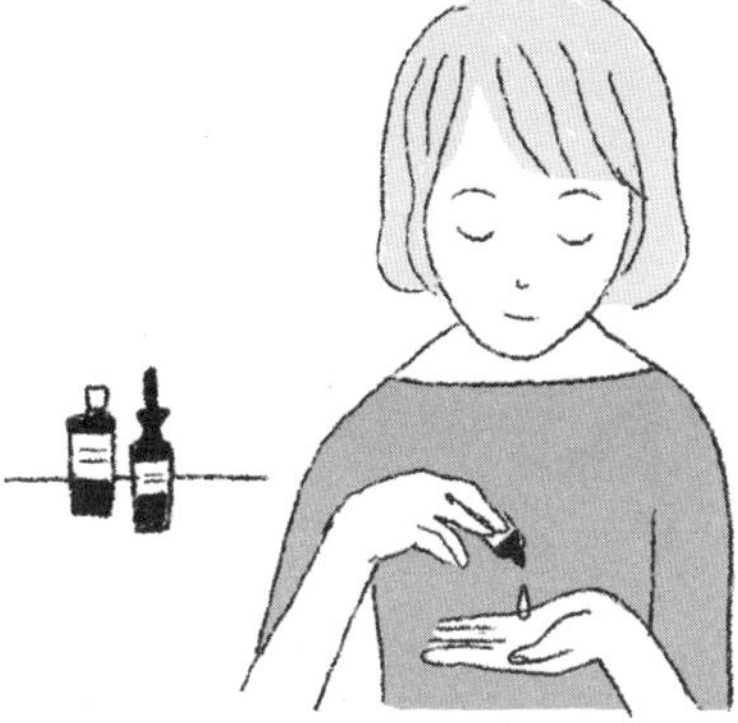

【デコルテマッサージ】
〈ラベンダー・ローズマリー・レモングラス〉
①オイルを手のひらで温めて、あごから鎖骨にかけてやさしくマッサージ。
②鎖骨の中央から脇に向かってゆっくりと流すように指を動かす。

【ひざ下マッサージ】
〈グレープフルーツまたはレモン・ゼラニウム・サイプレス〉
①オイルを手のひらで温めて、くるぶしのまわりからふくらはぎをさする。
②仕上げに、ひざの後ろを軽くもみほぐす。

アロママッサージは西洋で生まれた養生法ですが、漢方の「気《き》・血《けつ》・水《すい》」の流れをよくする考え方とは共通するものがあります。

基本的には好きな香りのエッセンシャルオイルを選べばよいのですが、ブレンドすることでより効果がアップ。スイートアーモンドオイルやホホバオイルをベースに数種をブレンドします。

眼精疲労や緊張でコリがひどいときは、ラベンダー、ローズマリー、レモングラスをチョイスして、デコルテをマッサージ。むくみが気になるときは、グレープフルーツまたはレモンに、ゼラニウムとサイプレスをブレンドして、ひざ下をマッサージします。

この日は：プロレスの日
昭和30年のこの日、日本で初めて本格的なプロレスの試合が行われました。

2月20日

飲み物

2月

「ローズ」のお茶で花粉対策

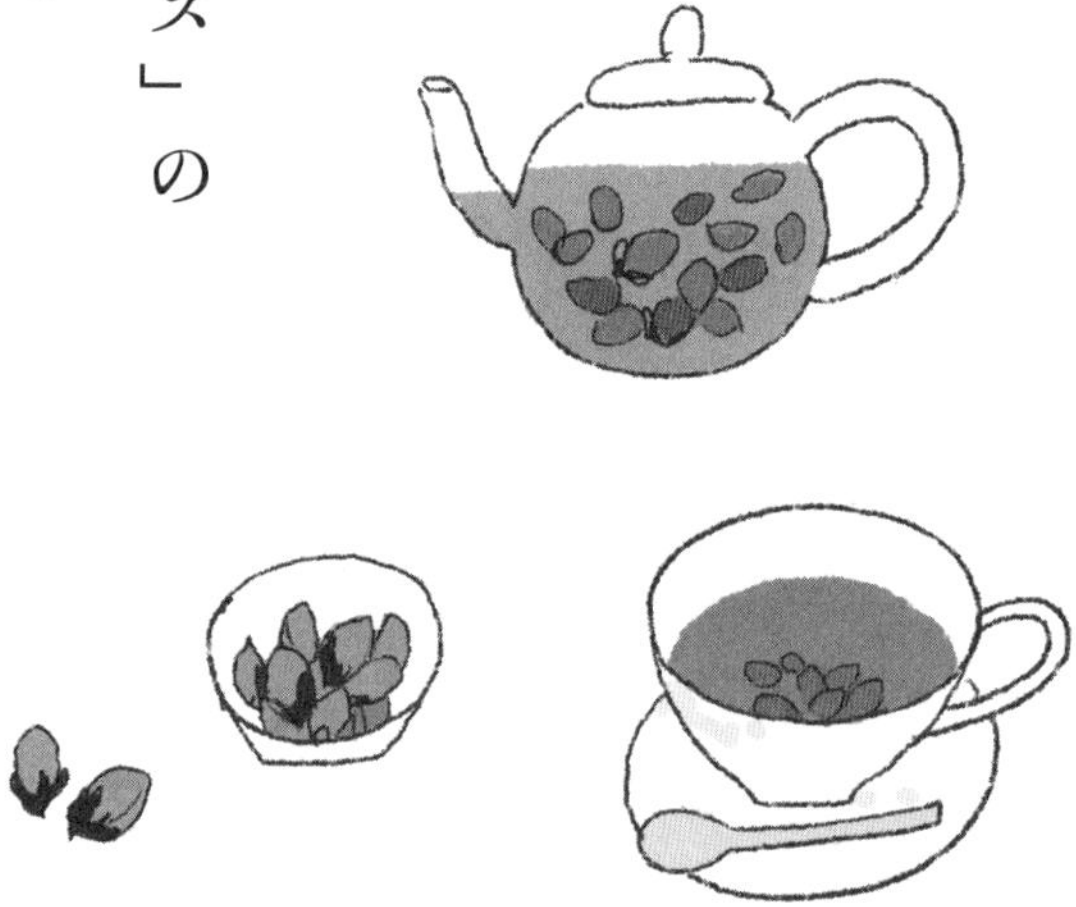

花粉症のシーズンには、あれを食べるとよいとか、これを飲むと効くとか、いろいろな情報が飛び交いますが、お茶がよいというのはよく聞きます。お茶はリラックス効果が高く、自律神経の安定に働きかけることを考えると、なんらかの効果は期待できそう。そこで、漢方でおすすめするのは、ローズ茶です。

花粉症は大きく分けると2タイプ。くしゃみと透明な鼻水が止まらない冷えタイプ。目のかゆみと充血、黄色くねばる鼻水がつまる熱タイプ。多いのは冷えタイプで、このタイプによいのがローズなのです。

ローズは甘い香りがエネルギーである気《き》と血《けつ》をめぐらせ温める働きがあり、紅茶にローズとシナモンを加えると洋風ブレンドに、ほうじ茶にローズとしょうがを加えると和風ブレンドになります。

この日は：アレルギーの日

アレルギーの改善には、かゆみなどの症状を抑えるのではなく、その原因に目を向けるのが、漢方での養生。

つらい頭痛を和らげる手のツボ「合谷《ごうこく》」

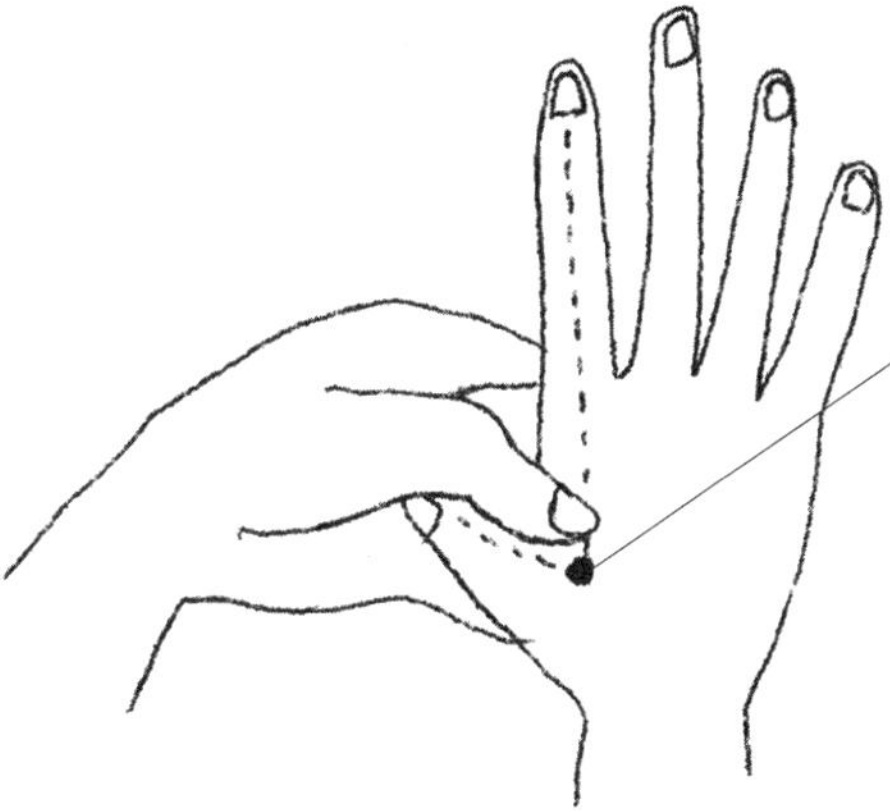

【合谷の探し方】手の親指と人差し指の分かれ目にあるくぼみ部分。

【合谷の押し方】親指を手の甲側にして、親指と人差し指で合谷を挟み、親指のほうに力を込めて強めに6秒押す。10回繰り返す。

頭にはエネルギーのもとである気《き》や血液、神経などすべてが集中しているため、「気・血《けつ》・水《すい》」のうち、どれかひとつでも滞ると、頭痛となって現れます。

それだけに、頭痛の原因はさまざまで、かぜや血圧異常、生理痛、更年期障害、目や耳・鼻・歯の病気などのほか、自律神経の乱れや睡眠不足が考えられます。とくに春は、五臓《ごぞう》でいう肝《かん》に負担がかかり、肝が高ぶりすぎると気のめぐりに影響を与えるため、頭痛が出やすい季節といえます。

頭痛を和らげてくれるのが、合谷というツボ。頭痛のほか、歯痛、腰痛、生理痛などあらゆる痛みに効果があるとされています。

この日は：日刊新聞創刊の日

新聞を毎日読むように、漢方養生も毎日の習慣に。日々の積み重ねで効果が出ます。

「気功」で疲れにくい立ち方を手に入れる

立つなんて、だれにでもできると思うでしょう。でも、ちゃんと立てていない人が実は多いのです。立ったときに、重心がどこにあるか、胸を張っていないか、お尻が出ていないか、そんなことは意識せずに立っていませんか？

立って行う気功の一種に「站《ジャン》桩《ジュアン》」があります。站は中国語で立つ、桩は地下に固定する柱のこと。つまり、地面に根を深く張って立つということ。

立つとは日常生活の基本ですから、正しく立てると、疲れにくく、足腰が強くなって、転倒も防げます。「老化は足から」ともいいますから、正しい立ち方で、若々しい立ち姿も手に入れましょう。

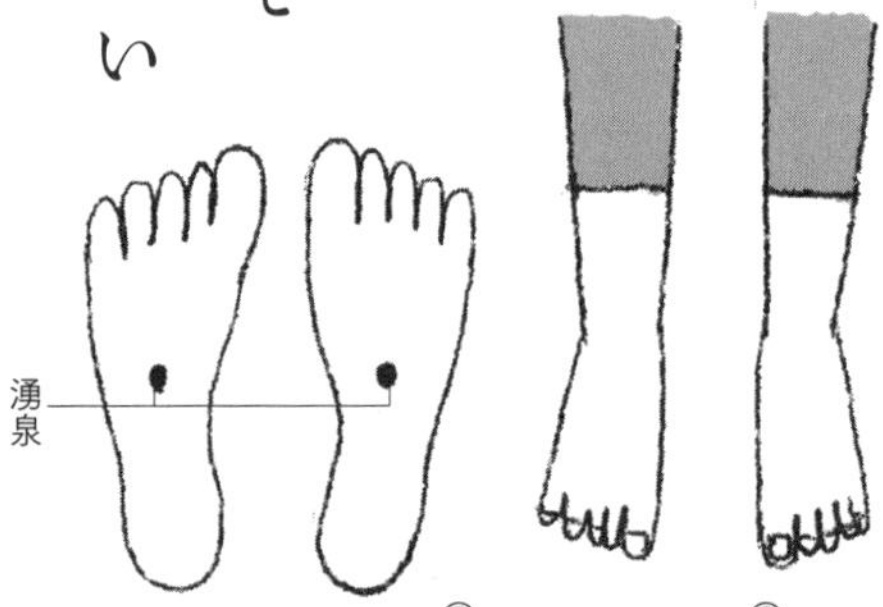

【站桩のやり方】

①静かで落ち着く場所で立ち、全身の力を抜いてリラックスする。

②体の重みを足底に預ける。足の裏のちょうど真ん中にあるツボ「湧泉《ゆうせん》」（Ｐ１００）が地面に張りつくのをイメージして。

③心と体が安定して、体の中に大地から元気（栄養）を吸い込み、体内から濁気（病気）が吐き出されるのを感じる。足底↓太もも↓腰↓手という流れを意識。

この日は：おでんの日
2（ふー）2（ふー）2（ふー）といって食べるおでんは、体を温め冷え防止に最適！

2月23日

食べ物

「しそソース」で花粉症の症状を緩和する

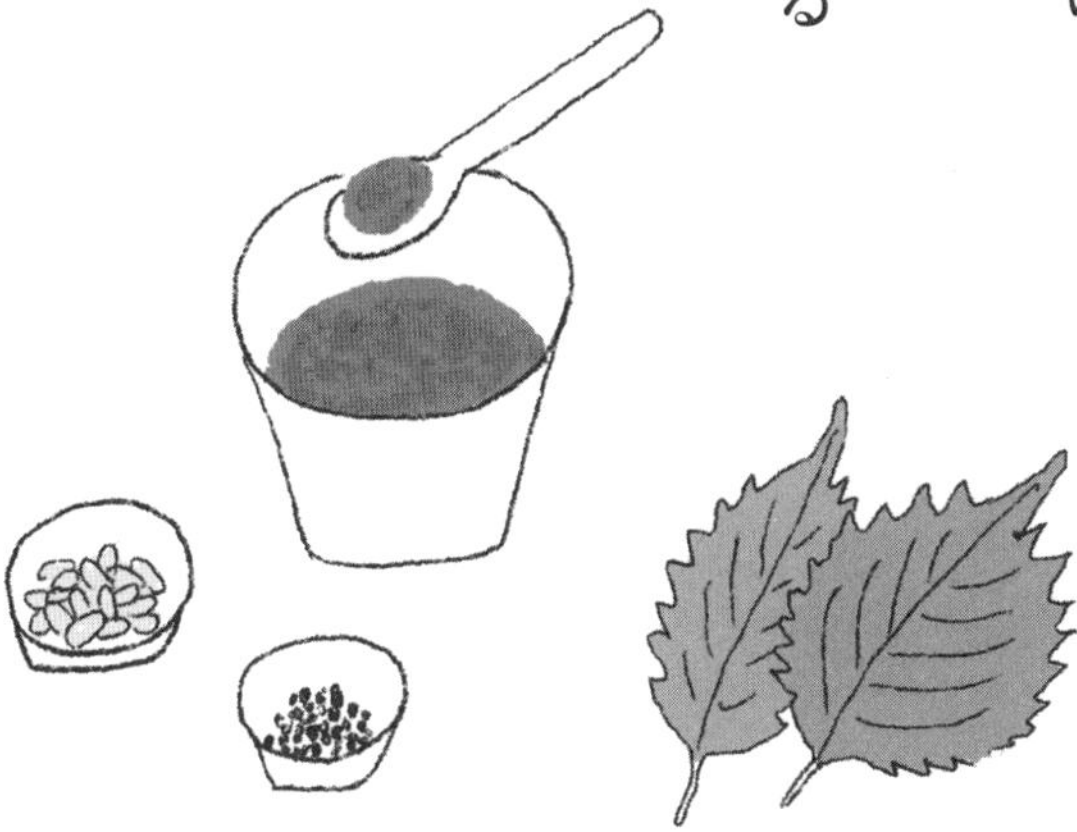

さわやかな香りが特徴の日本のハーブ・しそ。エネルギーである気《き》や、血《けつ》のめぐりを促進して、体から不要なものを排出してくれる働きがあります。花粉症の諸症状、とくに鼻のつらい症状にも効果を発揮。イライラ解消にも役立ちます。

傷《いた》みやすいしそは、常備しやすい手作り調味料にして、毎日の食事に取り入れるのがおすすめです。

バジルソースのように、パスタにからめたり、ソテーした白身魚や肉にかけたりするほか、刺身を和えるとカルパッチョ風に。

材料は、松の実、しそ、塩、こしょう、にんにく、オリーブオイル。ミキサーで攪《かく》拌《はん》してペースト状にするだけ。オリーブオイルが少なめなら濃厚なタイプに、多めにして酢を加えればドレッシング風にも。冷蔵庫で5日ほど保存できます。

この日は：富士山の日

パワースポットでもある富士山。登るのは大変ですが、写真や絵からでもパワーをもらえそう。

ギョウザのお供に香り抜群の「薬膳ラー油」

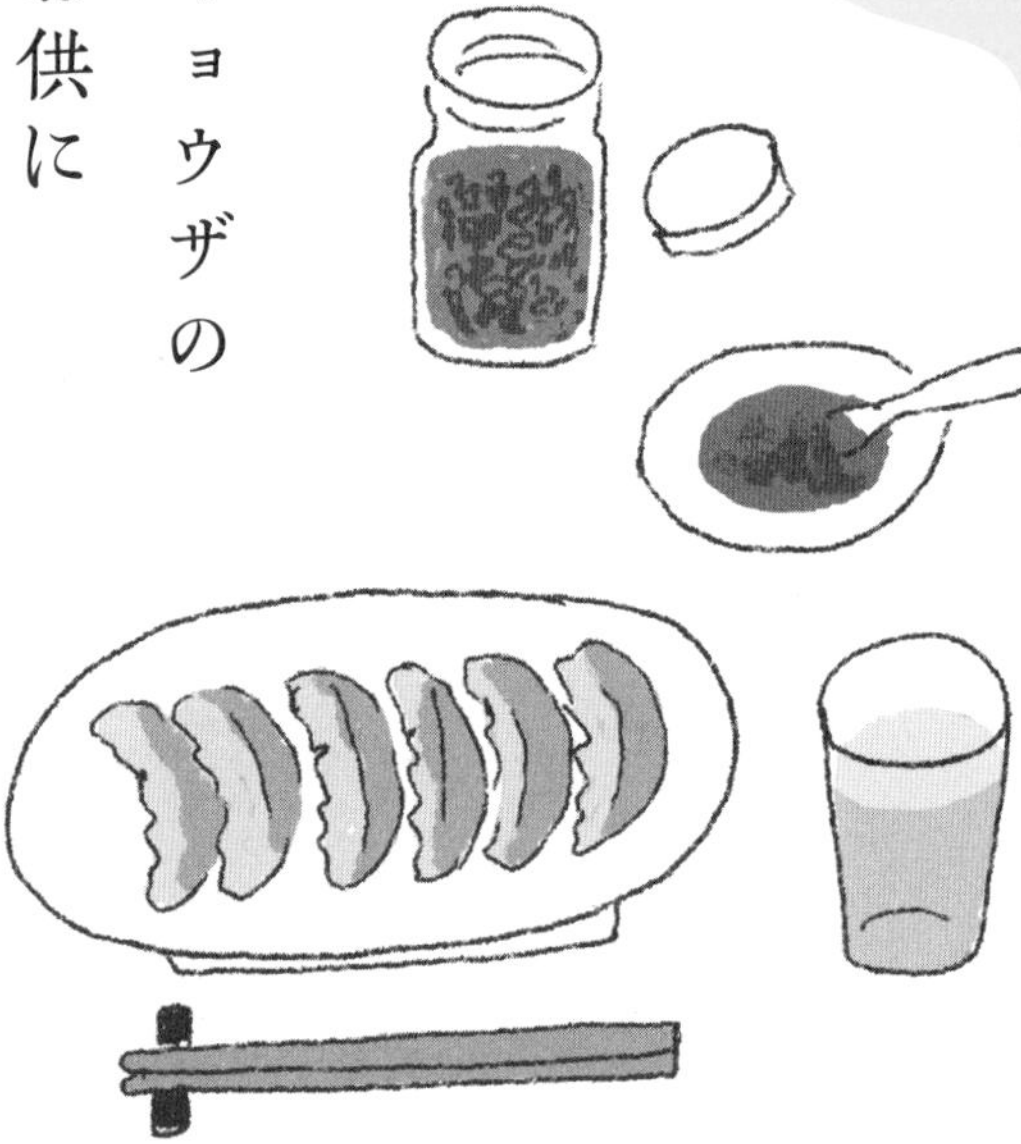

スタミナをつけたいときの定番料理といえば、ギョウザ。今日はいつものギョウザが薬膳になるラー油をご紹介します。

ラー油は、ごま油に唐辛子で辛みを加えた油ですが、さらに薬膳食材を加えれば、効能豊かな薬膳ラー油に。体の温め効果が絶大な熱性のシナモン、花椒《ホワジャオ》、温性の長ねぎとにんにく、そしてエネルギーである気《き》のめぐりを促進し、おなかの張りや食欲不振を解消する陳皮《ちんぴ》を配合します。

中華鍋にごま油をひいて長ねぎ、にんにくを炒め、唐辛子、花椒を加えてさらに炒めます。そこへシナモン、陳皮、ごま油を加えてじっくり火を通し、粗熱が取れたらごま油を足して完成。密閉容器に入れて冷蔵庫で2週間ほど保存可能です。

冷えからくる不調が気になる人、ストレスや疲労に悩む人はぜひお試しを。

この日は：クロスカントリーの日
雪の野山を駆け抜けるクロスカントリーは、ふだん使わない筋肉を使うことができます。

2月25日

基本

病気やけがを引き起こす「邪気《じゃき》」

2月

　神社に行くと邪気ばらいのお守りがあったり、節分には豆をまいて邪気をはらったり。「邪気」の「邪」は正しくない、害があるなどを意味しますが、漢方でいう「邪気」とは、病気を引き起こす原因です。

　そもそも、なぜ病気になるのでしょうか？　漢方では、病気になる仕組みを「正気《せいき》」（Ｐ３４２）と邪気の争い」と考えます。正気は私たちに備わっている、生命力や体を守る力。邪気は病気を引き起こすもの。暑さや寒さなど季節によって異なる外気や、ウイルスなど感染症の原因は外からの邪気といえます。

　大切なのは、邪気の攻撃を防ぐ正気を高めておくこと。正気が強ければ、邪気が強くても戦って打ち負かします。逆に正気が弱ければ、弱い邪気にすら勝てずに不調を起こします。たとえば、まわりはだれもかぜをひいていないときでも、しょっちゅうかぜをひく人がいます。それは正気がほかの人よりも少ないためと考えられます。

　ふだんからしっかりかんで食事をする、生活リズムを整えて睡眠時間も確保することなどは、あたりまえのことのようですが、正気を高め、邪気をはらうのに有効です。

この日は：夕刊紙の日

日本初の駅売りタブロイド専売紙が発売された日。当時タブロイド判は珍しかったそうです。

花粉症に「邪払《じゃばら》」のチカラを

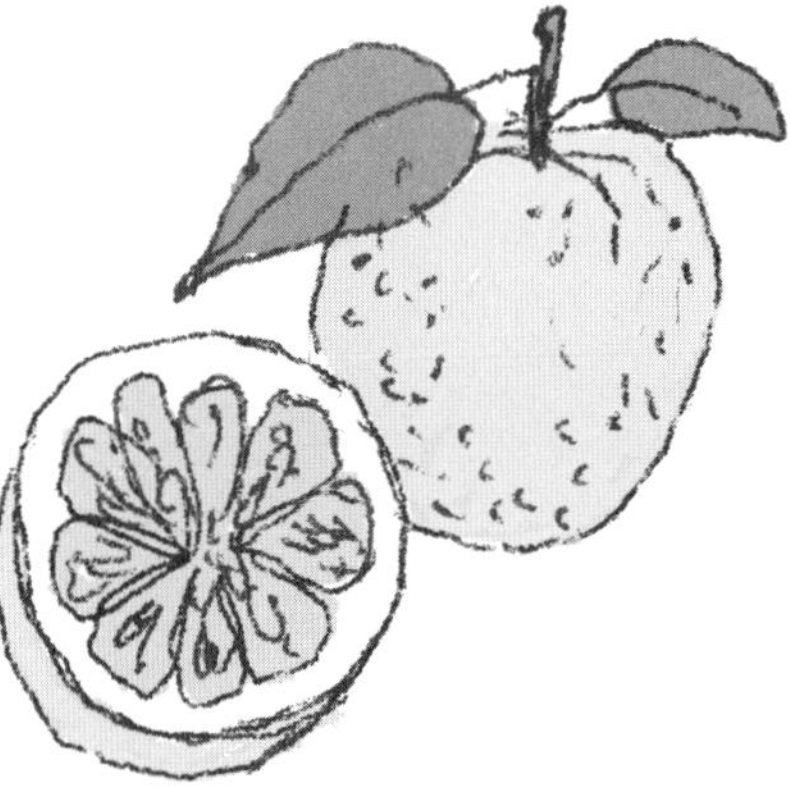

冬至にはゆず湯に入り、こたつの上にはみかんがあるのが日本の冬の風景。冬に旬を迎える柑橘類は、かぜ予防によいとされ、日本の冬には欠かせない食べ物です。

そのなかで、最近脚光を浴びている柑橘類があります。その名も「邪払」。江戸時代から和歌山県北山村に自生する柑橘類です。「邪気《じゃき》」（P61）をはらうほど酸っぱい果実」といわれるほど、酸味が強いのが特徴。和歌山県の一部の地域では、正月料理の縁起物として取り入れている家も多いとか。

その酸っぱさゆえ、ジュースやジャムなどに加工されることがほとんどです。

この季節の邪気といえば、大気中に漂うかぜのウイルスや花粉などのアレルゲン。邪払の強い香りのチカラで、エネルギーである気《き》や血《けつ》をめぐらせ、邪気を撃退する正《せい》気《き》（P342）を養いましょう。

この日は：血液銀行開業記念日
漢方では血の貯蔵庫は五臓《ごぞう》の肝《かん》。邪払で気・血をめぐらせることは肝の養生にもつながります。

2月27日

食べ物

おなかを温める「八角《はっかく》」で冷えをストップ

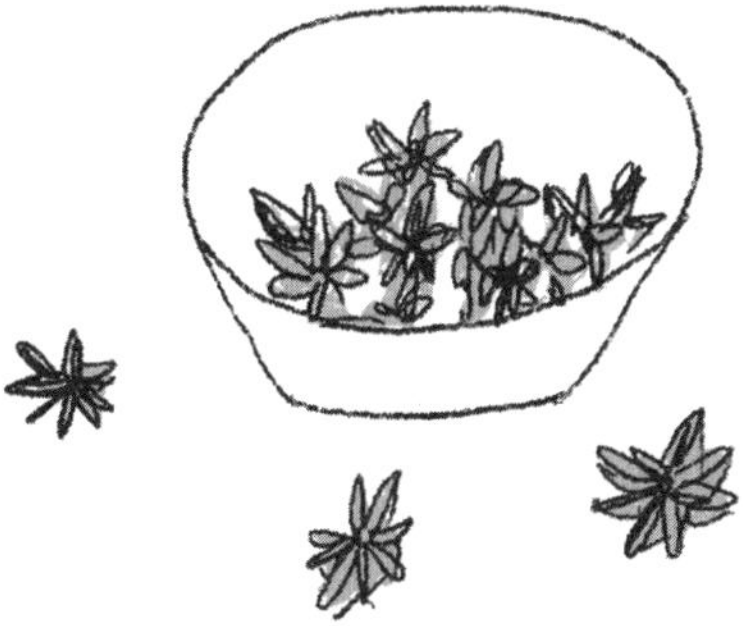

星の形で、英語ではスターアニスとよばれる八角。独特の強い香りが特徴です。中国料理では豚の角煮のような煮込み料理によく使われます。体を温める温性で、とくにおなかを温めて、冷えからくる腹痛などの痛みを和らげる効果に優れています。おなかが温まると胃腸も元気になり、消化不良や、食欲不振にも作用します。

おなかの冷え対策でのおすすめレシピは、鶏肉と八角の煮込み。鶏肉もおなかを温め、元気を養う食材で、慢性の下痢や産後の体力回復にもよいとされています。

甘い香りの八角は、デザートやドリンクにも活用できます。シナモンとの相性がよく、一緒に使うと温め効果も倍増。洋梨やりんごなどのコンポートに入れるほか、赤ワインに入れてひと煮すれば、体の芯から温まるホットワインが手軽にできます。

この日は：絆の日

人と人はつながり合って生きています。内臓もそれぞれの臓器がつながり合って機能するもの。

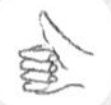

坐骨神経痛を和らげる

ツボ
「腰腿点《ようたいてん》」

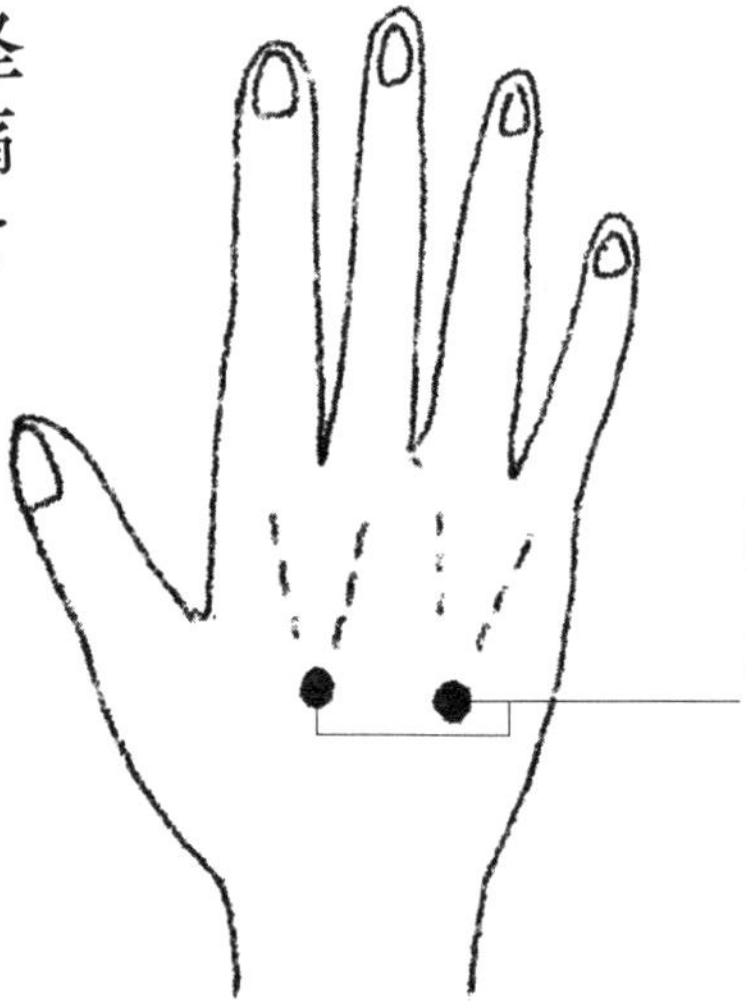

【腰腿点の探し方】
手の甲の、人差し指と中指の間、薬指と小指の間の骨と骨の間の溝。

【腰腿点の押し方】
骨と骨の間に人差し指と中指を立てるようにして、同時に強く押す。1回6秒を10回繰り返す。

腰からお尻、太ももの裏を通ってふくらはぎまでを走っている神経を坐骨神経といいます。寒い時期には、この神経に沿ってしびれるような痛みが出る坐骨神経痛に悩む人が多いようです。

漢方で神経痛とは、血《けつ》がよどんで流れず、たまった状態の「瘀血《おけつ》」や、水《すい》がたまることによって起こると考え、体の冷えが強い場合にも現れます。

痛みを和らげるには、まずこの滞りを取り、めぐりをよくすること。昔から腰痛や坐骨神経痛に効果があるとされてきた腰腿点というツボ押しを試してみましょう。

同時に冷え対策も行うと効果がアップします。

この日は：ビスケットの日
お茶のお供には、温め効果抜群のしょうがを入れたジンジャービスケットを。

鼻づまりに効く!? 花のつぼみ「辛夷《しんい》」

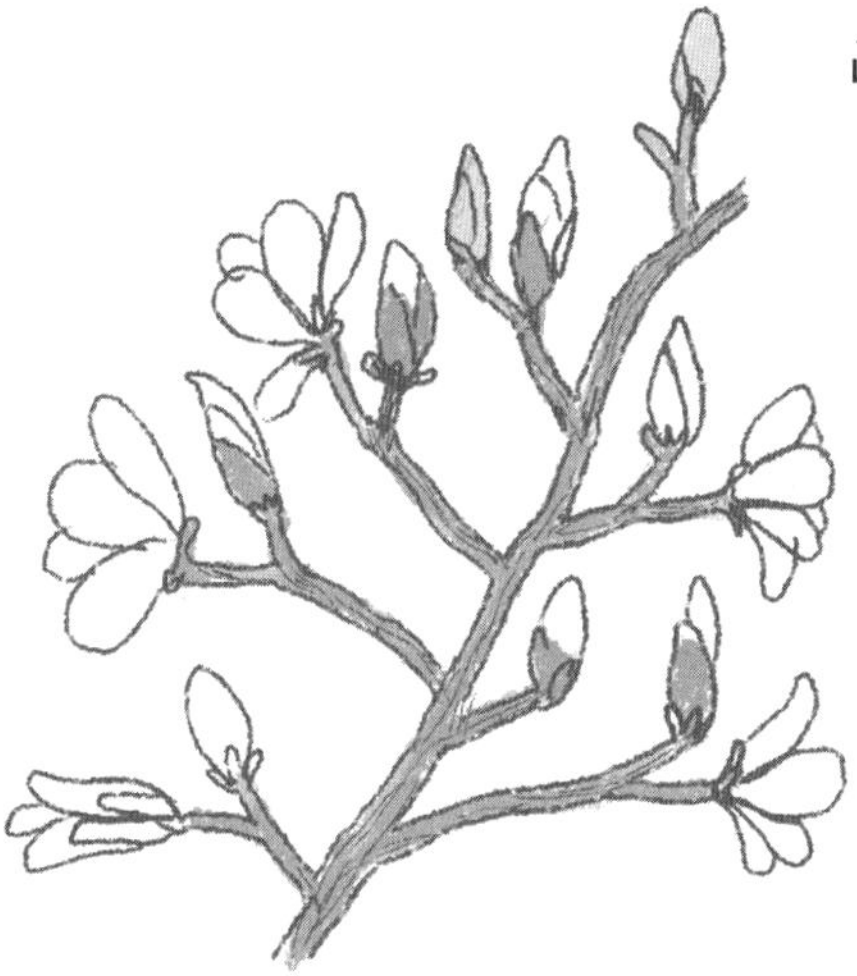

漢方の重要な古典のひとつに、『神農本草《しんのうほんぞう》経《けい》』があります。伝説の神様とされる神農が、野の草花などを食べて、おいしいものは食材、おいしくはないけれども体調がよくなったものは薬として分けていき、それをまとめたものといわれています。

生薬《しょうやく》の辛夷も、古代の人々の自然観察眼と身をもって調べた経験値から生まれたのかと思うと、興味深いものがあります。なぜなら、辛夷はコブシの白い花のつぼみが原料。つぼみには開く力があるから、鼻を開く、つまり鼻のつまりを通すのでは？とひらめいたのでしょうか。実際に使ってみると、鼻の通りがよくなったのです。

辛夷が配合されている漢方薬は「辛夷清《しんいせい》肺湯《はいとう》」と「葛根湯加川芎辛夷《かっこんとうかせんきゅうしんい》」の2つ。どちらも鼻づまりで苦しいときに使われます。この時期、花粉症にもよさそうです。

この日は：豚の日
現代栄養学でもビタミンB_1が豊富とされる豚肉は、漢方でもうるおいを補う美容食！

花粉の季節の目のケアに「菊花と枸杞子《くこし》」の酢の物を

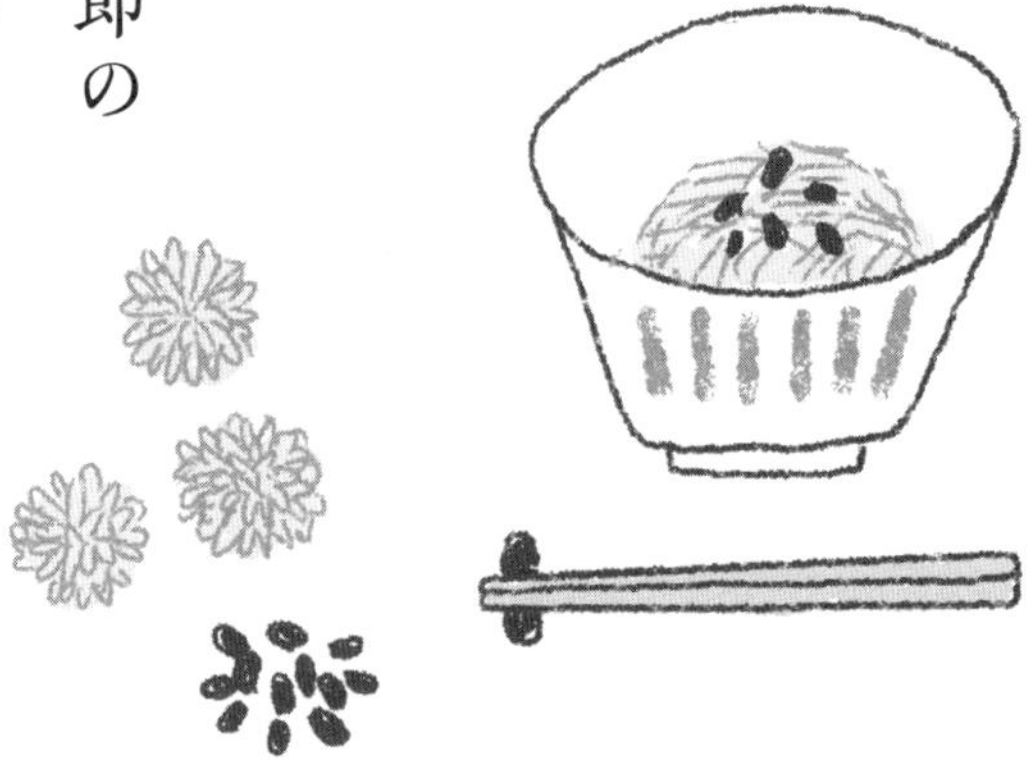

漢方では、春に吹く強い風は「風邪《ふうじゃ》」（P356）として体に入り込み、さまざまなトラブルを引き起こすとしています。風邪は、めまいやけいれんといった「動く」症状が特徴で、花粉症の目のかゆみはまさに風邪の仕業です。

花粉症の症状を鎮めるには、元気を補って（＝補気《ほき》）免疫力を高め、邪気《じゃき》を発散させて（＝解表《げひょう》）風邪を追い出すことが必要。

とくに目の症状には菊花と枸杞子のゴールデンコンビを。菊花は風邪を発散させ、目に通じる五臓《ごぞう》の肝《かん》の熱を取って視界をクリアにする働きがあり、枸杞子はクコの実の生薬《しょうやく》名で、眼精疲労や視力の減退に有効。菊花は手軽に手に入る乾燥のもので酢の物にしましょう。甘酢は一度加熱して、酸味を少しとばすのがポイント。酸味が強すぎると、菊花の発散作用を弱めてしまいます。

この日は：ミニチュアの日
3と2でミニと読む語呂合わせから。ミニチュアや小さいものを愛そうという日。

寝起きに「耳」のマッサージで疲労回復

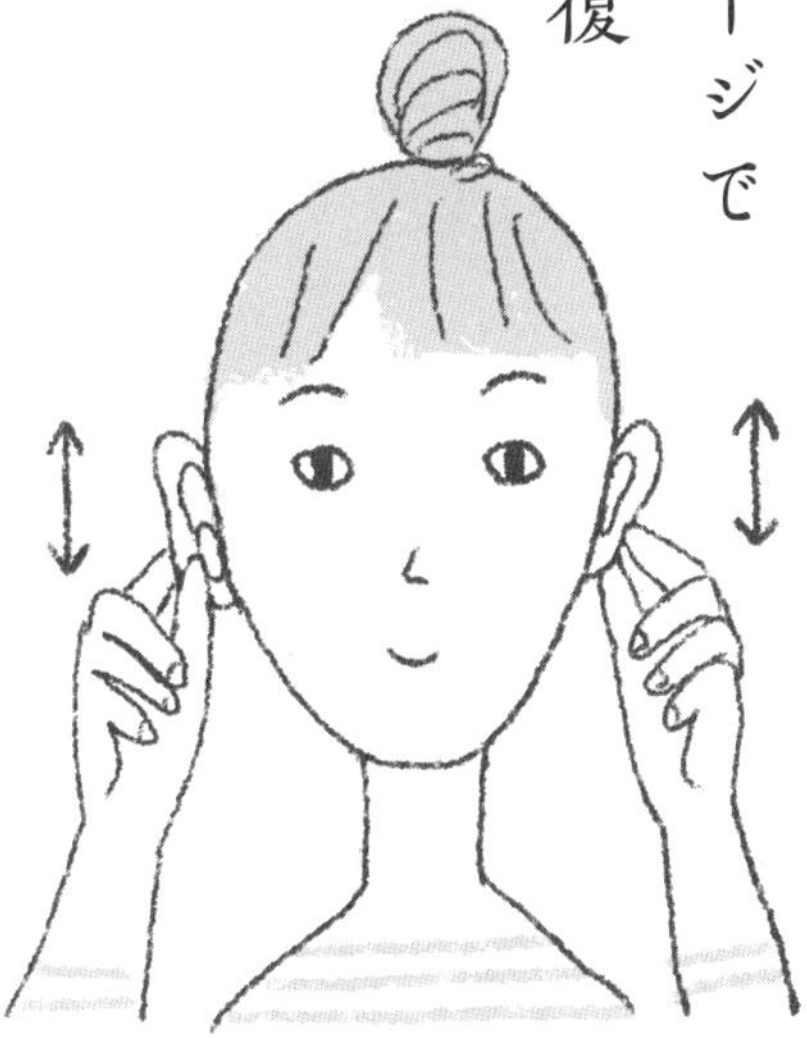

【耳マッサージのやり方】
①耳全体を両手のひらで覆い、上下にゆっくりこするように動かす。5〜6回行う。
②親指と人差し指で耳をつまみ、上から下へ、リズミカルに1カ所を5〜10回ずつ引っ張る。
③手全体で軽く耳を包み込み、そのまま前後に5〜6回ひねる。

3月3日は耳の日。耳をじっくり見たことはありますか？よ〜く見てみると、不思議な形をしています。実は、赤ちゃんがお母さんのおなかの中で逆さになって眠っている姿と同じなんです。つまり、私たちの体を表していて、耳には全身を調整するツボが所狭しと分布しています。

とはいえ、耳は直接見ることができませんから、ツボを探して押すのはちょっと大変。ならば、耳のマッサージをしてみましょう。手軽にできて疲労回復効果が抜群。朝の寝起きにおすすめです。

これもめんどうだ、と思ったら、適当に耳をさすったり、引っ張ったりするだけでも大丈夫です。

この日は：ひなまつり（上巳《じょうし》の節句・桃の節句）
陰陽《いんよう》五《ご》行《ぎょう》説に基づく暦では季節の節目の節句が5つあり、上巳の節句では白酒や菱もちをいただきます。

3月4日

運動

運動不足も イライラも 解消できる 「養動《ようどう》法」

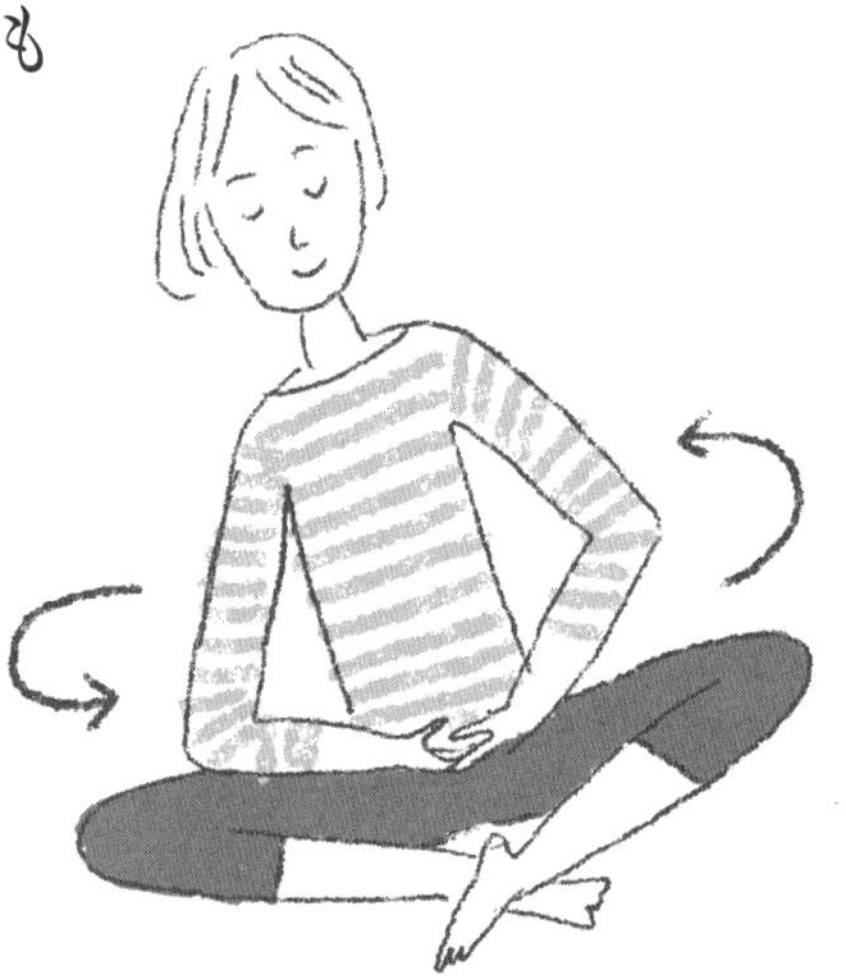

3月になって、そろそろ体を動かさないと……、と思ったら、養動法にトライ。座ったままできる、簡単で効果を実感しやすい運動法です。お尻をしめて、腰を自然にゆっくり回すだけ。エアフラフープみたいな感じです。動きは大きくありませんが、体幹が鍛えられ、意外と運動不足解消に効果的。

体を中心から回す動きは、背骨のゆがみや骨盤のズレを矯正し、体のバランスを整えます。続けるうちに、おなかの奥が温まって内臓が活性化され、血行促進や便秘の改善も期待できます。

また、体をゆるりと動かすことで、自然と心もほぐれ、落ち着いた心持ちになってくるでしょう。

この日は：雑誌の日
春からの新生活に、3（ざっ）4（し）で知識をという意味。雑誌を読むのはリラックスにも。

3月5日

基本

外から体に入り込む病気の原因「六淫《りくいん》」

漢方では、正しい生命力「正気《せいき》」に対して、「邪気《じゃき》」があり、邪気が正気を阻害して病気を引き起こすと考えます。

自然界に存在する風・寒・暑・湿・燥・火の6つの気が、過剰もしくは不足し、季節にそぐわないと、六淫として病気をもたらします。その特性を知ることは、病気の予防や対処をするうえで役立ちます。

【風邪《ふうじゃ》】かぜの諸症状を引き起こし、皮膚・頭部・鼻・目・のどといった体の表面の症状、悪寒や発汗、震えやめまいなども起こします。春や、秋から冬に現れます。

【寒邪《かんじゃ》】体を冷やし、気《き》・血《けつ》のめぐりを滞らせて痛みやこわばりを生みます。寒い冬に多く現れます。

【暑邪《しょじゃ》】高熱や発汗、口の渇きなどの熱症状を起こし、脱水症状や倦怠《けんたい》感を招きます。夏に多く現れます。

【湿邪《しつじゃ》】関節に水がたまったり、下半身のむくみのほか、胃の不調を引き起こすことも。梅雨に多く現れます。

【燥邪《そうじゃ》】乾いた空気が体のうるおいを奪い、肌のかさつきや空《から》ぜき、便秘を引き起こすことに。秋に多く現れます。

【火邪《かじゃ》】高熱や炎症、目の充血、イライラなどを引き起こします。

この日は：啓蟄《けいちつ》（年によって変わります）
二十四節気《にじゅうしせっき》のひとつ。大地が温まり、冬眠していた虫が土からはい出るころという意味。

肌や髪にうるおいを与える「ライチ」

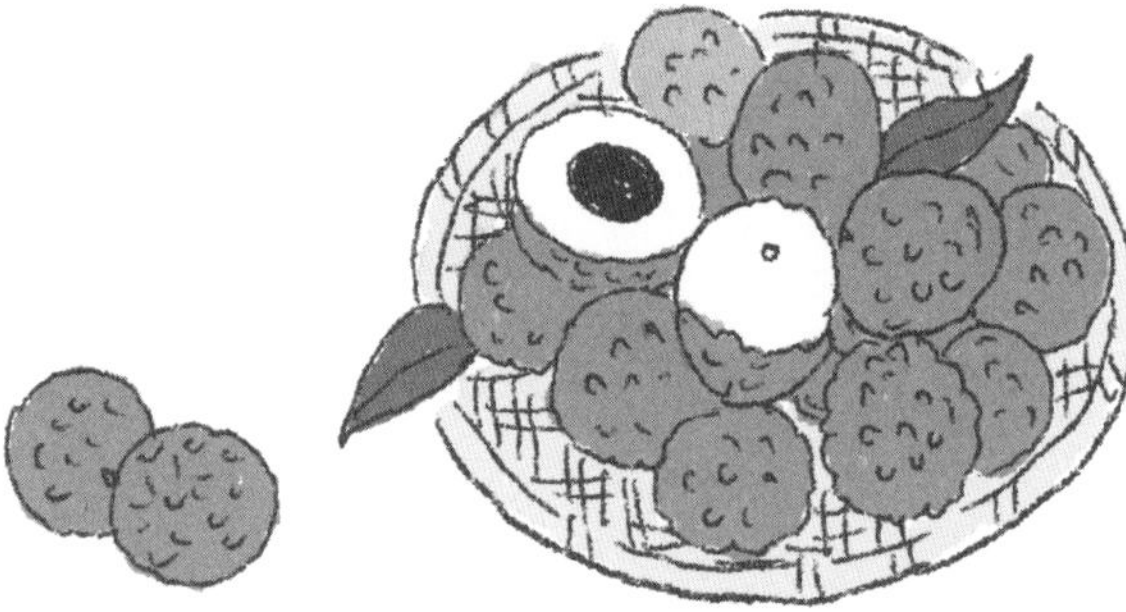

ライチは絶世の美女といわれた楊貴妃が愛した果物と伝えられ、まさに美をサポートする食材です。

ライチには血《けつ》を補って、肌や髪のすみずみまで栄養を行き渡らせ、うるおいを届ける働きがあります。そのまま食べるのも、もちろんよいのですが、ほかの薬膳食材を組み合わせるとさらに効果的。肌を若々しく保つには、クコの実と一緒に薬膳ゼリーにしてみてはいかがでしょう。

シロップにふやかしたゼラチンを混ぜて火にかけて溶かし、冷やし固め、少し固まったところで、ライチの果肉と水でもどしたクコの実を入れ、さらに冷やし固めます。

クコの実には肌荒れや乾燥を防ぐ働きがあり、ゼラチンのコラーゲンは肌のうるおいに欠かせない成分。さわやかなライチで気分をリフレッシュしましょう。

この日は：スポーツ新聞の日
スポーツ新聞の派手な見出しは、苦手な人もいるかもしれませんが、ときに心を刺激してくれるもの。

3月7日

ツボ

めまいに効く 足のツボ「小指尖《しょうしせん》」

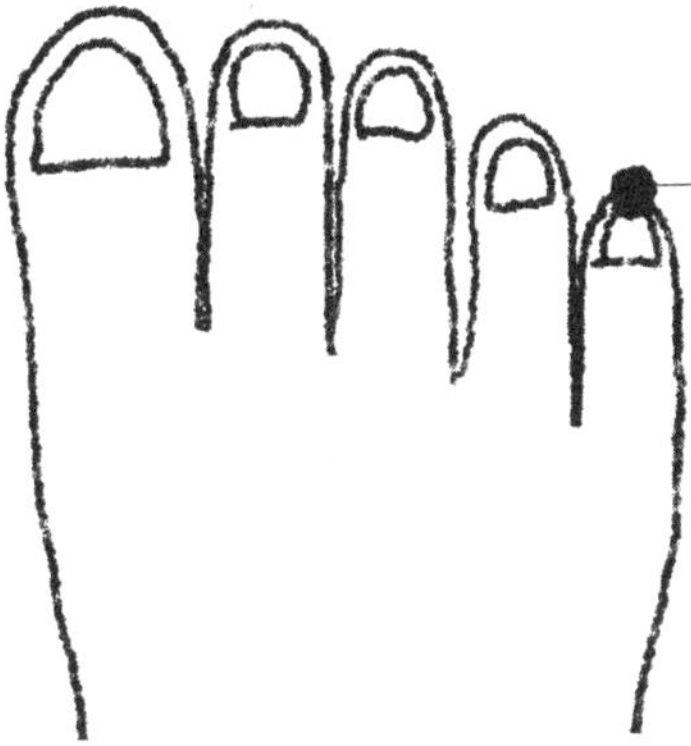

【小指尖の探し方】
足の小指の先端部分。

【小指尖の押し方】
刺激する足と同じ側の手で押す。1回3秒を10回繰り返す。両足とも行う。

「めまい」とひとくちにいってもさまざま。グルグル回るめまい、フワフワとしためまい、クラクラするめまいなどがあり、原因もまたいろいろ。耳の病気や脳梗塞、女性は鉄分不足による貧血などのほか、原因のわからないものも。

漢方では、原因となる病気がないめまいの場合、五臓《ごぞう》のバランスに問題があるととらえています。とくに肝《かん》が活発になりすぎて高ぶっていたり、腎《じん》の働きが弱っていたりするとめまいを起こすと考えます。高ぶった肝を抑えてめまいを改善するのに有効なのが、足の小指の先にある小指尖というツボ。お風呂上がりや寝る前などに押してみるとよいでしょう。

この日は：メンチカツの日
肉の消化を助けるキャベツをたっぷり入れれば、味わいアップの薬膳メンチカツに早変わり！

3月8日

漢方薬

鼻や目の炎症を鎮める生薬《しょうやく》「連翹《れんぎょう》」

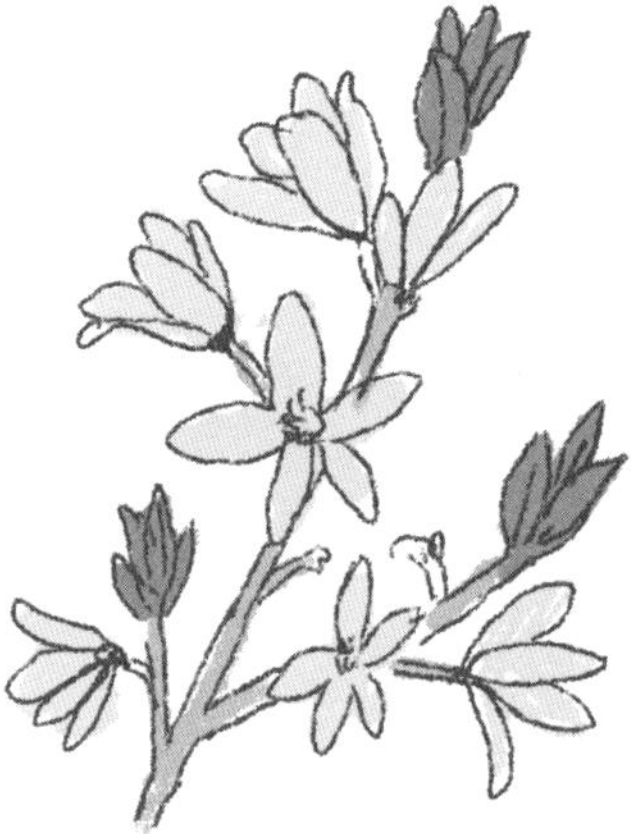

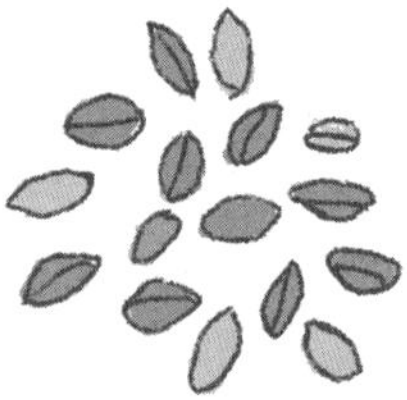

身近な植物で、漢方薬に使われているものはけっこうあります。早春に黄色い可憐な花を咲かせるレンギョウもそのひとつ。繁殖力が旺盛で病害虫に強いため、庭木や垣根などに幅広く用いられてきました。春の季語でもあり、家紋にも用いられるなど、日本人には、なじみの深い植物です。

花が終わると黄緑色の葉が芽吹き、秋に果実をつけます。果実を茶褐色になるまで天日干ししたものが生薬の「連翹」。消炎効果があり、殺菌作用にも優れています。「荊芥連翹湯《けいがいれんぎょうとう》」という漢方薬に使われ、花粉症の鼻づまりや副鼻腔《ふくびくう》炎、目の充血、にきびなど、皮膚の炎症の改善を助けます。また、のどの炎症や化膿《かのう》を抑える働きもあり、のどのイガイガや声のかすれといった症状に使われる「響声破笛丸《きょうせいはてきがん》」の構成薬にもなっています。

この日は：みつばちの日
古くは糖尿病の薬だったというはちみつ。料理などに甘みをつけるときは砂糖よりもはちみつがおすすめです。

3月9日

食べ物

元祖スーパーフード！体にいい「七大雑穀」

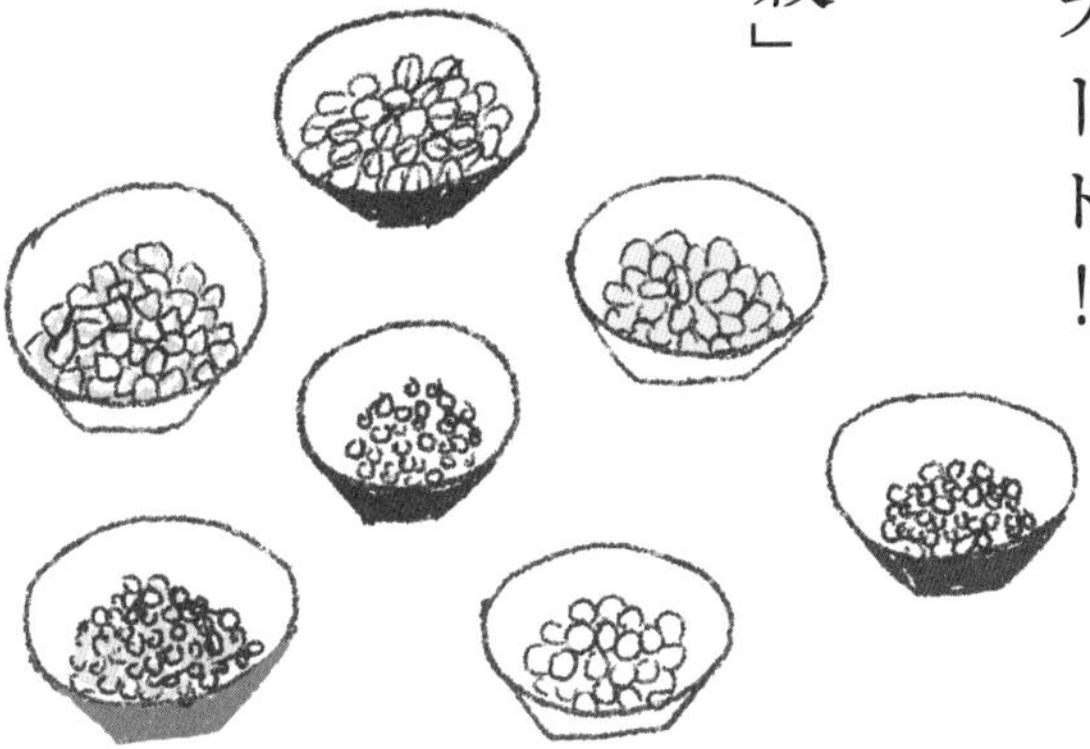

アメリカ発のスーパーフードがブームですが、日本人が昔から食べてきた雑穀は、いわば元祖スーパーフード。そのなかでも、代表的な7つの雑穀を紹介します。

【丸麦】大麦を精白したもの。食物繊維が豊富で消化がよく、ぷちぷちとした食感。

【押し麦】丸麦をローラーで押したもの。もちっとした食感。

【もちあわ】もっちりとした食感でくせがなく、鉄や亜鉛などのミネラルが豊富。

【ひえ】さっぱりとした味わいでくせがなく、栄養価が高いのが特徴。

【きび】コクがあってもちもち。黄色い色素には抗酸化作用があります。

【そばの実】そば特有の成分であるルチンは抗酸化作用のあるポリフェノールの一種。

【はと麦】ヨクイニンという生薬《しょうやく》でもあり、美肌をつくります。妊婦は控えめに。

この日は：雑穀の日

雑穀は漢方的には体を冷やす涼性。温性の米と一緒に炊いて雑穀ごはんにしたり、スープで温かくしていただきましょう。

気をめぐらせる「ペパーミントのお茶」でリフレッシュ

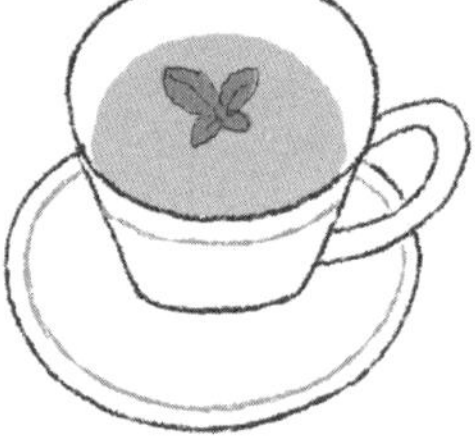

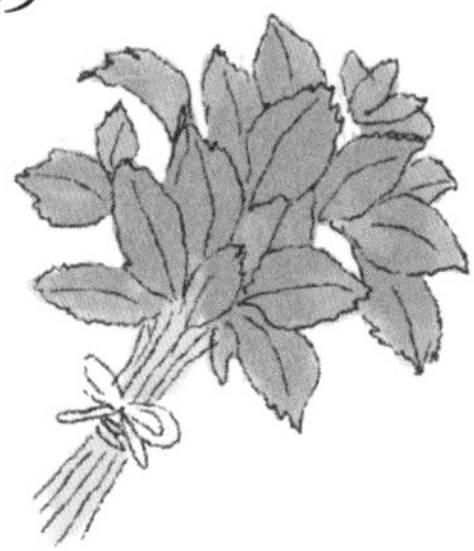

ペパーミントは日本では薄荷《はっか》。漢方での効能は、とくに体の上部の熱を冷まし、頭や顔のほてり、目の充血の改善に効果を発揮します。花粉症による鼻づまりや、かぜによるのどの腫れ、痛みを和らげ、胃の不調解消にも役立ちます。

スッキリとした香りは、気分をリフレッシュさせて、気《き》をめぐらす効果があり、イライラしたときに最適です。

モロッコやトルコでよく飲まれるミントティーや、ハーブのブレンドティーなど、お茶に幅広く使われますが、漢方的には、体の熱を冷ましてくれる緑茶と合わせるのがおすすめ。さらに、イライラを鎮め、めまいや目の充血を抑える菊花をプラスすると効果がアップ。ペパーミントはほかにジャスミン茶との相性も抜群。意外なところでは、牛乳や豆乳ともよく合います。

この日は：ミントの日

ペパーミントを乾燥させた生薬《しょうやく》に薄荷葉《はっかよう》があります。葉をもんで患部に塗るとかゆみ止めにも。

3月11日

リラックス

3月

朝起きたら まずは 「深呼吸」を 習慣に

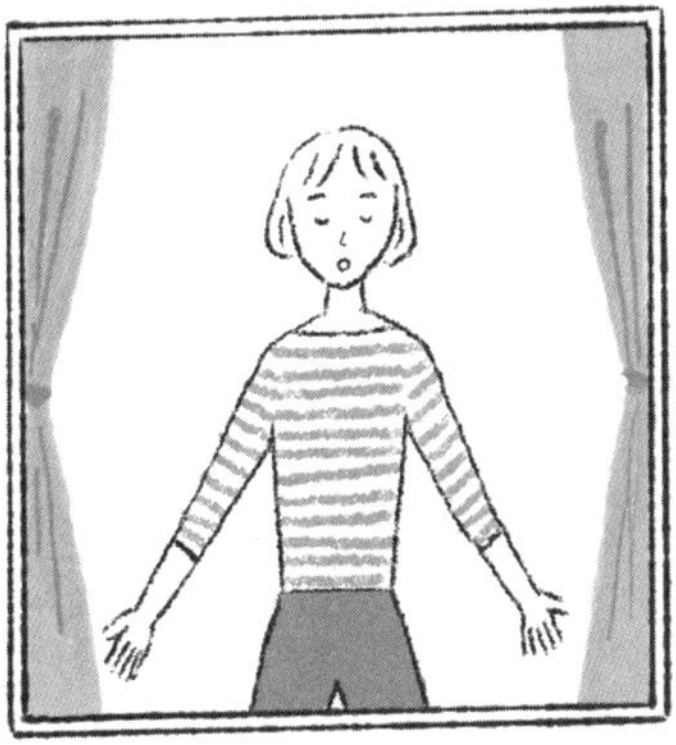

お正月には初日の出を拝み、朝日を縁起物としてとらえてきた私たち日本人。1日の始まりを告げる神々しい光に神秘とエネルギーを感じ取っているのでしょう。

〝始まり〟という点に着目して考えると、立春を1年の始まりととらえることができます。春は、動物たちが生命活動を活発にし、そして、植物は芽吹く。まさに始まりの季節です。

そのため、1年のなかでも、もっともフレッシュな気が現れやすいといいます。さらに、1日の始まりを告げる春の朝日は、エネルギーに満ちあふれています。

そこで、朝目覚めたら、窓を開けて、ゆっくりと、たっぷりと、深呼吸をしてみましょう。すがすがしく、甘い春の陽の気を体のすみずみにまで届けることを意識してみて。きっと1日を元気に過ごせるはず。

この日は：コラムの日
1751年のこの日に、イギリスの新聞に世界初のコラム連載が始まったことから。

五臓《ごぞう》の肝《かん》の機能を助ける「菜の花」

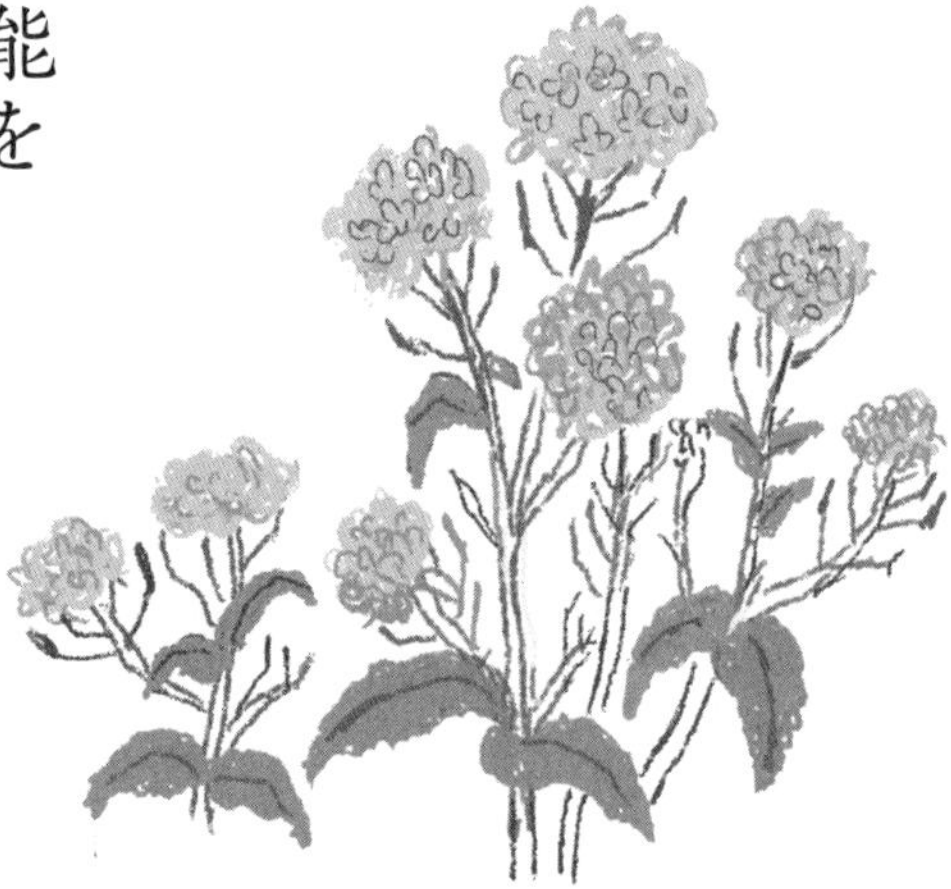

野菜や果物の旬は、その時期に出やすい不調とかかわりが深いもの。菜の花が、春に旬を迎えるのにも意味があります。

そもそも、漢方では、春には五臓の肝がダメージを受けると考えます。春になると細菌などの活動が活発になるため、花粉症や食中毒などの予防に、解毒を担う五臓の肝の負担が増えるのです。

菜の花は、その肝を助ける働きがあります。食物の苦みは解毒を助ける効果がありますが、いわれてみれば、春が旬の食材には、菜の花以外にも苦みのあるものが多いと思いませんか？　山菜がその代表例です。

また、春には、陽の気《き》に乗じて血圧が上昇したり、目の充血やめまいを起こしやすくなったり、感情のバランスも崩しがち。そんなときにも、菜の花が肝の働きを応援して、症状を緩和してくれるのです。

この日は：スイーツの日

スイーツを食べるとちょっと罪悪感。でも、この日は大手を振って食べてもいい日！

リラックス

食欲のないときは「柑橘系のアロマ」で胃腸を回復

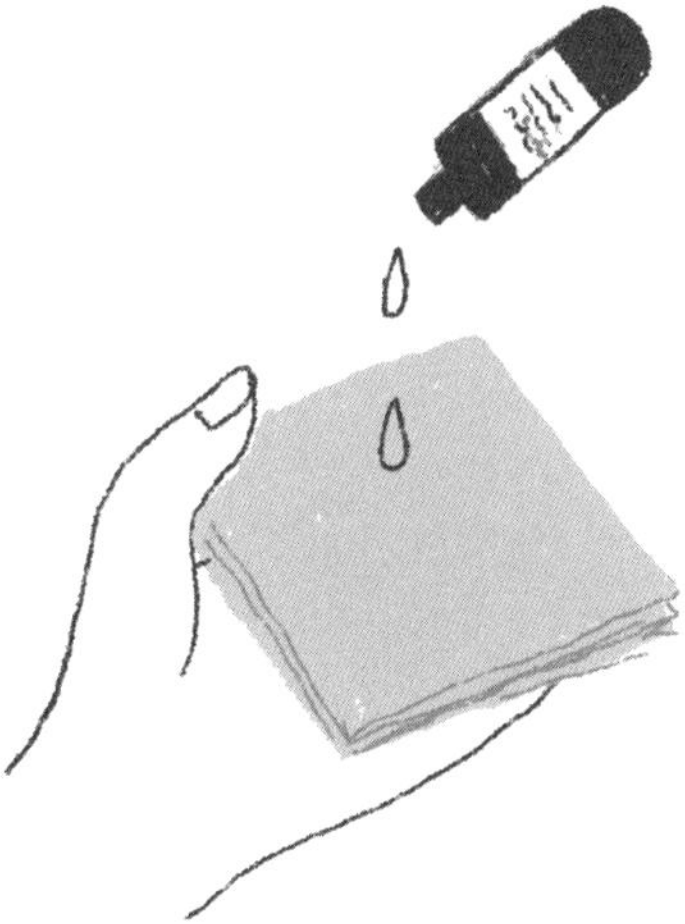

胃腸に元気がないのは、心身ともに元気ではない証拠。食欲がないと、気分も沈みがちになってしまいます。

そんなときはアロマの力を。とりわけ、柑橘系のさわやかな香りが効果的です。

たとえば、オレンジはやや甘めの香りで緊張をゆるめ、グレープフルーツは新陳代謝を活発にしてくれます。レモンはスッキリとした香りで、消化管の動きを活発にする働きが。さわやかな柑橘系の香りは、沈んだ気《き》をめぐらす効果も。

ハンカチに1〜2滴たらしてそっとかいでみましょう。食道から胃がすっと通って食欲が戻るでしょう。

また、体の疲れがひどいときは、半身浴を。柑橘系のアロマバスなら、体をしっかりと温め、香りとともに胃腸から全身の元気を回復してくれます。

この日は：新選組の日

新選組の前身・壬生《みぶ》浪士組が結成された日。壬生といえば、京野菜の壬生菜はかぜ予防や疲労回復に。

女性の体調変化は「7年周期」でやってくる

女性の一生の体調変化を、漢方では7年周期でとらえ、「血《けつ》」によって左右されると考えます。女性は月経や妊娠、出産があるため、冷えやストレスに敏感で、少しのことでホルモンや自律神経のバランスを崩してしまいがちです。

五臓《ごぞう》のなかで「血の海」ともよばれる肝《かん》は、まさに血の貯蔵庫。そして、肝と関係が深いのが「肝の母」といわれる腎《じん》です。腎は体の発育や生殖をつかさどる、生命エネルギーの貯蔵庫。腎の働きが衰えると、生命エネルギーが減り、老化が進みます。女性は腎の働きを補うことで、肝を助け、若々しさを保つことができるといわれています。

冷えやすい女性は、気《き》や血のめぐりが悪くなり、気や血の不足を招きます。人の体は、「上熱下寒《じょうねつげかん》」といって、上半身に熱がたまりやすく、下半身が冷えやすいため、「頭寒足《ずかんそく》熱《ねつ》」で冷えを防ぎましょう。

【女性の7年周期】（満年齢）

7歳 歯が生えそろう
14歳 初潮を迎える
21歳 身長が伸びきる
28歳 身体・生殖機能のピーク
35歳 肌や髪が衰え始める
42歳 白髪が出始める
49歳 閉経が近づく
閉経以降 ゆるやかに老化

この日は：ホワイトデー

ホワイトデーの定番、マシュマロは、スパイスミルクティーに浮かべて薬膳ドリンクに！

男性の体調変化は「8年周期」でやってくる

男性の一生の体調変化を、漢方では8年周期でとらえ、「気《き》」によって左右されると考えます。中国では「男は気から生まれ、女は血から生まれる」というとか。これは、男性は外に出て体を使うことが多く、気の消耗が激しいためといわれています。

　男性がとくに養生したいのが、五臓《ごぞう》の腎《じん》。腎は生命エネルギーである「精」の貯蔵庫で、精が不足すると、体の老化が進みます。

　精には、生まれつきもっている「先天の精」と、食べ物などから摂取する「後天の精」があり、心身のピークを迎える32歳ごろから腎の老化とともに精も減少し始め、年々減り続けます。このスピードをゆるやかにするには、五臓の脾《ひ》の働きを補って、消化吸収をよくすることで体力をつけ、腎を助けることが重要です。

【男性の8年周期】（満年齢）

8歳　歯が生えそろう
16歳　思春期
24歳　身長が伸びきる
32歳　身体・生殖機能のピーク
40歳　抜け毛が始まり、歯がもろくなる
48歳　顔のつやが減り、白髪が出始める
56歳　足腰が弱くなる
64歳　ゆるやかに老化する

この日は：靴の記念日
現代社会では靴は必需品ですが、靴を脱いだら足指を広げて解放してあげることも大事。

3月16日

美容

3月

旬の「生わかめ」で髪・肌・爪に栄養を

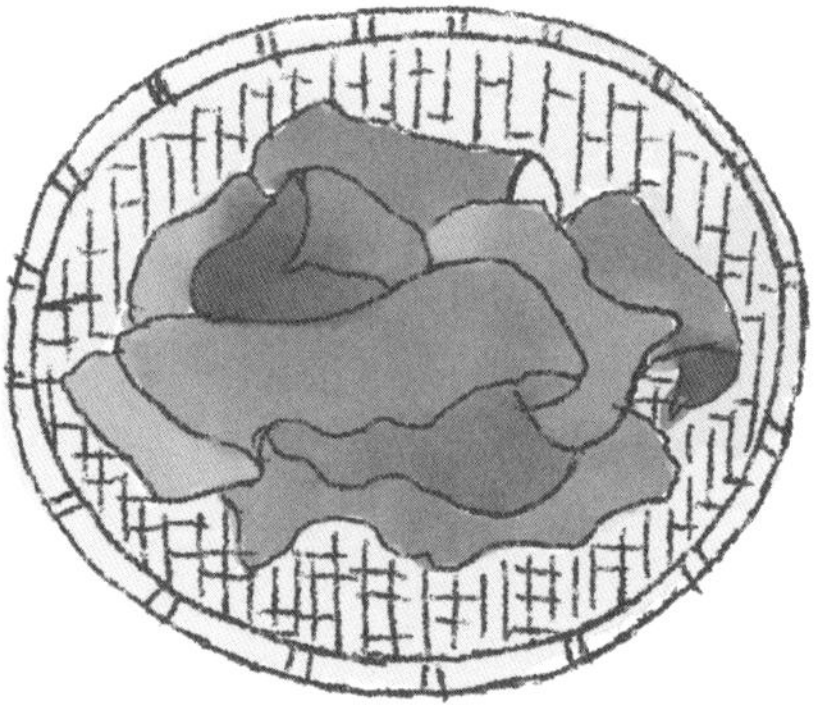

乾燥や塩蔵のものが多いですが、わかめの旬は実は春。昔からわかめは黒々とした髪をつくるといわれてきましたが、実際に豊富に含まれるヨウ素が甲状腺ホルモンの原料となり、髪や肌、爪を若々しく保ち、免疫機能も活性化してくれます。

漢方では、五臓《ごぞう》の腎《じん》を補うとされ、体を冷やす寒性の食材。体にたまった余分な熱と水分を排出させて、むくみを解消し、さらに消化不良の改善や、腫れを緩和する働きもあります。栄養学的には、マグネシウムや鉄などのミネラルが豊富で、とくに女性は、積極的にとりたい食材です。

生わかめは、濃い緑色で、肉厚で弾力があるものを選び、ビタミン類が壊れないよう、短時間の加熱がポイントです。

甲状腺機能に問題がある場合は、食べすぎに注意しましょう。

この日は：国立公園指定記念日
瀬戸内海国立公園にある鳴門や、三重県の伊勢志摩国立公園沿岸は、わかめの特産地です。

自然界の5つの要素がバランスを取り合う「相生《そうせい》・相克《そうこく》」の関係

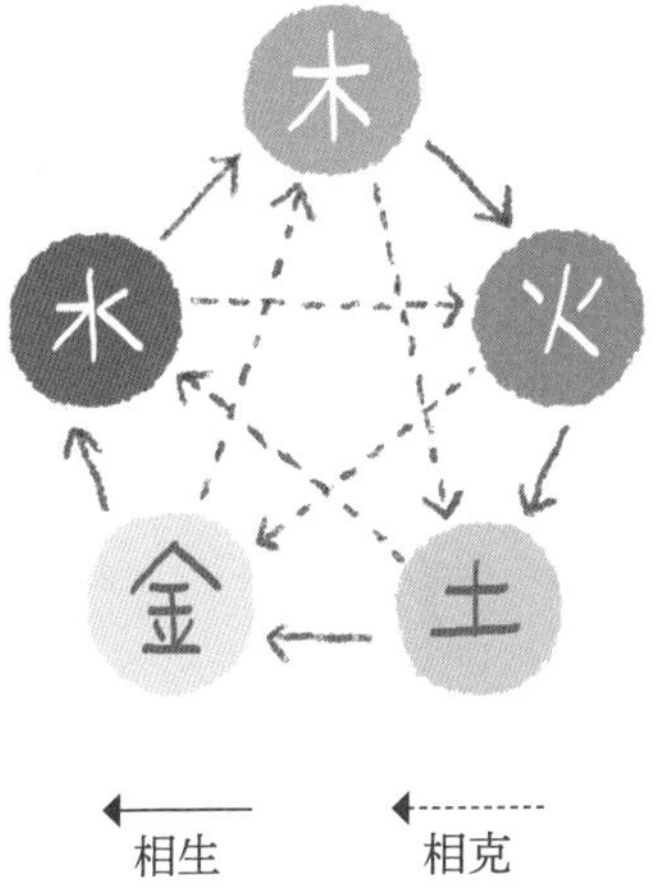

陰陽《いんよう》（P8）とともに、漢方の基本になっているのが五行《ごぎょう》説。古代・中国の人が、自然観察から見いだした自然のなりたちともいうべきものです。

自然を構成するものを木《もく》・火《か》・土《ど》・金《こん》・水《すい》の5つとし、それぞれが互いに促進（相生）し、抑制（相克）することで、バランスが保たれるとしています。この関係を漢方では相生・相克という言葉で表現します。

相生の関係では、木は燃えて火をつくり、火は灰となって土を養い、土からは金（鉱石）が採取され、鉱石が産出される場所には湧水が生まれ、水は木を育てます。

相克の関係では、木は土の養分を取り、火は金を溶かし、土は水の流れを変え、金は木を切り、水は火を弱めます。

五行の2つの関係は、漢方薬での治療や薬膳に応用されています。

この日は：漫画週刊誌の日

漫画は、リラックスに最適。週刊誌なら待ち遠しいワクワク感も若さキープに役立ちます。

全身のバランスを整える特効ツボ「百会《ひゃくえ》」

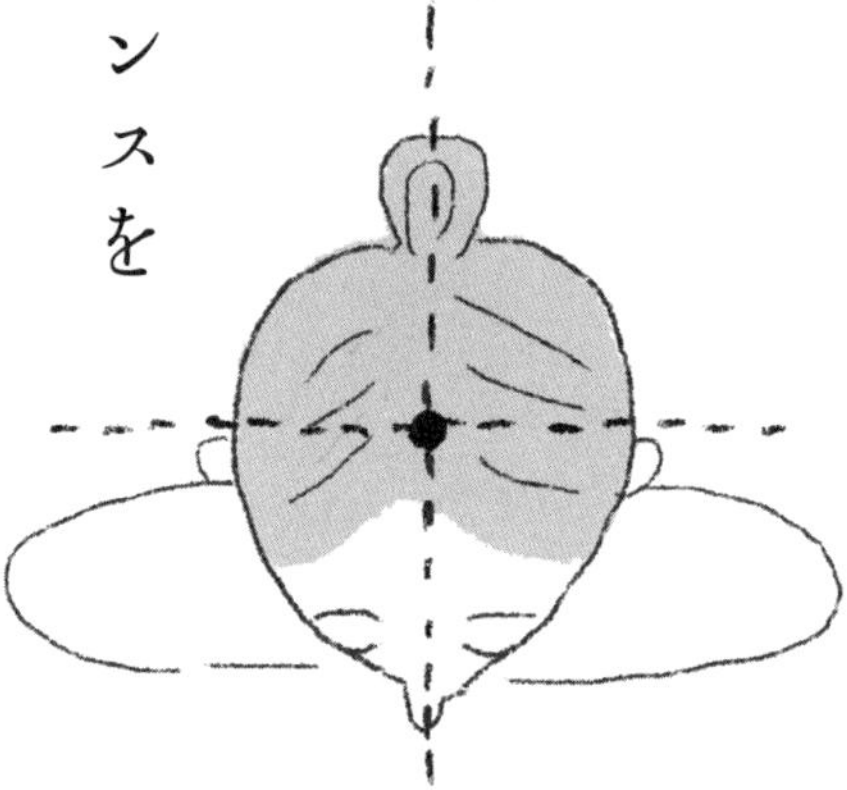

【百会の探し方】
両耳の上端を結ぶ線と、眉間の中央からのばした線の交わるところ。ちょうど頭頂部の中央。

【百会の押し方】
①両手の中指を重ねてツボに当てる。
②まっすぐ下に向かって、気持ちいいと感じる強さで押す。1回6~10秒を10回繰り返す。

ヨガやウォーキングで姿勢の説明の際に、頭のてっぺんが糸で天から吊られているように、と表現されることがよくあります。この糸が出ているところが百会です。

漢方で百会は、体中の気《き》の流れが合流する地点で、エネルギーである気や血《けつ》の流れを整えて、五臓《ごぞう》六腑《ろっぷ》の働きを調整するツボとされています。刺激すると、全身の倦《けん》怠《たい》感が取れて眠気や頭痛を緩和し、めまいの改善、ストレス解消などに有効です。

ちょうど頭のてっぺんにあるので、まるで体をリセットするスイッチみたいですよね。リフレッシュしたいと思ったら、ひとまずココを押してリスタート！

この日は：精霊の日
柿本人麻呂、小野小町、和泉式部の3歌人の忌日。精霊は死者の魂を意味します。先祖の精霊に感謝を。

食養生の基本「医食同源《いしょくどうげん》」食べ物は薬にもなる

私たちは、生きるために毎日食事をします。体は食べ物でできているといってよいでしょう。

漢方では「医食同源」または「薬食同源」といって、食べ物は薬にもなると考えます。食べ物の性質や働きを知って、上手に組み合わせて食べることで、健康になり、病気を未然に防ぐことができるというもの。このように食べ方の工夫で健康な体をつくることを、「食養生」といいます。さらに、病気の回復を目的としたものを「食療《しょくりょう》」といい、「薬膳」は食療のひとつ。

食材がもつ特徴は、五性《ごせい》（P52）や五味《ごみ》（P53）が手がかりとなります。五性は体を温めたり、冷やしたりする性質を、五味は食物の働き、また働きかける体の部位を表しています。これらをバランスよく組み合わせることで、その働きが発揮されるのです。

注意すべきは、本来体にとって必要なものでも、とりすぎたり、足りなかったりしてバランスが悪いと、ときに毒となってしまうこと。そうならないために、正しい知識をもつことはもちろん、偏らず、旬のものや地元でとれたものを食べるなど、自然に逆らわない食べ方が大切です。

この日は：カメラ発明記念日

毎日の食事を写真に撮ってごはんの写真日記をつけてみましょう。食事を見直すきっかけにもなります。

3月20日

基本

快眠の秘訣《ひけつ》は頭と胃に「気《き》」を取られないこと

春だというのに、寝つきが悪い、寝ても疲れが取れないなど、睡眠で悩んでいませんか？　そこで、不眠を漢方でひもといてみましょう。

【気の高ぶりタイプ】

□イライラや興奮で寝つけない
□目がさえて眠れない
□嫌な夢を見る

日中にがんばりすぎてエネルギーである気が上昇し、体の上部に熱がこもった不眠。頭に気を取られています。高ぶった気は、半身浴や足浴で下半身を温めたり、深呼吸をしたりして、下げましょう。

【気不足タイプ】

□疲れているのに眠れない
□不安や考えごとで眠れない
□夢が多くて寝た気がしない
□眠りが浅くすぐ目が覚める

寝るにも体力が必要ですが、そのための気が不足しています。夕方以降、テレビやスマホなどでの目の酷使を避けて気の消耗を抑えましょう。

【消化に気取られタイプ】

□食べてすぐ寝る
□夕食が過食ぎみ
□朝に胃がもたれている
□朝おなかがすいていない

消化に気を取られて、睡眠が妨げられ、寝ているはずなのに朝から疲れています。夕食は早めに軽く済ませて。

この日は：春分（年によって変わります）
二十四節気《にじゅうしせっき》のひとつ。この日をはさんだ前後7日間が春の彼岸です。

疲れたときのめまいには「ほたて」が効く！

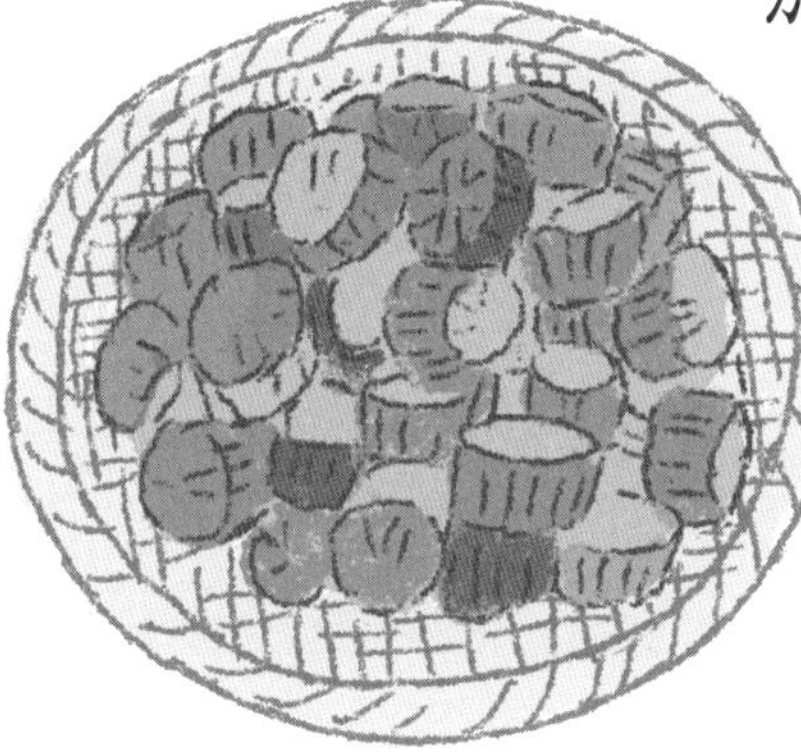

季節を問わず手に入るほたてですが、実は春におすすめの食材。冬から春にかけてが旬で、産地として有名な北海道では3～4月に多く出回ります。

海のミネラルをたっぷり含むほたては、気《き》・血《けつ》を補い、五臓《ごぞう》の腎《じん》に働きかけ、めまいや疲労、視力回復、頻尿などに有効です。

春は、五臓の肝《かん》が高ぶる季節。肝は気のめぐりと血の貯蔵を担い、調子を崩すと血が不足して、めまいなどの体のふらつきやふるえなどが現れやすくなります。ほたては、気・血ともに補うので、春の倦怠《けんたい》感にもってこいです。

旬の生ほたてがないときのために、干しほたてを常備しておくと便利です。水分が抜けて成分が凝縮され、効能もアップ。もちろん、味わいも濃くなります。ひたひたの水に一晩つけてゆっくりもどすのがコツ。

この日は：国際人種差別撤廃デー

人種を超え、心と心でつながることは、心の養生のひとつといえます。

冬の体を目覚めさせる「たけのこの木の芽和え」

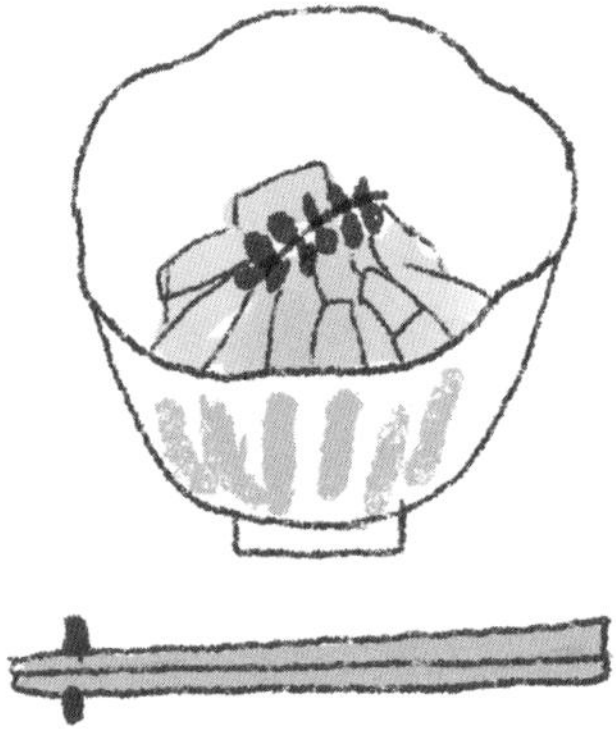

雨が降ったあとに次々と生えてくることになぞらえて「雨後のたけのこ」という表現もありますが、ニョキニョキと芽を出す生命力と、みずみずしい食感から、春を告げる野菜のひとつに挙げられるたけのこ。

体の余分な熱を取り、利尿の働きを高めてむくみを解消。食物繊維が豊富で、便通改善にも有効です。不要なものを体外に出すデトックス作用があり、冬の間にため込んだ老廃物を排出してくれます。

日本料理では、同じ季節の食材を合わせることを「出会いもの」といいますが、春の出会いものの定番料理、「たけのこの木の芽和え」は食べ物のもつ効能を高め合う組み合わせ。山椒《さんしょう》の若芽である木の芽は、体を温める性質。寒性のたけのこで冷えすぎるのを防ぎ、冬の間に縮こまった体をほどよく温めて目覚めさせてくれます。

この日は：国連水の日
きれいで安全な水の重要性を考える日。気《き》・血《けつ》・水《すい》のひとつである水は、体はもちろん生活にも不可欠なもの。

耳鳴りに効く手の甲のツボ「中渚《ちゅうしょ》」

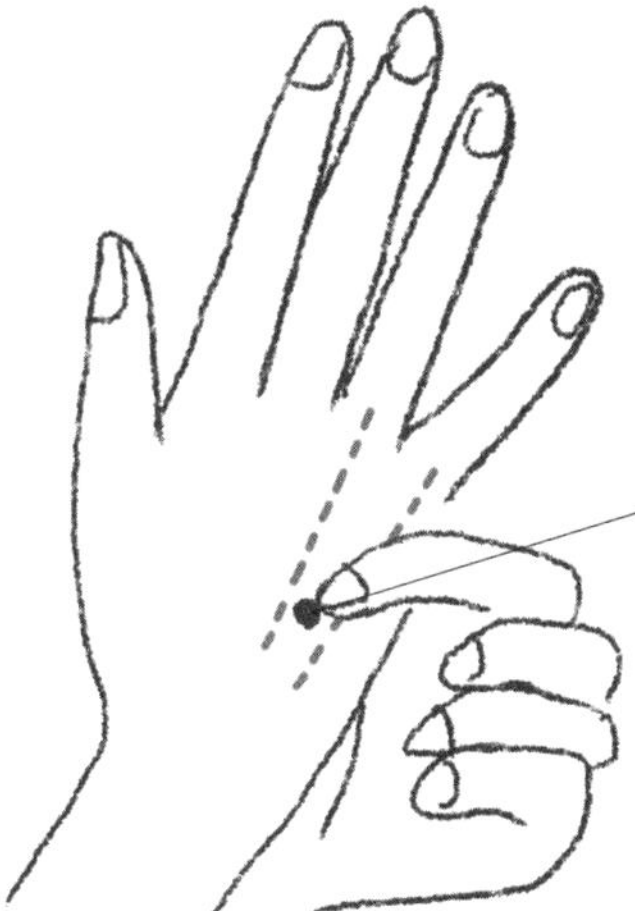

【中渚の探し方】
手の甲の小指と薬指の間のくぼみ。

【中渚の押し方】
人差し指をツボに当てて、ゆっくりと押しながらもむ。1回6秒を10回繰り返す。両手とも行う。

耳鳴りは、外から音がないのに、金属音や風の音、水の音などいろいろな音が耳の中で聞こえる症状。

過労やストレスなどの精神的な原因のほか、高血圧などの循環器系の疾患や糖尿病でも起こり、耳の疾患の症状や前兆であることも。

とくに原因となる疾患がない場合、多くは耳周辺の血行不良が引き起こしていると考えられます。

肩や首のコリなどもそのひとつ。漢方では、全身の気《き》・血《けつ》・水《すい》のバランスを調整してストレスを解消し、血行を促進して耳のリンパの流れを促すとよいとしています。

手の甲にある中渚というツボは、首肩のコリをほぐして、耳に流れる気を高めてくれます。

この日は：世界気象デー
毎年の異常気象により起こる災害が絶えません。自然との共生について考えるきっかけに。

3月24日

食べ物

3月

甘みを加えるときは「黒糖」がおすすめ

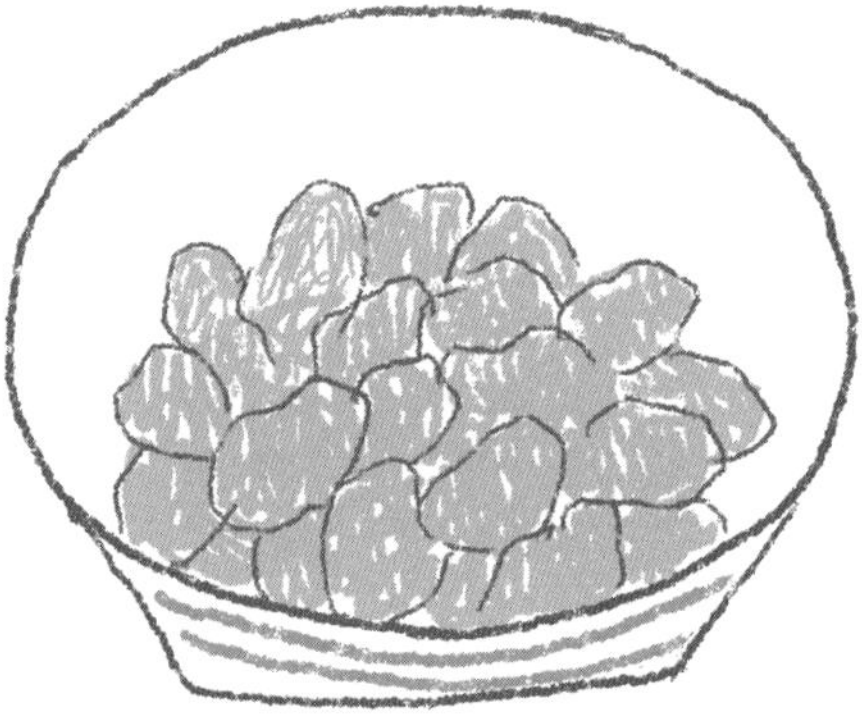

砂糖にはいくつか種類がありますが、種類によって漢方的に性質が異なります。

そもそも呼び方の違いは精製度合いによって変わり、もっとも精製度が低いものが黒糖。不純物がまだ含まれた状態ですが、その分ミネラルが多く、栄養価が高い砂糖です。精製度がもっとも高いのがグラニュー糖で、その次が上白糖。氷砂糖はグラニュー糖をさらに濃縮加工したものになります。

漢方では、黒糖は血《けつ》を補い、血行を促進して体を温める温性。色が白いグラニュー糖や上白糖は体を冷やすといわれています。体が冷えやすい女性には、黒糖がおすすめ。

とくに月経トラブルを抱えている人はおなかの冷え対策はもちろん、黒糖のリラックス効果も活用して。月経痛からくるイライラも緩和してくれます。また、かぜの初期症状や下痢にも有効とされています。

この日は：世界結核デー

肺をうるおす甘み食材といえばはちみつ。のどの痛みにも効果的で、呼吸器の不調に有効です。

緊張したら わざと「ため息」を ついてみる

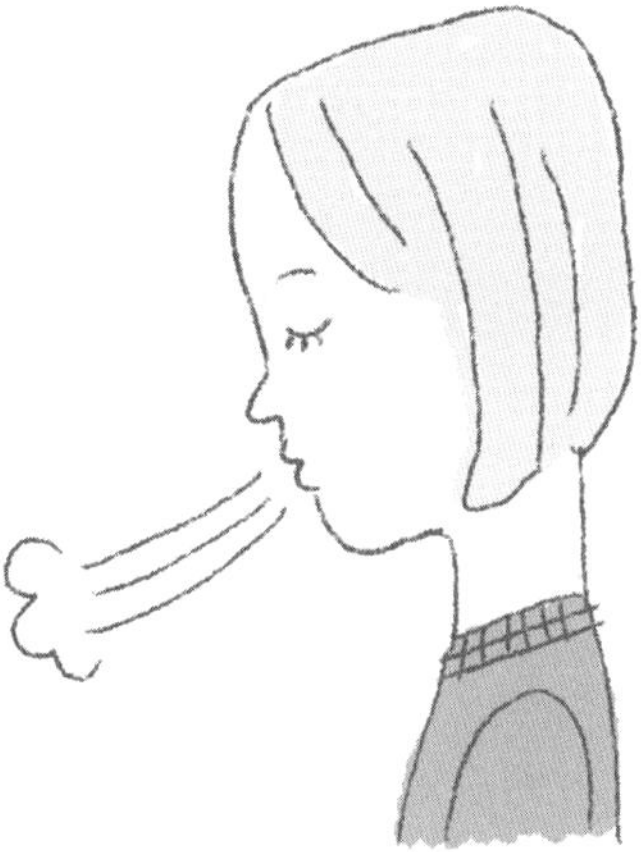

3月も終わりが近づき、4月の新学期、新年度に向けて生活に変化が見え始める時期です。新しい環境は、心がわくわくする半面、緊張もともないます。そんな緊張を解いてくれるのがため息です。緊張したときこそ、大きく、わざとため息をついてみましょう。ため息をつくと幸せが逃げていく……なんていう人もいますが、大丈夫。

緊張をしているときは、おおよそ何かがつまっているのです。エネルギーの源である気《き》がつまっていたり、緊張で体がこわばって血行が悪かったり。また、不安や心配、恐怖というネガティブな気持ちも。つまっているものは、吐き出せばよいのです。

思い切って、できれば声を出して「ふぅ～」と、ため息をついてみましょう。何かが吹っ切れた感じがして、気持ちが落ち着いてきますよ。

この日は：電気記念日
電気は便利ですが、たまには手動で。コーヒーメーカーよりドリップなど。手仕事は心が落ち着きます。

集中力を高める気功の一種「打座《たざ》」

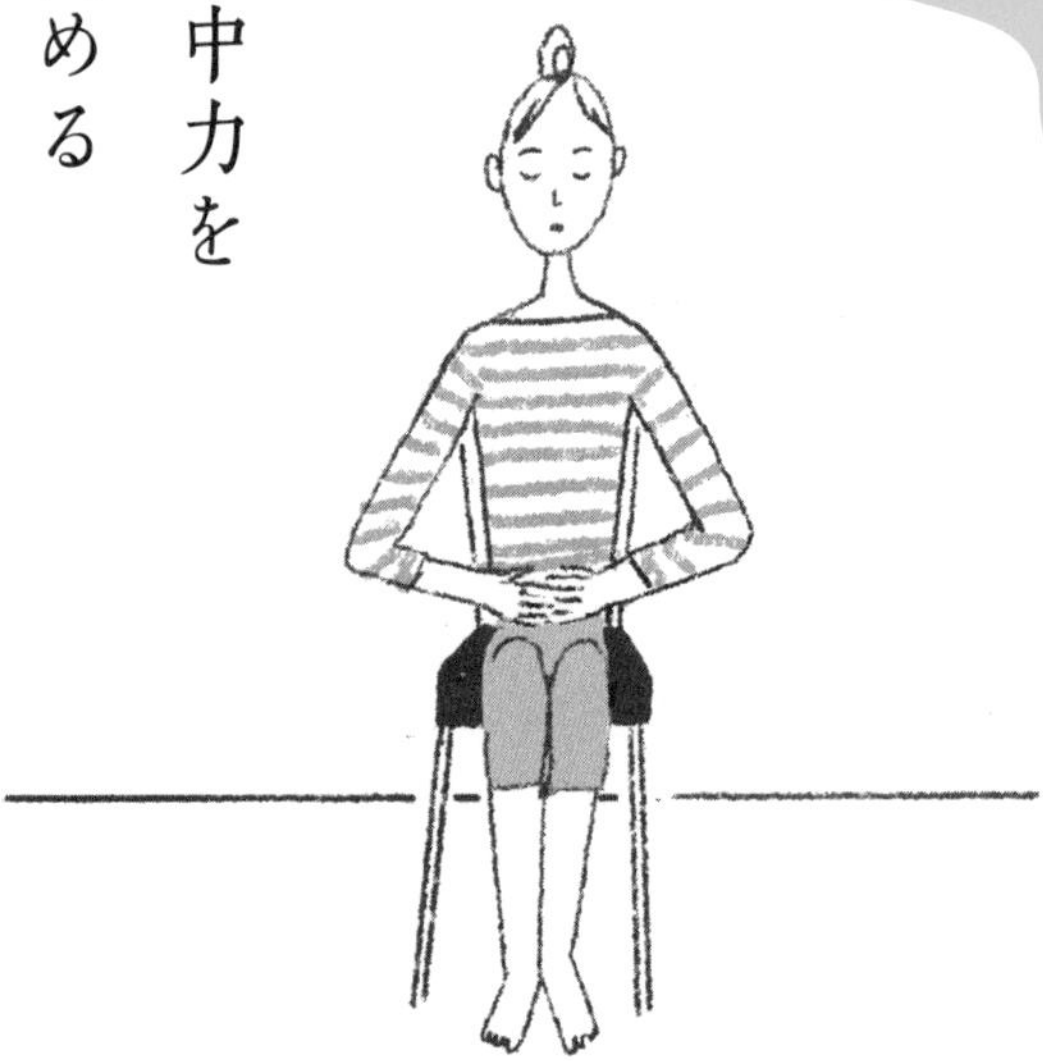

年のせいか、春の陽気のせいか、集中力が続かない……。そんな人は打座にトライ。あぐらをかくかいすに座り、両手を重ねて、女性は右手（男性は左手）を丹田《たんでん》の位置に合わせます。丹田はへそから指3本分下の、体の奥にあります。頭は百会《ひゃくえ》（P82）が天から吊られているようなイメージ。呼吸は細く長く深く、鼻から吸っておなかをふくらませ、鼻から吐いてへこませます。

この姿勢で、自分のペースで呼吸を続けながら、目を閉じて、耳をすまして意識を丹田に集中させていきます。

雑念が出たら、その思い（雑念）に答えることでその思いを消します。「お昼は何を食べよう？」には「きつねうどん」と答えると、その思いは消えます。これを繰り返すうちに、集中力を高めていくことができます。毎日5分でも続けることが肝心。

この日は：カチューシャの唄の日
劇団「芸術座」による芝居、『復活』（トルストイ原作）の劇中歌「カチューシャの唄」は大ヒットを記録。

3月27日

漢方薬

3月

「桜」は きれいなだけじゃない。桜の樹皮は 日本独自の生薬《しょうやく》

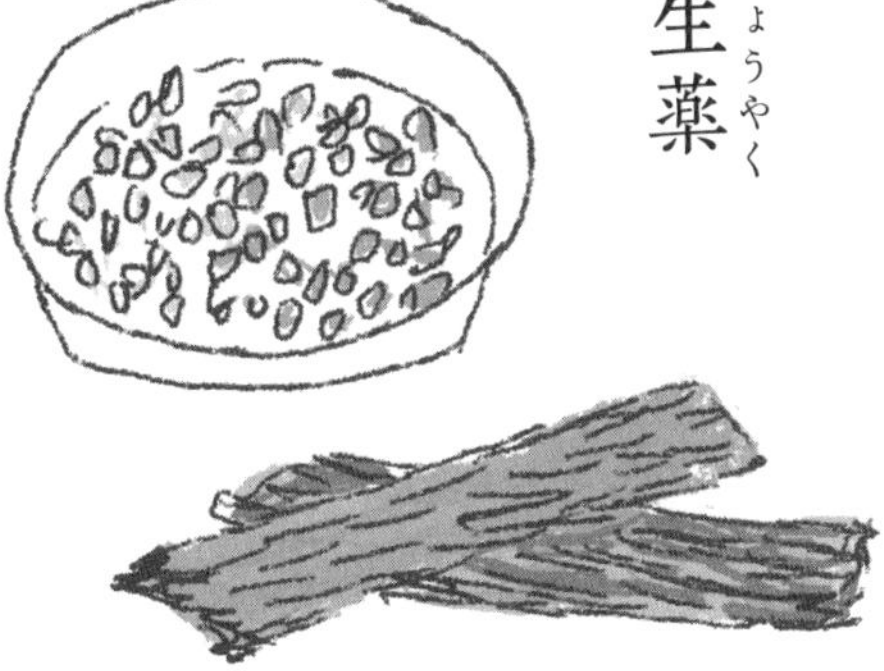

日本人が大好きな桜。咲き誇る花を愛《め》でるのは、最高の心の養生ですね。また、桜の花は塩漬けにして食用にも用いられ、桜茶にしたり、桜の葉は桜もちにしたりと、さまざまに桜を楽しむ文化が日本にはあります。

実は、生薬の世界にも、桜は日本独自の使われ方をしています。それは桜の樹皮。使うのはヤマザクラで、日本の南半分から朝鮮半島南部に自生する野生種です。その樹皮の外皮を取り除いて乾燥させたものが生薬の「桜皮《おうひ》」。

この桜皮は、日本では古くから民間療法として、腫れ物などの皮膚疾患、解毒やせき止めに利用されてきました。「十《じゅう》味《み》敗毒《はいどく》湯《とう》」という漢方薬にも配合され、膿《うみ》を出したり、解毒の効能があり、腫れ物や湿疹、じんましんに用いられます。

この日は：さくらの日

桜の花にはビタミンA・B群・Eが含まれ、美容や新陳代謝に効能があり、香りにはリラックス作用も。

「三つ葉」でめぐりのいい体をつくる

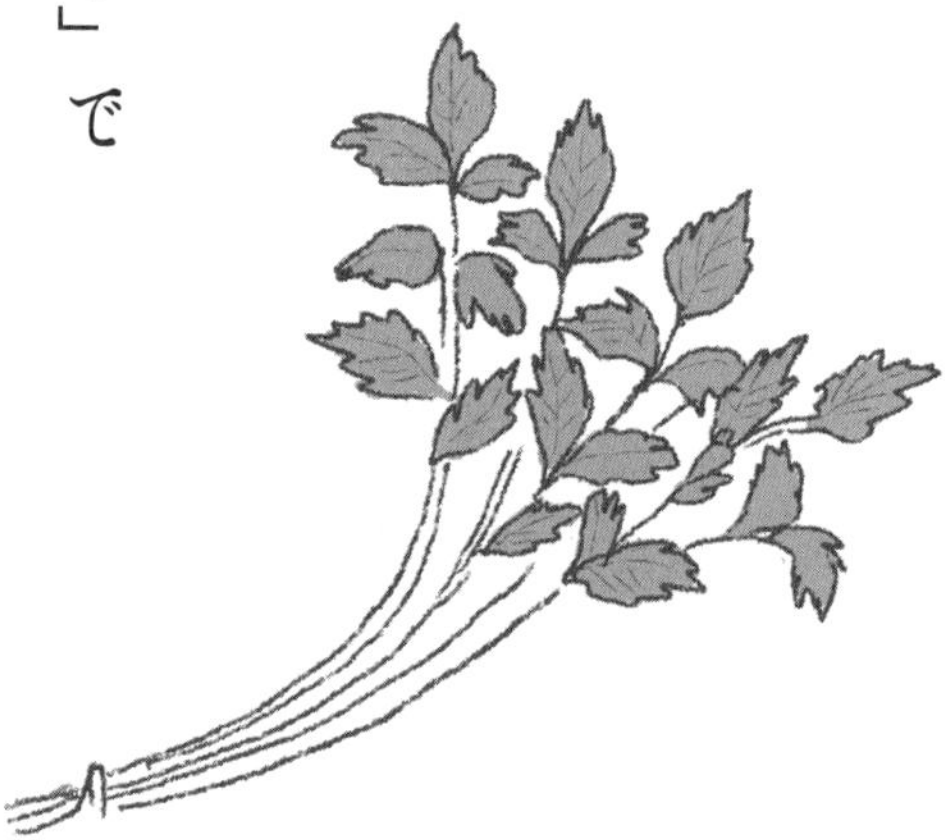

春野菜や山菜は、香りの強いものが多いですね。季節の変化や生活環境の変化に不安を感じ、ストレスやイライラを感じることが多い春は、香りの強い旬の野菜が強い味方となってくれます。というのも、香りには、エネルギーである気《き》をめぐらせ、精神を安定させる働きがあるためです。

春が旬の三つ葉も、気持ちの停滞感を取り払い、食欲不振を解消したり、のどのつまりを取る働きがあり、眠気やイライラの強い人におすすめです。

また、青い野菜は五臓《ごぞう》の肝《かん》を助けるため、三つ葉には気に加えて血《けつ》をめぐらす力も備わっています。春は肝がオーバーワークになりがちですから、積極的にとりたいもの。

旬のあさりやキャベツと一緒にスープにしたり、生ひじきと一緒に和え物にしたり。彩りもよく、食卓が華やかになります。

この日は：三つ葉の日
茶わん蒸しや親子丼のトッピングのイメージが強い三つ葉ですが、実は薬効が豊富。たっぷり食べたい食材。

3月29日

美容

体の外からも効果抜群。美肌をつくる「酒風呂」

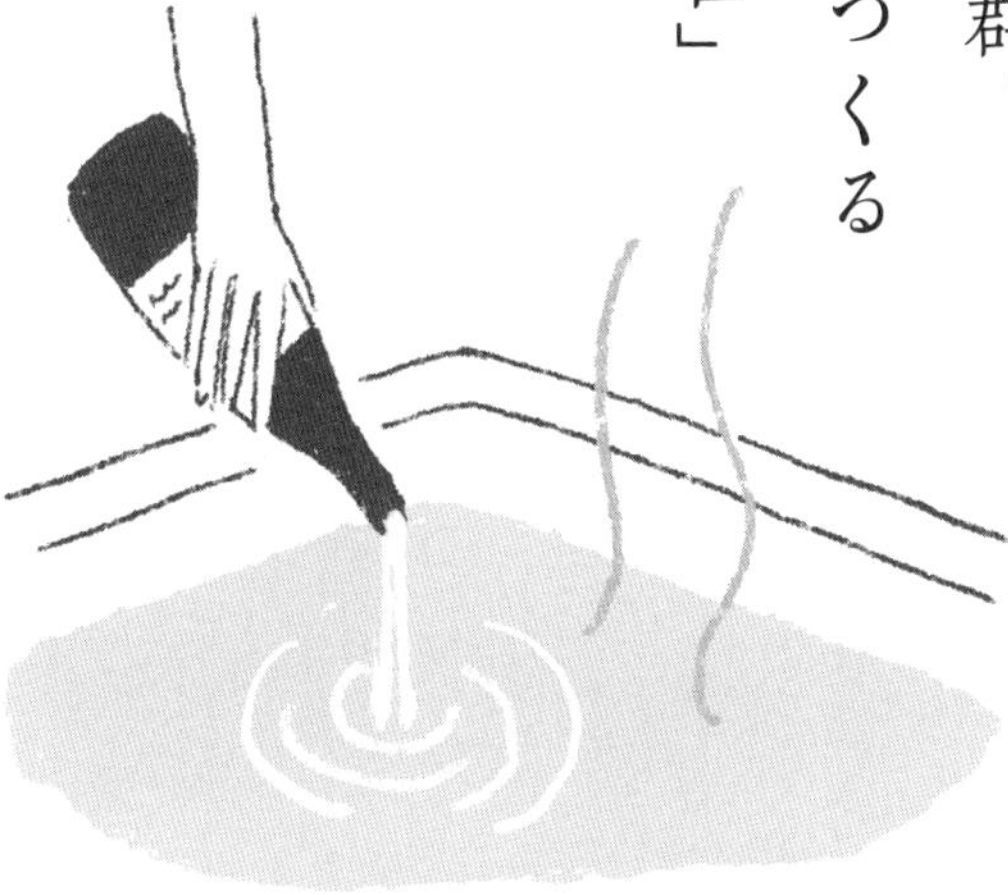

酒造りの職人である杜氏《とうじ》の手がスベスベであることは、よく知られています。これは年中、日本酒に触れているから。最近は日本酒を使ったスキンケア商品も人気です。

アルコールは飲むことで、血管を弛緩させて血行を促進し、体を温める効果がありますが、体の中からだけでなく、外からも同様の効果が期待できるのです。

いつもどおりのお風呂に日本酒を入れるだけ。２００ℓに対して4合が目安。冷酒より燗《かん》酒のほうが香りが立ちます。よい香りに包まれ、リラックス効果も抜群。

そしてなんといっても肌がすべすべに。これは日本酒に含まれる約20種類ものアミノ酸の効果。また、発汗作用で毛穴が開き、入浴後にはおどろくほどアカが出ることも。

ただし、お酒が苦手な人や、酔いやすい人は控えてください。

この日は：作業服の日

動きやすさを考えられた作業服のように、着心地を考えた服装を心がけるとストレスも減少。

3月30日

飲み物

春の不安定な気持ちを和らげる「いちご酒」

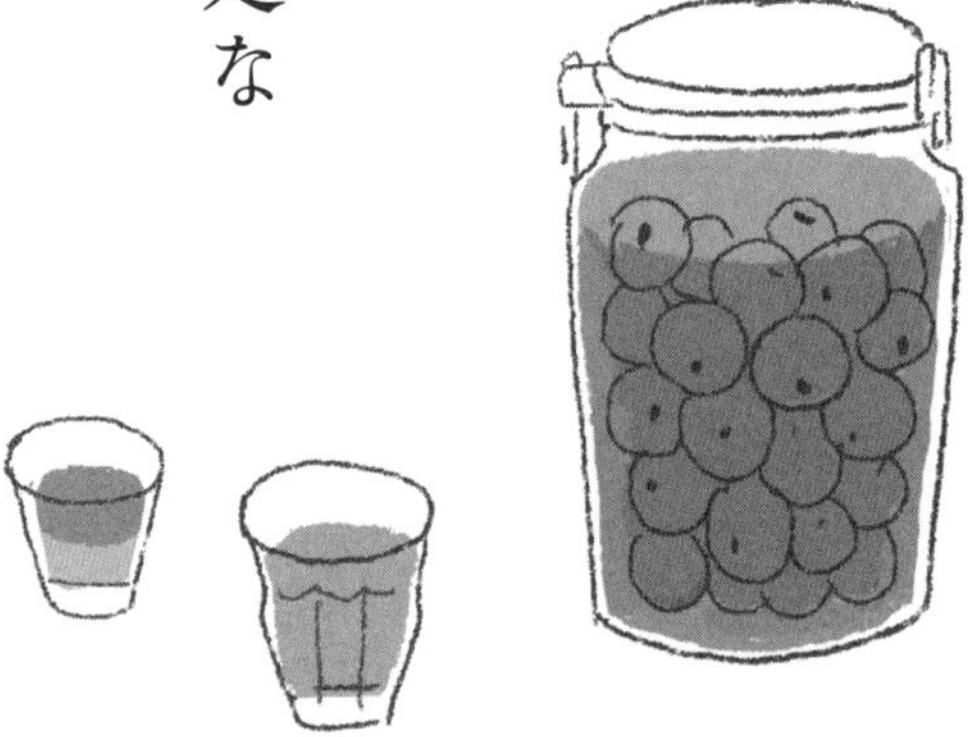

春の陽気は、気持ちを高ぶらせ、不安定にさせることがあります。漢方の考え方では、エネルギーである気《き》を補い、めぐらせることが、精神安定につながるとしています。

そんな春特有のトラブルは、春のフルーツで解決。甘酸っぱい香りと味わいをもつ、いちごで薬膳酒を作ってみましょう。フレッシュな香りが気をめぐらせ、また五臓《ごぞう》の肝《かん》に働きかけて血《けつ》のめぐりも促進します。さらに、水分代謝をコントロールしてむくみを取り、水《すい》のめぐりも改善。うれしいことに、豊富なビタミンCとポリフェノールは、しみ・くまを防いで美肌効果も。

いちご酒は、ホワイトリカーにいちごとレモン、氷砂糖を入れ、2週間漬け込んで作ります。のぼせがある人なら炭酸水で割ってさっぱりと、冷えがある人は紅茶に加えてホットで香りを楽しみながらどうぞ。

この日は：国立競技場落成記念日

国立霞ヶ丘陸上競技場が1958年のこの日、神宮外苑に完成しました。

春先の冷えに和製ハーブの定番おやつ「よもぎもち」

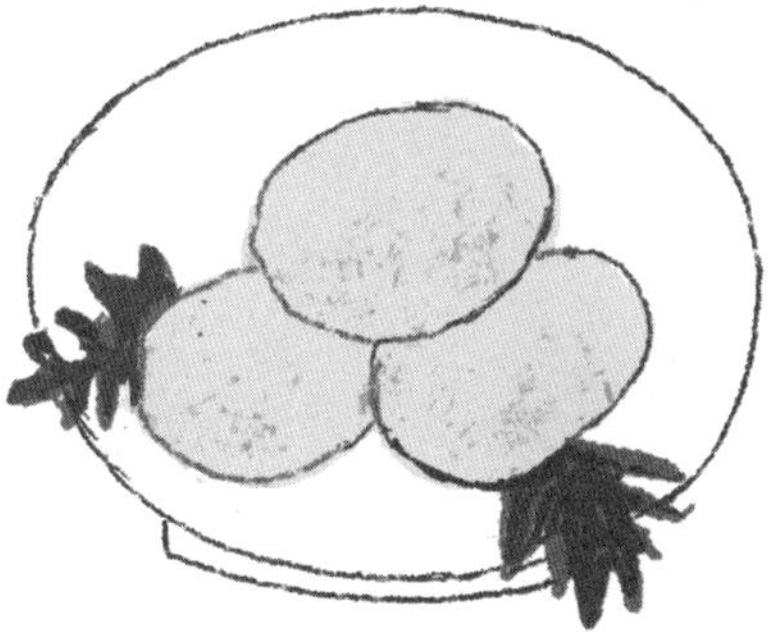

昔から薬草として親しまれてきたよもぎ。とくに温め作用は群を抜いていて、葉の裏の産毛を乾燥させた「もぐさ」はお灸《きゅう》に利用され、乾燥させた葉を入れた薬湯のよもぎ湯などもあります。韓国のよもぎ蒸しもよく知られています。

寒さの残る春先の冷えからくる腹痛や月経痛などの痛みを取り、血行を促進して肩コリや目の下のくまにも効力を発揮。止血力にも優れ、不正出血や血便、痔といった血のトラブルにも有効です。

そんなよもぎの効能をおいしく得られるのが、和スイーツの定番・よもぎもち。よもぎの冷え取り効果に加えて、もち米も体を温める性質をもち、ダブルの温め効果が期待できます。よもぎのアロマ効果に加え、鮮やかな緑色が春を感じさせるよもぎもちは、お花見のお供にもぴったりです。

この日は：オーケストラの日

ひとつひとつの音が合わさって生まれるオーケストラの響きのように、日々の養生が大きな実を結びます。

4月1日

食べ物

心をおだやかにしてくれる「なつめ」

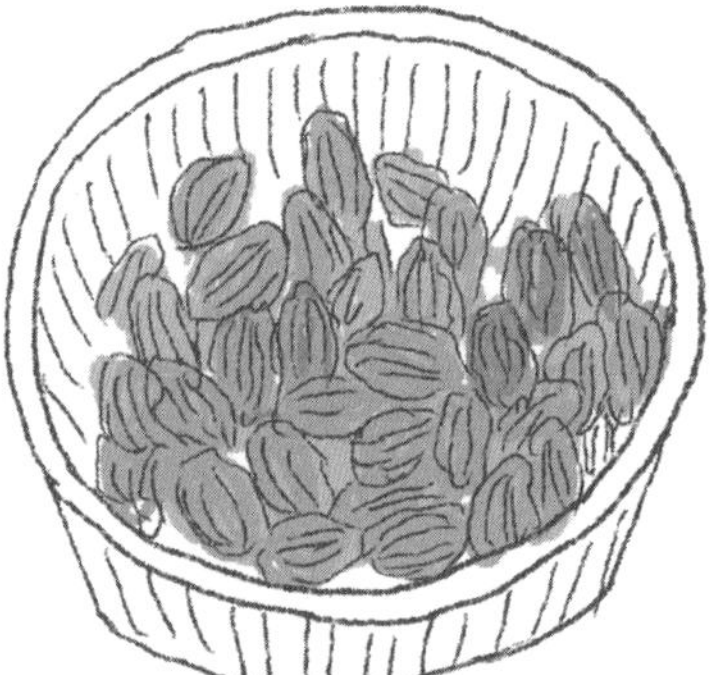

薬膳茶などによく使われるなつめ。漢方では、実を乾燥させたものが生薬《しょうやく》として用いられ、「大棗《たいそう》」とよばれています。

イライラやうつの改善に役立ち、ストレス対策によいとされる食材です。そもそもなつめは、五臓《ごぞう》の脾《ひ》に働きかけて胃腸を助け、元気を養って体だけでなく心の健康にも有効な食材。消化器系が活発に動くと、血《けつ》が養われて血行がよくなるため、イライラやヒステリーのほか、貧血にも効果が。

乾燥したものが手に入りやすく、スープや煮物に使うときは水から煮出して、炒め物にはぬるま湯でもどして使います。

胃腸が疲れているときはおかゆにするのがおすすめ。また、ホワイトリカーに漬け込んでなつめ酒を作っておけば、調子の悪いときに手軽に飲めます。まろやかな味なので、ストレートでもお湯割りでも。

この日は：エイプリルフール
言葉は心をつくるものですから、うそはよしとしないものの、お互い笑い合えるうそなら今日は特別に。

4月2日

食べ物

4月

旬のたけのこで作る「自家製メンマ」で春のデトックス

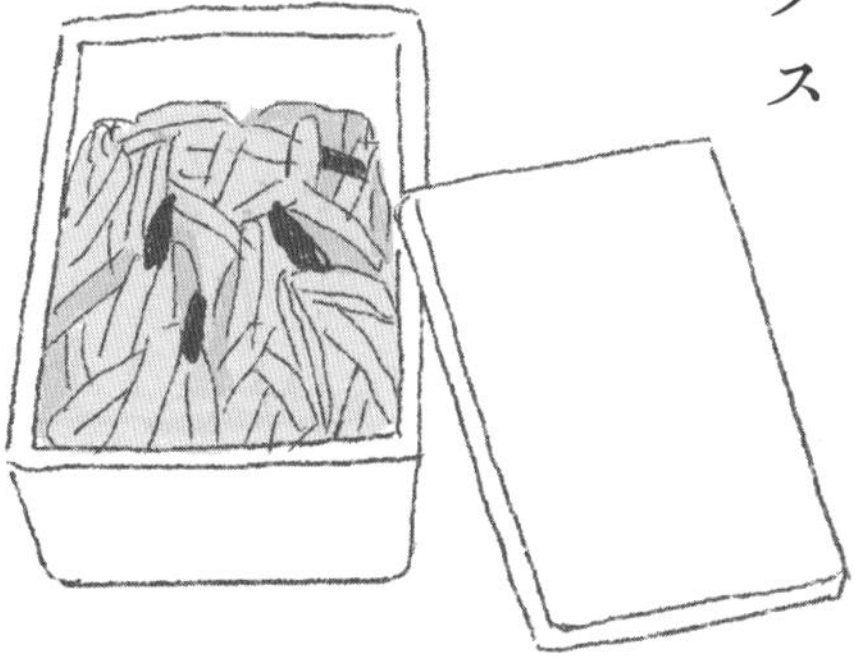

春の陽気に乗じて、体の中の陽の気《き》も上昇して熱となり、頭痛やめまいの種となることがあります。春を快適に過ごすには、旬の食材で上手に頭部にたまった熱を冷まし、気をめぐらせることがポイントです。

そこで、ご紹介したいのが、春の不調を乗りきるための常備菜。使うのは、春野菜の代表格・たけのこです。独特の苦みがあり、体の熱を冷まし、むくみや便通を改善するなど、デトックス作用に優れた食材。春のみずみずしい生たけのこで、自家製メンマを作ってみましょう。

たけのこは、米ぬかを加えてあくを抜きながら下ゆでし、薄い短冊切りにします。それをごま油で炒め、中華スープ、しょうゆ、みりんで汁けがなくなるまで煮れば完成。好みでラー油をからめると、これだけでおいしいおつまみになります。

この日は：CO_2削減の日

エコな暮らしは、自然を育み大切にする暮らし。自然とともにある養生の考え方にもつながります。

しみ対策には「青い野菜と酸っぱいもの」が効果的

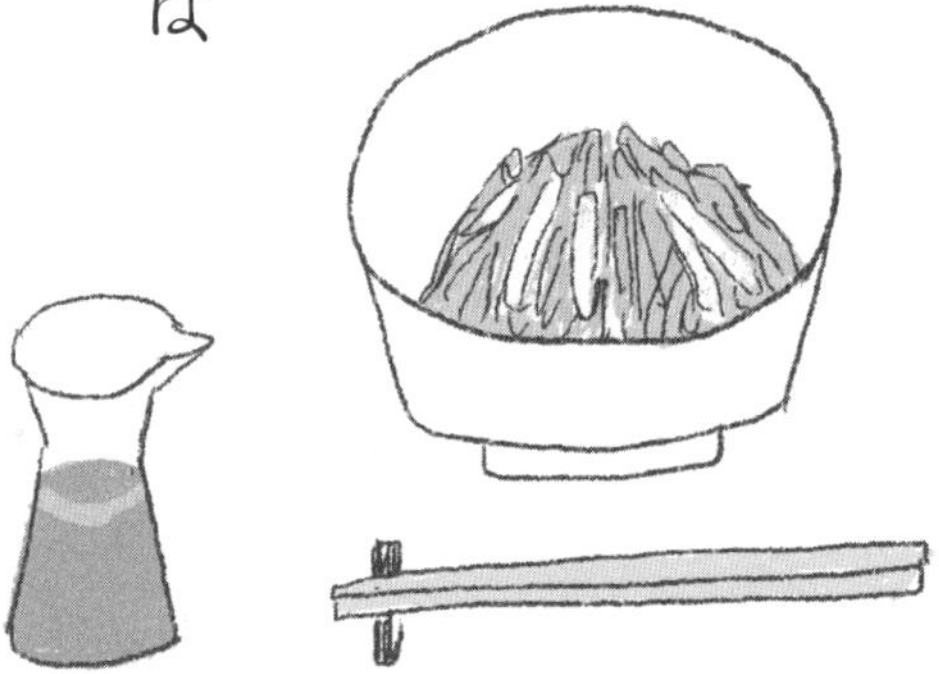

4月に入ると、春の日差しも日に日に強くなってきます。紫外線対策とならんでしみ対策も、ぼちぼち本腰を。

漢方では、しみには血《けつ》のめぐりがかかわっていると考えます。めぐりが悪いと、古い血がうまく流れず、滞ることでしみとなって現れるのです。また、40歳あたりから目立つようになるのは、年を追うごとにストレスや疲労、ホルモンバランスの乱れなどが重なり、血の貯蔵を担う五臓《ごぞう》の肝《かん》が弱まって、めぐりが滞りがちになるため。

そこで、肝の好物を食べて、肝機能をアップさせ、しみ対策にはげみましょう。肝は、ほうれん草や小松菜、春菊、にらといった青い野菜と、酢やゆず、グレープフルーツ、レモンといった酸っぱいものが好き。青菜のおひたしをしょうゆではなく、ポン酢しょうゆで食べると一石二鳥！

この日は：しみ対策の日
しみを心配して太陽を避けすぎるのも考えもの。しみ対策をしながら適度に日光も浴びましょう。

薬用にも食用にもなる春の花「木蓮《もくれん》」

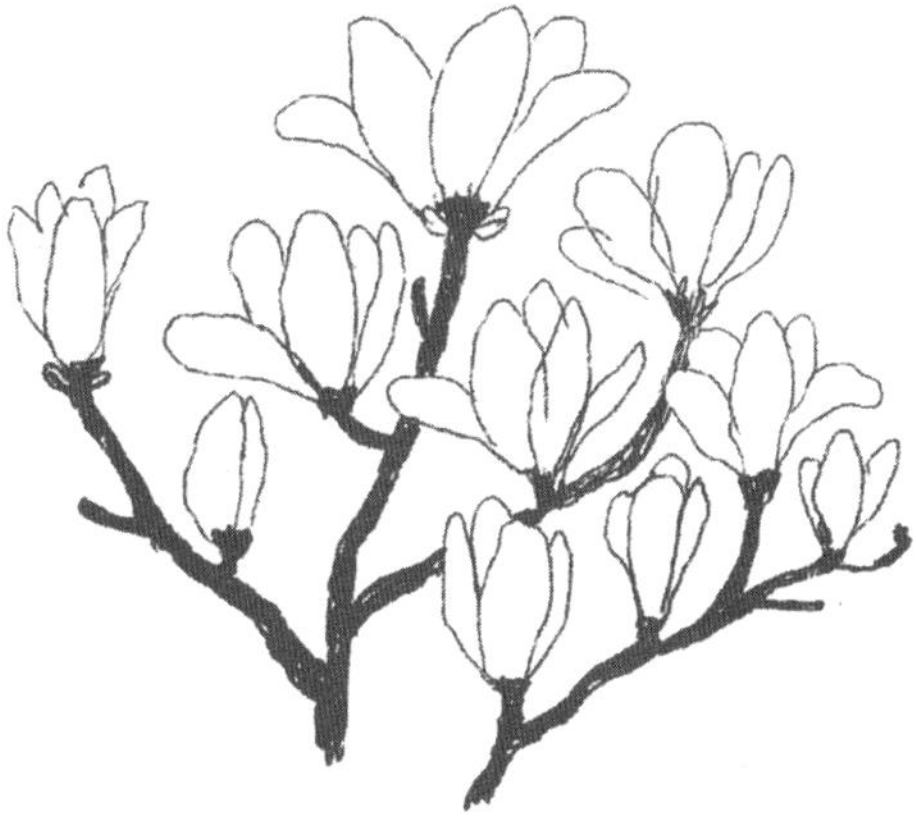

この時期に町を歩いていると、白い大輪の花をよく見かけます。これは木蓮の花で、薬用にも食用にも用いられます。

同じく薬用にもなるコブシ（辛夷《しんい》P65）とよく似ていますが、木蓮の花は、コブシよりも花びらが大きくて幅が広く、上を向いて咲く点が異なります。

木蓮の花は甘い香りが特徴で、薬用としては、鼻の通りをよくして鼻づまりや、鼻づまりからくる頭痛に有効。血《けつ》のめぐりをよくして、めぐりの不調からくる月経痛の改善にも働きます。また、中国の書物によると、痰《たん》きり効果もあり、はちみつ漬けにするのだとか。

日本ではなじみがありませんが、中国では、少し開き始めた花を軽く煮出してお茶にするほか、野菜や肉の炒め物、おかゆ、茶わん蒸しに入れていただくそうです。

この日は：あんぱんの日
さくらあんパンというのをよく見かけますが、木蓮の花もあんパンによく合いそう。

ツボ

食後の眠気も解消。消化を促す足の裏のツボ「湧泉《ゆうせん》」

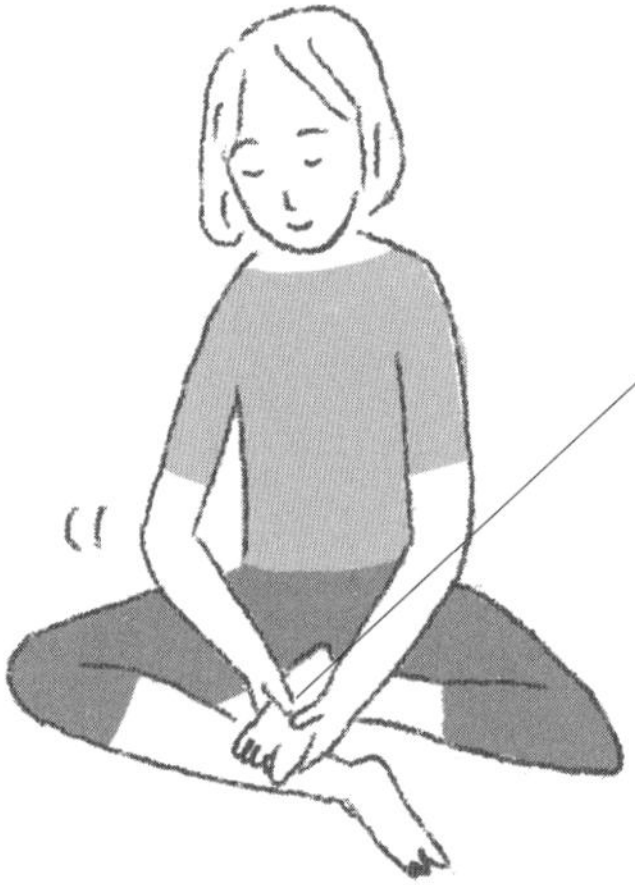

東洋医学が主流だった江戸時代の養生書のひとつで、町医者の平《ひら》野《の》重誠《しげまさ》が書いた『病家須知《びょうかすち》』には、食後に行う按摩《あんま》というのが紹介されています。

食後に座って口を開き、腹の中の空気を数回吐き、両手のひらをすり合わせて温め、額から両頬《ほお》〜左右まぶた、左右胸脇から下腹とさすり、最後に湧泉のツボを力を入れてさする、とあります。

湧泉は、その名のとおり、心と体のエネルギーが泉のように湧き出すツボとされ、全身の気《き》を補って体調を整えてくれます。気が満ち、めぐることで、消化が促進され、食後の眠気解消、内臓不調からくるだるさにも有効です。

この日は：清明《せいめい》（年によって変わります）
二十四節気《にじゅうしせっき》で春分の次の節気。すべてのものが生き生きとして、清く明るい空気が満ちるころ。

春先の冷えた体を温める「よもぎ風呂」

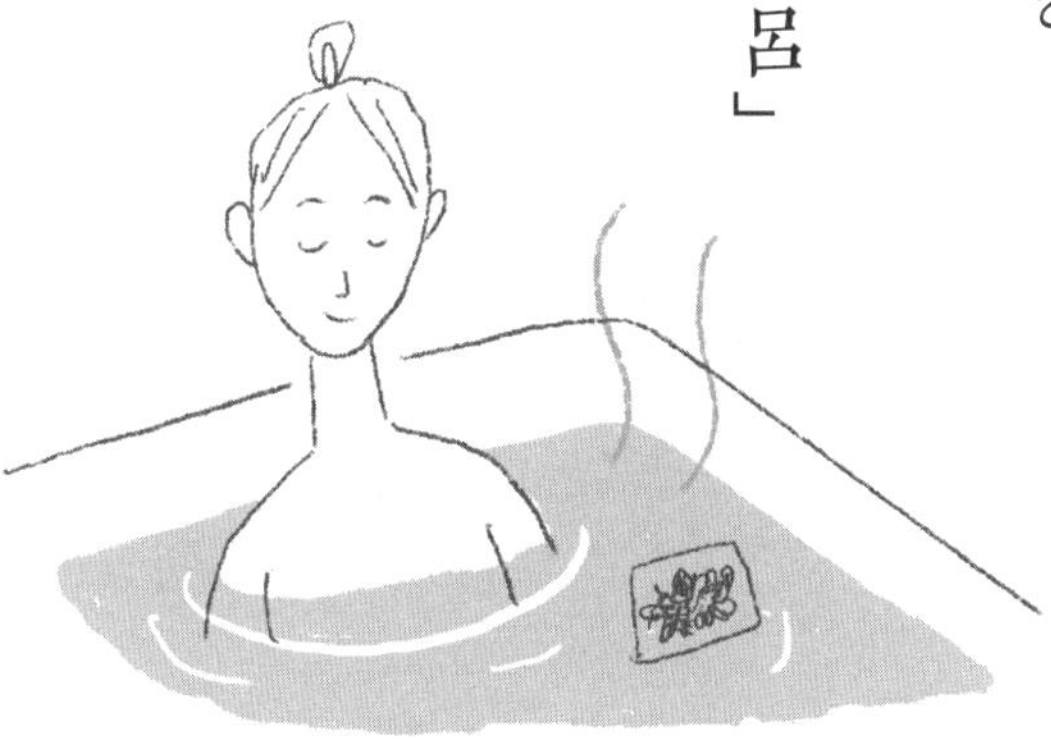

婦人科系の不調の民間療法として、韓国のよもぎ蒸しが有名です。よもぎを煎じたスチームで下半身を直接温め、冷えはもちろん、生理痛や更年期障害など女性特有の不調を改善するというもの。

漢方では、よもぎの葉は「艾葉《がいよう》」といって、体を温める生薬《しょうやく》として冷え性や冷えからくる痛みに用いられています。

日本でも薬湯のひとつとして親しまれ、入浴剤に用いられてきました。香りもさわやかなよもぎ風呂は、冬から引きずっている冷えや、春冷え対策にぴったりです。

よもぎ風呂は、乾燥のよもぎの葉を使えばとてもお手軽。お茶パックに葉を入れて湯船に浮かべるだけで楽しめます。

血行促進効果のほか、発汗やデトックス作用も高く、新陳代謝を促して美肌などのエイジング対策にもおすすめです。

この日は：城の日

城や城跡は公園として整備されているところが多く、春のお散歩スポットとして最適。

4月7日

飲み物

4月

沸かして冷ます「白湯《さゆ》」こそが最強の飲み物

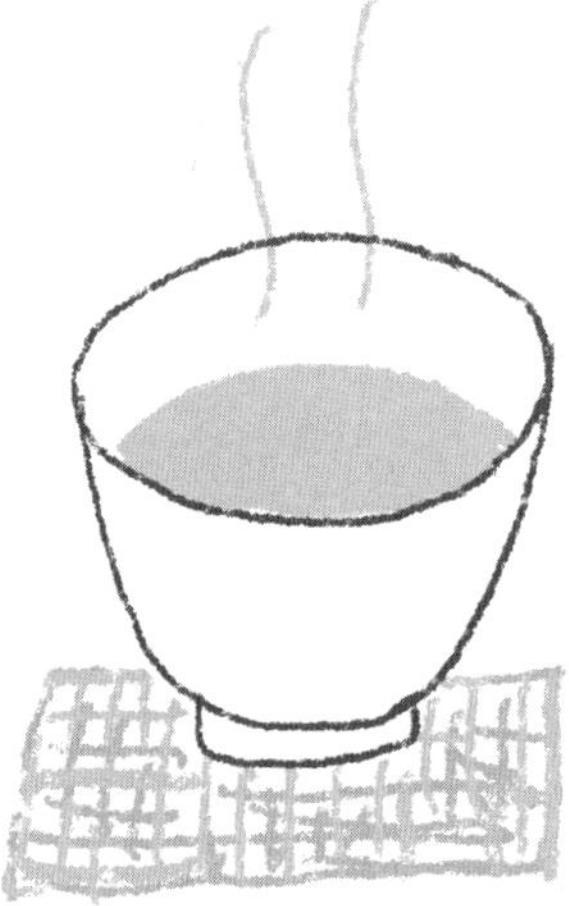

　水は水分補給に最適ですが、最強の飲み物にするには、温度に注意を。

　冷たいまま一気に飲んでしまうとダイレクトに胃を冷やしてしまいます。胃が冷えると、腸や子宮など周辺の臓器も冷やしてしまうことに。寒いと体が縮こまり、動けないのと同じで、冷えは内臓の働きを低下させてしまうのです。

　内臓に負担がなく、体にうるおいが染み渡りやすい適温は、体温と同じ35〜40度の、いわゆる白湯。それも、一度沸かして冷ましたものがベストです。

　水は陰陽《いんよう》（P8）でいうところの陰の性質がありますが、沸かすことで陽のエネルギーを受け、性質が変化します。少し手間ですが、ひと手間を惜しまないのが大事。

　また、がぶ飲みせず、少量ずつ体に染み渡らせるように飲むとよいでしょう。

この日は：世界保健デー

毎年WHOがテーマを決めてイベントが行われます。健康について考えるきっかけに。

体に不調を引き起こす7つの感情「内傷七情《ないしょうしちじょう》」

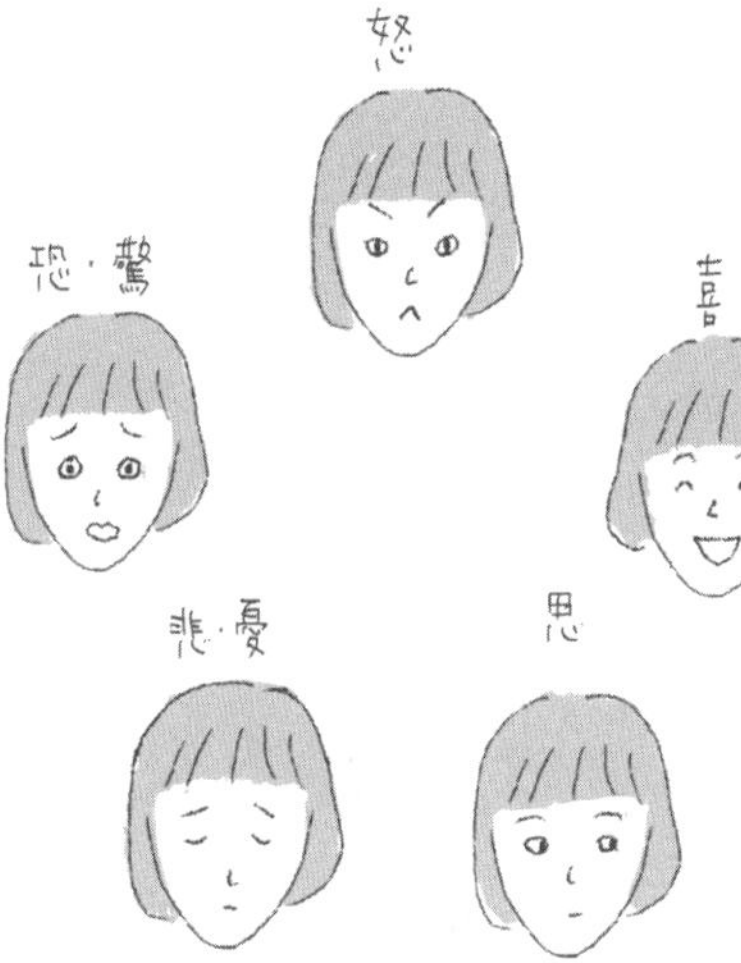

病気を引き起こすものには、外から体に入り込むものと、内から起こるものがあります。そのなかで、内から起こる原因のひとつに内傷七情があります。

これは不調を起こす7つの感情を指し、激しく感じたりすることで五臓《ごぞう》に影響を与え、体質化するというもの。逆に体にトラブルがあると感情の波となって現れることも。たとえば激しい怒りは肝《かん》を高ぶらせ、肝に不調があるとイライラを招くなど。

この感情と五臓の関係、また自分がどの感情に傾きやすいかを知ることは、漢方養生におおいに役立ちます。

【怒】イライラする→肝に影響
【喜】高揚する→心《しん》に影響
【思】思い悩む→脾《ひ》に影響
【悲】【憂】落ち込む→肺に影響
【恐】【驚】怖がる・驚く→腎《じん》に影響

この日は：花まつり
お釈迦《しゃか》様の誕生日を花まつりといいます。誕生仏に甘茶をかけて祝います。

4月9日

飲み物

ストレスケアに「緑茶とローズマリー」のお茶を

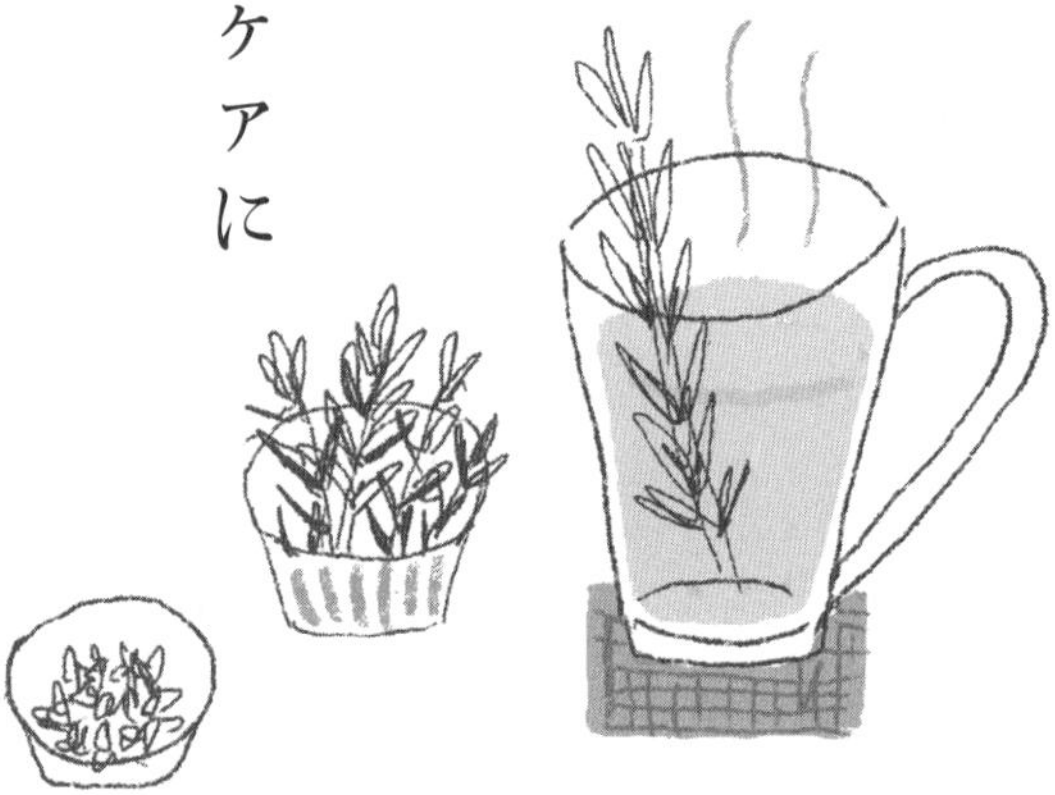

新生活が始まる4月は、ストレスがたまりやすい季節。たまったストレスは体の不調となって現れます。そうなる前に、心と体を整えるお茶で、ホッとできる時間を。

心も頭も口の中もスッキリさせてくれるおすすめ漢方茶が、緑茶とローズマリーのお茶。緑茶には口の渇きをうるおし、心身にこもった熱を取る働きがあり、頭も口もさっぱりと爽快にしてくれます。

ローズマリーは、消化を促進して代謝を高め、心身の疲れを取って回復を早めてくれるハーブ。さらに、エネルギーである気《き》のめぐりをよくし、胃腸を助ける陳皮《ちんぴ》があればプラスして。みかんの皮を干して手作りできるのです。ぜひ加えてみましょう。

消化を高める効果があるので、食後に飲むのがおすすめで、とくに食後に眠くなりやすい人はお試しあれ。

この日は：食と野菜ソムリエの日

野菜ソムリエは栄養や料理法だけでなく盛り付けの知識も必要。見た目も食養生のひとつです。

4月10日

食べ物

春のむくみには「青大豆」の青が効く!?

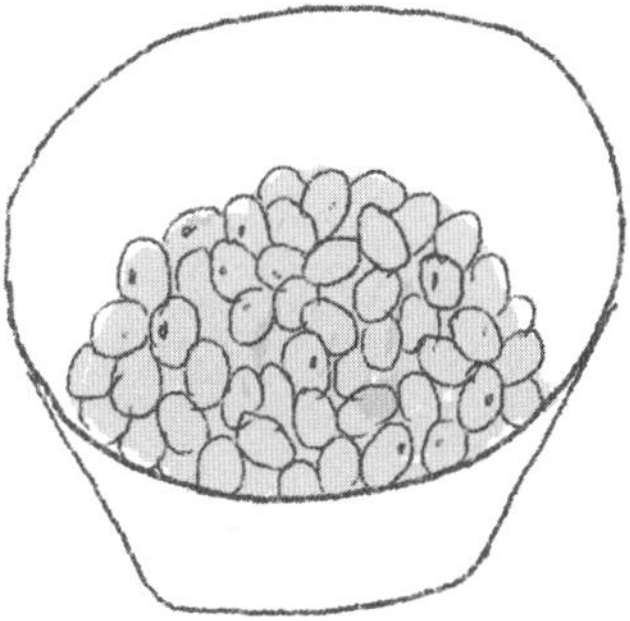

むくみといえば、湿気の多い梅雨のお悩みと思いがち。けれども、実は春にもむくみの原因が隠れているのです。

その原因を探るカギとなるのが、季節と五臓《ごぞう》の関係。春は肝《かん》がダメージを受けやすく、異常に高ぶったり、反対に働きが落ちたりして、うまく機能しないことがあります。肝の高ぶりによって影響を受けるのが脾《ひ》です。脾は水分代謝を担いますから、弱るとむくみにつながります。

梅雨の本格的なむくみシーズンが来る前に、春のむくみはしっかり解消しておきたいですね。そこでおすすめなのが「青大豆」です。漢方の基本・五行《ごぎょう》説では色も五色に分けられ、季節や五臓と対応していますが、青は春の色であり、肝と同属色。シンプルに塩ゆでにして、枝豆の感覚でそのまま食べても、サラダや煮物に加えてもOKです。

この日は：女性の日

昭和21年のこの日、初めて女性の参政権が認められた総選挙が行われました。

エネルギーが不足している状態「気《き》虚《きょ》」

人の体をつくる3つの要素「気《き》」「血《けつ》」「水《すい》」のうち、生命エネルギーである「気」が不足している状態を気虚といいます。

元気がない、やる気が出ない、疲れやすい、疲れが取れない、かぜをひきやすい、下痢をしやすい、朝が苦手で食欲がない、顔が青白い、こんな症状に思い当たる人は、気虚タイプ。肌のたるみや肌荒れも目立ち、疲れた顔をしていることも多く、実年齢より老けて見られがちです。

もともと体力がなく、ストレスによる精神的なダメージを受けると、気を消耗して症状がどんどん悪化してしまいます。このタイプにとって大事なのは、完璧を求めず、無理をしないこと。睡眠を十分に取って疲れをためず、朝食を食べて規則正しい食生活を心がけましょう。ウォーキングやヨガで、ゆっくりと体を動かすのも得策です。

気虚タイプにおすすめの食材は、エネルギーのもととなる穀類。雑穀や豆類などの芽吹く力を取り入れるのもよいでしょう。また、赤身の肉や魚などの動物性食品の生命力、気を補う山いもや里いもなどのいも類もぜひとりたい食材です。

この日は：メートル法公布記念日
長さの単位は尺貫法やヤード・ポンド法といろいろ。ときには自分の基準で測るのもストレスケアに。

4月12日

基本

エネルギーの流れが滞った状態「気滞《きたい》」

生命エネルギーである気《き》が足りていない気虚に対して、気のめぐりが悪く、滞った状態を気滞といいます。

イライラする、気持ちが落ち込みがち、眠れない、頭が痛い、のどや胸につかえがある、おなかが張ってガスがたまるといった症状に思い当たる人は気滞タイプ。

ストレスや不規則な生活が原因となっていることが多く、自律神経のバランスの乱れから、精神的な症状が現れます。

また、怒りを抑えつけたり、思い悩む気持ちを抱え込んだり、引きこもって体を動かさなかったりしても、気滞になりがちです。気のめぐりが低下すると、血《けつ》や水《すい》のめぐりも悪化。それにともなうさまざまな不調を招きます。

気をめぐらすには、香りや運動でつまりを取って発散させるのがよいでしょう。アロマを楽しんだり、ストレッチを行うほか、気功や深呼吸などで気持ちを落ち着かせると改善が見込めます。

気滞タイプにおすすめの食材は、香りのあるもの。香味野菜やハーブのほか、春菊、三つ葉、セロリ、パセリ、にらなども気をめぐらすのに有効です。発散作用のある香辛料も取り入れてみて。

この日は：パンの記念日
気虚タイプは雑穀パン、気滞タイプの人はハーブフォカッチャなどを選んでみましょう。

体の熱を冷ます働きのある「タンポポ」

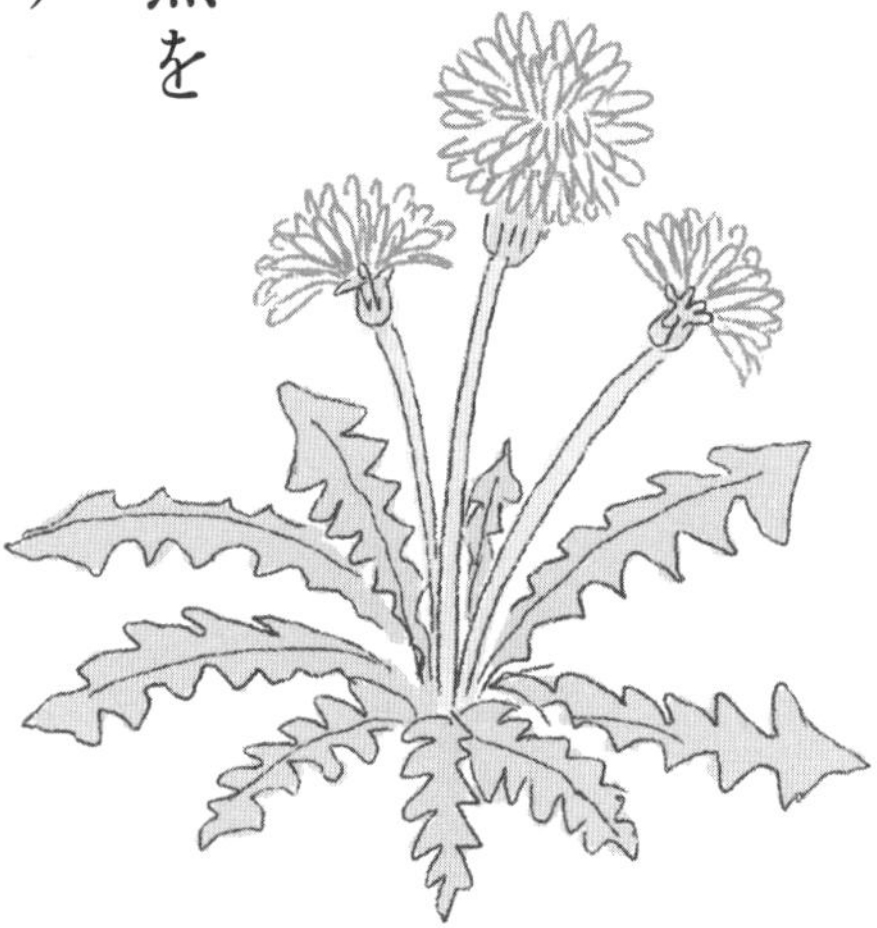

春風にのった綿ぼうしが、遠くまで飛んで子孫を増やすタンポポは、生命力が強い植物。根を焙煎《ばいせん》したタンポポコーヒーなどは知られていますが、昔は葉をおひたしや天ぷらにして食べていたようです。中国でも野菜として一般的で、古くから「蒲《ほ》公英《こうえい》」という生薬《しょうやく》として使われてきました。

生薬は根をメインに、葉、花、種と全草が使われ、どの部位も効能はほぼ同じ。甘みと若干の苦みがあり、体の熱を冷ます働きがあります。たとえば、のどからくるかぜの初期症状、にきびやものもらいなど化《か》膿《のう》をともなう炎症、膀胱《ぼうこう》炎、消化不良、便秘などに有効です。

乾燥させた根はお茶に。生の葉は、サラダのほか、さっとゆでてみそで和えたり、青菜代わりにさまざまな料理に使えます。ただし、冷え性の人は控えめに。

この日は：水産デー
漁業法が制定された日。海に囲まれた日本は古くから海の恵みに食生活が支えられてきました。

4月14日

リラックス

頭痛を和らげてくれる「ペパーミントのハンドバス」

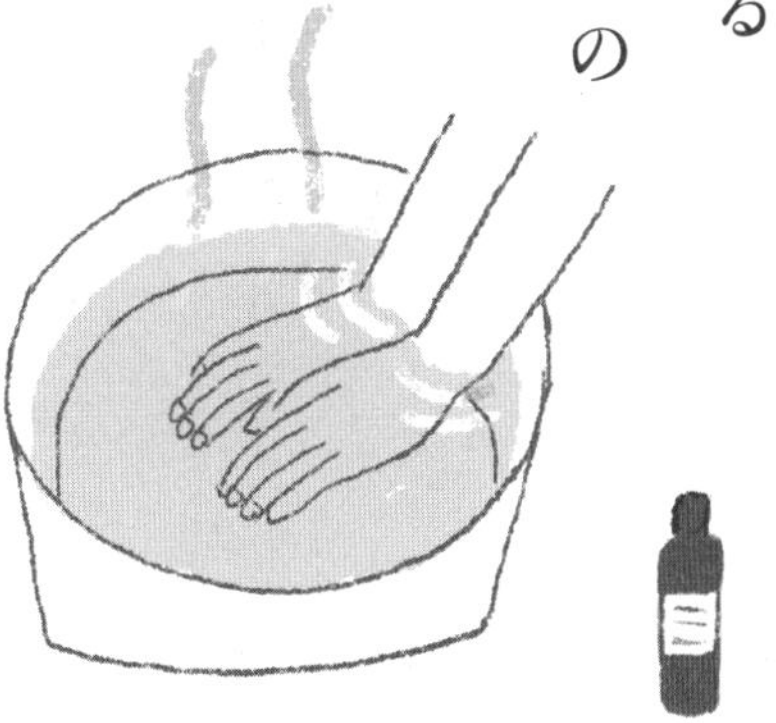

【ペパーミントのハンドバスのやり方】

①洗面器に熱めのお湯を張り、ペパーミントのエッセンシャルオイルを数滴たらす。

②手を入れて、湯気とともに立ち上る香りを吸い込みながら、ゆったりとした気分で温める。

＊乾燥させたペパーミントを使う場合5分ほど煮出したものに水を加えて使う。

スーッとした香りが気分をリフレッシュさせてくれるペパーミントは、以前、緑茶と一緒にお茶にするお話をしましたが（P74）、今回はハンドバスをご紹介します。

「薄荷《はっか》」という生薬でもあるペパーミントは、体のとくに上部の熱を冷ますのに有効。春によくある五臓《ごぞう》の肝《かん》の高ぶりで、頭に熱がこもって起こる頭痛を鎮める効果が期待できます。

ハンドバスなら、清涼感たっぷりの香りを取り込みやすく、足浴より手軽なのもポイントです。毛細血管の多い手先を温めることで、温まった血液が全身をめぐり、首や肩のコリをほぐしてくれるので、頭痛解消効果がアップします。

この日は：椅子の日
体を包み込むタイプ、ゆらゆら揺れるタイプ、マッサージチェアなど、いすは最高のリラックスツール。

4月15日

ツボ

気分を晴れやかにしてくれるツボ「太衝《たいしょう》」

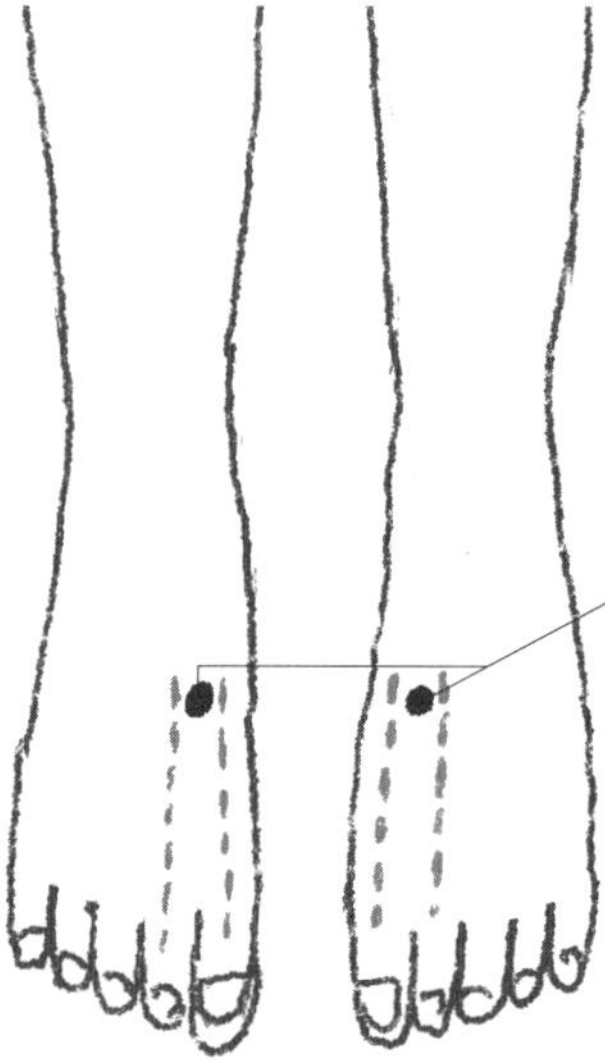

なんだか気分がもやもやして落ち着かず、気持ちが落ち込んでしまったときは、足の甲にあるツボ・太衝を強めに刺激して、春の青空のように晴れやかな気分に。

そもそも、気分が落ち込むのは、気がつまっている気滞（Ｐ１０７）の状態。春の新しい環境で気疲れしてしまっているのかも。また、春は五臓《ごぞう》の肝《かん》が活発に働くため、肝と対応した感情であるイライラが出やすいといえます。

太衝は、肝に働きかけるツボで、気《き》・血《けつ》のめぐりを正常に戻します。流れを取り戻すことで、気分も晴れ、肝が安定するので、めまいや更年期症状の改善にも効果が期待できます。

この日は：よい子の日
よい子でいようと一生懸命になりすぎるのは、逆にストレスのもと。いいかげんも大事。

隙間時間に筋肉の緊張をほぐす「グーパー運動」

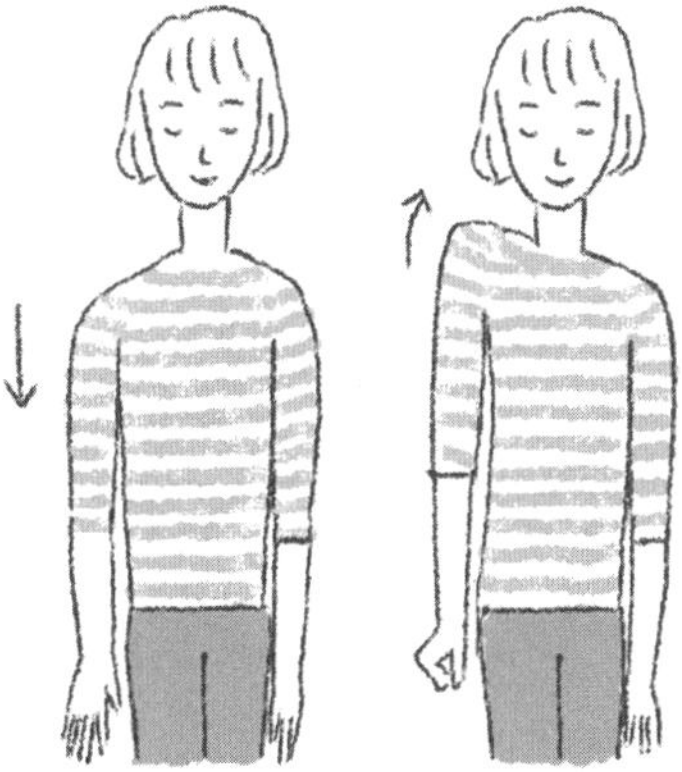

【グーパー運動のやり方】
①手をグーにした状態で、片方の肩にギュッと力を入れて持ち上げる。
②息を吐きながら肩をおろすと同時に、手をパーにしてだらんとおろして脱力する。反対側も同様に行い、数回ずつ繰り返す。

肩コリで悩んでいるならぜひ試してほしいのがグーパー運動。手をグーにして縮こまらせて血《けつ》を一時的に止め、一気に手をパーにして脱力します。この反動を利用して、滞った血を流す運動です。

肩コリの原因は、筋肉の緊張で血の流れが滞るため。こわばりを感じたり、頭痛を引き起こすこともあります。漢方では、血はもちろん、エネルギーである気《き》や体液の水《すい》、すべての流れが悪くなっていても肩コリは生じると考えます。

気・血・水は影響し合う関係ですから、血の流れがよくなると、ほかの2つの流れもよくなり、筋肉の緊張だけでなく、心の緊張などもほぐれます。

この日は：チャップリンデー
世界の喜劇王・チャップリンの誕生日。笑いは気づまりを解消して、さまざまな流れを促します。

体を うるおす 旬の海の幸 「はまぐり」

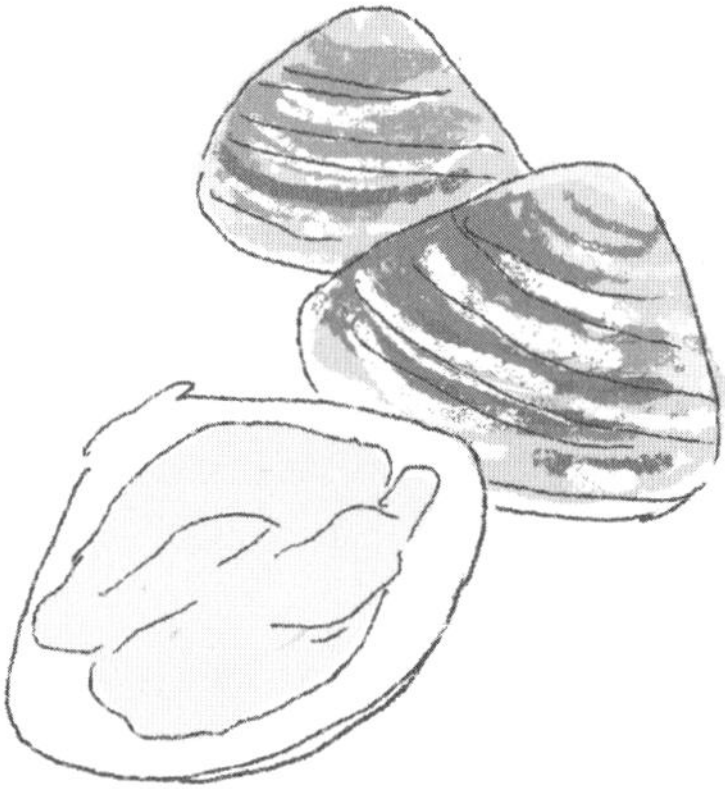

春に旬を迎えるはまぐりは、ひなまつりのお膳にもお吸い物などでよく登場しますね。この時期のはまぐりは、みずみずしさとうまみをたたえたぷっくりとした身が格別です。２枚の殻がぴたりと合わさることから、縁起物としても珍重されてきました。漢方では、はまぐりの貝殻を砕いた「海蛤《かいごう》粉《ふん》」という生薬《しょうやく》もあります。

食材の働きとしては、まず、体をうるおす力が挙げられます。のどの渇きを取り、体の熱を冷ましてくれるので、寝汗やのぼせ、足のほてりのある人におすすめ。むくみの解消にも有効です。

また、血圧を下げたり、糖尿病などの、生活習慣病予防にも効力を発揮するといわれます。はまぐりと同じく、のどの渇きをとめ、血《けつ》を補うほうれん草とはベストコンビといえます。

この日は：ハローワークの日
仕事はストレスの原因にもなりますが、よき仕事との出合いは人生の糧でもあり、心のうるおいにも。

4月18日

漢方薬

歯が痛いときには「クローブ」が効く!?

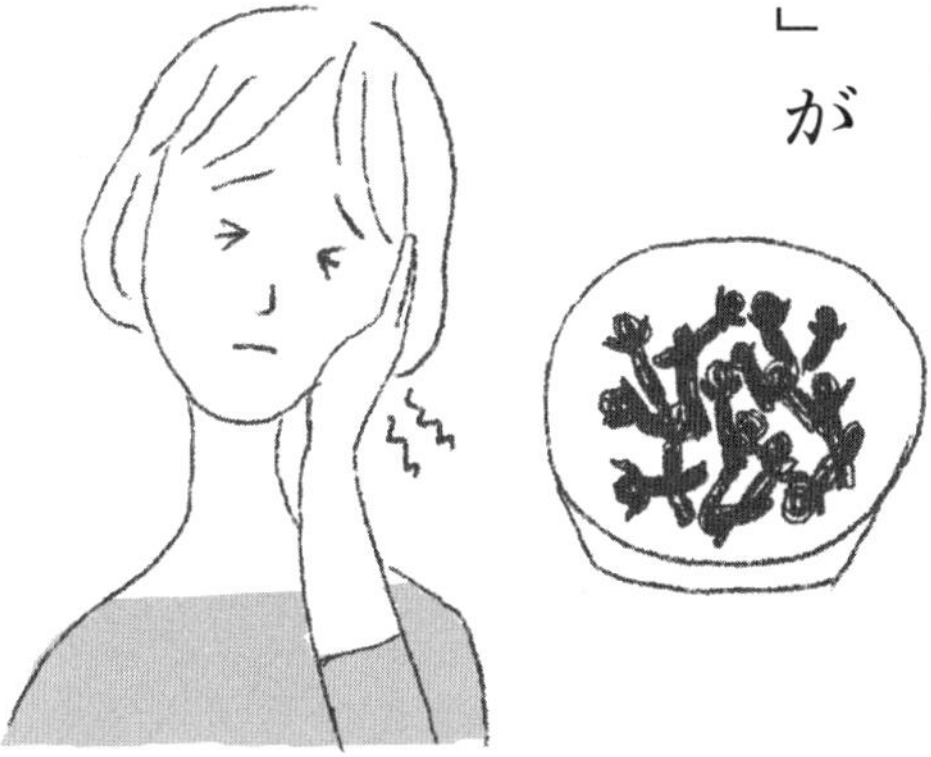

ズキズキと痛む歯痛。むし歯や歯周病など、歯の病気が原因と考えられていますが、漢方では、歯茎の血《けつ》のめぐりが悪化しても起こると考えます。瘀血《おけつ》を取り除き、痛みを改善する「桂枝茯苓丸《けいしぶくりょうがん》」や、炎症を鎮める「黄連解毒湯《おうれんげどくとう》」などの漢方薬が用いられます。瘀血とは、古い血がうまく流れずに滞っている状態のこと。

生薬では、「丁子《ちょうじ》」とよばれるスパイスのクローブが有効とされています。クローブは、丁字の木の花のつぼみを乾燥させたもので、強い香りをもっています。

アジアのとある地域では、歯痛にクローブを使うという民間療法があると聞きますが、実際にかむと、かたくてなかなかかめないもの。そしてガリッといった瞬間、口の中に強烈なしびれが！　ある意味、麻酔的な働きを活用したのかもしれません。

この日は：よい歯の日

歯磨き粉には、塩やミントやフッ素などが配合されていますが、クローブ配合のものも。

気持ちを落ち着かせる薬膳酒「セロリ酒」

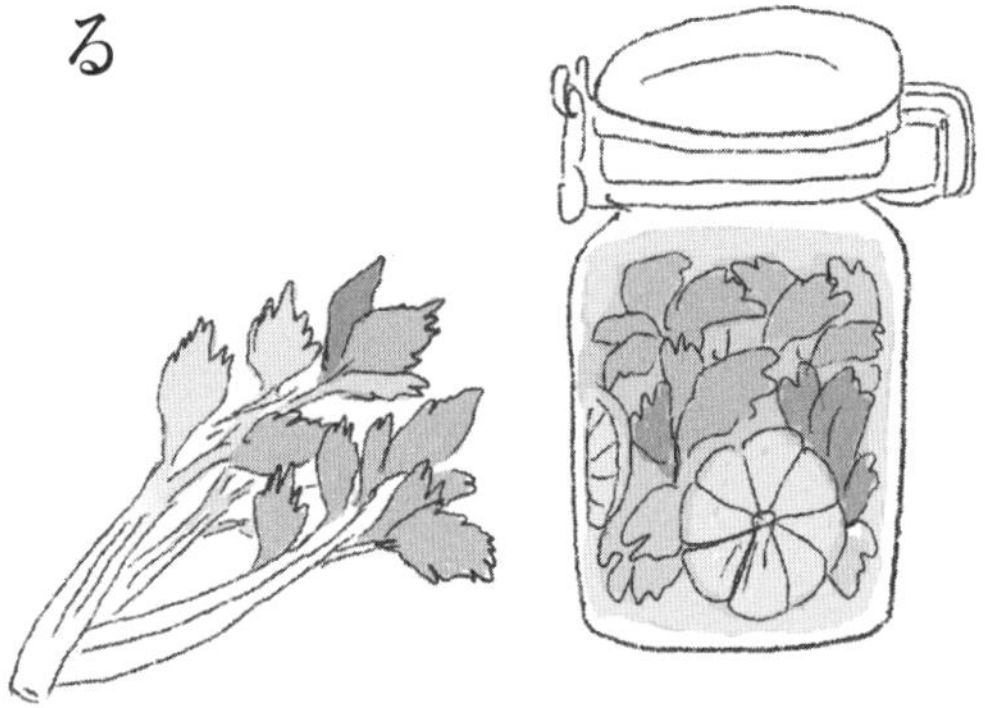

独特の香りに好き嫌いが分かれるセロリですが、その香りこそがセロリの命。この香りには、心を落ち着かせるアロマ効果があるといわれています。

漢方での働きも、五臓《ごぞう》の肝《かん》を助け、イライラをはじめ、目の充血やかすみ目などの目のトラブル、のぼせ、頭痛といった症状を鎮めます。また、肝だけではなく、肺にも有効で、余分な水分を取り除こうと働くため、尿を出やすくしてデトックス効果をもたらしてくれます。

セロリの香りを生かすには、手作り薬膳酒を。葉も茎もすべて使って、ホワイトリカーにレモンとともに漬け込みます。ストレートやロックでいただきます。

香りが苦手な人は、ポトフなどの料理に加えると味わいや風味が増して、セロリのいいところを取り込めます。

この日は：地図の日
東洋医学では気《き》・血《けつ》・水《すい》の通り道を経絡《けいらく》とよんでいますが、この道筋は、養生の地図といえるでしょう。

4月20日

基本

4月

「青筋《あおすじ》」が出ていたらイライラのサイン！

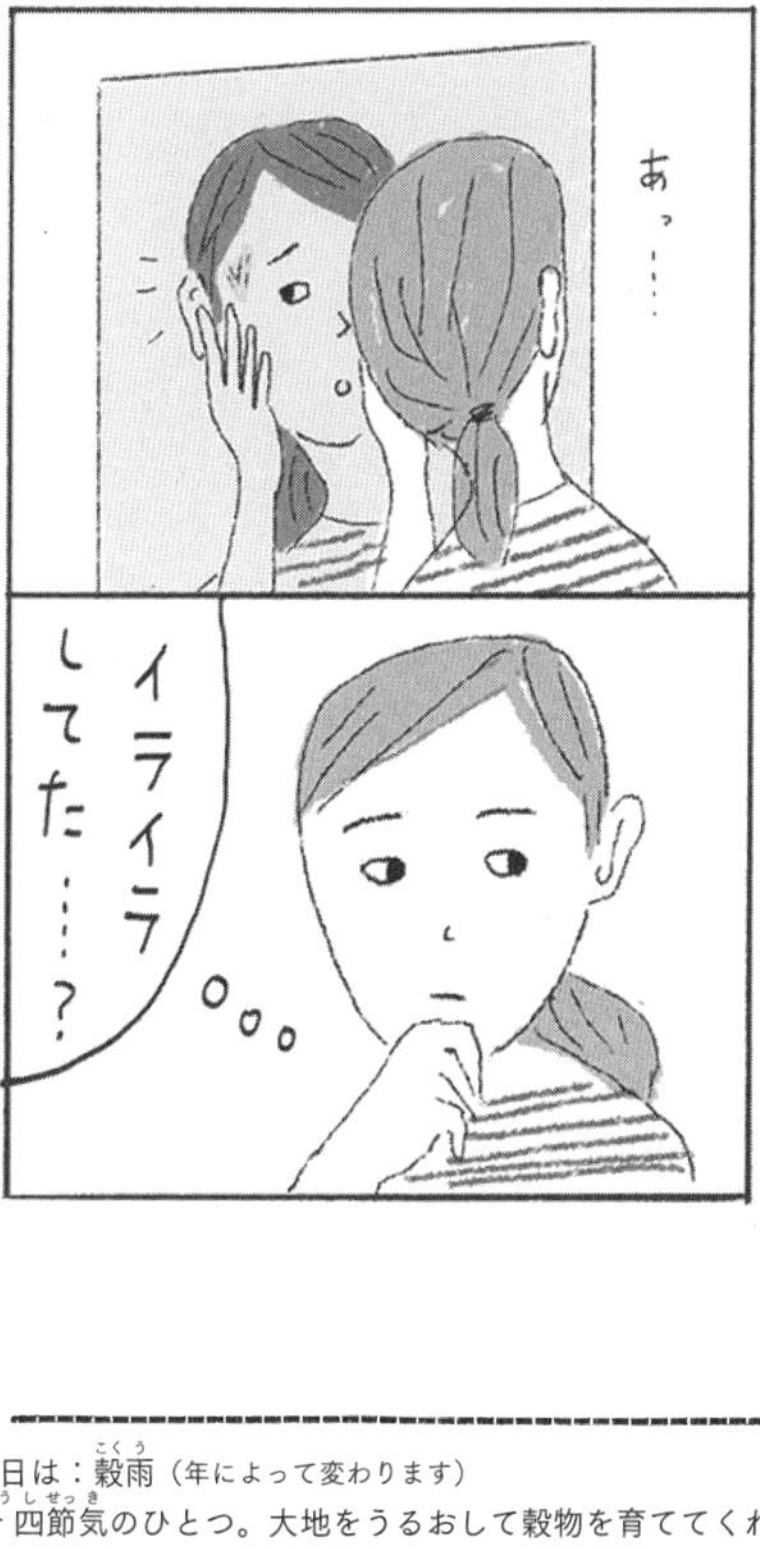

漢方では、五行《ごぎょう》説に基づき、季節によって特徴的な不調があると考えます。その季節に対応する五臓《ごぞう》に起こり、対応する色が顔色に現れるのです。春に対応するのは肝《かん》と青色です。

春は卒業や入学、職場内での部署異動など、環境の変化が多い季節。この変化は、自律神経や情緒の調整にかかわる肝の負担に。すると、肝の不調で起こる怒りと、春の色である青色が同時に見られます。それが、額に浮き出る青筋です。鏡に映った顔に青筋が立っていたら、知らずにイライラしている証拠かもしれません。

この日は：穀雨《こくう》（年によって変わります）
二十四節気《にじゅうしせっき》のひとつ。大地をうるおして穀物を育ててくれる、春の雨が降るころ。

みずみずしい肌をつくる「白きくらげのスープ」

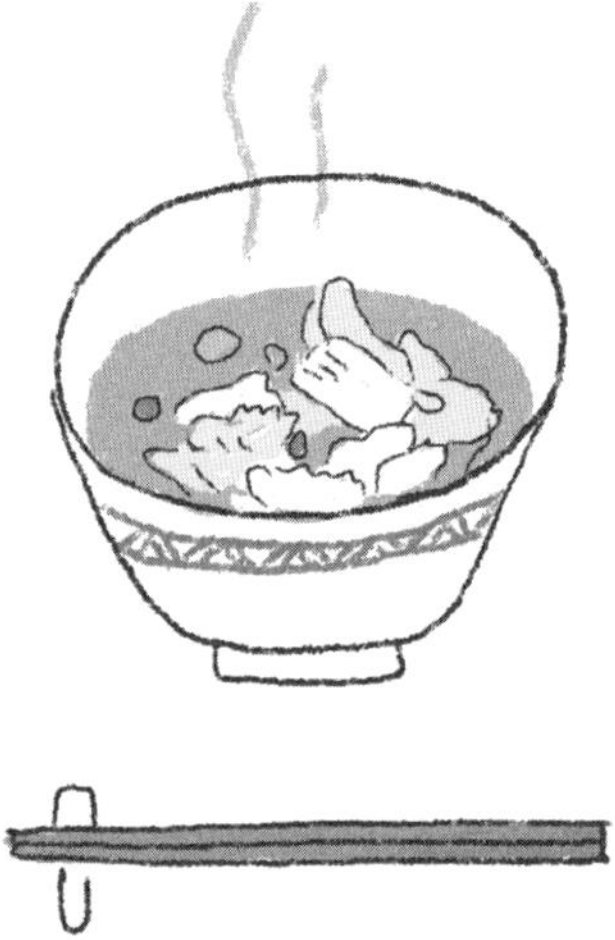

きくらげは白も黒も老化予防に優れた食材ですが、美容によいといえば白きくらげです。肌につながる五臓《ごぞう》の肺に働きかけて、肌にうるおいを与えます。

白きくらげは乾燥のものが年中手に入るので、たっぷりの水でもどして使います。ぷるぷるとした食感で、肌もぷるぷるとみずみずしさを取り戻すこと請け合いです。

白きくらげは、サラダにしたり、シロップ煮にしてデザートに使ったりしますが、うるおいアップにはコラーゲンたっぷりの鶏手羽と一緒にスープにします。鶏手羽がないときは皮つきの鶏もも肉でも可能。コラーゲンのかたまりである皮を使うのがポイントです。体を温める長ねぎとしょうがも入れて煮込みましょう。空《から》ぜきやのどの渇きにも効果があり、冷えが気になる人にもうれしいスープです。

この日は：民放の日
最近は衛星放送にネットテレビとチャンネルも多彩に。リラックスにうまく取り入れましょう。

4月22日

運動

子宮と腰を温める「月のポーズ」

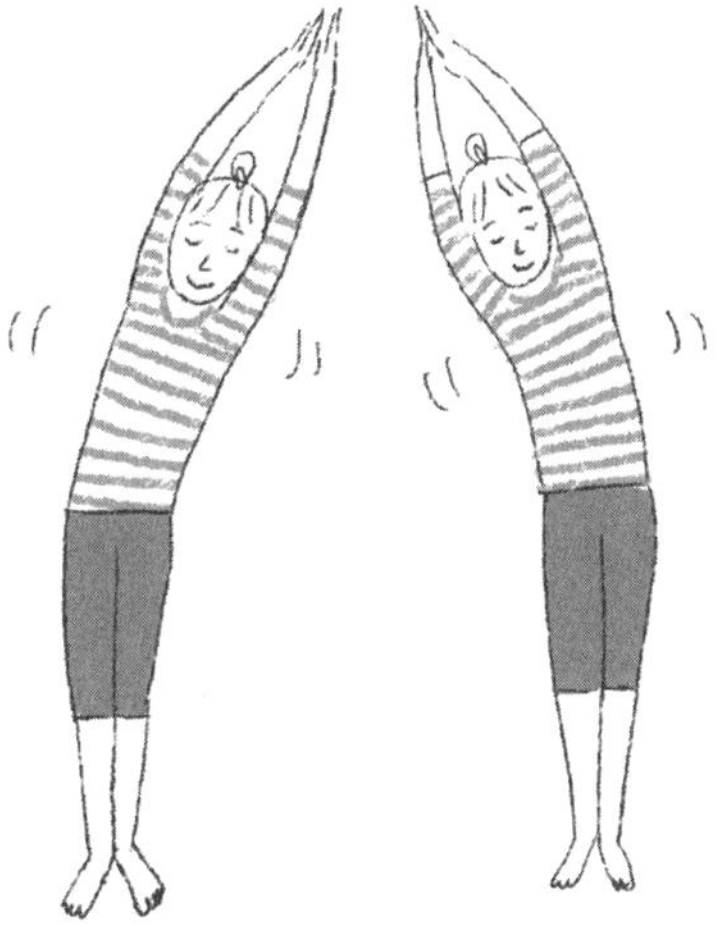

春も終わりが近づき、昼間は初夏を思わせる強い日差しで汗をかくかと思えば、日が暮れたとたんにぐっと冷え込むこの時期。下半身を温めるヨガのポーズで体をいたわりましょう。

ポイントは骨盤を正しい位置に戻すこと。骨盤は、エネルギー貯蔵に重要な丹田《たんでん》や子宮、卵巣がある大事なところ。ヨガのポーズで骨盤を柔軟に保つことは、血《けつ》の流れを促進し、さらに骨盤を覆っている筋肉もほぐして、内臓全体の血行を高めることで体を温めます。

ぜひトライしてほしいのが月のポーズ。両足をそろえて立ち、両手を胸の前で合わせてそのまま頭上へ。息を吐きながら上体を左に倒して10秒キープし、元に戻して反対側も同様に行い、何度か繰り返します。おなかを使った深い呼吸を忘れずに。

この日は：アースデー
地球のことを考える日。ヨガの立位のポーズは地球に根っこが生えたイメージで。

二日酔いには「しじみと豆腐のみそ汁」が最強の回復食

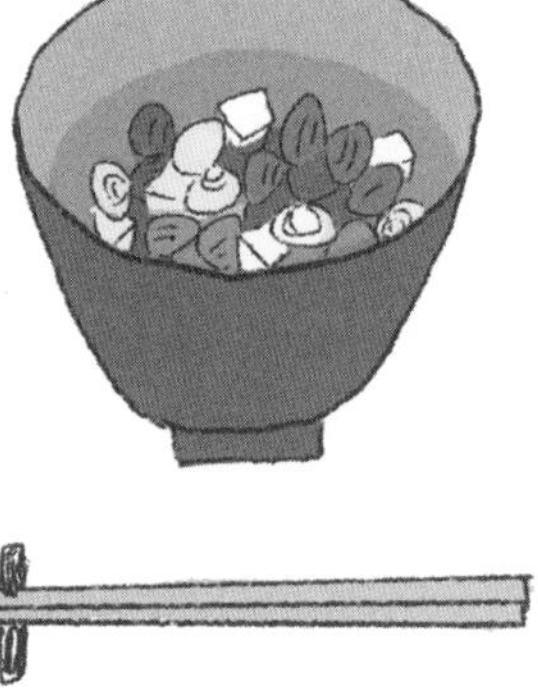

初夏から夏にかけての産卵に備え、栄養を蓄えている春のしじみは、うまみがたっぷり。しじみには、肝機能を高めて酒毒を取る働きがあり、お酒を飲む人にはとくにおすすめの食材。ほてった体の熱を冷まして、利尿効果を発揮し、むくみや排尿トラブルも解消してくれます。

お酒のしめや、飲んだ翌日は、しじみ汁でお酒疲れを回復させましょう。しじみだけでも効果は十分ですが、大豆を加工した豆腐を加えるとさらに効能がアップ。大豆は元気を補い、水分代謝を高めてくれる食材。そこににがりを加えて作る豆腐は、余分な熱を冷まし、解毒を助けます。

また、みそも余分な水《すい》を排出し、熱を冷ますので、しじみと豆腐のみそ汁にすると最強の組み合わせに。熱いみそ汁を飲めば、内臓に染み渡り、気持ちもスッキリします。

この日は：しじみの日

しじみは食品として優れた効能をもつだけでなく、水質浄化にも役立つ、とってもエコな食材。

熱をもった赤いにきびは「ドクダミ茶」で冷まして解消

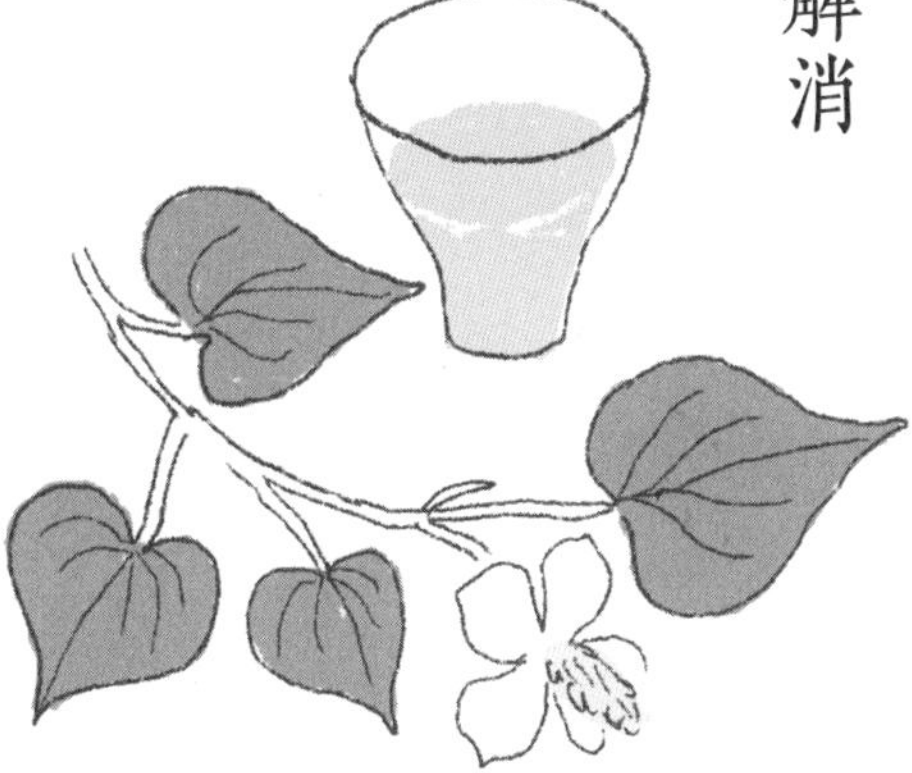

ドクダミは毒だめともよばれ、日本では古くから民間薬として使われてきました。生薬《しょうやく》では「十薬《ジュウヤク》」といい、熱を冷まし、水《すい》をめぐらせて解毒する働きがあります。

ドクダミ茶といえば、便秘の効能が有名ですが、実は肌荒れにも効果があり、とりわけ熱をもった赤いにきびの特効薬。

その赤いにきび、若者のものなんて思っていませんか？ いえいえ大人も春先は要注意。というのも、春は体の余分な熱が上昇して、体の上部にトラブルが起きがち。また、この熱をもったにきびは、ストレスや、過食など食生活の乱れで悪化しやすいのです。春の新生活で精神のバランスを崩しやすいことも要注意の理由のひとつです。

ドクダミは体を冷やす働きが強いため、冷えがある人は、体を温めるしょうがを加え、ホットで飲むのがおすすめです。

この日は：植物学の日

日本の植物学の父といわれる牧野富太郎の誕生日。1500種もの植物を命名しました。

4月25日

食べ物

更年期ののぼせの症状に「うどの梅干し和え」

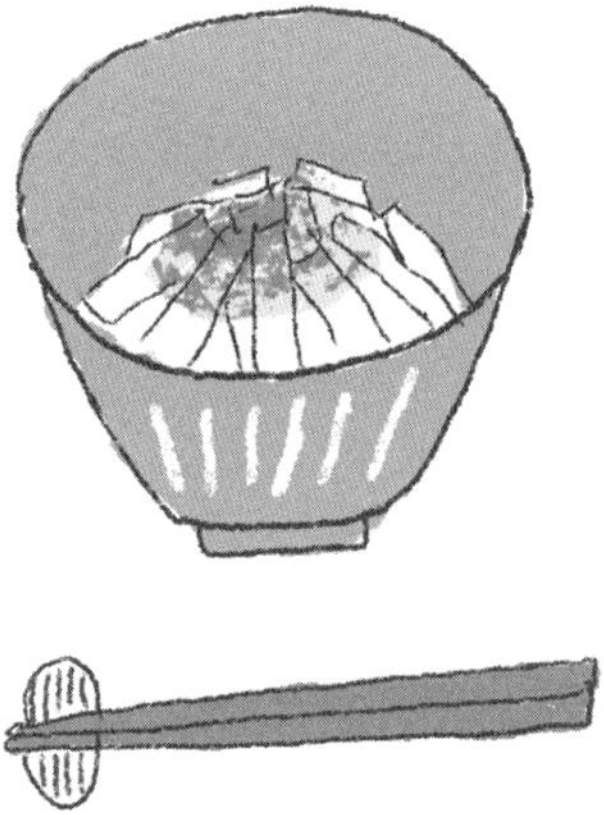

高麗人参《こうらいにんじん》と同じウコギ科のうど。爽快感のある特徴的な香りで、高い効能をもっています。更年期やプレ更年期で、のぼせやほてり、イライラといった自律神経の乱れが気になる人には、ぜひ食べてほしい旬の春野菜のひとつです。

うどは、若芽の部分は天ぷらに、皮は刻んできんぴらに、やわらかい茎部分はサラダや和え物でと、丸ごといただける一物全《いちもつぜん》体《たい》（Ｐ９）の優良食材。今回は、更年期対策に、茎部分を使ったうどの梅干し和えをご紹介。梅干しは五臓《ごぞう》の肝《かん》を助けて気《き》のめぐりを促し、のぼせやほてりを取ってくれるため、うどと相性は抜群です。

皮をむいたうどは酢水につけてあくを取り、酢を少量入れた湯でさっとゆでて下準備。たたいてペースト状にした梅干しで和えます。紅白の彩りも美しい春の一品に。

この日は：国連記念日

国際平和の維持を目指し、50カ国がサンフランシスコでこの日、国際連合憲章を採択しました。

4月26日

リラックス

疲れたときは「手のひらケア」で全身をケアしましょう

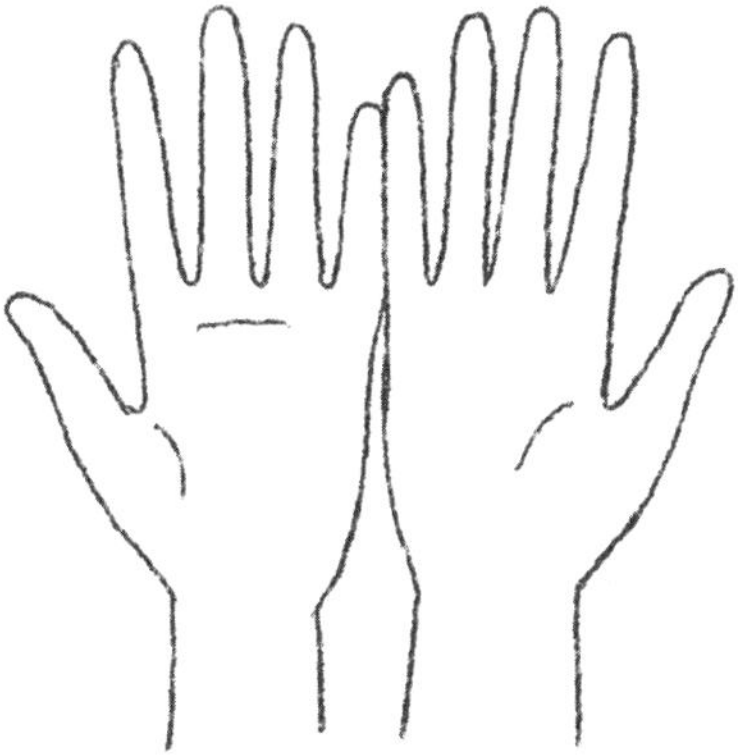

疲れを感じたときに、いつでもどこでもできる簡単ケア法を知っていると便利です。足裏の反射区、いわゆる足ツボはよく知られていますが、手のひらにも全身の反射区があり、足裏より手軽に押せて同様の効果が得られるといわれています。

反射区は複雑でどこを押せばいいのかわからない、という人は、おおざっぱに覚えておくだけで大丈夫。手のひらを広げて見てください。両手両足を広げた全身に見えてきませんか？　中指が頭から首、人差し指と薬指が両手、親指と小指が両足、手の腹がまさにおなかです。

電車の待ち時間で手持ち無沙汰なとき、ハンドクリームを塗るときなど、実践してみて。気になる部位を重点的にやるもよし、全身くまなくやるもよし。触ってみてこりこりしていたら、疲れている証拠です。

この日は：よい風呂の日

湯船につかっている間もぜひ手のひらケアを実践して、充実のお風呂タイムを。

4月27日

飲み物

イライラを鎮める「ジャスミンと陳《ちん》皮《ぴ》のお茶」

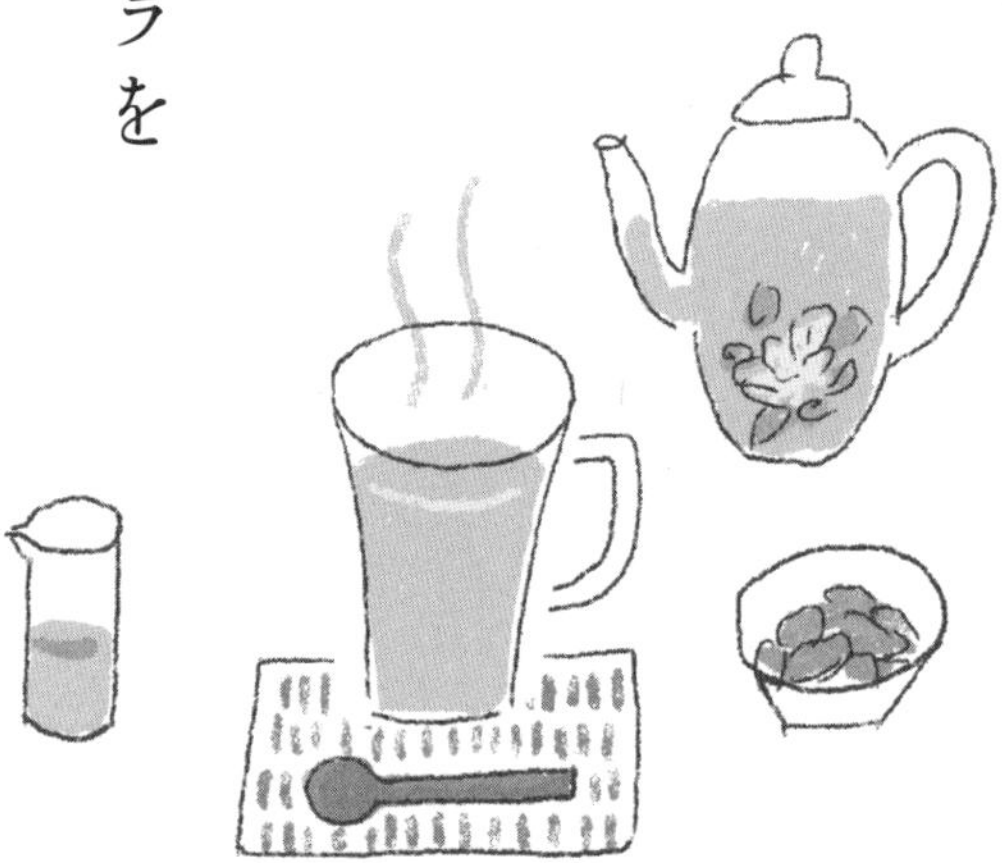

イライラの特効薬は香り高いお茶。香りが気分をリフレッシュさせ、お茶を飲むゆったりとした時間が心を落ち着かせます。

香り高いお茶の効能は、漢方的にも理にかなったもの。今回おすすめするジャスミンと陳皮のお茶でひもといてみましょう。

ジャスミンの香りは五臓《ごぞう》の肝《かん》に働きます。肝は「怒」の感情と対応する臓器ですから、イライラ解消というのは納得。一方、みかんの皮を干した陳皮は、五臓の脾《ひ》に作用して胃腸を助けます。イライラで肝が高ぶると胃腸をいじめるとされているため、ジャスミンと陳皮の組み合わせは、実によくできた組み合わせなのです。

香りをしっかり楽しむなら、ホットがおすすめ。ポットにジャスミンティーを入れ、陳皮を加えて香りを出します。甘みが欲しい人ははちみつをプラスしましょう。

この日は：哲学の日
香り高いお茶を飲みながらの読書タイムに、哲学書はいかがでしょうか。

手作りマッサージオイルで「頭皮マッサージ」

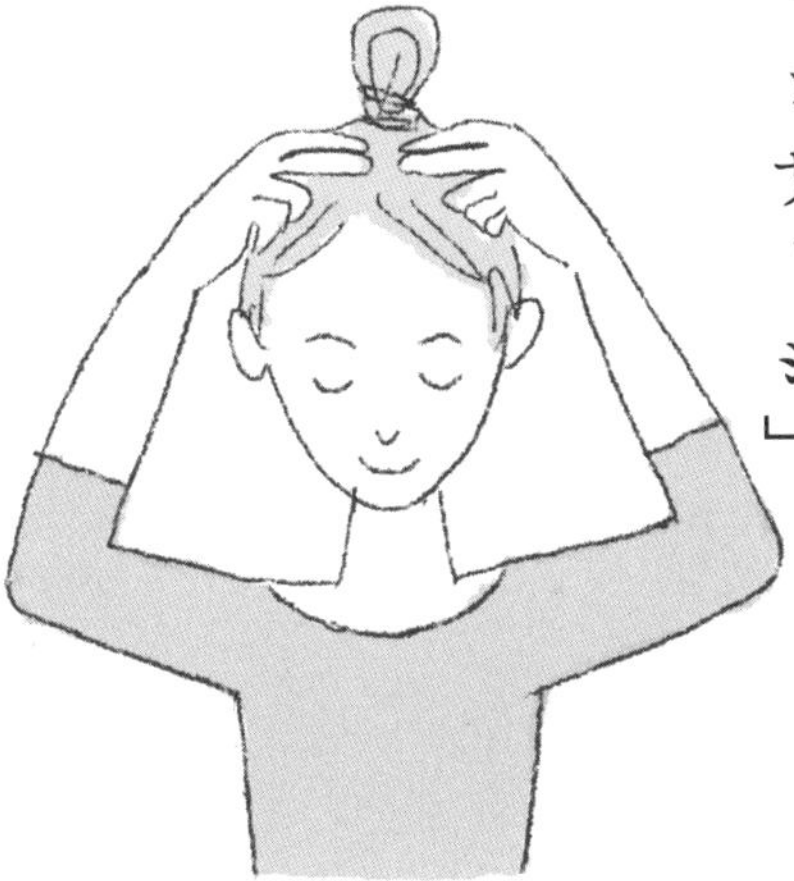

お風呂タイムのとっておきの養生が頭皮のオイルマッサージです。

一番の効能は頭皮の血行促進。頭に十分な血液が行き渡ると、頭がスッキリして目もパッチリ開き、首がスーッとして、重だるさから解放されます。そして、血液は栄養を運んでくれるため、髪の毛にもうれしい変化が。抜け毛を抑え、髪のコシも取り戻せます。オイルのおかげでうるおいもアップ。地肌の汚れを落とす効果もあります。

オイルは手作りがおすすめ。ベースとなるスイートアーモンドオイルかホホバオイルに好みのエッセンシャルオイルを数滴たらすだけ。手のひらで温めてから使います。

コツは、手のひらではなく、指の腹で頭皮をマッサージすること。頭頂にある百会《ひゃくえ》のツボ（P82）を押すと効果的です。最後にシャンプーでよく洗い流しましょう。

この日は：庭の日
お寺などで庭を眺めるとき、百会を意識した姿勢で座ってみると、気分が落ち着き、凛とした心もちに。

4月29日

リラックス

「朝日の呼吸法」で気を整えて活力アップ

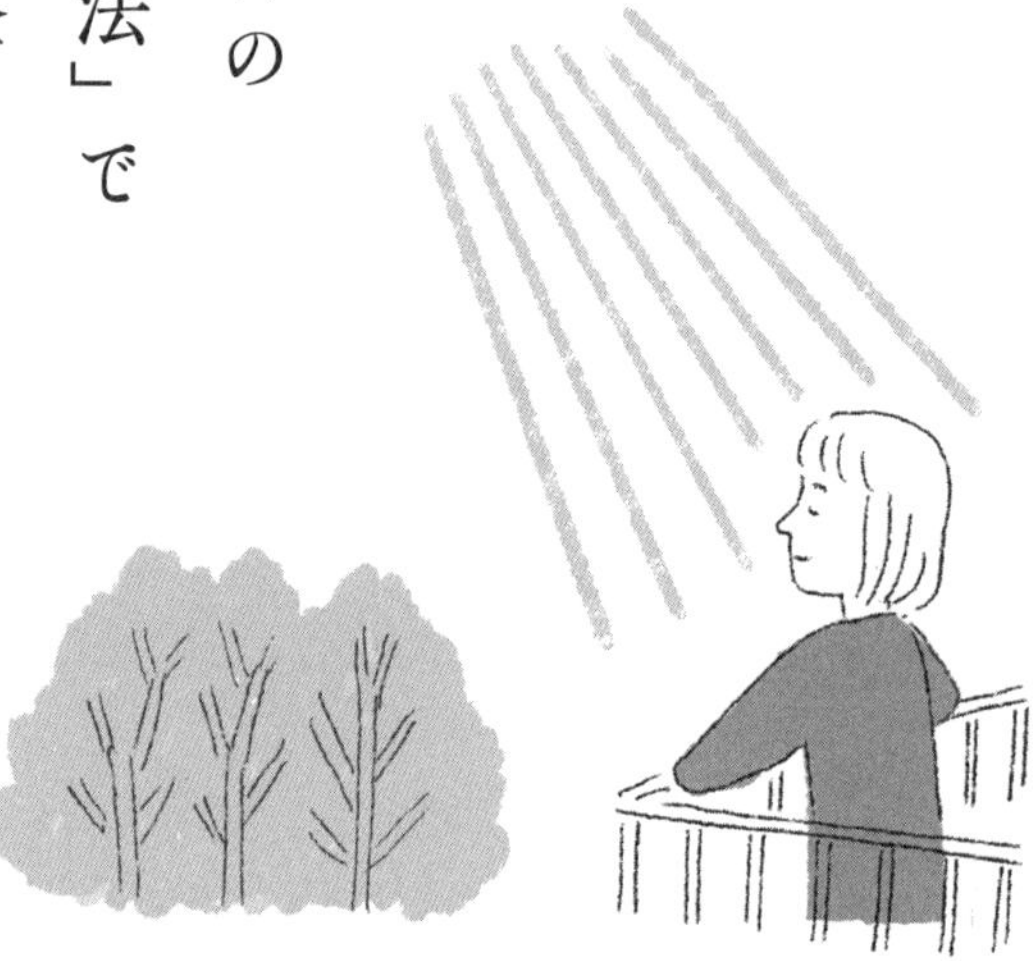

目には見えなくても確実に感じられるものってありませんか？　あの人にはオーラがあるとか、運命の相手は特別な光をおびて見える、なんて話も聞きますよね。元気というのも目には見えませんが、みなぎるのを感じることができます。

　太陽のエネルギーも、姿かたちはわからずとも、感じ取ることができるもののひとつではないでしょうか。とりわけ、朝日のもつパワーは絶大。朝日のエネルギーを感じるコツは、太陽を直接見ないこと。目を閉じて、まぶたごしに感じる光を、体のすみずみにまでめぐらせ、届けるよう意識しましょう。光の明るさ、温度を感じて。自然の中で行うことができればベターですが、部屋の中に差し込む光でもよいでしょう。

　朝日は活力を上げて、気分を明るくしてくれます。ぜひ、１日の始まりの日課に。

この日は：羊肉の日

体の温め効果が一番強い熱性の性質をもつ羊肉は、冷え性の人にはおすすめの食材。詳しくはＰ36。

4月30日

食べ物

4月

春キャベツの「発酵キャベツ」で消化機能を強化！

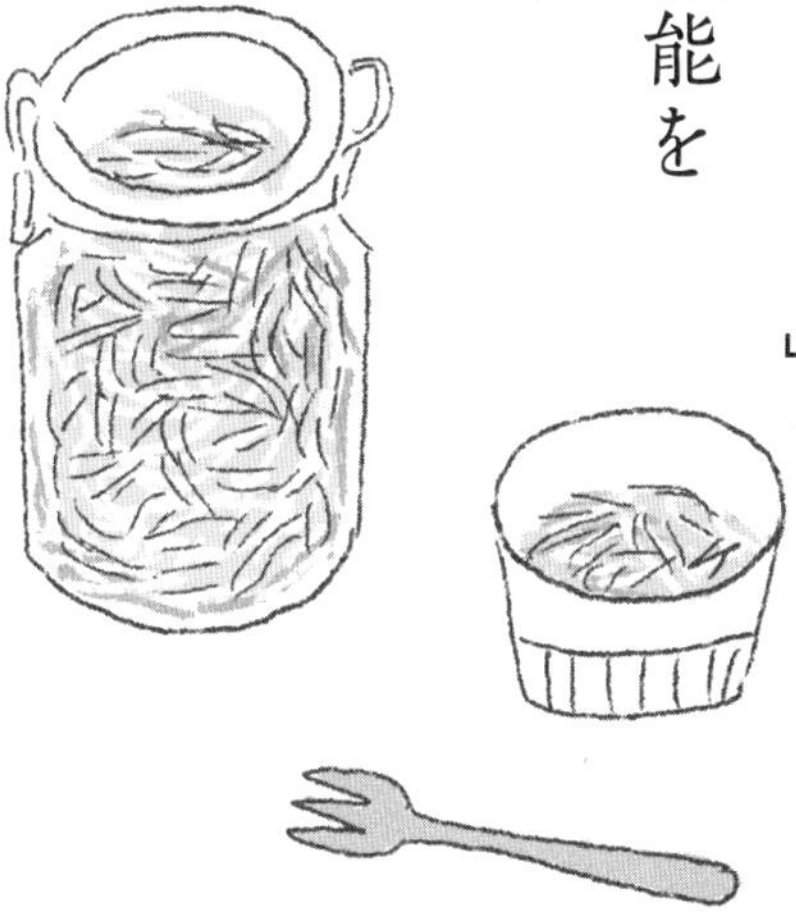

４月からの新生活にも慣れ、活動が高まる季節です。梅雨になる前に、しっかりと体を動かしておきたい時期でもあります。

活動にはエネルギーが必要ですが、漢方でのエネルギーは「気《き》」。気を養うには、食べ物の消化吸収を担う胃腸を元気に保つのが一番です。

胃腸によい食材といえばキャベツ。生で食べても効能の高い食材なのですが、今回は春キャベツをたっぷり使って発酵キャベツにしてみましょう。

キャベツに塩、ローリエ、粒こしょう、唐辛子を加えて漬け込むと、乳酸発酵で酸っぱくなり、洋風の漬け物のような味わいに。キャベツは最低½個は使ったほうが、発酵に勢いが出ておいしくできあがります。

ドイツ料理のザワークラウトと同じものなので、ソーセージとの相性も抜群です。

この日は：図書館記念日
ネットでなんでも調べられる時代ですが、本をひもとく作業は精神安定にもよいものです。

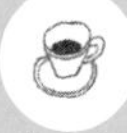

2000年の歴史をもつ「お茶」のさまざまな効能

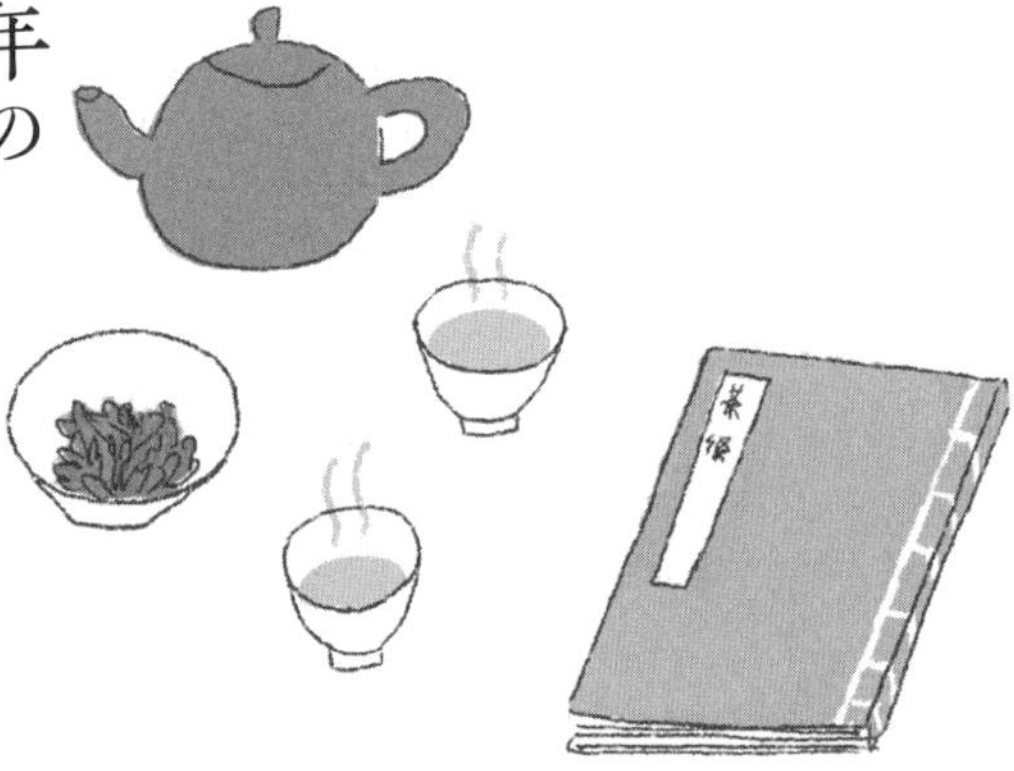

立春から数えて88日目の5月初めを八十八夜といい、この日に摘んだお茶は上質で、飲むと長生きするといわれています。

お茶の起源は今から2000年前の中国。一般化したのは隋唐の時代で、それでも約1500年も前のこと。お茶の神様といわれた陸羽《りくう》がお茶のバイブルともいえる『茶《ちゃ》経《きょう》』を記したのも唐の時代です。

近年の健康ブームでお茶は注目されていますが、古くから「万病の薬」といわれ、さまざまな効能があります。代表的な5つの効能をみてみましょう。

【清心《せいしん》】頭と目をスッキリさせ、眠いときや記憶力が低下したときによい。
【消食《しょうしょく》】食べ物や水分の滞りを取ります。
【解毒《げどく》】苦みが解毒に働き、食中毒を予防。
【利尿《りにょう》】水分バランスを整え、利尿します。
【消暑《しょうしょ》】体の熱を冷まし、渇きをとめます。

この日は：メーデー
ヨーロッパでは、もともと夏の到来を祝うお祭りで、労働者の祭典でした。

毒が薬に？「トリカブトとケシ」

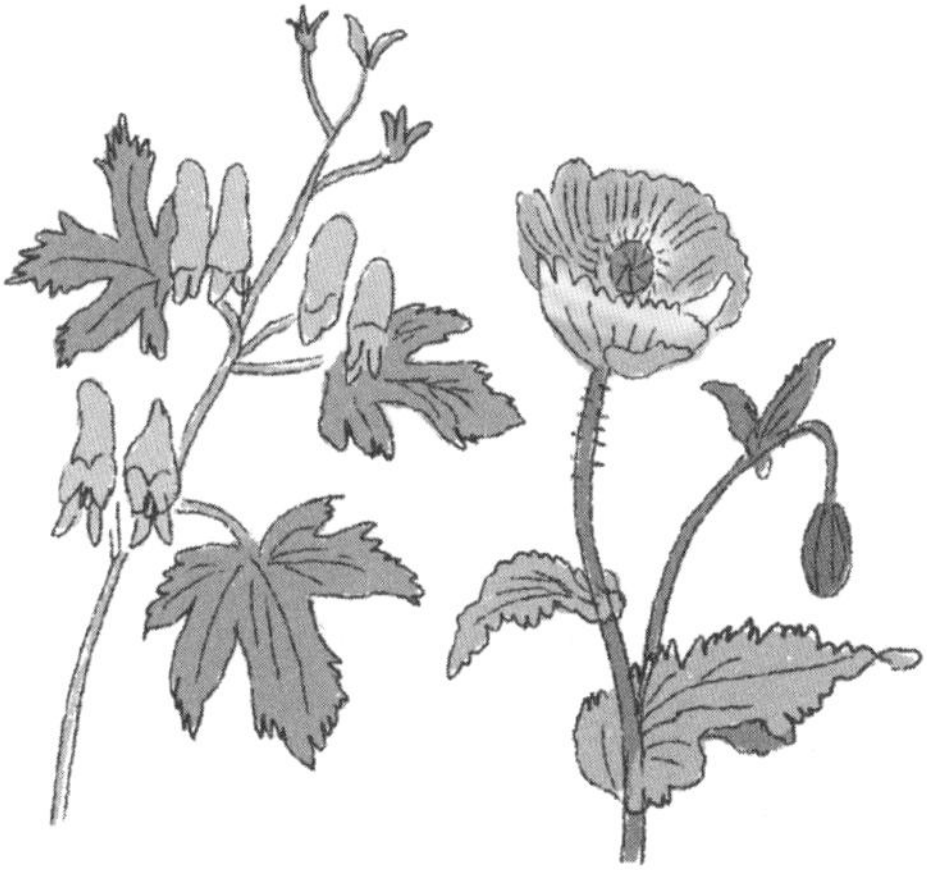

漢方では「薬有三分之毒」（くすりさんぶのどくあり）といって、薬には三分の毒があるといわれています。

春先には山菜とまちがえてトリカブトを食べてしまい中毒を起こしたというニュースが聞かれることも。トリカブトは「炮附《ほうぶ》子《し》」という生薬で、これはトリカブトの根っこについた子根《しこん》を特殊な加熱をして毒性を弱めたもの。さらに、煎じるときも、ほかの漢方薬に比べて長めに煎じています。体を温める働きがあり、冷えがあるとき、ショック状態で体温が下がったときに使われ、温め効果から血《けつ》のめぐりをよくするので、手のしびれなどにも応用されています。

このほか、ケシも未成熟果実から取れる乳汁はアヘンとなり、成熟果実は加熱すれば下痢や長引くせきを和らげる薬となります。薬と毒は表裏一体というわけです。

この日は：緑茶の日
緑茶のカテキンはポリフェノールの一種で、がんや高血圧の予防に有効と注目されています。

5月3日

基本

その効果一目瞭然！「似類補類《にるいほるい》」の健康効果

漢方は、古代の人々の自然界との深いかかわりと経験から生まれた、生きる知恵ともいえます。それを象徴するもののひとつが、似類補類という考え方。形や色、味、香り、生息している環境などが似ているものは、似ている部位を補うというもので、同物同治《どうぶつどうち》や象形薬理《しょうけいやくり》ともいいます。

たとえば、形でいうと、脳に似ているくるみは物忘れに、腎臓と似ている豆は腎臓病によいといわれます。

色では、紅花やサフラン、牡丹《ぼたん》、シャクヤクなどの赤い花は、婦人病などの血のトラブルに。

目に見えない香りは、同様に目に見えない「気《き》」のめぐりを促進します。

生育環境では、木に寄生する霊芝《れいし》や虫に寄生する冬虫《とうちゅう》夏草《かそう》は、体にできた異物（寄生）、つまりがんの改善に。

また、動物のレバーは肝臓を助け、鶏の皮は皮膚にうるおいを与えるなど、ほかの生き物の同じ部位も、この考えに基づき、補うとされます。

すべてに当てはまるというわけではありませんが、科学的研究が進んだ現在、次々とその根拠が解明され、実は理にかなった考え方だったことがわかってきています。

この日は：ごみの日
今捨てたそれ、本当にごみ？　ごみは捨てた瞬間にごみになるもの。日本特有のもったいない精神を大切に。

5月4日

運動

血行を促す「手のブラブラ体操」

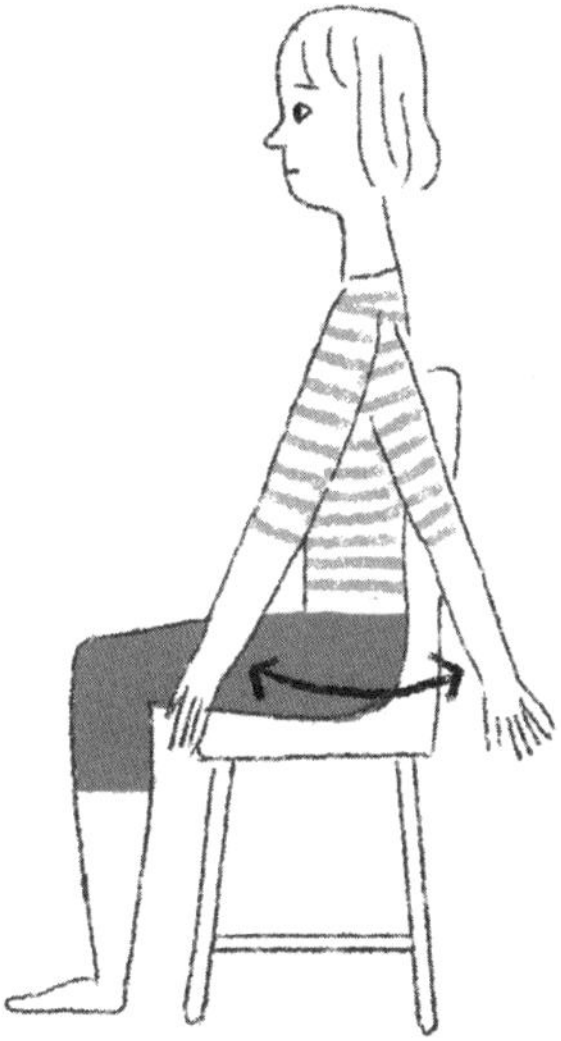

体を揺らすのって気持ちいいですよね。ハンモックやロッキングチェアでゆらゆら、電車に揺られてうつらうつら……。

体を揺らすと血《けつ》の滞りが解消されて、めぐりがよくなるほか、さまざまなゆがみが取れて、ニュートラルな状態に戻れます。いわば、体の初期化ともいえそうです。

効果的に、かつ手軽に体を揺らすには、手のブラブラ体操がおすすめ。

いすにこしかけ、腕を前後にブラブラさせるだけ。血行がよくなるのに加え、肩甲骨もほぐれるので、肩コリで悩んでいる人にはもってこい。

手足に冷えやむくみがある人は、血行促進効果の高いあおむけバージョン（Ｐ１８９）を。寝転んで両手両足を上げてブラブラ。寝る前に布団の上でやると効果的です。

この日は：しらすの日

頭から丸ごと食べられる小魚は、食養生の基本「一物全体《いちもつぜんたい》」（P9）にかなった食材。

胃腸の働きをよくする「菖蒲《しょうぶ》湯」

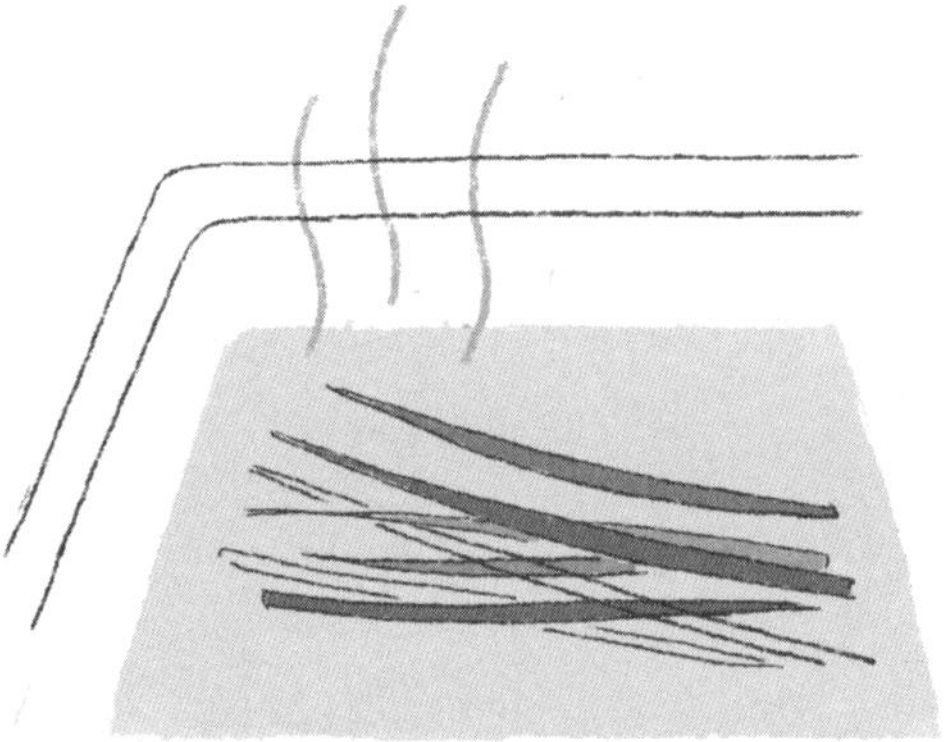

5月5日は「こどもの日」として国民の祝日になっていますが、古来の暦では五節句のうちの「端午《たんご》の節句」に当たり、「菖蒲の節句」ともいわれます。

男の子のすこやかな成長を祈願して、さまざまな風習が残っていますね。五月晴れの空を泳ぐ鯉のぼりを立て、五月人形や兜《かぶと》を飾り、柏もちを食べます。さらに、菖蒲の節句といわれているのですから、菖蒲湯に入るのも忘れてはいけません。

菖蒲はその独特の芳香から、邪気《じゃき》（P61）をはらうといわれています。血行促進や保湿効果など幅広い効能があり、血行がよくなることで胃腸の働きが活発になり、また肩コリや腰痛などの痛みにも有効です。

最近は菖蒲湯用に葉を束ねたものが市販されていて、菖蒲の葉を数本湯に浮かべるだけで手軽にできます。

この日は：わかめの日
韓国ではわかめは母乳の出をよくするといわれ、出産祝いにわかめを贈る風習があります。

5月6日

食べ物

五月病には心を落ち着かせる「金針菜《きんしんさい》」

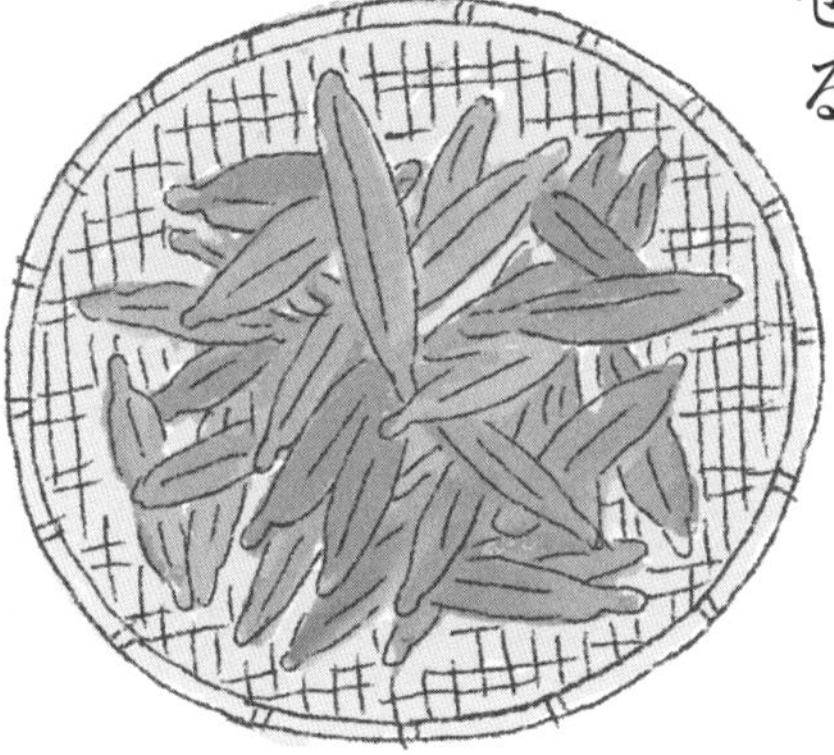

新入社員や新入生などが、新しい環境に適応できず、精神的に不安定になる症状を五月病といいます。春からの陽気で五臓《ごぞう》の肝《かん》は引き続き高ぶりがち。肝の不調による気分の落ち込みなどが現れやすく、だれにでも五月病のリスクはあるといえそうです。

五月病対策におすすめなのが、金針菜。落ち着かない気分を和らげてくれる薬膳食材で、本萱草《ほんかんぞう》というユリ科の植物のつぼみ。心配事をすっかり忘れてしまうほど美しい花を咲かせることから、別名を忘憂草《ぼうゆうそう》といいます。気《き》の高ぶりを鎮め、精神の緊張をほぐして、憂鬱《ゆううつ》な気分を解消してくれるほか、ストレスで弱った肝を助けて、消化機能も高めます。

生も手に入りますが、毒性をもつため、乾燥タイプがおすすめ。ぬるま湯でもどして、サラダや和え物、中国風の炒め物に。

この日は：立夏（年によって変わります）
二十四節気《にじゅうしせっき》のひとつで、この日から夏が始まります。

「春色ホットワイン」で生理前の不快感を予防

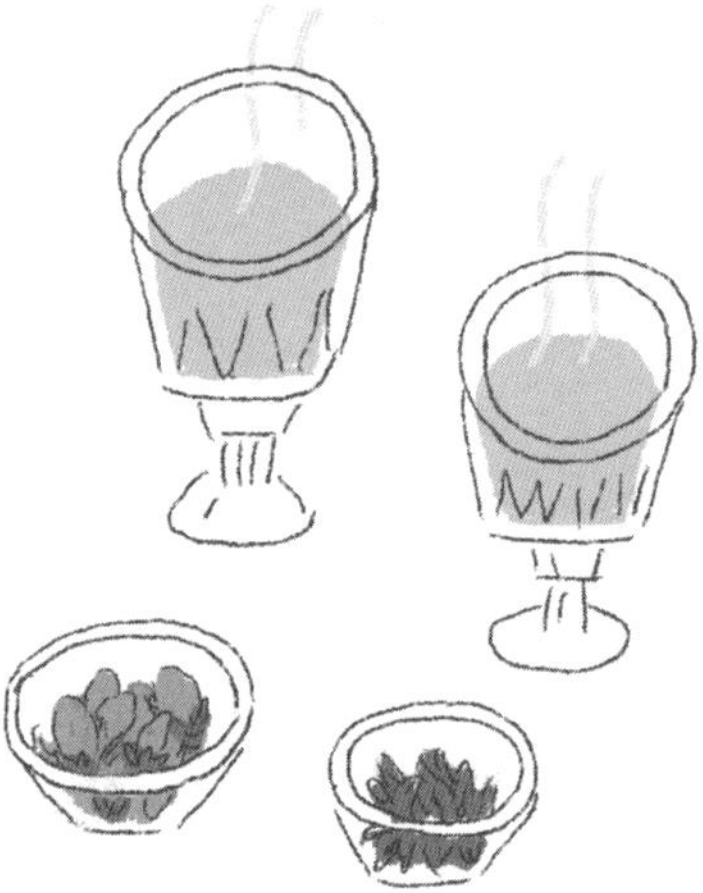

新緑がまぶしい5月は、植物が一気に伸びて成長する季節です。漢方の考え方では、人も自然の一部。私たちもこの時期は、エネルギーである気《き》をめぐらせて、のびのびと活動的に過ごすべき。

そのために、日々の小さな不調を見逃さず、こまめに微調整しておくのが得策です。たとえば、生理前のちょっとしたイライラもほうっておかず、気をめぐらせる食材を上手に使って解消しましょう。

そこでおすすめなのが、赤じそとローズ入りの春色ホットワイン。赤じそのさわやかな香りとローズの甘い香りが気をめぐらせ、きれいなピンク色が女性特有の症状改善に働きます。

作り方は、白ワインを鍋で温め、乾燥させたローズと赤じそを入れて少し煮立ててこし、はちみつを加えればできあがり。

この日は：粉の日
小麦の種子を乾燥させた小麦《しょうばく》という生薬《しょうやく》には、気持ちを落ち着かせる働きがあります。

5月8日

ツボ

眠れない夜に効くツボ「安眠《あんみん》」

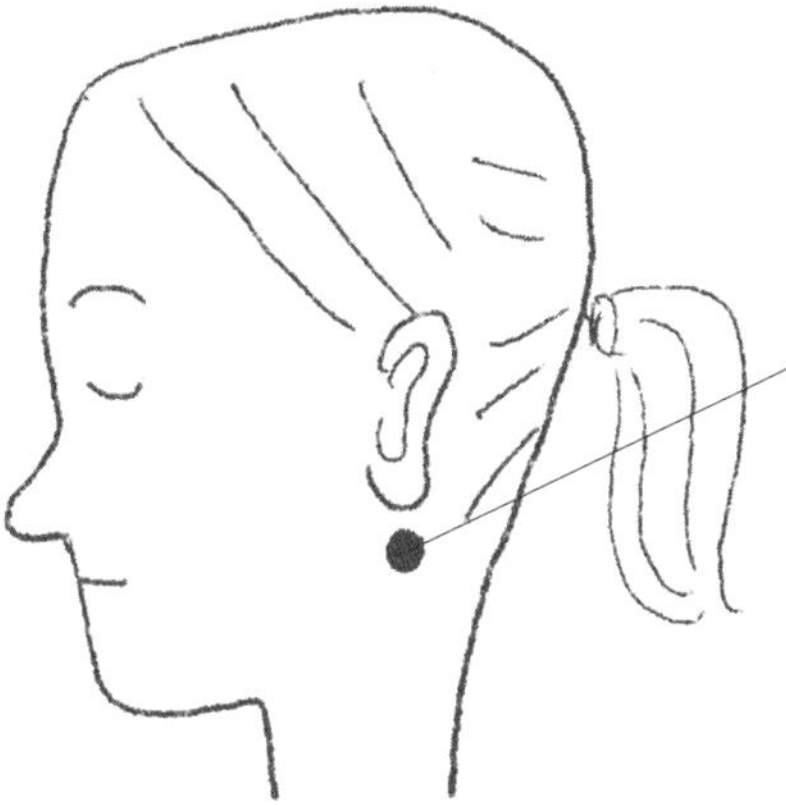

【安眠の探し方】
耳の後ろにある、下に向かってとがっている骨から指1本分下。

【安眠の押し方】
両手の親指を左右両側のツボに当て、同時に押す。1回6秒を5回繰り返す。

現代人に多い悩みのひとつが不眠。寝つきが悪い、すぐに目が覚める、眠りが浅いなどのタイプがありますが、漢方では五臓《ごぞう》の心《しん》と肝《かん》が関係していると考えます。

心は精神、意識をつかさどるとされ、興奮や緊張があると、頭部に熱がたまり、睡眠の調整ができなくなってしまいます。肝はエネルギーのもとである気《き》と血《けつ》が関係し、ストレスなどで気が滞ったり、疲労で肝の血が不足したりすることで眠りに影響が出ます。

これらの不眠を解消してくれるのが、入眠を促してくれる、その名も「安眠」というツボ。耳のすぐ後ろにあり、寝る前や、夕食後1時間くらいに押すと効果的。

この日は：ゴーヤーの日
5月から出荷が増えるゴーヤーは、体にこもった熱を冷ましてくれる夏野菜。

肌のたるみは胃につながる「陽明経絡《ようめいけいらく》」に現れる

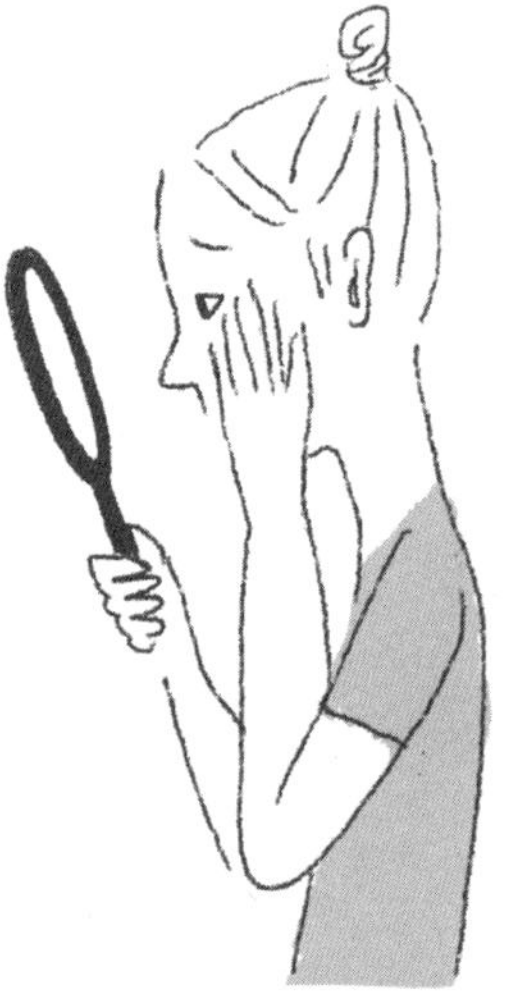

漢方で考える体をつくる要素、気《き》・血《けつ》・水《すい》の、気・血の通り道を経絡といいます。体中にいくつかの経絡がありますが、不調が出た部位を通っている経絡をケアすれば、不調解消に役立つと考えます。

たとえば、顔に広く分布し、消化機能を担う五臓《ごぞう》の脾《ひ》を通る陽明経絡。この経絡上の不調は老け顔を招くといわれています。というのも、ほうれい線のできる小鼻の両脇を通っているため。ほうれい線ができ始めると、口角が下がって、肌のたるみが目立ち始めます。

この肌のたるみを防ぐには、経絡上にある脾《ひ》をいたわりましょう。消化器官である胃腸を助ける食材を取り入れることが、肌のたるみの予防につながります。たとえば、鶏肉や山いもなど。消化に負担をかけないスープにするのがおすすめです。

この日は：アイスクリームの日
夏の暑い日に食べるアイスクリームは最高ですが、胃を冷やすため、肌のたるみ予防のためにも、ご注意を。

食べ物

スッキリ快便　お助け作りおき「ごぼうみそ」

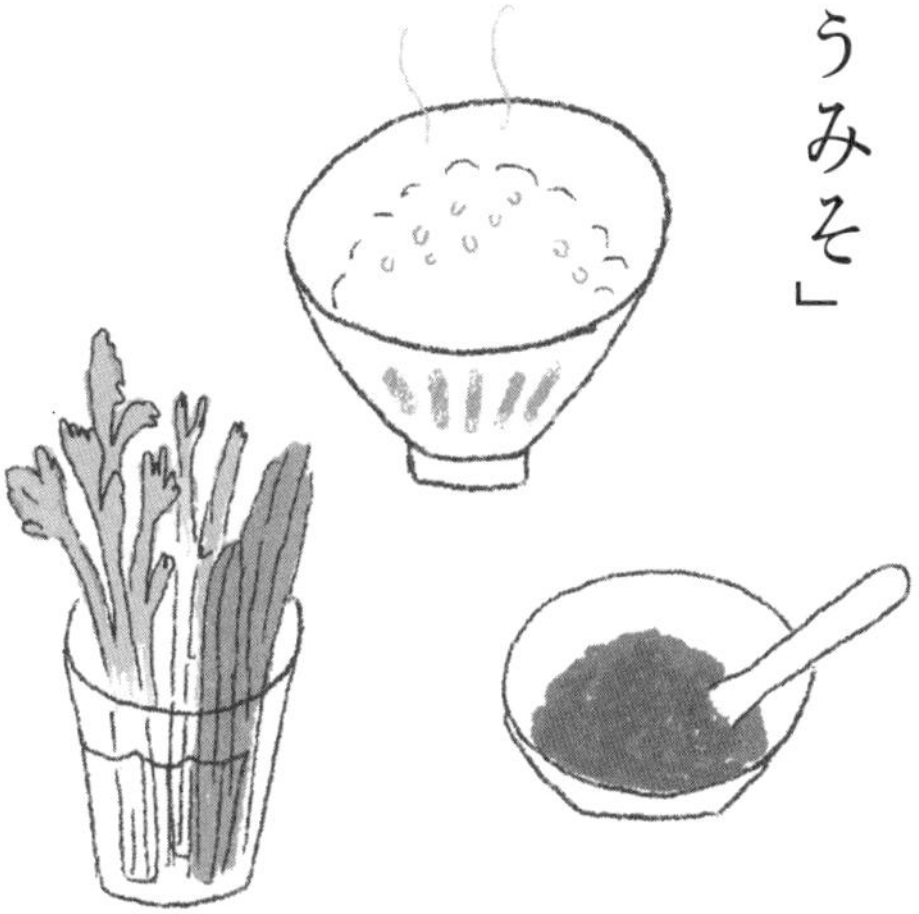

年中出回るごぼうですが、この時期はやわらかくて香り高い新ごぼうがお目見え。フレッシュなエネルギーたっぷりの新ごぼうで、薬膳常備菜を作りましょう。食物繊維が豊富で快便フードでもあるごぼうは、発酵食品のみそを合わせてごぼうみそに。昔から日本各地で作られてきた郷土食です。

ごぼうには、水溶性と不溶性2つの食物繊維が豊富で、さらに腸内環境を整えるオリゴ糖の含有量も野菜の中では群を抜いています。みそもオリゴ糖を含み、発酵パワーで腸内環境にうれしい食品。

みじん切りにしたごぼうと長ねぎをごま油で炒め、みそとみりんを加えて炒め合わせ、最後にすりごまを加えます。みそには熱に弱い酵母菌が含まれるので、炒めすぎないように注意を。白ごはんのおともに、野菜のディップにと、いろいろ使えます。

この日は：コットンの日

肌触りがよく、吸水性・通気性に優れたコットンは、肌も呼吸ができて体が喜ぶ素材です。

5月11日

食べ物

老化予防に最強の組み合わせ「あじと黒ごま」

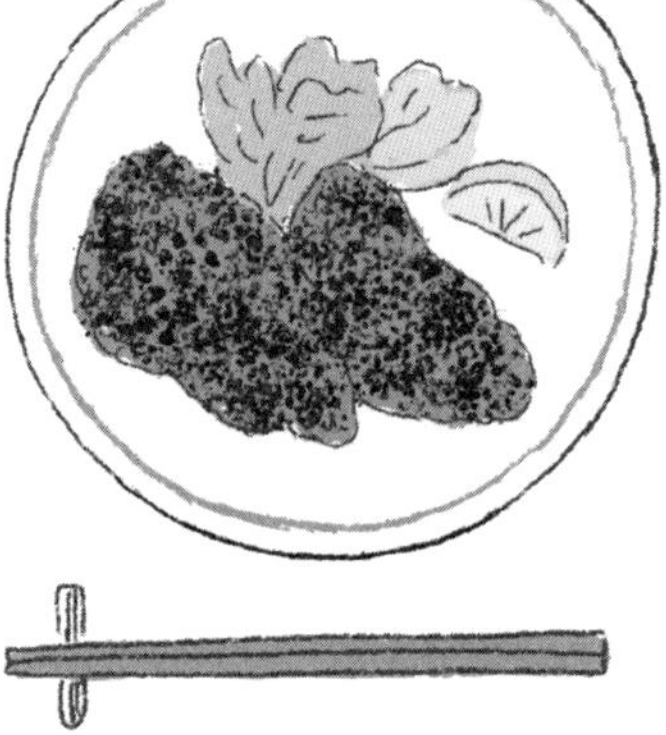

青魚に含まれる不飽和脂肪酸のＤＨＡやＥＰＡは血液をサラサラにし、老化や認知症の予防に役立つと話題ですが、これは漢方の考え方にも通じるものがあります。

たとえば、初夏に旬を迎える青魚のあじ。五臓《ごぞう》の腎《じん》と脾《ひ》を助ける食材です。腎は生命力のもととなる精気の貯蔵庫で、腎の衰えは老化を意味し、腎を元気に保つことは体を若々しく保つことにつながります。さらに脾を補う働きもあるので、消化吸収を高めて免疫力アップに貢献。

あじと合わせるのにおすすめなのが黒ごまです。漢方では、黒い食材は腎を補うとしていて、黒ごまはその代表格。

三枚におろしたあじに片栗粉と卵白をつけ、黒ごまをまぶしてフライパンで焼くと、香ばしさが食欲をそそる一品に。元気が出て、乾燥した肌や髪もうるおしてくれます。

この日は：ご当地キャラの日
地域活性化を担うご当地キャラ。人気の「ゆるキャラ」は心が癒やされるものも。

5月12日

飲み物

やさしい香りが眠りを誘う「カモミール酒」

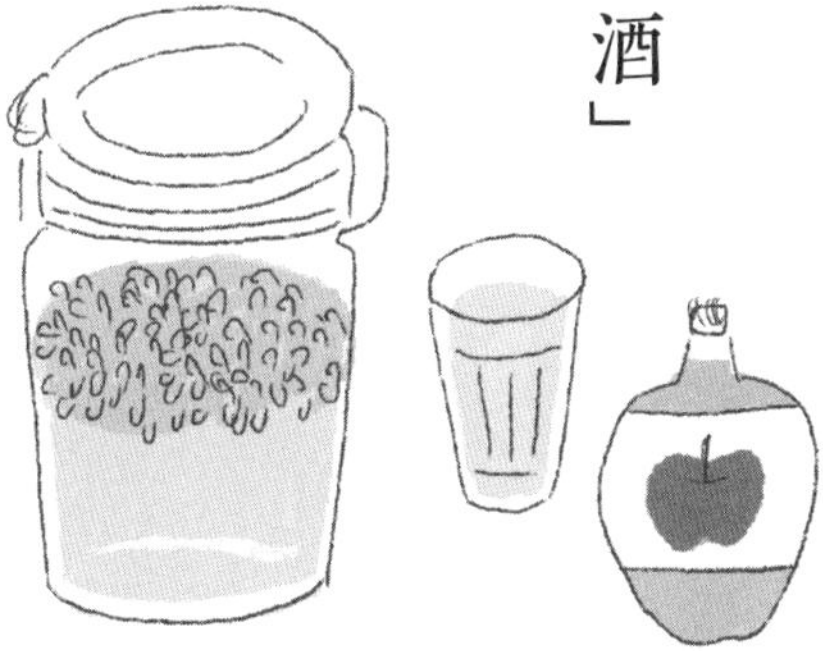

欧米では古くからハーブ療法に使われてきたカモミールは、やさしい香りが心をときほぐし、リラックスと安眠を誘うハーブとして知られています。

和名は「かみつれ」というキク科の植物で、漢方の考え方では、五臓《ごぞう》の肝《かん》に働き、エネルギーである気《き》のめぐりを調整してイライラを解消。消化吸収を担う脾《ひ》にも作用して胃腸の調子を整えます。また、炎症を鎮める働きがあるのでかぜ予防にも有効。

ハーブティーによく使われますが、ストレスやかぜ対策には、カモミール酒を常備しておくとよいでしょう。カモミールの花を氷砂糖と一緒に白ワイン、ホワイトリカーに漬け込みます。はちみつを加えて食後や就寝前に飲むと安眠効果が期待できます。花にはりんごに似た香りがあるので、りんごジュースで割るのもおすすめです。

この日は：看護の日
「看護の心をみんなの心に」がテーマのこの日。まわりの人をいたわる心をもちましょう。

5月13日

食べ物

「グレープフルーツ」で気持ちを前向きに

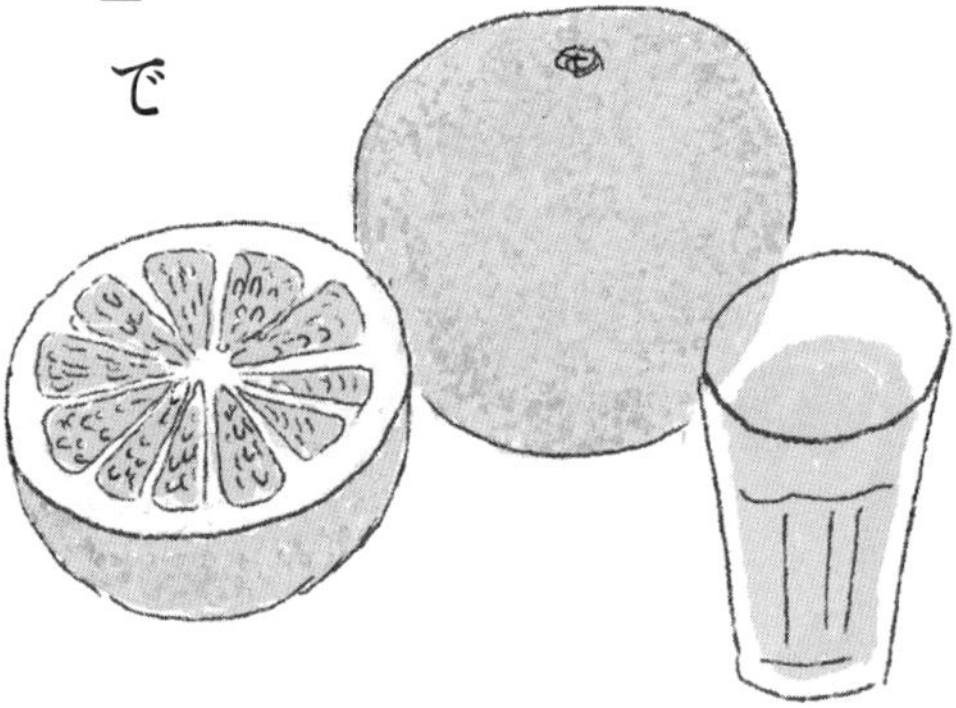

5月

木々がすくすくと育ち、陽の気《き》も高まるこの季節は、私たちの体も新陳代謝が活発になり、活動的になります。

けれども、ときにはふと気分が落ち込むことがあるもの。そんなときに、前を向かせてくれるのがグレープフルーツの爽快な香りです。エネルギーである気をめぐらせ、酸味のもとであるクエン酸が疲労回復を促進して、活動をサポートしてくれます。

ぜひ、1日のスタートである朝食に取り入れてみて。フレッシュなフルーツと相性のよいヨーグルトを一緒に食べたり、ジュースにするほか、ジャムで取り入れるのもおすすめです。1日をエネルギッシュに過ごせるでしょう。

また、胃の熱を冷まして、不快感を抑える働きがあり、ほのかな苦みは解毒を促すため、二日酔いにも効果を発揮します。

この日は：愛犬の日

愛くるしいペットは心の癒やしですね。愛犬と一緒にお散歩して運動不足も解消。

疲れを手軽に解消「ラップ芯マッサージ」

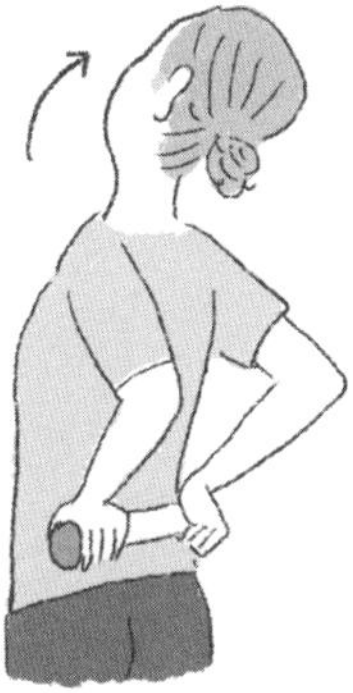

【ラップ芯マッサージ例】

●腰
腰の後ろにラップ芯を当てて手前に押しながら、気持ちよく上半身を反らす。腕を上下に動かしながら行うとよい。

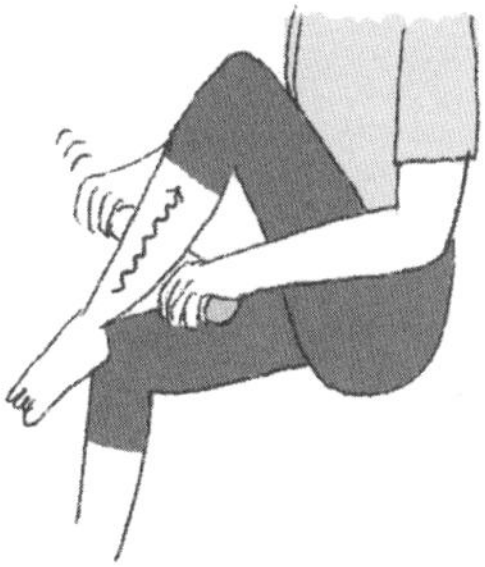

●ふくらはぎ
足首からひざ裏に向けてグググと刺激。すねの外側やアキレス腱の上など角度を変えて行う。

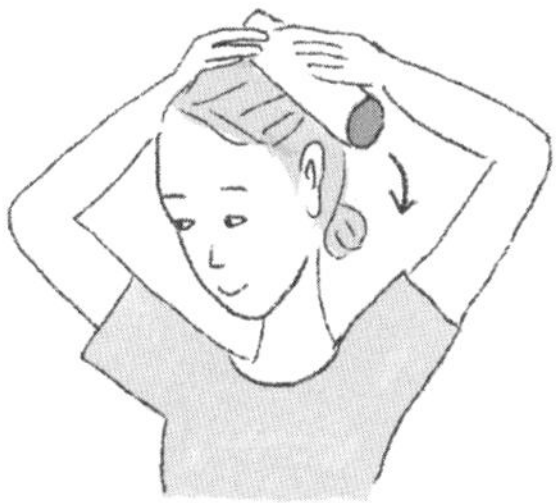

●頭
頭頂部から首筋、後頭部、側頭部に向けてコロコロ。顔を斜め下に向けるとやりやすい。

使い終わったラップの芯、捨てるのはちょっと待って！　意外とかたいので、疲れ解消のマッサージに使えます。体中コロコロさせて、全身の疲れを解消しましょう。

使うのは、30㎝の家庭用ラップ芯のほか、レストランなどで使用される業務用の大きめサイズのラップ芯。体がかたく柔軟性がない人や大柄な人は業務用の大きなものがおすすめ。家庭用のものは、ソファやベッドの横に置いておき、いつでもコロコロできるようにするとよいでしょう。

上で紹介しているほか、肩や背中をリズミカルにトントンとたたいたり、青竹踏みのようにして足裏を刺激するのもおすすめ。

この日は：温度計の日

そろそろ熱中症が心配な季節。温度計を用意して室温を把握し、熱中症を予防しましょう。

5月15日

美容

「ヨーグルト」の うるおい効果で 美肌に

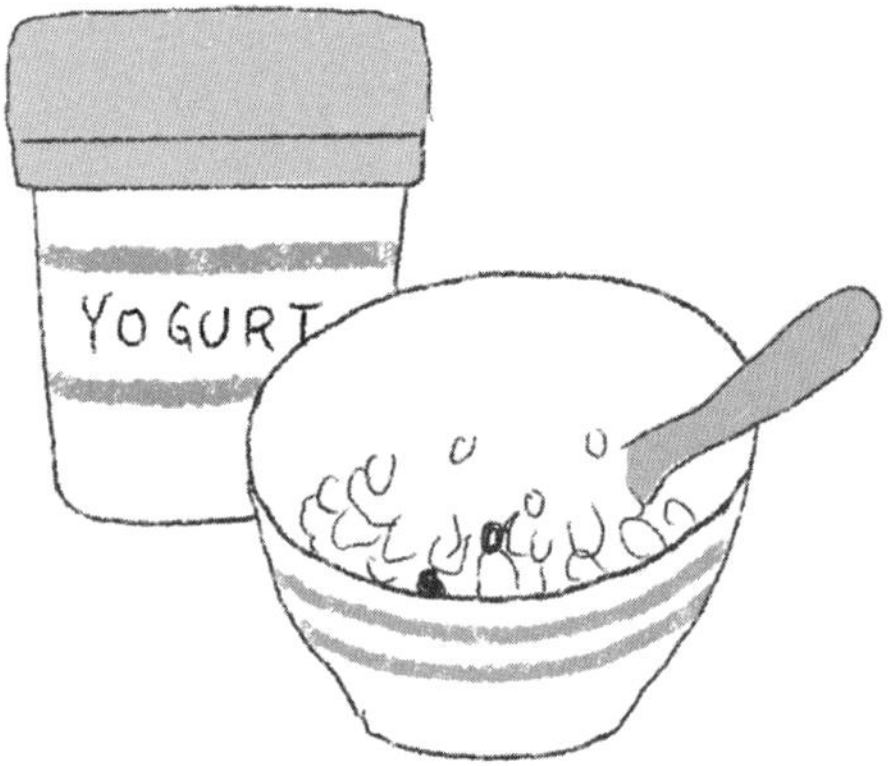

　ヨーグルトといえば乳酸菌による健康効果がよく知られていますが、薬膳では、腸をうるおして便秘を改善し、さらに肌もうるおして乾燥を防ぐとされています。そのまま食べてもおいしく、効果が得られますが、せっかくならほかの薬膳食材を合わせて、美容効果を高めましょう。

　おすすめは白きくらげとクコの実。五臓《ごぞう》の肺をうるおして肌の乾燥に有効な白きくらげと、老化予防によいクコの実は、たっぷりの水でもどして、氷砂糖と一緒にシロップ煮に。冷めたらプレーンヨーグルトをかけていただきます。ほてりやのぼせがある人にもおすすめの、ひんやりぷるぷるスイーツのできあがり。ヨーグルトの発酵パワーは免疫力を上げ、白きくらげとクコの実は滋養強壮によいので、美容はもちろん体をすこやかに保つ薬膳デザートです。

この日は：ヨーグルトの日
ブルガリアに長寿者が多いのはヨーグルトによることを発見したメチニコフ博士の生まれた日。

不眠にも効く「ラベンダー酒」で心身ともにリラックス

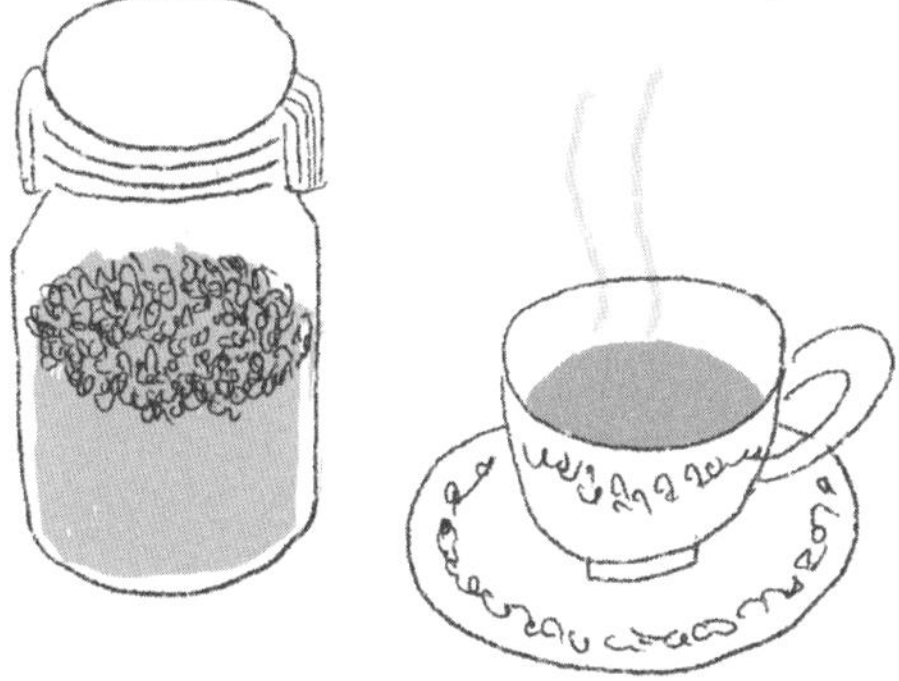

花から漂う芳香がリラックス効果を生むラベンダー。昔から、欧米ではポプリやエッセンシャルオイルに使われてきました。最近は、炎症を鎮める働きが肌荒れによいと、スキンケアにも応用されています。

漢方では使用されてきませんでしたが、五臓《ごぞう》の心《しん》に働きかけてよどんだ血《けつ》の流れを整え、ストレスや不眠を解消。また、皮膚やのどとかかわりの深い肺へも働いて、肌の乾燥や血の滞りが原因のくまやしみを改善する効果があるとされています。

ラベンダーの花を白ワインとホワイトリカーに漬け込んで、ラベンダー酒にしておけば、手軽に薬効を取り入れられます。リラックスしたいときに紅茶に加えたり、アイスクリームにかけたり。寝る前にはちみつやメープルシロップをプラスして飲めば、安眠と美肌効果が期待できます。

この日は：旅の日
松尾芭蕉が奥の細道に旅立った日。日常を離れて旅に出ることでリフレッシュを。

休息プラス「黒色食材」で血圧をコントロール

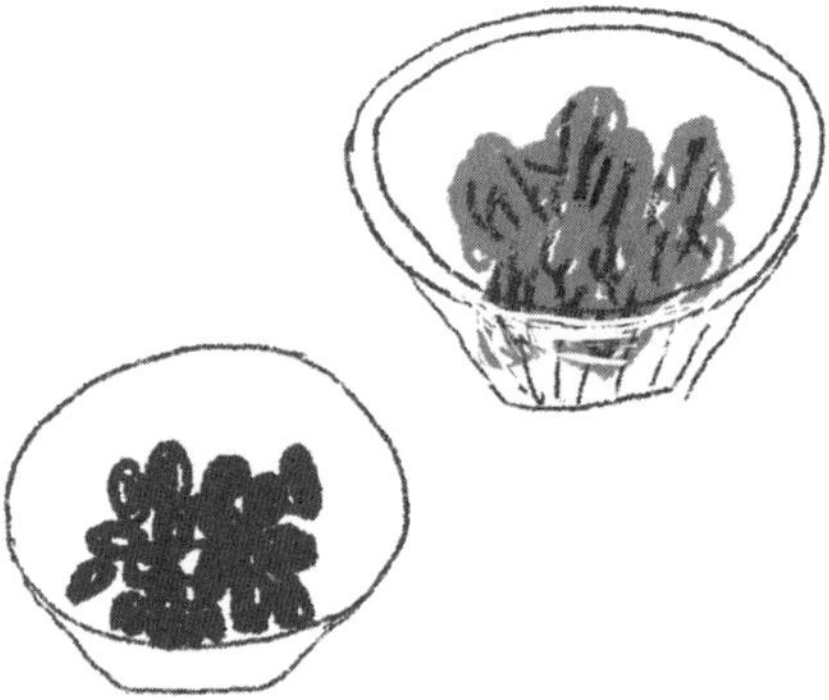

健康診断で気になる項目のひとつが高血圧です。さまざまな原因が考えられますが、多いのは加齢とともに増える高血圧。これは、血のめぐりが悪いことが原因で起こり、加齢に疲労が加わると、夕方からじわじわと血圧が上がり、体がほてって、頭が重くなりがちです。

　こんなときは、短い時間でもいいので、目を閉じてひと休みを。そして、黒豆やプルーンなどの黒色食材を積極的にとりましょう。黒豆は血《けつ》を補い、血の滞りを解消して、血のめぐりをスムーズに。プルーンは血を補って、めぐりを応援してくれます。

　また、ストレスも高血圧のリスクのひとつ。イライラで肩や背中が張って、頭痛が起こることも。このタイプの高血圧には、ジャスミンやミントなど香りのよいお茶で、気《き》のめぐりをよくすることが大切です。

この日は：高血圧の日
自覚症状のない高血圧は、ほうっておくと脳卒中や心疾患を招きます。早めのケアが重要。

生理中のイライラにお手軽「アロマティッシュ」

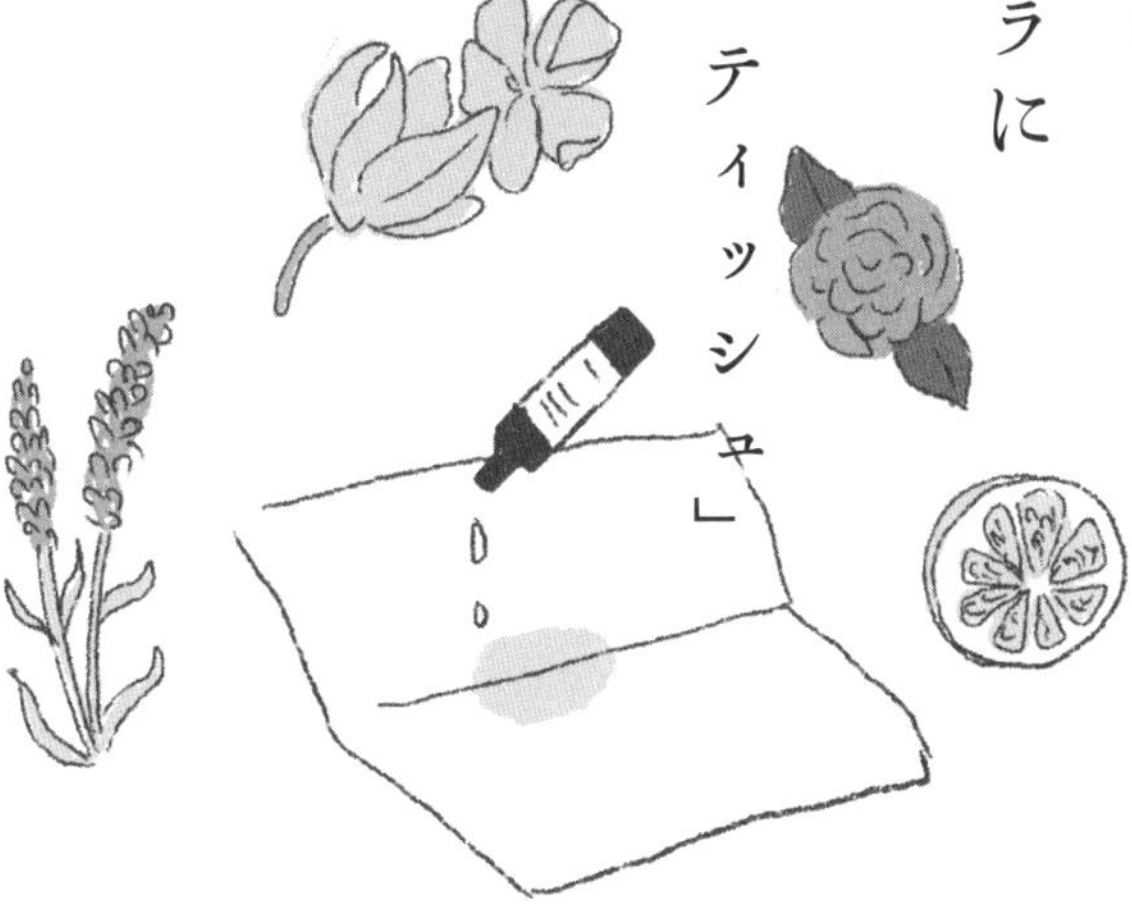

生理中は体のつらさに加えて、なんだかイライラ。精神的にもつらいという人が多いのではないでしょうか。これは、血《けつ》のバランスが乱れることが原因。生理前は血が滞った状態になり、エネルギーである気《き》のめぐりも低下してイライラがつのる傾向に。

生理中のイライラは、香りをうまく活用して解決を。エッセンシャルオイルを数滴たらしたティッシュを持ち歩いてみて。ちょと疲れたときにかぐと、アロマが気をめぐらしてラクにしてくれます。

香りはイライラパターン別に選んでみましょう。ローズ、ゼラニウムは万能な香り。イランイランは神経が過敏な人、マージョラムは自分を責めがちな人、ラベンダーはソワソワして眠れない人、オレンジはやる気が出ない人、ペパーミントはつい食べすぎてしまう人におすすめです。

この日は：ことばの日
イライラしているときはネガティブ思考になりがち。ポジティブな言葉でイライラを吹き飛ばして。

ぽっこりおなかに「弓のポーズ」。便秘もスッキリ解消

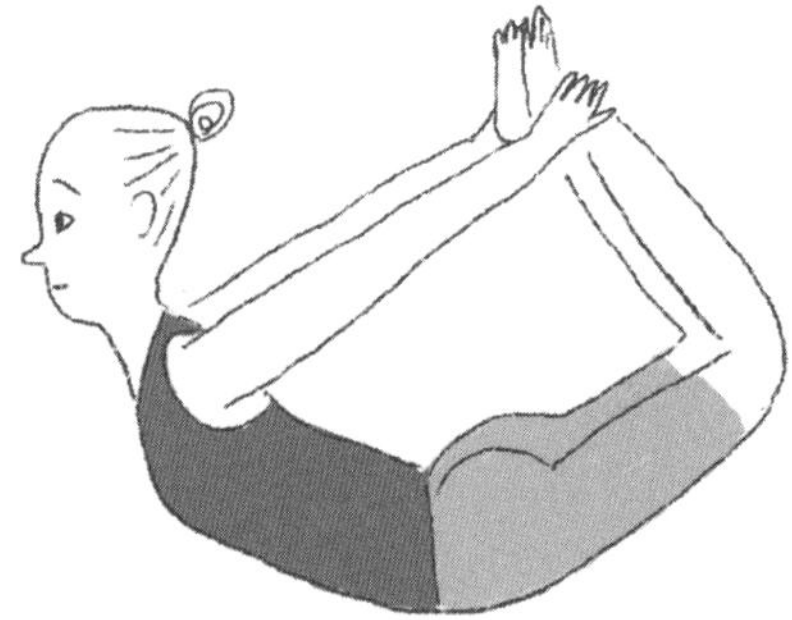

便秘や、内臓脂肪でポッコリ出たおなかには、ヨガの弓のポーズがおすすめ。おなかを弓の弧のように張ったポーズです。

うつぶせになった状態でひざを曲げ、両手で足首をもち、体を弓のように反らせます。このとき、ひざの間が開きすぎないように注意しましょう。おなかに力を集めてマッサージするような働きがあり、内臓の血流がグングンアップ。腸を刺激して、便秘解消に役立ちます。さらに、内臓が活発化して内臓のまわりについた脂肪燃焼効果も期待できます。

ヨガでは深い呼吸が重要ですが、このポーズは胸を広く開くため、ふだん浅くなりがちな呼吸の改善にもなります。たっぷりと息を吸い込んでおなかや背中のすみずみにまで行き渡るように意識を。新鮮な空気を取り込むことで、気分もスッキリします。

この日は：ボクシング記念日

ボクシングの動きを取り入れたボクササイズは、ダイエット効果に加え、ストレス解消にも。

基本

夢占いならぬ「夢診断」。体の不調は夢でわかる!?

明日は絶対に遅刻はできない！　というときに、遅刻する夢を見たというような経験はありませんか？　また、夢占いといって、夢からその人の精神状態を占ったりすることもありますね。夢には心の状態だけでなく、体の状態も現れるといわれます。

漢方では心と体がつながっていると考えます。体の不調は精神に影響を与え、心の不調は体調に反映されます。

たとえば、シーンでいうなら、火が燃えている夢や、川のほとりを途方に暮れながら歩いている夢。このような夢からは、陰陽《いんよう》のバランスの乱れが読み取れます。陽の気《き》が盛んだと、陽に該当する火や、上がるなどのサインが現れて火事や飛ぶ夢に、逆に陰の気が盛んだと、水や落ちるなどのサインが現れ、川や崖から落ちるなどの夢になります。

五臓《ごぞう》の関連でいうと、肝《かん》の気が盛んだと怒って怒鳴り散らし、肺の気が盛んだと大声で泣く夢など。五臓と感情の関係は、体調に影響を与える7つの感情「内傷七情《ないしょうしちじょう》」（P103）を知っておくと気づきの助けになります。

たかが夢と思わず、体からの声だと思って、ぜひ耳を傾けてみてください。

この日は：森林の日
青葉がまぶしいこの季節は、森林浴（P190）に出かけましょう。木々のエネルギーを取り入れて。

顔が青白く血《けつ》が不足した状態の「血虚《けっきょ》」

人の体を構成する3要素気《き》・血・水《すい》の血は、全身に栄養やうるおいを届ける役目をします。不規則な生活や睡眠不足、また無理なダイエットや偏食などで血を消耗してしまい、不足している状態を「血虚」といいます。

血が不足すると栄養が体のすみずみにまで届けられず、また老廃物を排出する力も低下。顔色が青白く貧血ぎみで、めまいや立ちくらみ、目のかすみ、髪の毛のぱさつき、皮膚の乾燥といった症状がみられます。見た目が不健康な印象になるだけでなく、気持ちが安定せず、不安になりやすく、記憶力が低下したりと、精神面でもマイナスが。

また、血虚がある人は、気《き》虚《きょ》（Ｐ１０６）にもなりやすいため、要注意。

まずは、全身にしっかりと栄養を行き渡らせることが大事。増血作用のある食材で血を補い、規則的な生活を心がけることが大切です。

血虚タイプにおすすめなのは、赤と黒の食材。赤身の肉やレバー、かつおなどの赤身の魚、にんじんといった赤い色のもの。そして、黒豆、黒ごま、黒きくらげ、レーズン、プルーンなどの黒い食材を積極的にとりましょう。

この日は：小満《しょうまん》（年によって変わります）
二十四節気《にじゅうしせっき》のひとつで、立夏から数えて15日目。草木が成長して、天地に満ち始めるころ。

基本

血《けつ》がよどんで滞った状態「瘀血《おけつ》」

気《き》・血・水《すい》の流れが滞り、あちこちにたまっている状態を「瘀血」といいます。

冷えやストレス、運動不足が原因で血流が悪化し、老廃物の排出も滞ります。

瘀血は月経不順、月経痛、月経過多といった月経トラブル、子宮内膜症などの女性特有の悩みと関係が深く、肩コリや腰痛などの痛みの原因となることも。さらに、しみやくすみといった肌トラブルも起こしやすくなります。

瘀血対策には、1年を通して体を冷やさないことが重要で、冬はもちろん、夏場の冷房冷え予防もしっかり行いましょう。デスクワークで長時間同じ姿勢をとることも血行を妨げる原因となるため注意が必要。こまめにストレッチをして体をほぐすことを心がけ、下半身を温める半身浴を取り入れるのもよいでしょう。

また、月経前や月経中はイライラしがち。心身ともにリラックスを心がけて。

瘀血の人におすすめの食材は、体を温めて血のめぐりを促すもの。にんにく、しょうが、玉ねぎ、らっきょうといった辛味野菜のほか、酢を使ったメニューも有効。生野菜や刺身、冷たいビールなど、体を冷やすものは控えめに。

この日は：サイクリングの日
サイクリングは善玉コレステロールを増加させるといわれ、血流改善に有効です。

5月23日

漢方薬

「牡丹《ぼたん》」は血流改善に効能のある生薬《しょうやく》

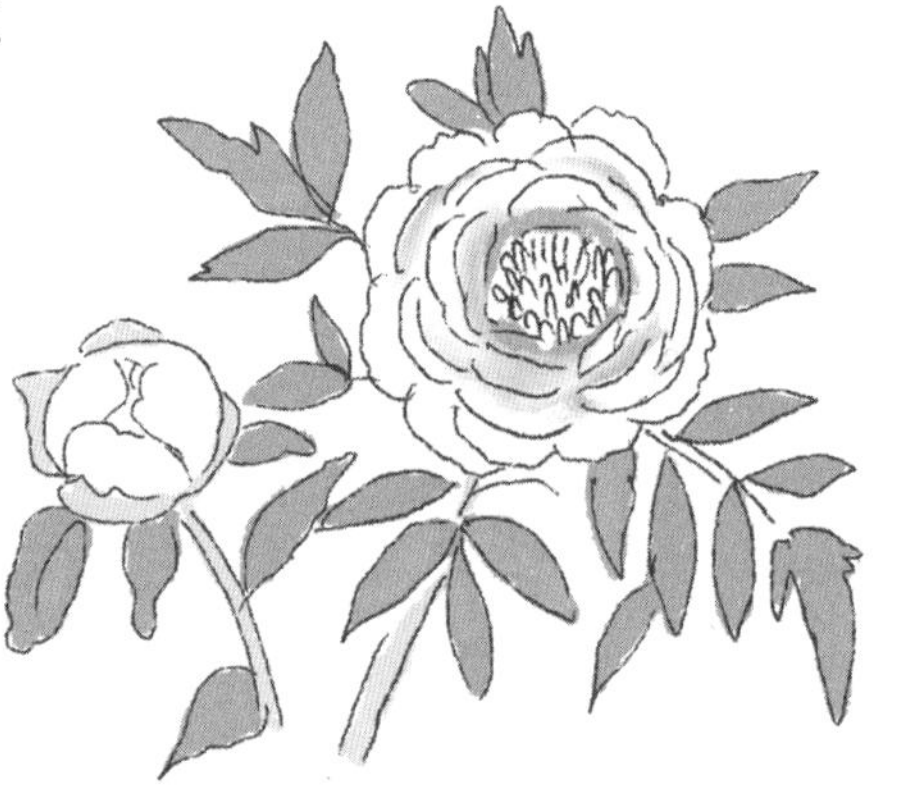

5月に入ると、見ごろを迎える牡丹。原産地の中国では、大輪の美しい花を咲かせることから「花の王」とよばれ、繁盛や幸福のシンボルとされています。

約１０００年前の宋の時代から３５０年前の清の時代まで、食用にされていた記述が残っています。たとえば、「花弁を摘んで洗い、小麦粉と合わせてごま油で揚げると美味」とか「牡丹の花弁はスープにしてよし、蜜につけてよし、肉汁で煮込むもまたよし」など。おいしそうですね。

現在はほとんどが観賞用になってしまいましたが、根皮の外層には有効成分が多く含まれており、根皮を乾燥させたものを「牡丹皮《ぼたんぴ》」という生薬として用います。体の熱を冷まし、血流の改善に働くもの。血《けっ》のめぐりをよくすることから、打撲や月経痛、頭痛などの痛み緩和にも有効です。

この日は：恋文の日
女性は恋をするときれいになるといわれるように、恋は脳や感情の若返りの特効薬でもあります。

5月24日

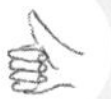

ツボ

胃下垂からしゃっくりまで。内臓の疲れを取るツボ「内関《ないかん》」

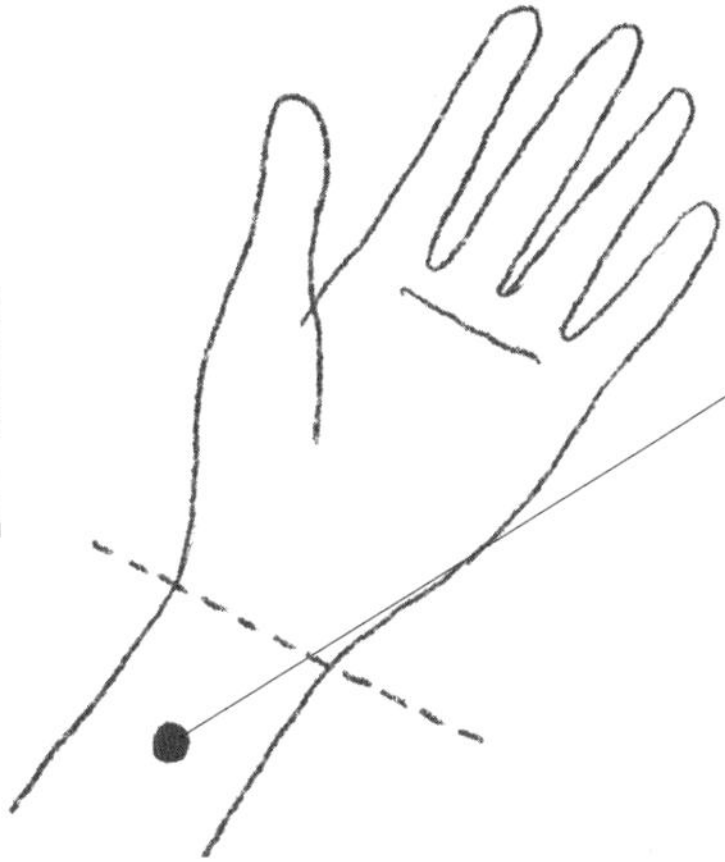

【内関の探し方】
手のひらを上に向けた状態で手首のしわから指3本分下がったところ、手をぎゅっと握ったときに出る2本の腱の間。

【内関の押し方】
もう一方の手の親指をツボに当て、強めに押す。1回8～10秒を10回繰り返す。反対の手も同様に行う。

内臓と深いかかわりのある内関。内は、内臓を指していて、気《き》・血《けつ》をめぐらせ、とくに消化器系の疲れを取ってエネルギーを補うツボとして知られています。ストレスなど、精神的なダメージが影響している内臓の症状に効果を発揮。

たとえば、エネルギーである気が不足すると起こる胃下垂《いかすい》の症状を和らげたり、精神的なダメージからくる食欲不振を解消したり。さらに、ストレスによる気の滞りが引き起こす、胃痛やけいれん性便秘にも有効です。

ちなみに、しゃっくりはけいれんなのですが、内臓が疲れると出やすくなります。そんなしゃっくり対策にもこのツボ押しを。

この日は：伊達巻の日
伊達巻は、その形が巻物状の書物に似ていることから学業成就を願ってお正月にいただきます。

ローズマリーの「こめかみオイルマッサージ」で集中力をアップ

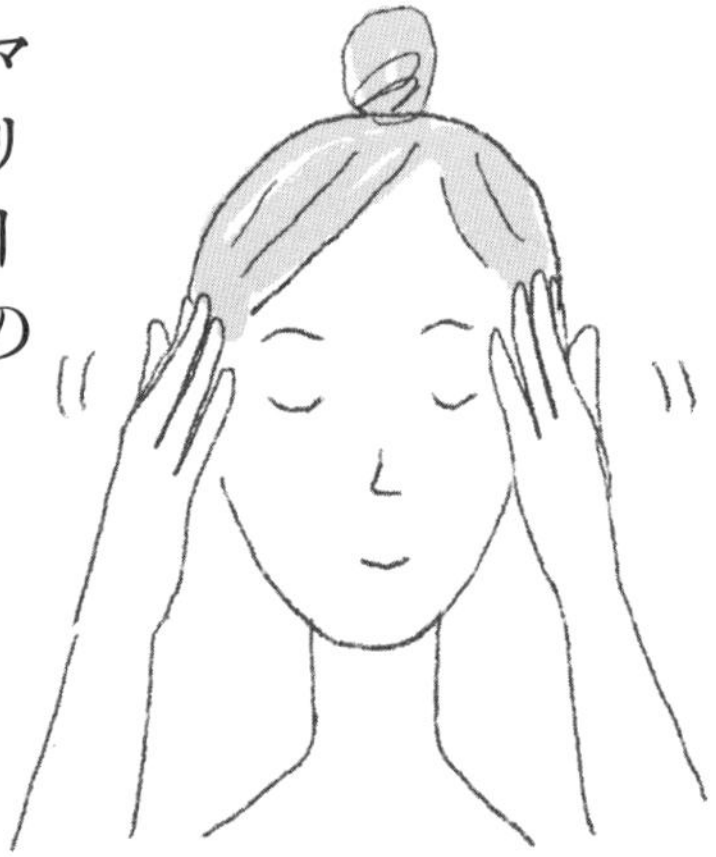

何をするにも集中できない……。そんな悩みを抱えているなら、こめかみマッサージで脳を活性化させましょう。

集中力を保つには、ある程度脳を活動的にすることが必要です。こめかみをマッサージすることで、脳への血流を高め、エネルギーである気《き》のめぐりを促してみて。

こめかみには太陽《たいよう》というツボがあり、ここを押すと、頭部や顔面の血流がよくなります。両手の親指や人差し指でくるくると円を描くようにマッサージを。

このときにローズマリーのエッセンシャルオイルを使えば効果アップ。ローズマリーの清涼感ある香りは、気・血《けつ》のめぐりを高め、自律神経を調整して、活力を与えてくれます。脳の血流を促進して、集中力をアップさせましょう。朝、顔を洗った後や、午後のぼーっとしがちなときにトライを。

この日は：アフリカデー
ポリフェノールの健康効果で知られるワインですが、今注目なのがコスパ抜群のアフリカワイン。

5月26日

食べ物

疲れたときや梅雨支度におすすめの「グリーンアスパラガス」

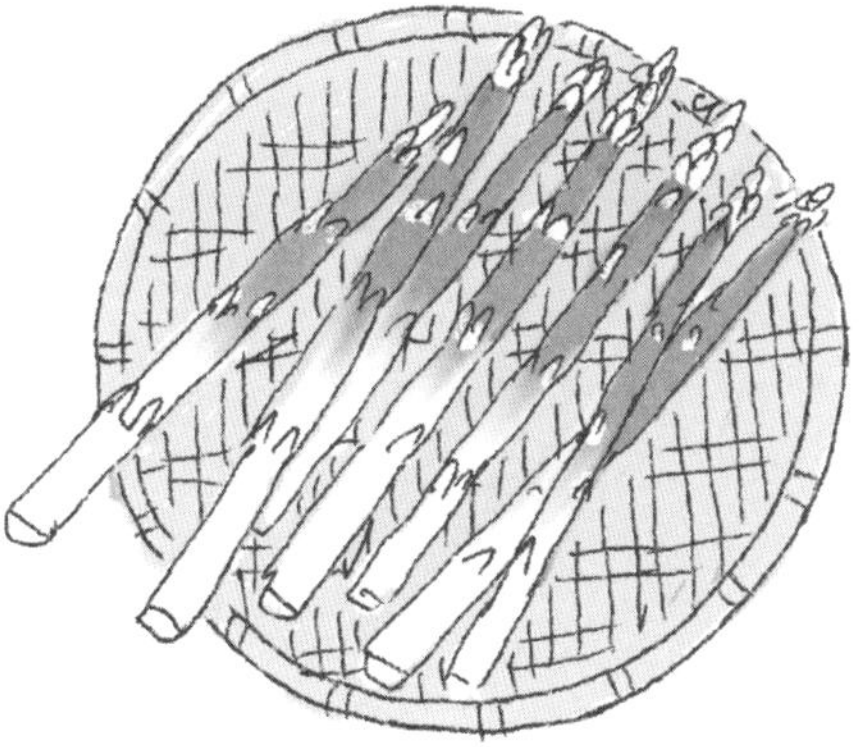

春から初夏が旬のグリーンアスパラガスは、五臓《ごぞう》の脾《ひ》を助けて元気を補う食材。新陳代謝を促して疲労回復に役立ちます。

栄養学的にみても、豊富に含まれるアスパラギン酸は疲労回復効果があり、穂先に含まれるルチンには、血管を丈夫にする働きが。季節の変わり目で弱った体をすこやかに保ってくれます。

疲れがたまったと感じたときは、同じく疲労回復効果のある豚肉と合わせて、アスパラの肉巻きに。レモンをしぼればエネルギーである気《き》がめぐり、元気も復活！

また、もうすぐ始まる梅雨に向けて、体の水分代謝を整えておくのにもってこいです。アスパラガスは体の熱を冷ますので、口の渇きをうるおします。さらに水《すい》をめぐらせるため、排尿異常や膀胱《ぼうこう》炎といった不調解消にも役立ちます。

この日は：ル・マンの日

24時間自動車耐久レース「ル・マン」の第1回大会が開催された日。

イライラ、のぼせは「小松菜」で解消

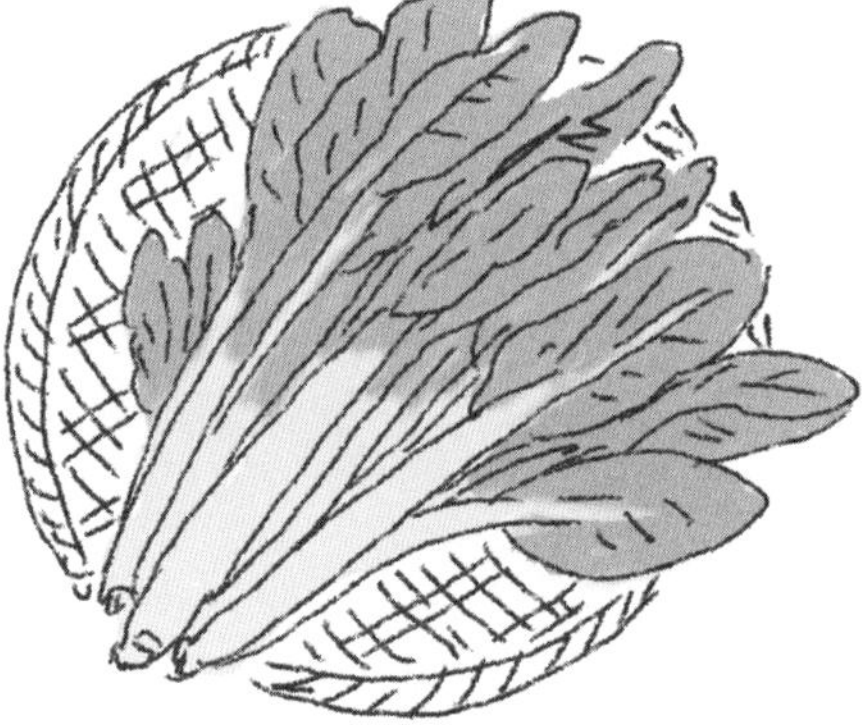

江戸幕府8代将軍・徳川吉宗が気に入って命名したという小松菜。あくが少なく下ゆでなしでも使え、また、ゆでて常備しておけば、おひたしにしたりおみそ汁に入れたりと、あと一品というときに便利な青菜。

　小松菜には体の熱を冷まして、気持ちを静める働きがあります。ほてり、だるさ、イライラに効能があり、ストレスの影響を受けやすい五臓《ごぞう》の肝《かん》を助けるといわれています。

　イライラがひどいときは、カルシウムたっぷりのじゃこと油炒めにするのがおすすめ。カルシウムもイライラ解消に役立ち、油と一緒に調理することで小松菜に含まれるβカロテンの吸収を助けるため、一石二鳥です。同じくのぼせやイライラに効果のある菊花と合わせて酢の物にしても。仕上げにごま油をたらせば、なおよし。

この日は：小松菜の日

小松菜はカルシウムや鉄分の含有量がほうれん草よりも多く、栄養価の高い野菜です。

女性にうれしい効果がいっぱいの「バラ風呂」

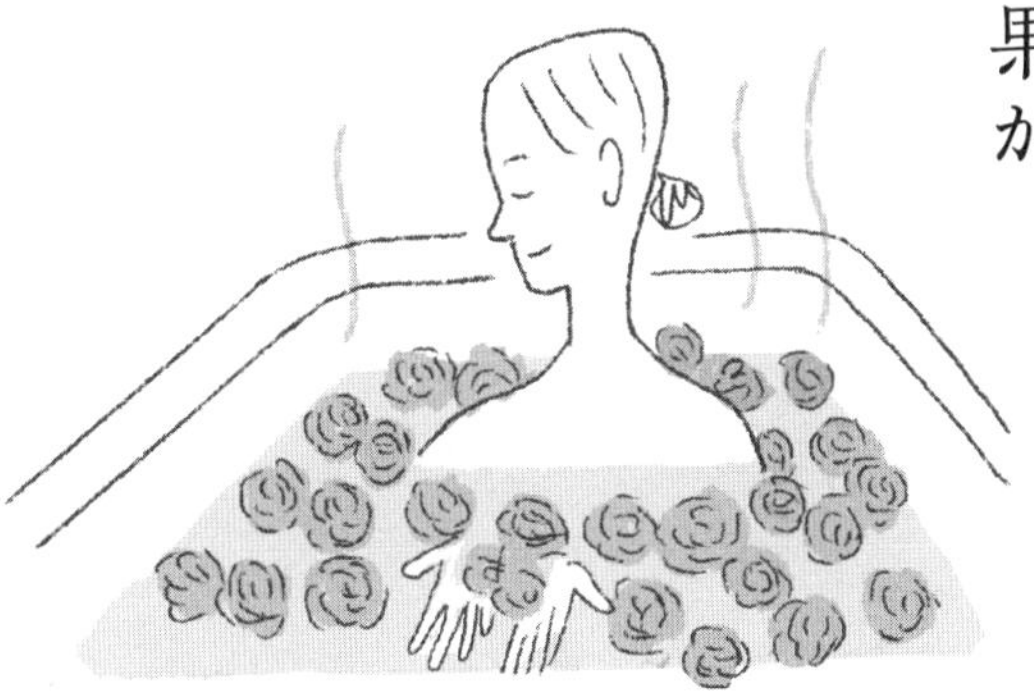

バラの花を浮かべたバラ風呂は、女性の憧れ。最近はバラ風呂用のバラが市販されていたりもしますが、バラのエッセンシャルオイルを使ってバスソルトを作っておけば、手軽に楽しめます。

　岩塩にバラのエッセンシャルオイルを数滴たらしたものを湯船に入れ、よく溶かして入浴します。天然の塩だから、敏感肌の人でも安心。また、ローズティーに使うバラをお茶パックに入れて浮かべてもOK。

　バラの香りは、女性特有のトラブルに効果的といわれ、エネルギーである気《き》、そして血《けつ》をめぐらせ、精神を安定させてくれます。ホルモンバランスを整え、とくに五臓《ごぞう》の腎《じん》を助けるため、更年期やプレ更年期の症状にも有効です。

　バラの香りに包まれる優雅なバスタイムは、週末の自分へのごほうびにしても。

この日は：花火の日
イライラしたときは、のんびりと目を楽しませてくれる線香花火をしてみては?

「えんどう豆」で吹き出物を予防して肌ケアを

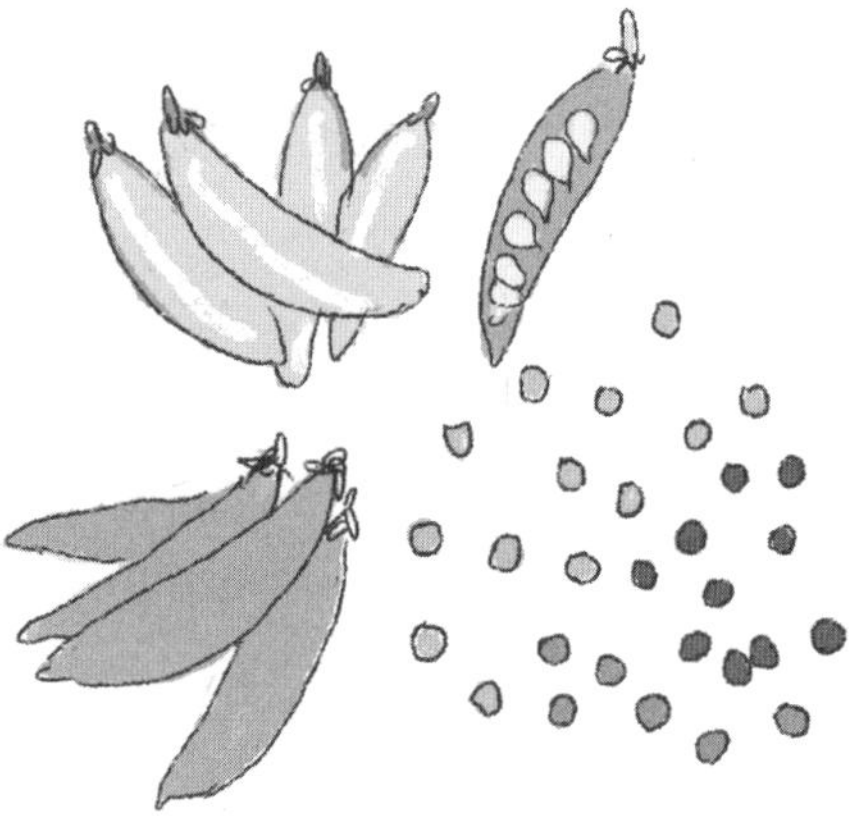

えんどう豆の仲間には、グリーンピースといわれる実えんどう、さやごと食べるさやえんどうやスナップえんどう、完熟させた赤えんどうや青えんどうなど、さまざまな品種が出回っています。

そんな多彩な顔をもつえんどう豆ですが、効能も幅広く、五臓《ごぞう》の脾《ひ》を助けて元気をつけるほか、体の中の湿気を取り除いて、むくみや食欲不振などによいとされています。

また、解毒の働きもあるため、吹き出物や化膿《かのう》性の湿疹にも用いられます。梅雨に向かうこの時期は、水分代謝が落ちて体に老廃物などがたまり、肌がベタついて荒れがちになります。そんなときにもえんどう豆を。エネルギーである気《き》を補い、水《すい》をめぐらせるので肌ケアに役立ちます。

手軽に取り入れるなら、えんどうのスプラウトである豆苗がおすすめです。

この日は：こんにゃくの日

こんにゃくはダイエットのお助け食材ですが、体を冷やすので、冷えがある人はとりすぎに注意を。

5月30日

美容

顔のむくみが気になる日は「はと麦がゆ」を

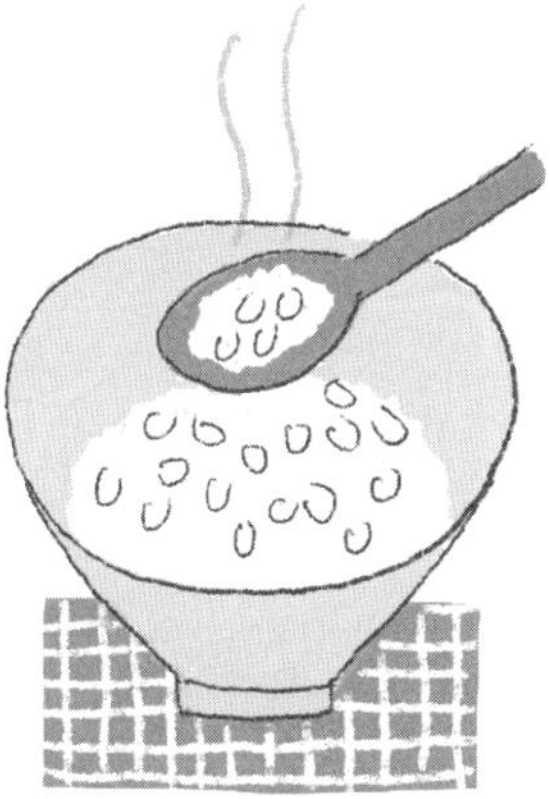

二日酔いや水分のとりすぎなどで顔がむくんでしまったら、はと麦がゆで水出し作戦を。やさしい口当たりで、お酒を飲んだ次の日でも、無理なく食べられます。

漢方でのむくみの特効薬「ヨクイニン」は、はと麦の種皮を取り除いたもので、昔からいぼ取りの民間薬としても知られ、五《ご》臓《ぞう》の脾《ひ》の働きを助けて水分代謝を高め、むくみ取りに有効とされてきたもの。吹き出物やしみの改善にも働き、美肌をつくるといわれています。

むくみは現れる場所でどこが弱っているかがわかります。顔と全身がむくむのは、脾からのサイン。顔と上半身なら肺、顔と下半身なら腎《じん》からのサインと考えられます。はと麦がゆで水分代謝を整えるだけでなく、部位によって、肺を助けるのりや、腎に働く小豆などをプラスしてみて。

この日は：ごみゼロの日
野菜の皮、捨てていませんか？ 皮ごと食べることは、エコであり、一物全体《いちもつぜんたい》（P9）にも。

5月31日

リラックス

つらい痔《じ》は「アロマ座浴」でやさしくケアして

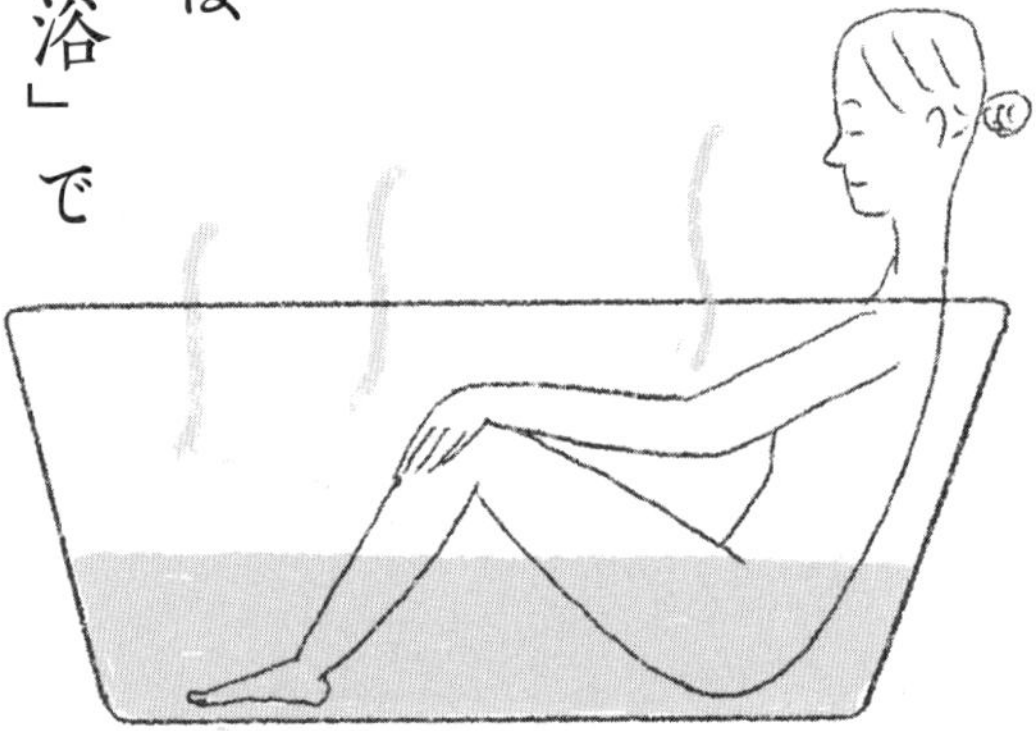

仕事で座りっぱなし、ひどい便秘で強くいきんだ、出産後の女性など、性別を問わず悩んでいる人が多い痔。漢方の知恵を取り入れてセルフケアしませんか？

いぼ痔やうっ血性の痔は、冷えや食生活の乱れから肛門付近の血《けつ》のめぐりが悪くなってしまうのが大きな原因と考えられます。また、直腸の粘膜が肛門外に出てしまう痔は、エネルギーである気《き》の不足が原因かも。いずれも、刺激の強い食べ物や飲み物は控え、気を補うことが大切です。

生活習慣の改善に加え、おすすめしたいのがアロマ座浴です。下半身を温め、アロマが気・血を補い、めぐらします。使うアロマオイルは、傷の炎症を癒やす効果のあるラベンダーと、気を補うサイプレスを。オイルを数滴たらした湯に腰までつかれば、森林浴のような香りでリラックスできます。

この日は：世界禁煙デー
本人の喫煙だけでなく受動喫煙も大きな問題です。まわりの人を思いやる気持ちも心の養生に必要。

リラックス

ジメジメ季節は「睡眠環境」を整えてむくみ解消

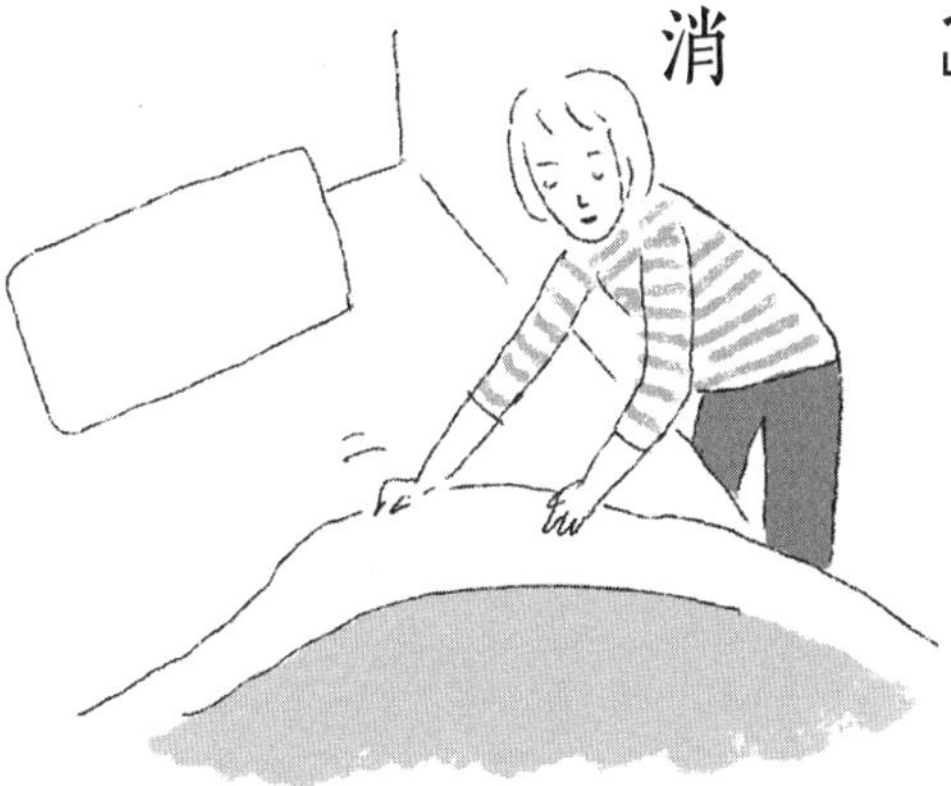

湿気の多い日本は、その気候風土からむくみやすいといわれています。空気がジメジメしていると、体の中もジメジメ。梅雨の時期はとくに水分代謝がうまくいかずに、むくみが出やすい季節といえます。

むくみ対策で、意外な落とし穴が睡眠環境です。人は寝ている間に約５００㎖もの汗をかくといいますが、湿気のたまった寝具で寝ていると、睡眠中の水分代謝もうまくいかず、むくみの原因となることも。

できれば毎日布団を天日に干すとよいのですが、雨が続くとそういうわけにもいきませんね。布団乾燥機を使ったり、昼間は掛け布団をめくっておいたりと湿気をためない工夫を。最近はベッドマット用の除湿シートなど便利グッズも市販されていますから、うまく活用して、むくみ知らずの快眠を目指しましょう。

この日は：麦茶の日

ミネラルたっぷりの麦茶は夏の定番茶ですが、とくに利尿効果に優れたはと麦茶がおすすめ。

6月2日

リラックス

女性の機能を高める「ローズオイル」でマッサージ

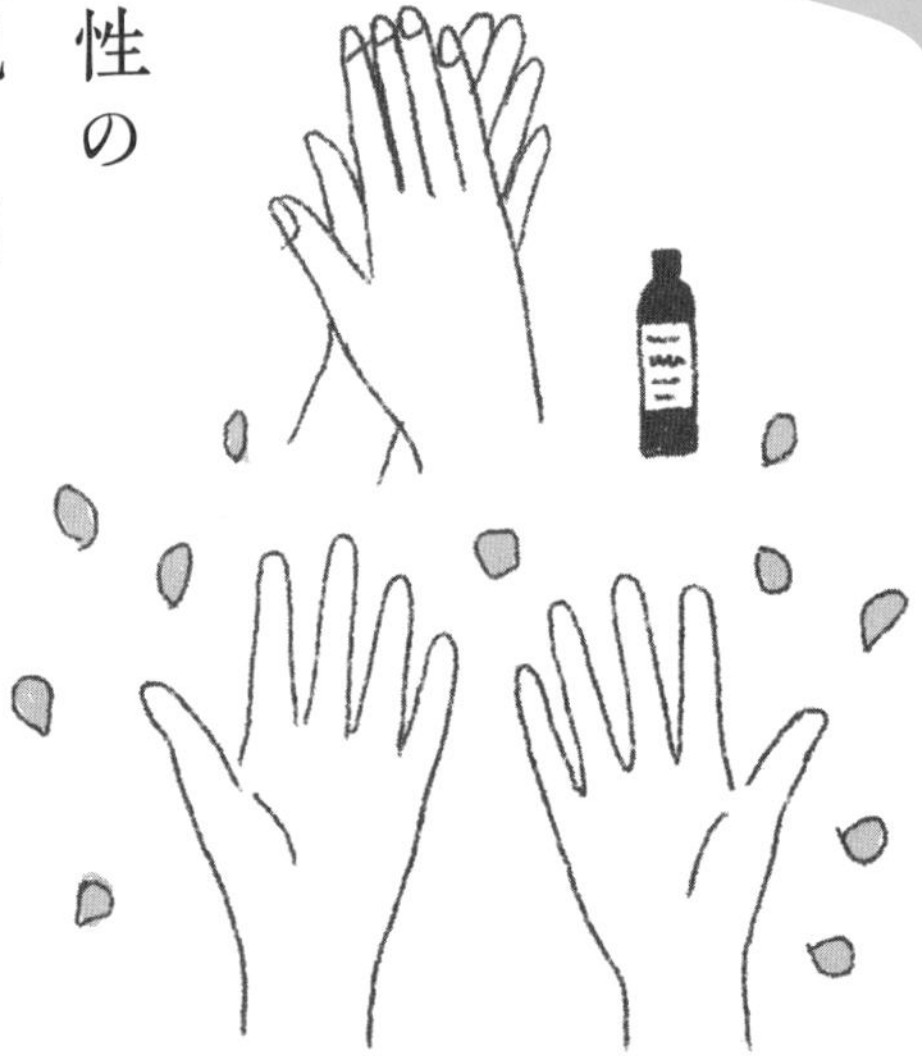

女性や美の象徴、バラ。漢方でも、バラの香りには神経の緊張をゆるめて、女性の機能を高める効能があるとされています。

生薬《しょうやく》としては、バラ科の植物でバラのつぼみに似た「玫瑰花《まいかいか》」（ハマナスの花のつぼみ）が使われ、これはローズの精油の原料にもなっているもの。エネルギーである気《き》や血《けつ》をめぐらせて、肌荒れ、更年期や月経トラブル、冷えといった女性ならではの悩みを解消し、女性らしさを高めてくれます。

バラの効能を取り入れるには、不調に合わせたツボを押しながら、ローズオイルでマッサージを。オイルを手で温めてから行うと、効能もローズの香りもアップします。

生理前のイライラには太衝《たいしょう》（Ｐ１１０）、生理痛には関元《かんげん》（Ｐ２３９）、更年期障害や冷えには湧泉《ゆうせん》（Ｐ１００）などをマッサージ。むくみ解消にも有効です。

この日は：ローズの日

バラは色や本数で花言葉が変わりますが、おおむね、愛、美、ロマンスなど女性や美に関するもの。

きれいなだけじゃない！「芍薬《しゃくやく》」の効能とは

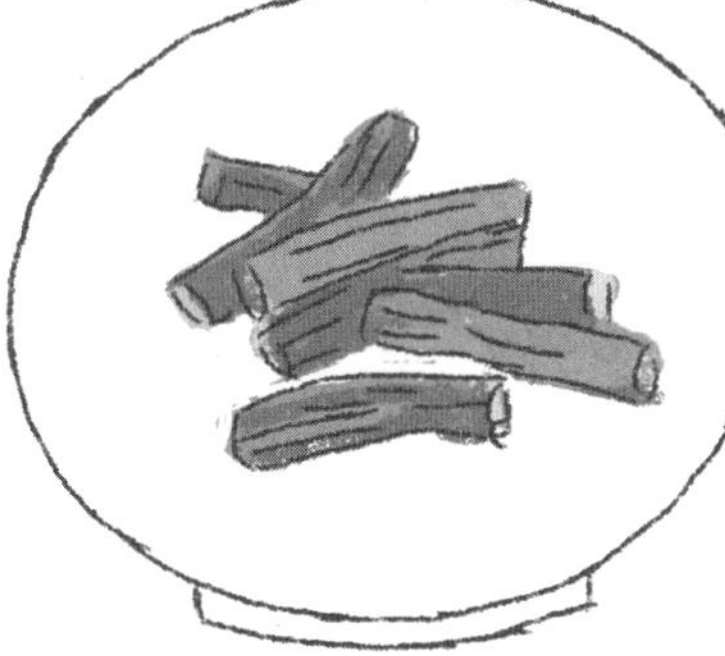

「立てば芍薬、座れば牡丹《ぼたん》、歩く姿は百合の花」と、美人のたとえにも使われる芍薬。根の部分が生薬《しょうやく》に使われます。中国では、赤芍《せきしゃく》と白芍《びゃくしゃく》の2つに分けられ、根の外皮をつけたまま乾燥させたものが赤芍、外皮を取ったものが白芍です。花の色は関係ありませんが、赤芍は赤い花が多いようです。

日本では、おもに白芍が使われ、血《けつ》を補う薬として血が不足しているめまいやふらつき、月経痛、手足がつったときの痛み抑制などに効果があるとされます。ちなみに、赤芍は体の熱を冷ます生薬で、ほてりや発熱をともなう症状によいとされています。

代表的な漢方薬に、「当帰芍薬散《とうきしゃくやくさん》」があり、婦人病によく使われます。こういった効能を考えると、芍薬が美人のたとえに使われるわけは、花の美しさだけではないのかもしれません。

この日は：測量の日
体重を量るだけダイエットというのがあります。日々の体重変化を知ることは、養生にも大切。

基本

舌は健康のベロメーター!?「舌に歯形」はむくみのサイン

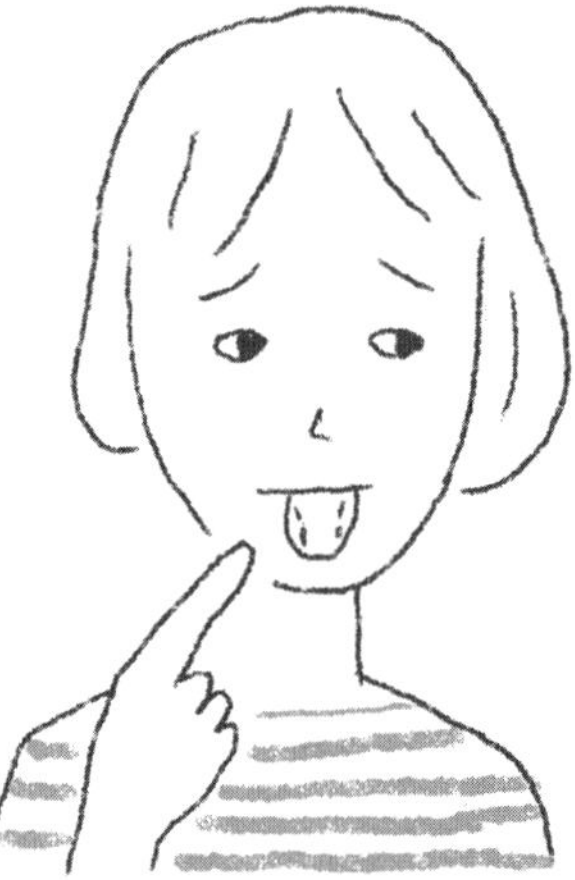

漢方では、目で体の状態を見極める望診《ぼうしん》を重視していますが、必ずチェックするのが舌の状態です。湿気が多い梅雨は、舌に注目を。歯形がついていたり、はれぼったいと、体がむくんでいると考えられます。

舌の両側にギザギザと歯形があったり、舌が大きくぼてっとしているのは、水分代謝がうまくいっていない証拠。五臓《ごぞう》の脾《ひ》が弱っていると考えられます。脾は消化吸収を担いますが、消化がうまくできないと水分代謝も滞り、またエネルギー不足の状態に陥ります。雨の日に体が重だるく感じるのは、脾が弱まり食欲も減退してエネルギーがつくり出せず、体が動かないのです。そして舌もぼってりとしてしまいます。

むくみ解消にはしょうがやねぎ、シナモンなどの温め食材、はと麦や小豆といった利尿効果に優れた食材をとりましょう。

この日は：虫歯予防デー
歯の詰め物の隙間や、加齢で下がった歯茎の隙間に歯垢《しこう》がたまることによる大人の虫歯に注意!

6月5日

食べ物

疲れを癒やす「梅の実」の働き

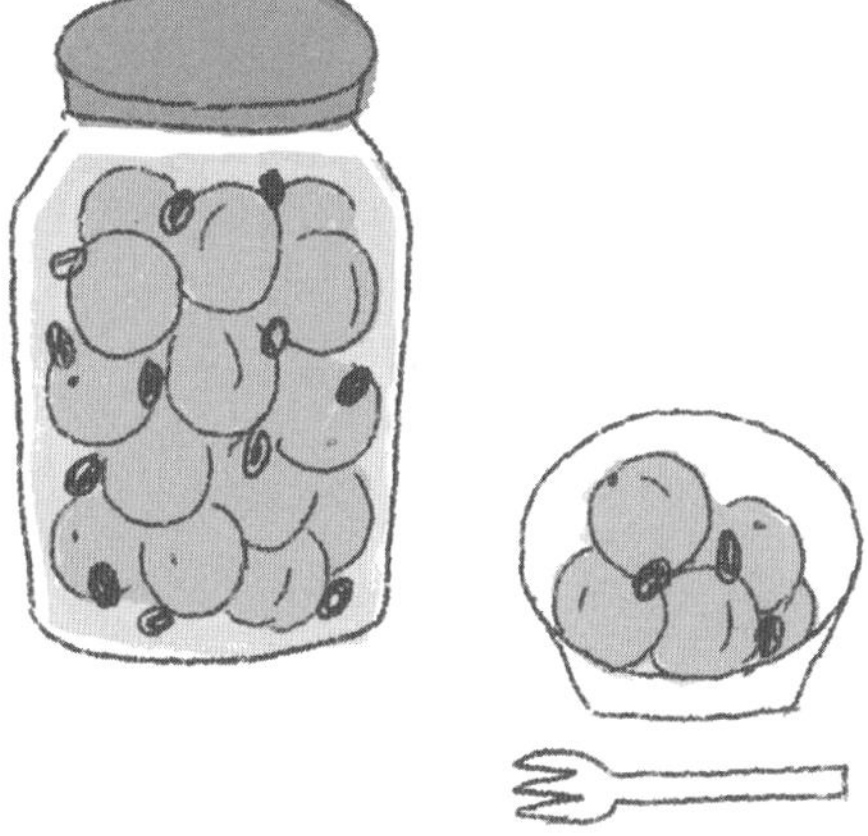

1年を約5日ごとに分けた七十《しちじゅう》二《に》候《こう》では、27番目に当たる6月中旬を梅子黄《うめのみきなり》といい、まさに梅の実が黄色く熟す時期です。

その土地、その季節のものを食べると体によいことを身《しん》土《ど》不《ふ》二《じ》（P29）といいますが、この時期に熟す梅は、日本のジメジメとした湿気の多い梅雨から夏にかけての疲れを癒やしてくれるもの。漢方では、梅の実の酸味は汗をとめ、慢性の下痢の改善に働き、また、のどの渇きをうるおす働きもあるとしています。

梅の実の効能を取り入れるには、梅仕事の初心者でも手軽にできる梅とクコの実のコンポートがおすすめ。体をうるおしてくれます。熟した梅は、洗って1時間ほど水につけてあくを抜き、水、砂糖、クコの実と一緒に1～2分煮たら火をとめ、ふたをして7～8時間放置すれば完成です。

この日は：世界環境デー

漢方では、人間も自然の一部と考えます。環境を守ることは私たち自身を守ることでもあるのです。

朝の一杯は「梅醤番茶《うめしょうばんちゃ》」で胃腸の調子を整える

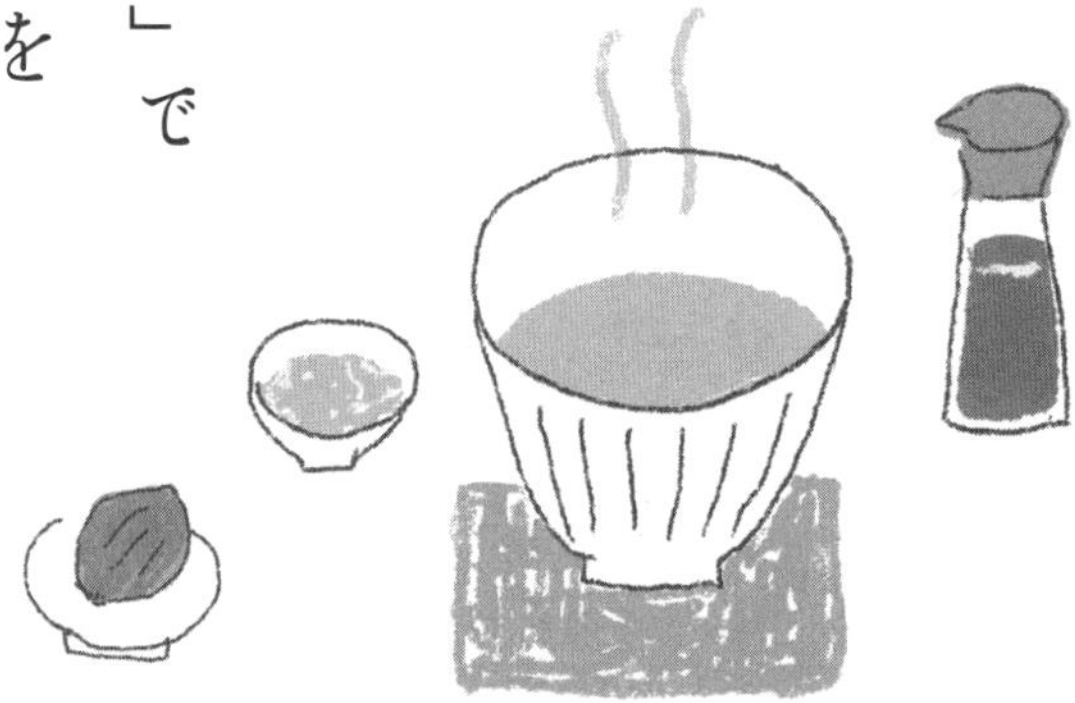

京都では、お正月に梅干しと結び昆布を入れた大福茶《おおぶくちゃ》を飲みます。平安時代、京都で疫病がはやったときに、六波羅蜜寺《ろくはらみつじ》の空《くう》也《や》上人《しょうにん》が病人にこのお茶をふるまったところ、疫病がおさまったとか。

漢方でも梅干しを使った養生茶があります。梅醤番茶といって、梅干し、しょうゆ、しょうがの絞り汁に番茶を注いだもの。胃腸を整えて、体の冷えを取ってくれるお茶で、梅の疲労回復効果が胃腸を助け、熱を冷ます働きがあるしょうゆは暑気あたりや食中毒から体を守ってくれます。そして、しょうがが体の冷え取りに働きます。梅干しは、はちみつ漬けのものより、自然の塩のみで漬けたものがおすすめ。

できれば番茶は熱々を注いで熱いうちに飲みましょう。朝一番に飲むと、胃腸が元気に目覚め、食欲も増進します。

この日は：芒種《ぼうしゅ》（年によって変わります）
二十四節気《にじゅうしせっき》のひとつで、稲や麦など穂の出る穀物の種をまく時期。

6月7日

美容

「レモン風呂」で肌荒れを改善してすべすべ肌に

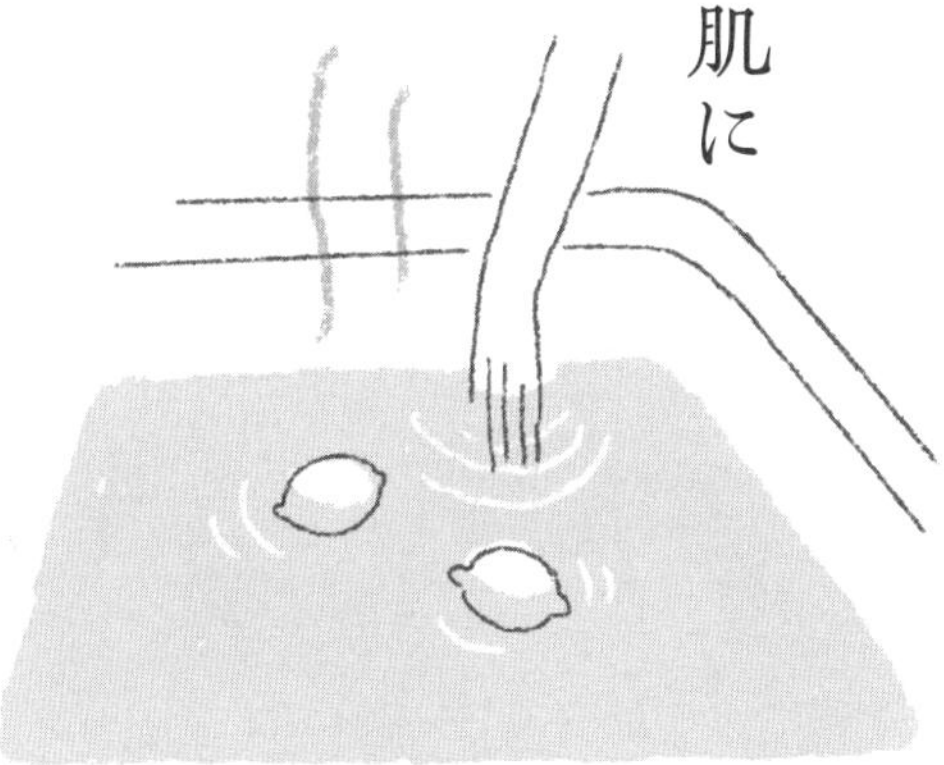

梅雨のジトジトで肌もブツブツ、気分もスッキリしない……。そんなときは、レモン風呂で気分さっぱり、すべすべ肌に！

レモンには美肌をつくるビタミンCがたっぷり。レモン風呂は肌荒れ解消や保湿効果が期待でき、湯上がりはしっとり。

漢方の観点から見ると、レモンは五臓《ごぞう》の肺に働きます。肺は呼吸を担い、エネルギーである気《き》の出入りを調整します。肺を活性化させることで気をめぐらして落ち込んだ気分を解消。また、肺と皮膚はつながっているので、肌の不調改善にも有効です。

レモン風呂はよく洗ったレモンをそのまま、もしくは輪切りにしたものをガーゼの袋などに入れて浮かべたり、エッセンシャルオイルを使ってもOK。体を温めて気・血《けつ》をめぐらせ、血行を促進。湯冷めしにくいので、冷えのある人にもおすすめです。

この日は：緑内障を考える日

自覚症状があまりないため、知らないうちに進行する緑内障。眼科検診の受診で早期発見が大切。

6月8日

食べ物

体の余分な水分を排出してくれる「そら豆」

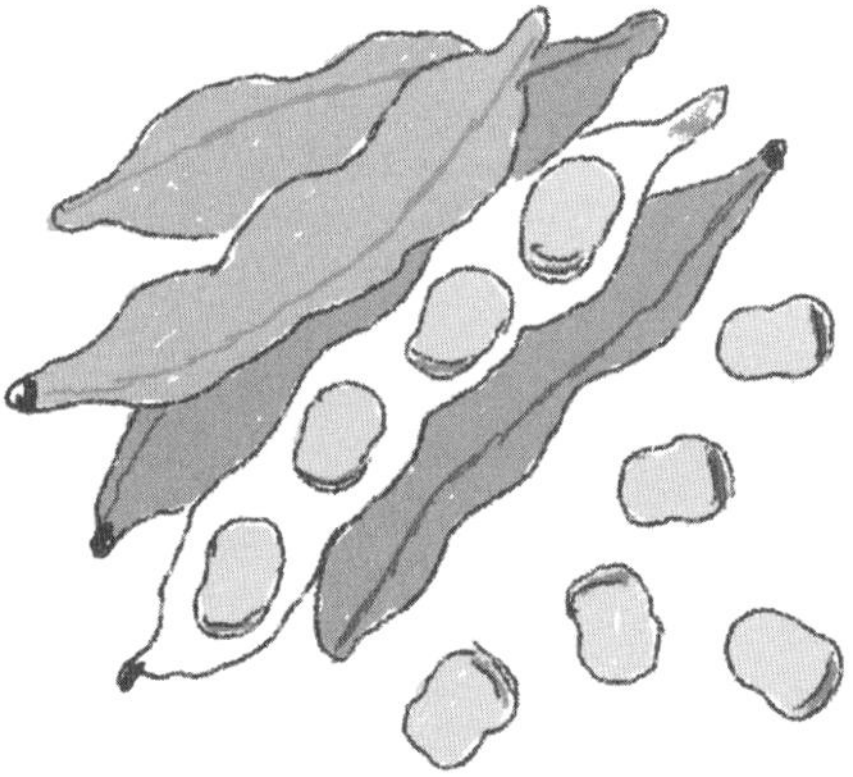

　初夏の旬の味覚のひとつ、そら豆。ふかふかの白いワタの上に並んだ姿も愛らしいですよね。ゆでたてに塩をちょっとつけて、はたまた皮ごと焼いて、ビールのおつまみに最高ですが、味わいだけでなく、効能の面でもとっても優秀な食材です。
　五臓《ごぞう》の脾《ひ》に働き、胃腸の消化吸収力を高めて、体にたまった余分な水分を追い出してくれます。むくみ解消にもってこいで、食欲不振や胃もたれの改善にも有効。また、冷えやむくみからくる腰痛にも効果が。
　皮は食物繊維が豊富で、利尿効果もあります。うす皮は取らずにいただきましょう。
　おすすめのそら豆レシピは、初夏にぴったりの冷たいスープ。同じくむくみに働くじゃがいもと玉ねぎと一緒にやわらかく煮て、豆乳を加えてミキサーでなめらかにすれば、涼やかな翡翠《ひすい》色のスープが完成。

この日は：世界海洋デー
世界は海でつながっているため、みんなで海のことを考えようという日。水は世界中をめぐっています。

6月9日

運動

6月

ヨガの「英雄《えいゆう》のポーズ」で下半身を温めて子宮力《しきゅうりょく》を強化

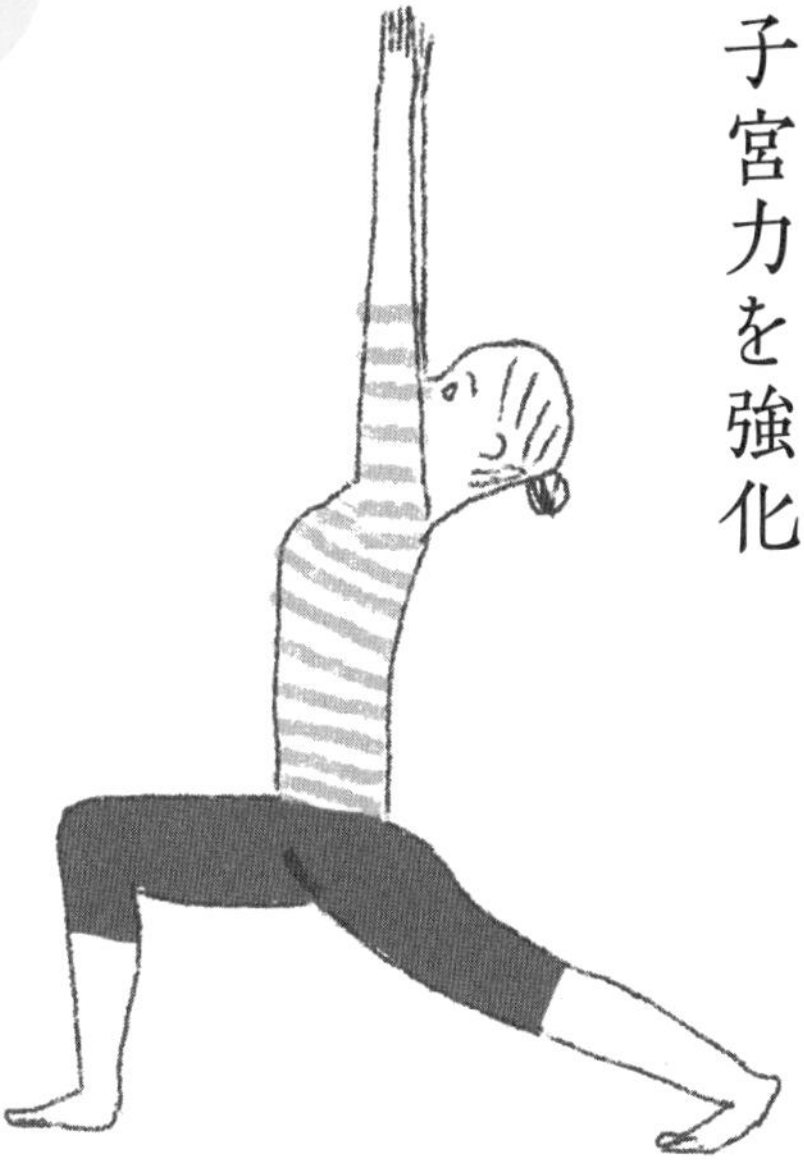

月経トラブルや更年期障害など、女性特有の悩みは、ストレスや冷えなどからくる子宮力の衰えが原因のひとつ。女性がすこやかに過ごすためには、子宮力を高めることがとても大事です。

そこで、おすすめしたいのがヨガのポーズ。インナーマッスルを強化し、骨盤のゆがみを矯正してくれます。骨盤は、エネルギー貯蔵に重要な丹田《たんでん》や、子宮、卵巣がおさまっている大事なところで、柔軟に保つことで、子宮の血行をよくしてくれるのです。とくに、下半身を温めながら体のゆがみを取ってくれる英雄のポーズはおすすめ。

両足をそろえて立ち、右足を大きく前に踏み出します。両手を胸の前で合わせたら、そのまま頭上にまっすぐ上げ、右ひざを曲げて腰を落とし、約10秒キープ。反対の足も同様に行います。深い呼吸を忘れずに！

この日は：ロックの日
下から上に突き上げるようなロックのリズムで盛り上がるのは、ストレス発散にもぴったり！

むくみやすい梅雨の時期は「足三里《あしさんり》」のツボが効く

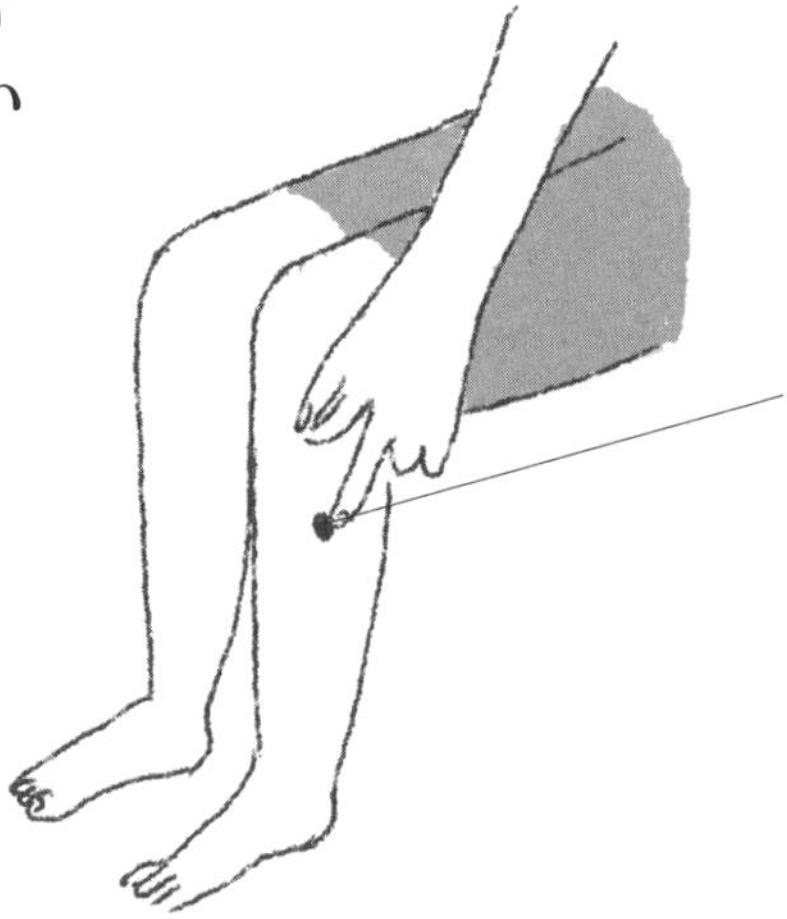

【足三里の探し方】
ひざの外側、ひざ下のくぼみから指4本分下がったところ。

【足三里の押し方】
中指をツボに当て、少し痛みを感じるくらいの強さで押す。1回6秒を10回繰り返す。反対の足も同様に行う。

漢方では、むくみは水毒《すいどく》。体内の水分バランスの乱れによる症状のひとつと考えます。

湿気と冷たいもののとりすぎなどが水分代謝を悪化させるとされ、梅雨や夏は、とりわけ、むくみが出やすい季節です。

体の水分代謝を担うのは、おもに五臓《ごぞう》の腎《じん》と脾《ひ》。脾は飲食の消化吸収、腎は利尿にかかわります。この2つの機能を高め、水分代謝をよくするツボが足三里。全身のむくみに有効なだけでなく、内臓全体の働きを高め、とくに腹痛、便秘といった消化器系の不調の改善、免疫力アップが期待できます。

夏の冷房冷えが気になる人は、ツボ押しのほか、温灸《おんきゅう》もおすすめ。

この日は：時の記念日
時は金なりとあくせくせず、ゆったりとした時も金なりと、リラックスを忘れずに。

おなじみの「梅酒」も実は立派な薬膳酒

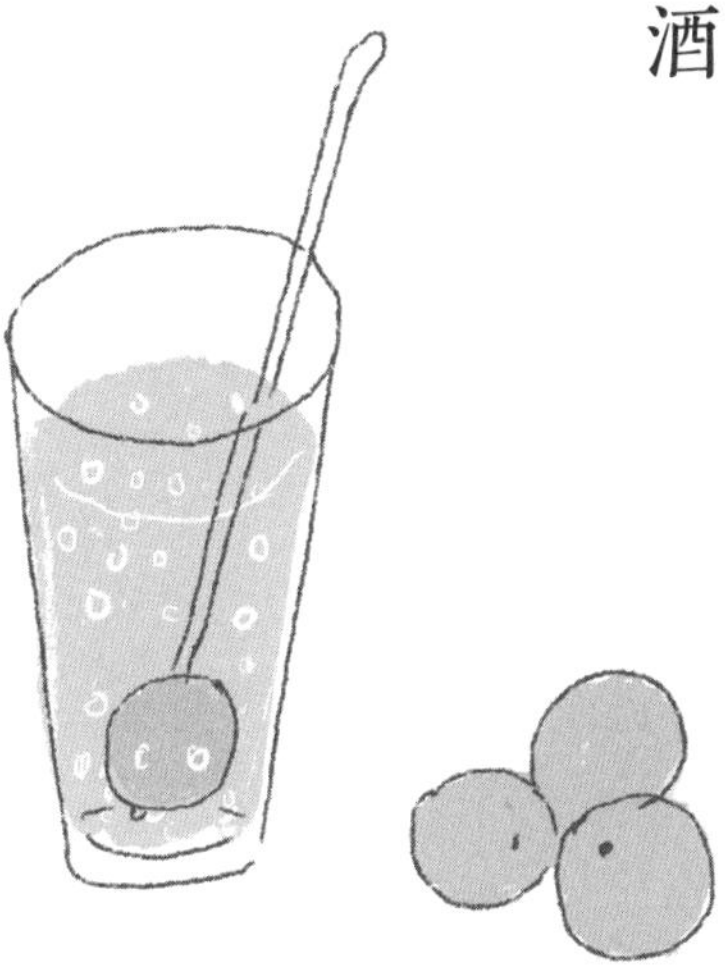

昔から家庭でも作られてきた梅酒ですが、昨今はブーム到来で、日本酒の蔵元が作る梅酒など、さまざまな銘柄がありますね。甘くて飲みやすく、食前酒として出されることもありますが、実は立派な薬膳酒なのです。薬膳酒のすべてが苦い、薬草みたいな味だと思っていたら大間違いです！

梅雨の時期に出回る青梅を氷砂糖と一緒にホワイトリカーに漬け込む梅酒。飲みごろは1年後。毎年仕込んで、年による違いを味わうのも、梅仕事の楽しみです。

梅の甘酸っぱさがおいしい梅酒は、夏の暑さでほてった体を冷まし、渇きをうるおしてくれます。疲労回復にも効果的なので、これからの季節に向けて、夏バテ予防にも。

ストレートやロックのほか、炭酸割りにしても。胃腸の働きを助け、消化吸収をよくするので、食前酒にもぴったりです。

この日は：梅酒の日

梅酒は焼酎やホワイトリカーで作るのが定番ですが、日本酒やブランデーで作ってもおいしい。

全身が乾燥し体内の水《すい》が不足した状態「津虚《しんきょ》」

漢方では、エネルギーである気《き》、栄養を運ぶ血《けつ》、体をうるおす水が体を構成すると考えますが、このなかの水が不足した状態が「津虚」です。

水とは、血液を除く体内のさまざまな水分のこと。リンパ液や唾液、涙、汗、尿などを指し、津液《しんえき》ともいいます。

肌や髪の乾燥、口の渇き、ドライアイの症状が現れるほか、便がかたく出にくいといった症状があれば、水が不足している証拠です。

全身が乾燥すると、さまざまなトラブルが発生。たとえば、粘膜が乾燥すると免疫力が落ち、感染症のリスクも高まります。また、水には体の余分な熱を冷ます働きもあるため、不足すると体の一部がほてったり、のぼせたり、疲れやすくなることも。

お茶など温めた水分をこまめに補給するほか、室内の乾燥を防いで肌や髪の保湿を心がけることが大切です。

津虚の人におすすめの食材は、梨、れんこん、きくらげなどの体をうるおすもの。また、くるみなどのナッツ類や、柿やぶどうといった水分の多い果物もよいでしょう。ただし、水分の多い食材は体を冷やす働きが強いので、とりすぎには注意を。

この日は：恋人の日
ブラジルでは、縁結びの神・聖人アントニウスの誕生日前日が恋人の日。写真立てを贈り合います。

代謝が落ちて余分な水分が体内にたまる「水滞《すいたい》」

体をうるおしてくれる水《すい》（津液《しんえき》）ですが、過剰になったり、めぐりが悪くなったりして体にたまると、不調を引き起こします。そのような状態を「水滞」といいます。

体がむくんだり、湿疹ができたり、口の中がねばついたり、耳鳴りや下痢、めまいなどの症状は、水が滞っているサイン。日本人の女性に多い体質タイプで、色白で下半身太りの人に多く見られます。

原因は、水分のとりすぎと水分代謝の低下が考えられ、とくに湿気の多い季節は水がたまりがちに。また、体の冷えも関係しています。生ものや果物のとりすぎが、水滞を招くこともあるので要注意。

予防には、まずは足や腰を冷やさないこと。そして、冷たい飲み物や味の濃い食べ物を控え、体にたまった水を排出するために、有酸素運動や半身浴などで汗をしっかりかくことも重要です。

水滞の人におすすめの食材は、利尿効果があり、水をめぐらせる働きのあるきゅうり、メロンなどのウリ科の野菜やトマト、もやしなど。小豆や黒豆といった豆類や、はと麦も水のめぐりによいので、ごはんに炊き込むなど、毎日の食事に取り入れてみて。

この日は：小さな親切運動スタートの日
日本には「一日一善」という言葉があります。小さなことでも毎日の積み重ねが重要。

2000年前からあった!?ゾクッときたら「葛根湯《かっこんとう》」

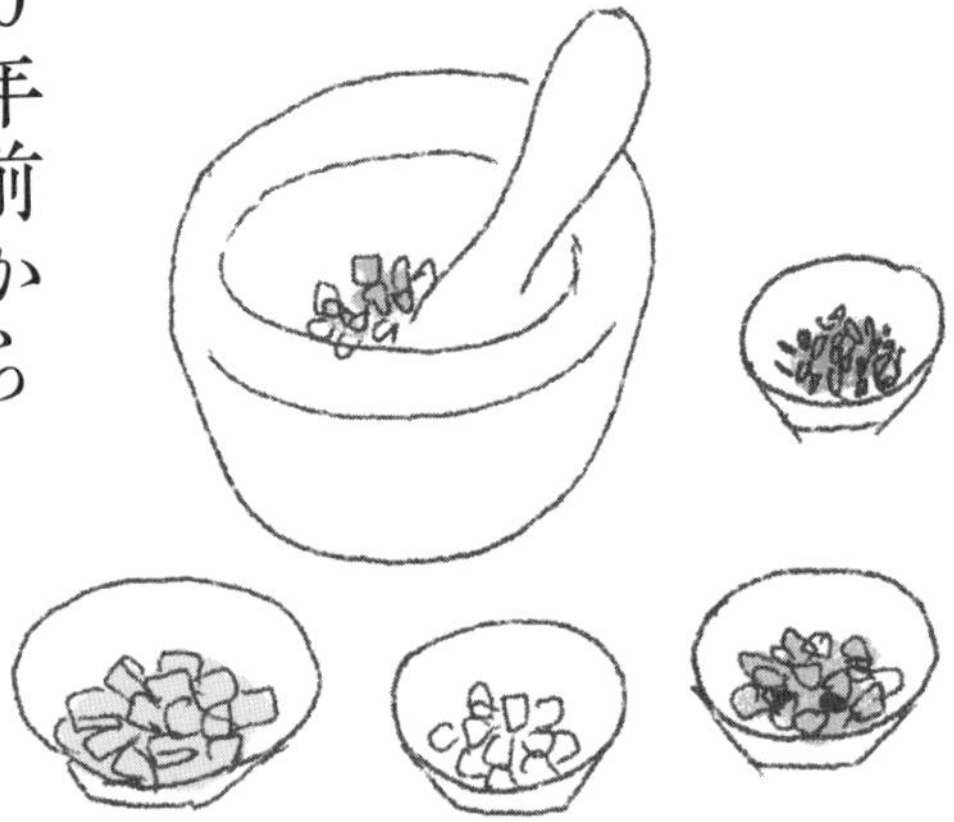

漢方薬について詳しくない人でも、葛根湯なら知っている、という人は多いでしょう。かぜのひき始めなどによいとされる漢方薬です。

中国でも古くから使われていて、後漢の時代に記された『傷寒雑病論《しょうかんざつびょうろん》』という書物に登場しています。このころの日本は弥生時代。今から2000年近くも前の話です。

葛根湯は、桂皮《けいひ》（シナモン）、芍薬《しゃくやく》、生《しょう》姜《きょう》（しょうが）、大棗《たいそう》（なつめ）、甘草《かんぞう》の5つの生薬《しょうやく》から作られる桂枝湯《けいしとう》がベース。桂皮と生姜で体を温め、発散させることで外敵へのバリアを強化、芍薬と大棗は体内強化に働き、甘草が全体を調和させる配合です。これに、コリをほぐす葛根と、発汗を促す麻黄《まおう》を加えると葛根湯に。2000年前の知恵が現代にも生かされているとは、その歴史の深さに驚かされます。

この日は：世界献血者デー
献血は人の命を救う活動。一日一善のひとつとして、献血に行ってみるのもよいでしょう。

この時期だけの「新しょうが」は甘酢漬けでうるおい補給に

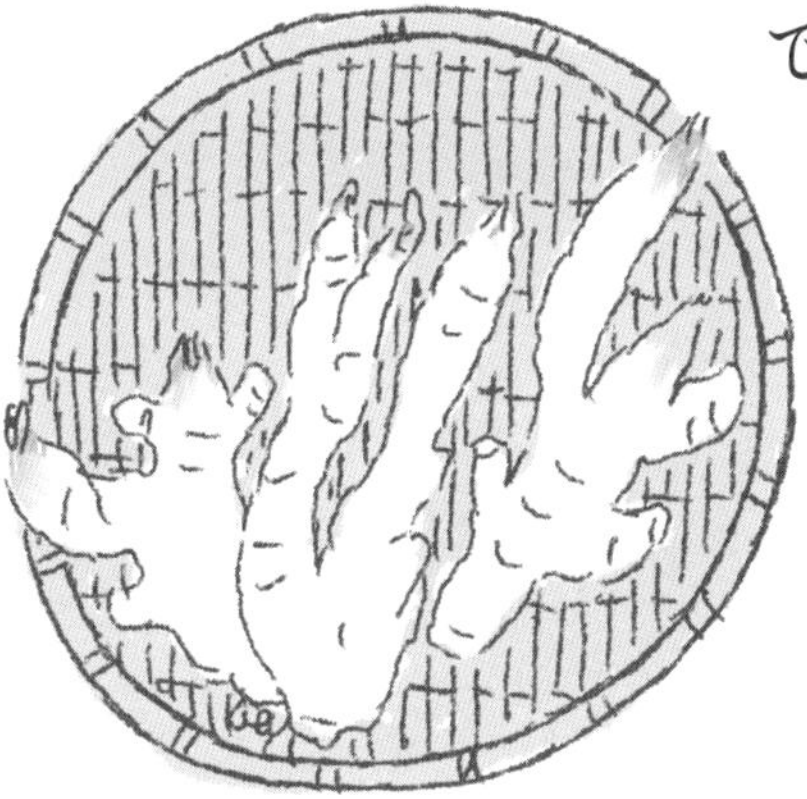

新玉ねぎに新じゃが、新ごぼう……。新がつく旬のものはその時期だけのフレッシュ感がウリ。食べなきゃ！と思いますね。

6〜8月の梅雨から夏にかけて旬を迎える新しょうがは、茎のつけ根の赤と色白ボディが見た目もフレッシュ。甘酢漬けにしたものがよく売られています。

この甘酢漬けのしょうが、実はこれからの季節の冷房対策にもってこい。そもそもしょうがの一番の効能である温め効果で、冷房冷えを解消。冷たいものの飲みすぎによる内臓の冷えも防いでくれます。

さらに甘酢漬けにすることで、さっぱりと食べやすいだけでなく、甘味と酸味のコンビがうるおい補給や疲労回復にも働きます。冷房で肌が乾燥しがちな人にぴったり。

ピンクの漬け汁は、酢の物やすし酢に使ったりと、お料理にも活用できます。

この日は：生姜の日
生薬でもあるしょうがは、漢方では生姜《しょうきょう》といって、しょうがの根茎を乾燥させたもの。

白髪予防には「ゼラニウムオイル」をシャンプーにプラス

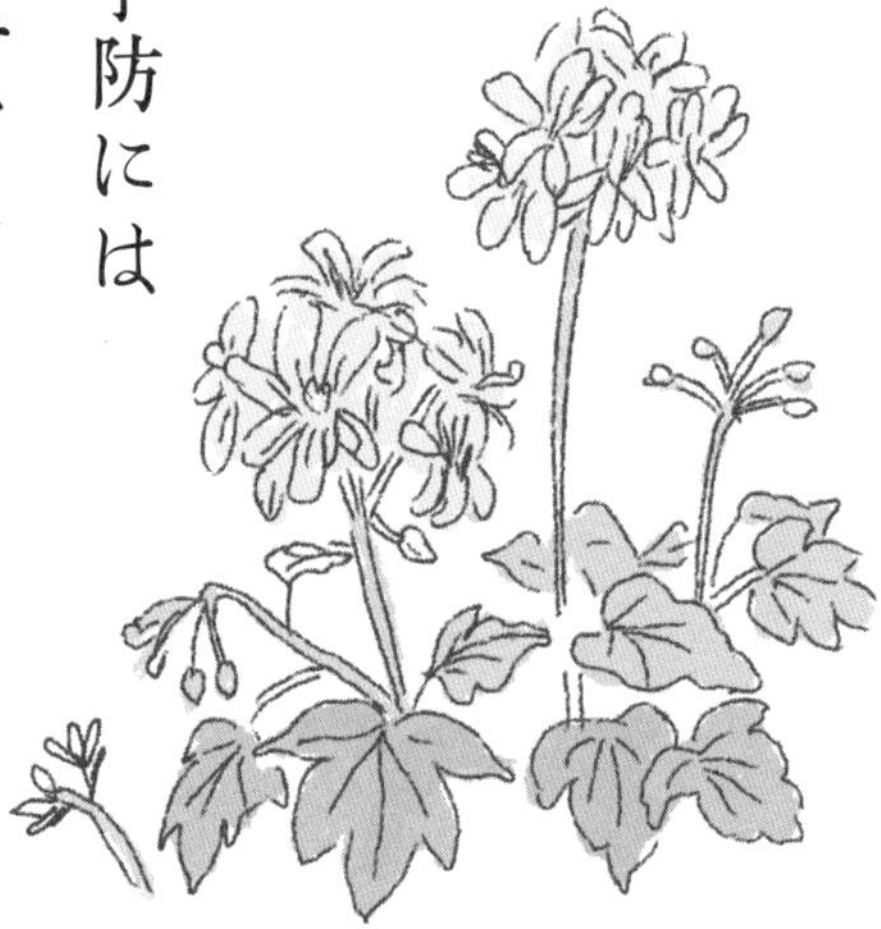

ヨーロッパでは建物の窓辺にゼラニウムの鉢植えがよく飾られていますが、これはゼラニウムの香りには虫よけ効果があるためなのだとか。虫がいやがるといっても、バラの香りのローズゼラニウムや、レモンの香りのレモンゼラニウムなど、私たちにとってはよい香り。アロマテラピーなどに使われるエッセンシャルオイルのゼラニウムも、ローズのような甘い香りが特徴です。

ゼラニウムは五臓《ごぞう》の腎《じん》を助けるとされています。腎の機能が低下すると老化が進むとされ、老化現象のひとつである白髪も目立つように。髪は「腎の華」といわれるだけに、腎の影響が顕著に現れます。

腎の機能を高め白髪を防ぐには、ゼラニウムオイルを活用しましょう。市販の無香料のシャンプーにプラスすれば、香りで癒やされ、エイジング対策にも有効です。

6月

この日は：和菓子の日
ケーキより和菓子のほうがヘルシーともいわれますが、小豆は利尿効果が高く、むくみ解消に働きます。

6月17日

食べ物

気《き》・血《けつ》のめぐりをよくする「らっきょう」

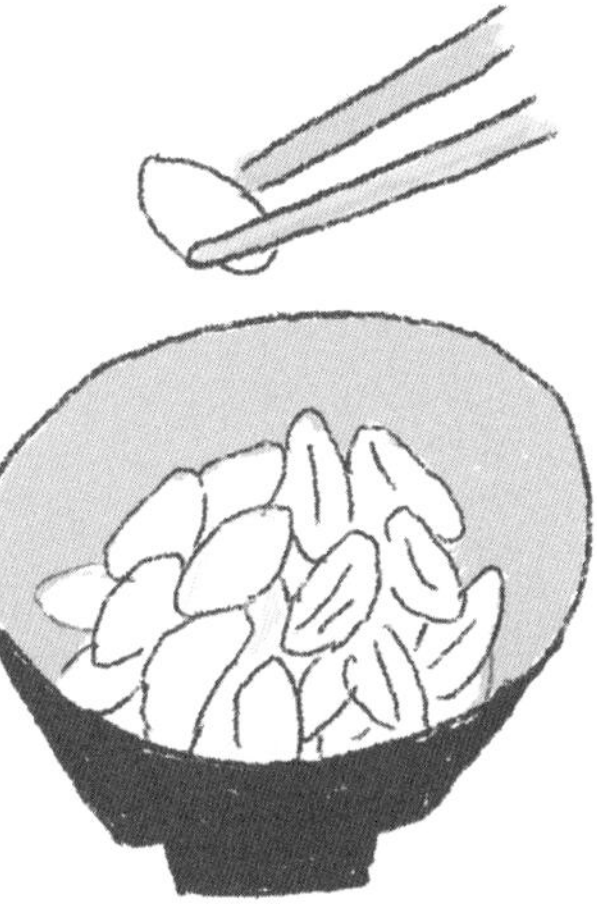

そろそろらっきょうの旬がやってきます。古くから、家庭ではこの時期にらっきょうの甘酢漬けが作られてきました。

らっきょうにはエネルギーである気《き》をめぐらせ、冷えを取り除く働きがあり、胸のつかえや痛みを取ってくれるといわれています。梅雨の湿気で体が重く、調子を崩しがちな人や、気分がめいっている人にぜひとってもらいたい食材です。

また、らっきょうなどの辛味野菜は血《けつ》のめぐりを改善してくれるため、これも冷え取りに働き、肩コリなどの痛みも緩和してくれます。

甘酢漬けのらっきょうは、カレーのつけ合わせというイメージが強いですが、アレンジ次第でふだんの食事にも取り入れられます。刻んで酢の物に加えたり、ポテトサラダやタルタルソースのアクセントにも。

この日は：おまわりさんの日

明治7年のこの日に巡査制度が制定され、日本初のおまわりさんが誕生しました。

むくみ対策に「とろろ昆布」を巻いたはと麦おにぎりを

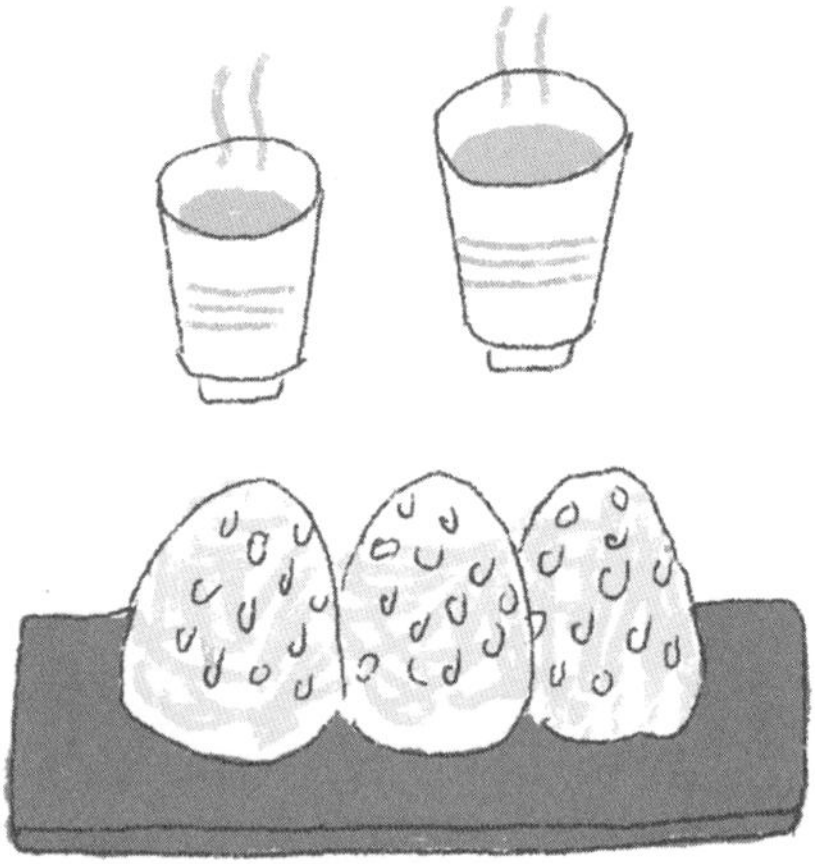

ふつうの昆布よりも栄養価や健康効果が高いと注目を集めているとろろ昆布。甘酢漬けにした乾燥昆布をうすく削ったもので、昆布を丸ごと食べるため、うまみも丸ごと、栄養価も丸ごといただけるのです。食べ方も、調理せず、そのまま食べられるので手軽ですね。

そもそも昆布には、体の余分な水分や熱を取り除き、むくみを改善する働きがあります。むくみの出やすいこの時期は、毎日でも食べたい食材です。

そこでおすすめなのが、はと麦ごはんのとろろ昆布おにぎり。美肌効果があると注目の雑穀・はと麦を混ぜて炊いたごはんで、さらに水分代謝を高めます。はと麦もとろろ昆布も、いぼ、しこりや腫瘍を小さくしたり、取り除く働きがあるので、むくみのほかに吹き出物ができたときにもぜひ。

この日は：おにぎりの日
ごはんに梅や昆布、鮭などの具を入れ、のりで巻いたおにぎりは実はバランスの取れた薬膳レシピ。

6月19日

食べ物

果実も葉も効能がある「びわ」はせきの改善に役立つ

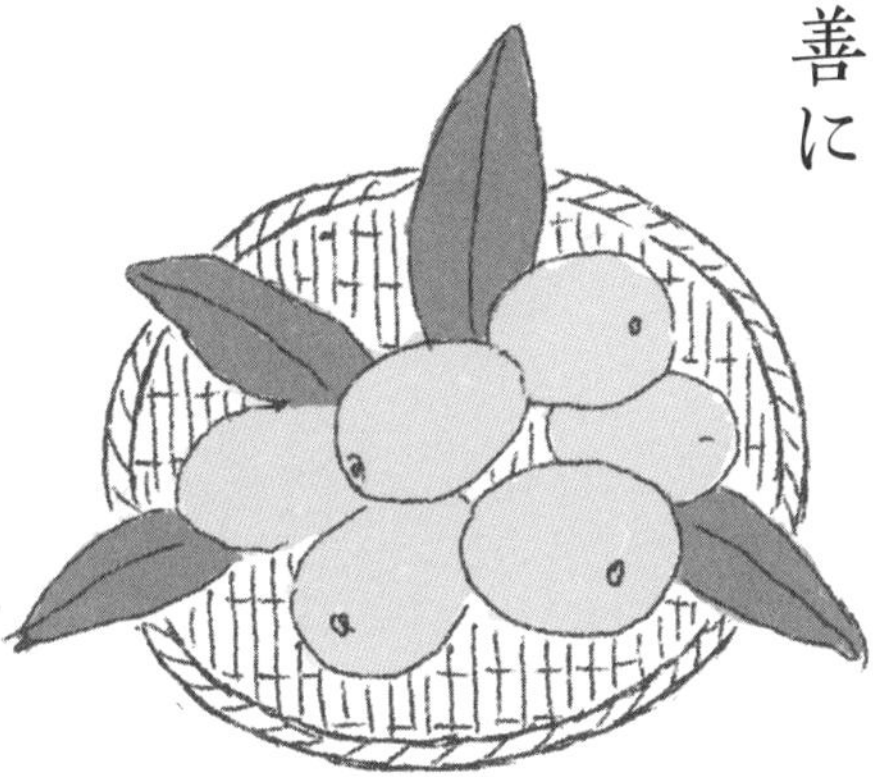

楽器の琵琶《びわ》に似ていることからこうよばれるようになったびわ。葉は、「枇杷葉《びわよう》」という生薬《しょうやく》で、五臓《ごぞう》の肺の熱を取って、せきを鎮め、痰《たん》を取り除くとされています。民間療法では葉を使ったびわ茶がよく知られています。

一方、果実には、疲労回復や胃もたれの解消、エネルギーである気《き》が上って起こるイライラやのぼせといった症状を和らげる働きがあります。水分代謝を促し、うるおい補給にもよい食材です。

びわの果実は傷《いた》みやすいため、たくさん手に入ったらびわ酒やはちみつ漬けに。氷砂糖と一緒にホワイトリカーに漬け込むびわ酒は1カ月ほど熟成させれば完成。はちみつ漬けは、はちみつにホワイトリカー少量を加え、こちらも1カ月ほど寝かせて、デザートやドリンクの甘みづけにどうぞ。

この日は：ベースボール記念日
史上初の野球の試合が行われた日。観戦の友といえば冷たいビールですが、飲みすぎには注意を！

吐く息「呼気《こき》」を意識するだけで養生に

みなさん、ちゃんと正しい呼吸ができていますか？　正しい呼吸とは、深くゆっくりとした静かな呼吸。これは心と体の養生の基本でもあります。

呼吸は空気を「吸って吐くこと」といってしまいがちですが、正しくは「吐いて吸うこと」。吐く息を「呼気」といい、吸う息を「吸気《きゅうき》」といって、人は生まれたときに産声を上げて息を吐き（呼気）、命が終わるときに息を引き取り（吸気）ます。つまり、呼吸は呼気からスタートすると考えるのが自然。

呼吸を意識するときも、吸気ではなく呼気を意識してみましょう。まずは、深くしっかりと吐ききる。すると、吸おうと意識しなくても自然と、それもおなかまでたっぷりと息が入ってきませんか？

ストレスや不規則な生活習慣から自律神経に乱れが生じると、無意識のうちに呼吸が浅く速くなってしまいます。これでは体のすみずみに栄養や気《き》がめぐらず、体がうまく機能しません。また、気が停滞してイライラがたまる一方になります。無意識なだけに、おろそかにしがちな呼吸ですが、これこそが養生の第一歩といえます。

この日は：世界難民の日
難民を保護し援助する活動に理解と支援を深める日として制定されました。

梅雨どきの「黄色くくすんだ顔色」は胃腸に注意

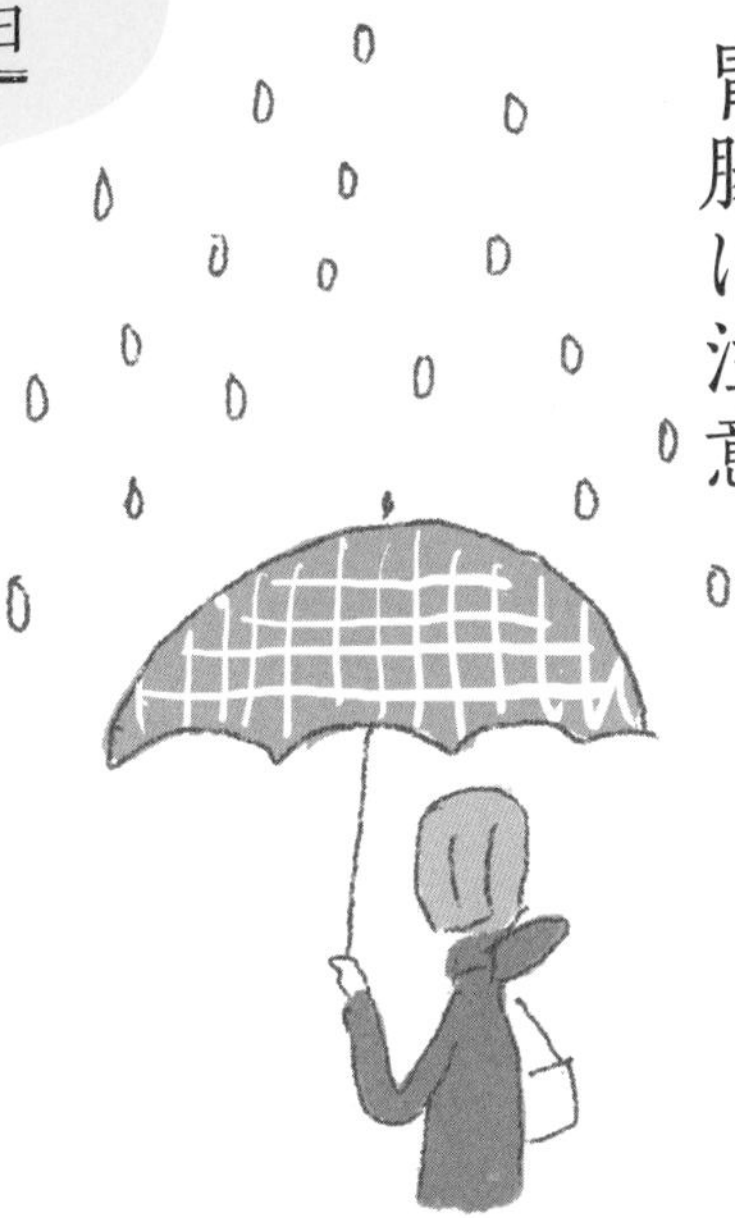

漢方独特の診察法「四診《ししん》」のひとつ、望《ぼう》診《しん》（P13）では、顔色も重要な診断要素としてとらえます。特徴的なのが、顔色がいい悪いではなく、色によってどこに不調が出ているのかがわかるということ。

その不調は五行《ごぎょう》説に基づいて、季節に対応した五臓《ごぞう》に現れ、またその五臓に対応した色が、顔色となって見えるのです。

梅雨のこの時期は湿度が高く、体に余分な水《すい》がたまって全身が重く、便は軟便や下痢になりがちです。これらの症状は、消化吸収を担う五臓の脾《ひ》の不調によって起こるもの。食べ物からエネルギーや栄養を取り込めないと、肌は黄色くくすんでハリもなくなってしまいます。

顔がくすんで黄色みをおびていたら、胃腸からのサインととらえて、食べすぎ飲みすぎを控えるなど、いたわりましょう。

この日は：夏至《げし》（年によって変わります）
二十四節気《にじゅうしせっき》のひとつで、北半球では、１年でもっとも昼が長い日。

6月22日

リラックス

月経リズムを整える「フェンネルのホットタオル」

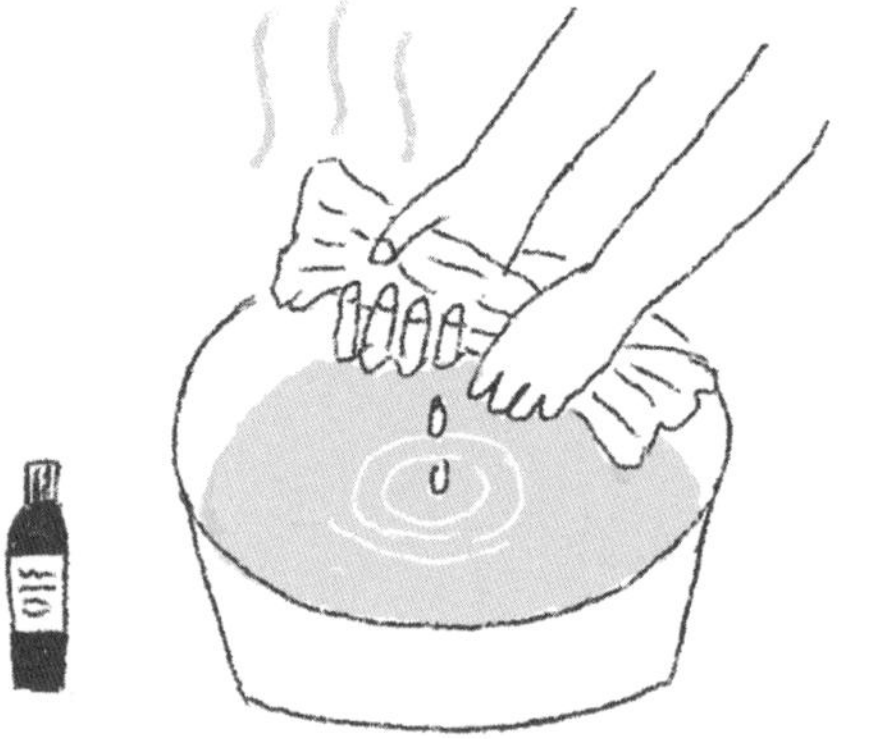

【フェンネルのホットタオルのやり方】

①洗面器にお湯を張り、フェンネルのエッセンシャルオイルを数滴落とす。

②水面に浮いたオイルをタオルに染み込ませるように浸して、絞る。

③おなかや腰など、痛みのある部位に当て、タオルをもう1枚重ねて保温する。

気になる月経周期の乱れ。これは、過労や無理なダイエットで血《けつ》が不足している状態や、ストレスなどでエネルギーである気《き》がつまってホルモンバランスが崩れている状態と考えられます。

月経リズムを整えるには、フェンネルの力を。フェンネルは「茴《うい》香《きょう》」という生薬《しょうやく》でもあり、血の貯蔵庫である五臓《ごぞう》の肝《かん》、元気をつくり出す脾《ひ》を助け、スパイシーな香りが気をめぐらせます。

そんなフェンネルの香りに癒やされるホットタオルで、冷えを取りながら月経ケアを。外からおなかを温めて血流を促し、アロマで気の滞りを解消。自律神経に働き、月経周期が整ってくるでしょう。

この日は：かにの日

かには冬が旬のイメージですが、表面の突起が花が咲いたように見える花咲がには夏が旬。

6月23日

リラックス

「目の体操」で目の疲れをスッキリ解消！

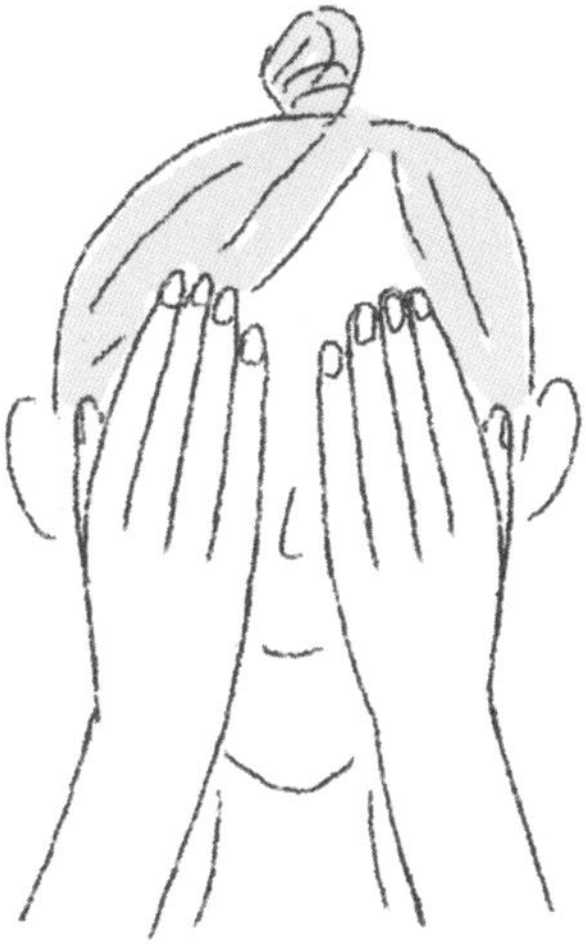

【目の体操のやり方】
①両手をこすり合わせて、手のひらを温める。
②手のひらのくぼんでいる部分を、閉じたまぶたに当てる。
③その状態で、眼球を上、下、右、左へ動かす。それぞれ10回繰り返す。

パソコンやスマホの見すぎによる目の疲れは、現代人の大きな悩み。漢方では目の使いすぎは、血《けっ》を消耗すると考え、眼精疲労だけでなく、かすみ目や肩コリ、頭痛を招くとしています。

目のケアには、まずは目を閉じること。そして、温めることで血をめぐらせて。ホットタオルなどを使うのも有効ですが、手軽なのが、手のぬくもり。両手をこすり合わせて温め、そっと閉じたまぶたに当ててみましょう。

さらに、眼球を動かすことで、目のまわりのコリを解消。午後に目が疲れてきたと感じたとき、かすみが気になったときに試してみてください。

この日は：オリンピックデー
スポーツを通じて理解と友好の精神を養い、平和でよりよい世界建設に貢献するというのがオリンピック精神。

ジメジメ季節の食欲不振にさわやかな「しそジュース」

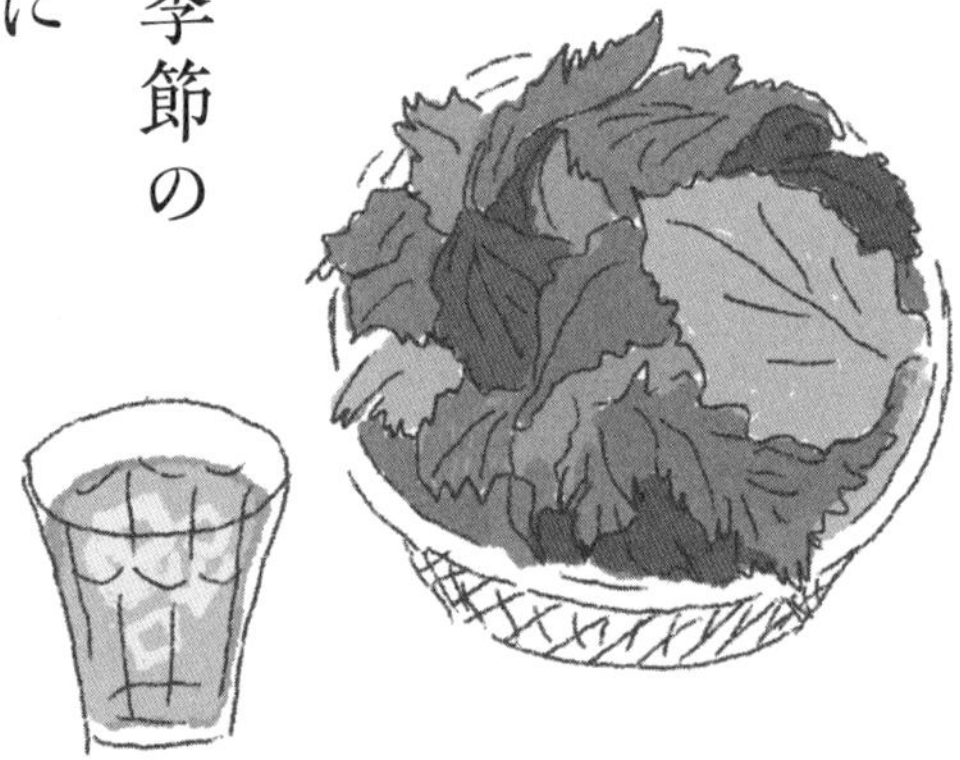

蒸し暑い外と冷房のきいた室内の温度差に、体がバランスを保てなくなってしまうこの季節。胃腸も弱って食欲不振になりがち。

そんなときは、さっぱりと飲める薬膳ジュースで乗りきりましょう。使うのは、旬の赤じそ。漢方では「蘇葉《そよう》」という生薬《しょうやく》です。さわやかな香りがエネルギーである気《き》をめぐらし、食欲不振を解消。さらに、リフレッシュ効果ももたらしてくれます。体を温める性質があるため、冷房対策にも役立ちます。この時期注意したい食中毒の予防にも有効と、いいことずくめです。

赤じそはよく洗って、水で5分ほど煮出し、葉を取り出して砂糖を加えて溶かし、酢とレモン汁を加えます。冷めたらガーゼでこして保存容器へ。1日50㎖を目安に水や白湯《さゆ》で割って飲みます。汗が出やすくなるため、飲みすぎには注意を。

この日は：ドレミの日

ドレミで始まる音階が定められた日。イタリアの修道士・ダレッツォさんが作ったとか。

6月25日

運動

こりかたまった背中をほぐす「ネコのポーズ」

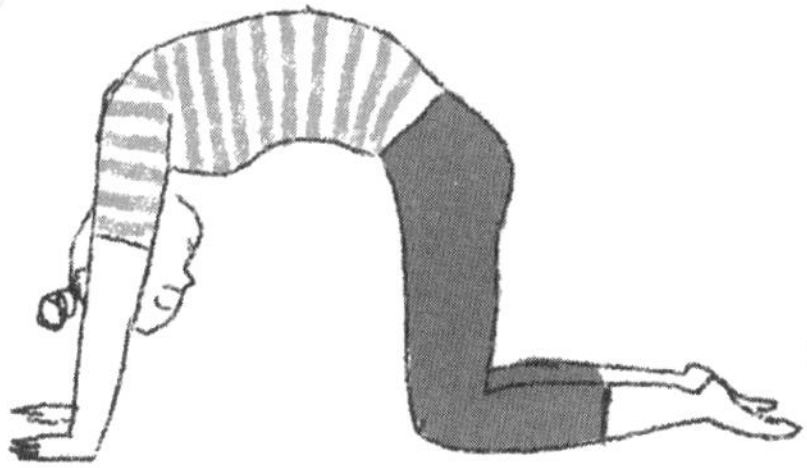

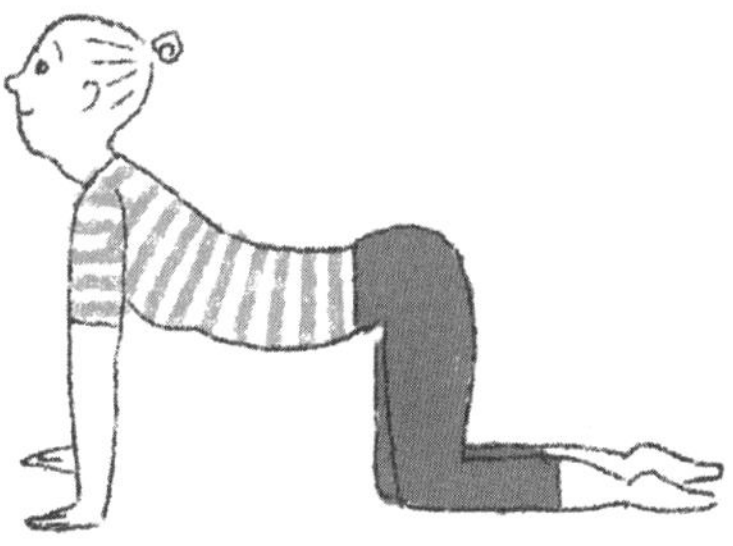

【ネコのポーズのやり方】

①腕は肩の下に、足は肩幅に開いて両手、両ひざをつく。息を吐きながら、背中をゆっくりと丸めていく。

②息を吸いながら、背中を反らせ、胸をしっかり開いて肺に空気を入れる。顔は上を向く。

③自分の呼吸のペースで①と②を繰り返す。

ネコがグイーンと伸びているのは、見ているだけで気持ちがいいものです。どれだけ伸びるんだろうと思えば、くるりと丸まって小さな箱に収まったり。ネコの体はとってもやわらか。私たちのこりかたまった背中も、ヨガのネコのポーズでほぐしてあげましょう。

ネコのポーズは、両手両ひざをつき、思いっきり背中を丸め、次にうんと背を反らせます。これを深い呼吸とともに繰り返すうちに、背骨が柔軟性を取り戻します。

二足歩行をする人の背骨は、一日中重い頭を支えてくれる大事な骨格。内臓を支える筋肉も支点は背骨ですから、その負荷は相当なもの。ときにはたゆませてあげて。

この日は：住宅デー

住空間は健康にもおおいに関係しています。住み心地のよい家でリラックスを。

毒出し「ドクダミ風呂」でお肌すべすべ

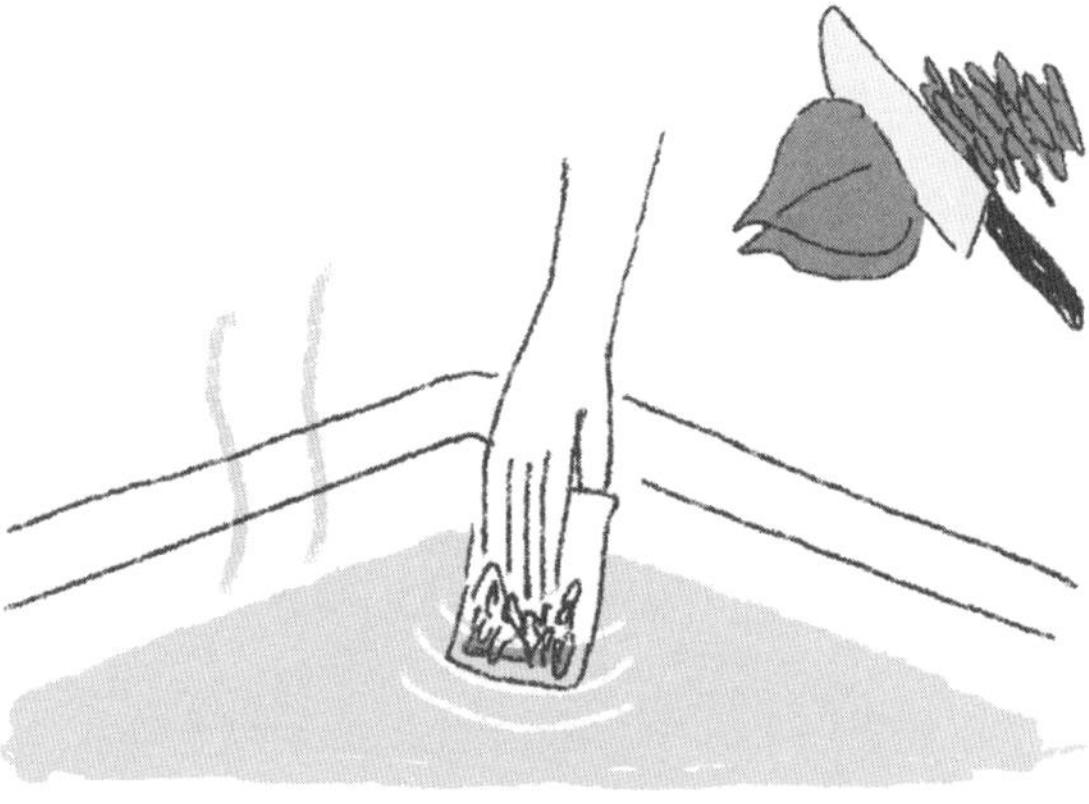

春の赤いにきびの特効薬としてドクダミ茶をご紹介しましたが（Ｐ１１９）、外用としても効能が知られています。とりわけ、この季節に悩まされるあせもなどの湿疹やかぶれ、水虫などに効果的。デトックス力に加え、抗菌・消炎作用にも優れています。

ちょうどこの時期に白い花を咲かせるドクダミは、家の庭や道端にも自生し、お風呂に入れることで薬効が得られます。

生の葉は、においにくせがありますが、ひどいかぶれや水虫には効果的。葉をよく洗って刻み、袋に入れて湯船へ。

生の葉を天日で干したものや市販のドクダミ茶などの乾燥タイプは、においがマイルド。こちらもお茶パックなどに入れて湯に浮かべます。葉を入れた袋をもみながら入浴すると、薬効が染み出て、湯上がりの肌はすべすべになります。

この日は：露天風呂の日
景色を見ながらお湯につかるのは最高のリラックス。体だけでなく、心の養生に。

6月27日

食べ物

消化を促す手作りサプリ「食べる黒豆甘酒」

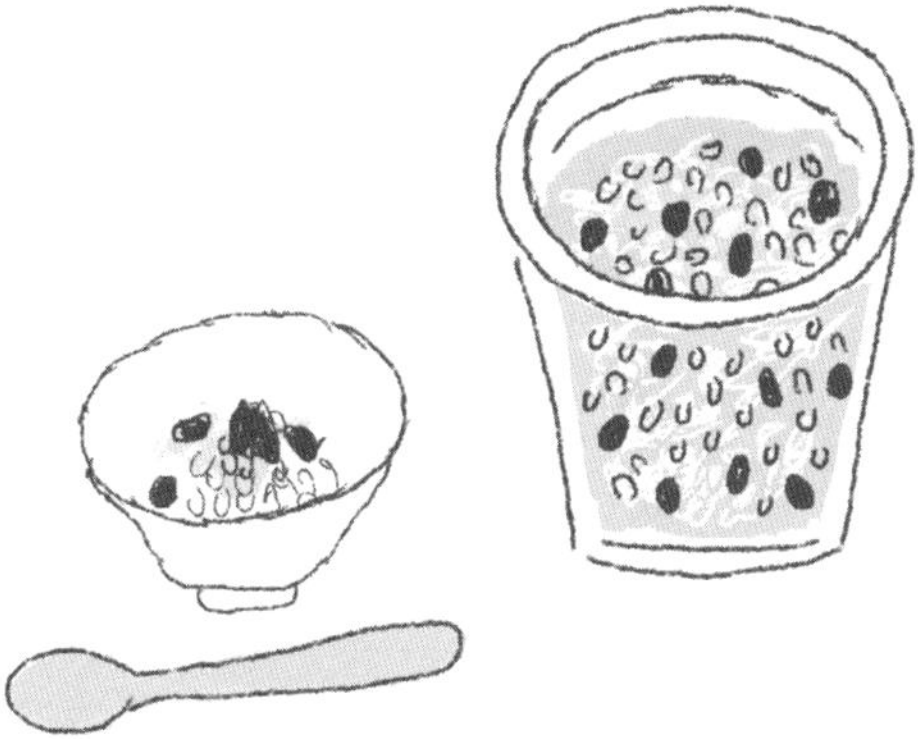

日本人はおなかが弱いといわれますが、これには日本の四季が関係しています。本来は活動的になるべき夏至《げし》の時期、日本は梅雨を迎え、活動が抑えられてしまいます。

梅雨の冷たい湿気が体に侵入すると、一番にダメージを受けるのが、消化吸収を担う五臓《ごぞう》の脾《ひ》。脾が弱まると消化不良で下痢をしやすくなり、水《すい》のめぐりが悪化してむくみをはじめ、さまざまな不調を招きます。

湿気による脾の低下を助けるには、麹《こうじ》と黒豆の２つの和食材を使った黒豆甘酒を。

麹は、おなかを温め、消化を助けて下痢を防ぎ、麹が主原料の甘酒は飲む点滴ともいわれます。その甘酒に、水分代謝を促す黒豆をプラスすれば、湿気で消耗しがちなおなかをいたわる最強サプリに。市販品なら黒豆の煮豆を利用するといいでしょう。

１日におちょこ１杯分を目安にどうぞ。

この日は：ちらし寿司の日

五目ちらしなど、いろんな具材が入ったものを五目といいます。5はバランスがよいということの代名詞なのかも。

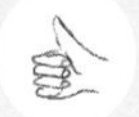

ツボ

困った おなかの ゴロゴロに 「下《げ》痢《り》点《てん》」

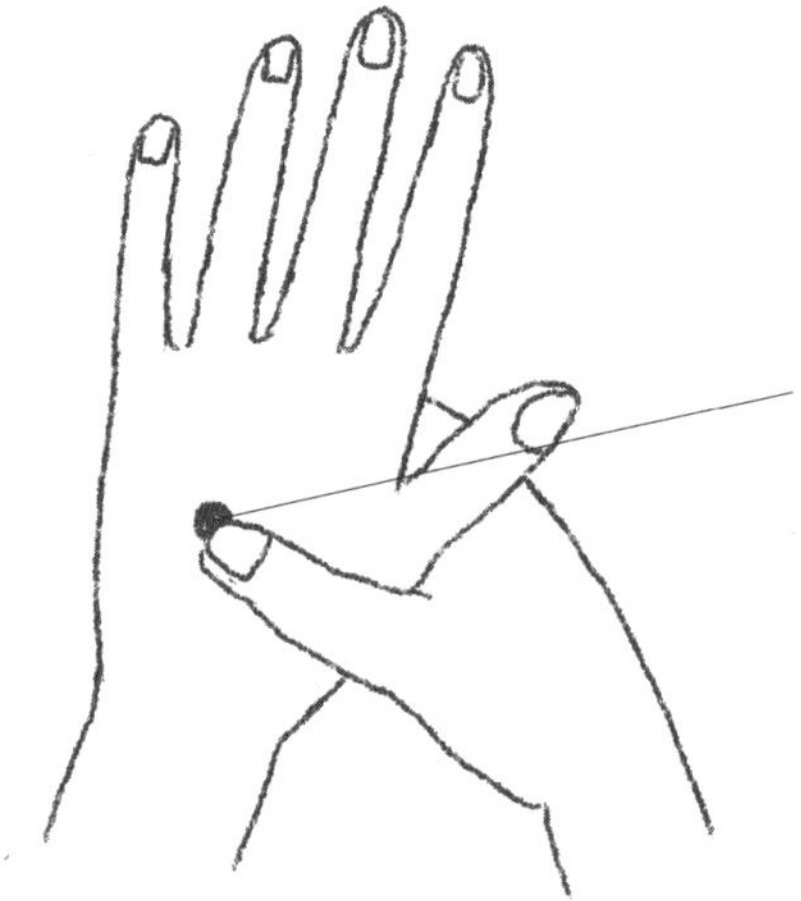

【下痢点の探し方】
手の甲の中心から、少し薬指寄りのところ。下痢のときに押すと、強い痛みを感じる。

【下痢点の押し方】
反対の手の親指をツボに当て、ゴリゴリと強めに押す。1回6秒を10回繰り返す。反対の手も同様に行う。

おなかがすぐにゴロゴロする、というおなかの弱い人は、消化吸収を担う五臓《ごぞう》の脾《ひ》と、脾を助ける肝《かん》の機能失調が考えられます。
　油っこいものを食べたらゴロゴロという人は、消化吸収能力が落ちてしまっているタイプ。極度の緊張でゴロゴロという人は、脾に加え、ストレスの影響を受けやすい肝も弱っています。また血《けつ》のめぐりが悪く、冷えてしまってゴロゴロする人も。
　ツボ押し養生では、手の甲にある、その名も下痢点というツボを押すことで症状を和らげるとしています。電車の中でおなかがゴロゴロしだしたときなど、急のピンチにもお試しを。

この日は：貿易記念日
徳川幕府が鎖国政策を改め、アメリカをはじめ5カ国に横浜・長崎・函館の開港を許可した日。

6月29日

美容

毛穴を引き締める「きゅうりとペパーミントのパック」

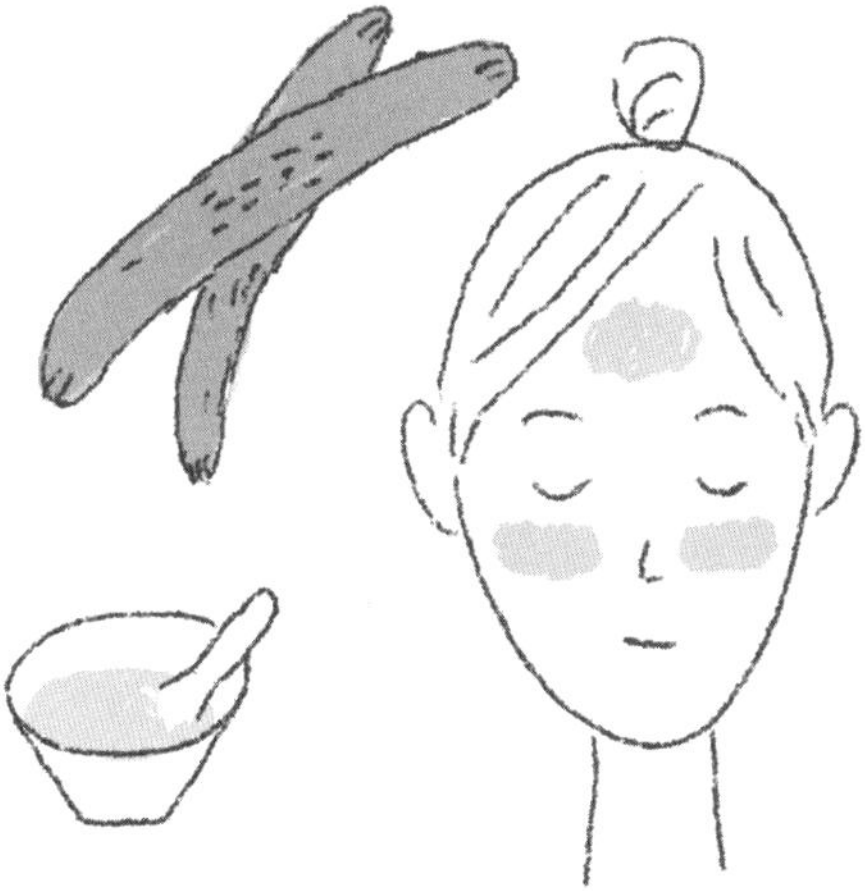

【パックのやり方】
①きゅうり1本は皮をむいてすりおろす。
②卵白2個分を泡立て、レモン汁小さじ1、①、ペパーミントのみじん切りを混ぜ合わせる。
③②のペーストを気になる毛穴の部分にのせて5分おき、水で洗い流す。

この時期は冷房による肌の乾燥と紫外線によるダメージが気になり始めます。この2つがさらにもたらすのが、毛穴の開き。けれども、毛穴の黒ずみが気になるからと、洗顔をしすぎたり強引なケアをしては逆効果。肌の炎症を鎮めつつ、毛穴の引き締め効果が期待できる手作りパックでやさしいケアを心がけましょう。

パックの材料は、体の熱を冷ますきゅうりと、炎症も抑えるペパーミント。このコンビは、毛穴引き締め作用が期待でき、パックを洗い流したときのさっぱり感は格別です。ただし、肌の弱い人はかぶれたりしないか、気をつけて試してください。

この日は：佃煮の日
佃煮によく使われる小魚は頭からしっぽまで丸ごと食べられる一物全体《いちもつぜんたい》（P9）の食材。

6月30日

食べ物

作りおき調味料の「薬膳酢」で毎日健康に

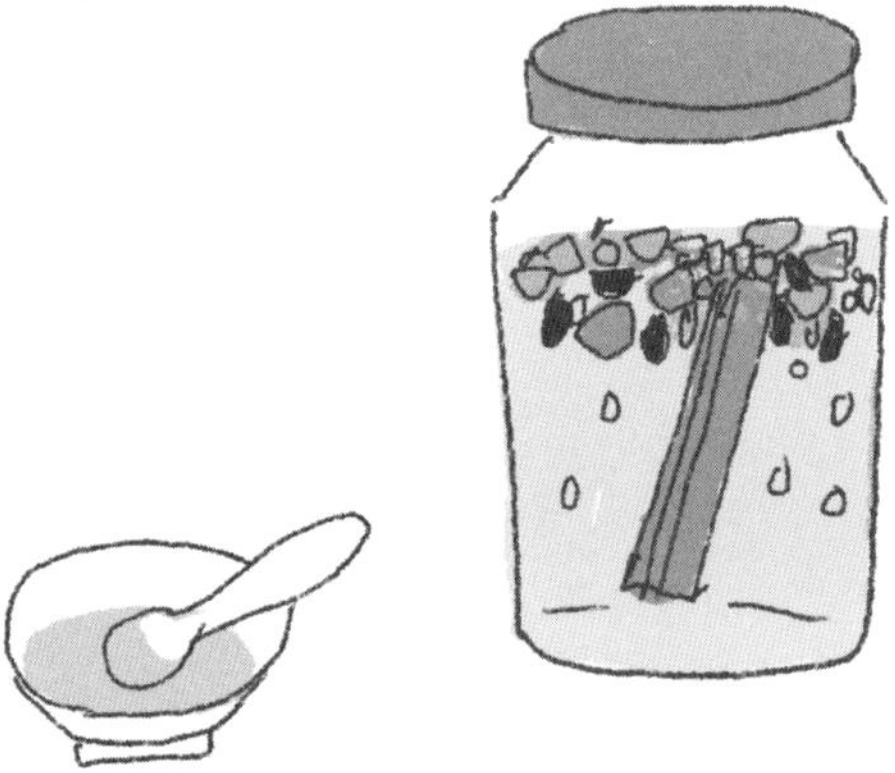

薬膳は季節や体調に合わせて食材を選び、献立を作ること。ふだんの食材が薬膳になります。この季節、薬膳を意識するのであれば、よく使う調味料にひと工夫を。それが薬膳酢です。

酢は夏バテの疲労回復効果があり、口当たりもさっぱり。いつもの酢に、暑さで滞りがちなめぐりを整えるデトックス食材を漬け込めば、作りおき調味料の完成です。

材料は酢にだし昆布、みかんの皮を干した陳皮《ちんぴ》、クコの実。密閉容器に入れておけば、冷蔵庫で１カ月ほど保存できます。

酢は疲労に効くほか、解毒作用も高く血行を促します。昆布は、かたまりを解く働きがあり、つまりを解消して解毒を促進。陳皮はエネルギーである気《き》のめぐりを活性化。サラダや酢の物に使うほか、炭酸水で割ってドリンクにしても意外なおいしさ。

この日は：トランジスタの日
トランジスタといえばラジオですが、ラジオ体操と気功にはよく似たポーズがあります。

「酸《さん》甘《かん》化《か》陰《いん》」で紫外線&夏バテを対策する

いよいよ夏も本番、夏休みにアウトドアレジャーに出かけたり、日差しを浴びる機会も増えます。真夏の強い紫外線は、日焼けだけでなく、髪や目にもダメージを与え、体のうるおいを奪って夏バテなど体の不調も招きます。

日焼け止めや日傘などさまざまなアイテムがありますが、完全に紫外線を防ぐことは不可能。毎日の食事でも、紫外線や紫外線による夏バテ対策を意識することが重要です。

そこで役立てたいのが、酸甘化陰という考え方。漢方では食材をその働きから5つの味に分類（五味《ごみ》P53）していますが、そのなかの甘味と酸味を組み合わせると陰液《いんえき》（＝うるおい）が生まれるという考え。よい例が甘酢です。甘酸っぱい味わいは、夏の食欲がないときでも食べられる、もってこいの調味料。

その甘酢で色鮮やかな夏野菜を漬けた常備菜を作って、酸甘化陰を実践してみましょう。おすすめは、プチトマトのはちみつ酢漬け。夏野菜のトマトは、熱を冷まして渇きを癒やし、暑気あたりによる食欲不振に働きます。トマトの赤色のもとである抗酸化成分のリコピンも、紫外線ダメージに効果を発揮します。

この日は：国民安全の日
交通安全や火災など災害防止を啓発する日。紫外線からは酸甘化陰で守る！

食べ物

冷たいめんには必ず「薬味」をプラス

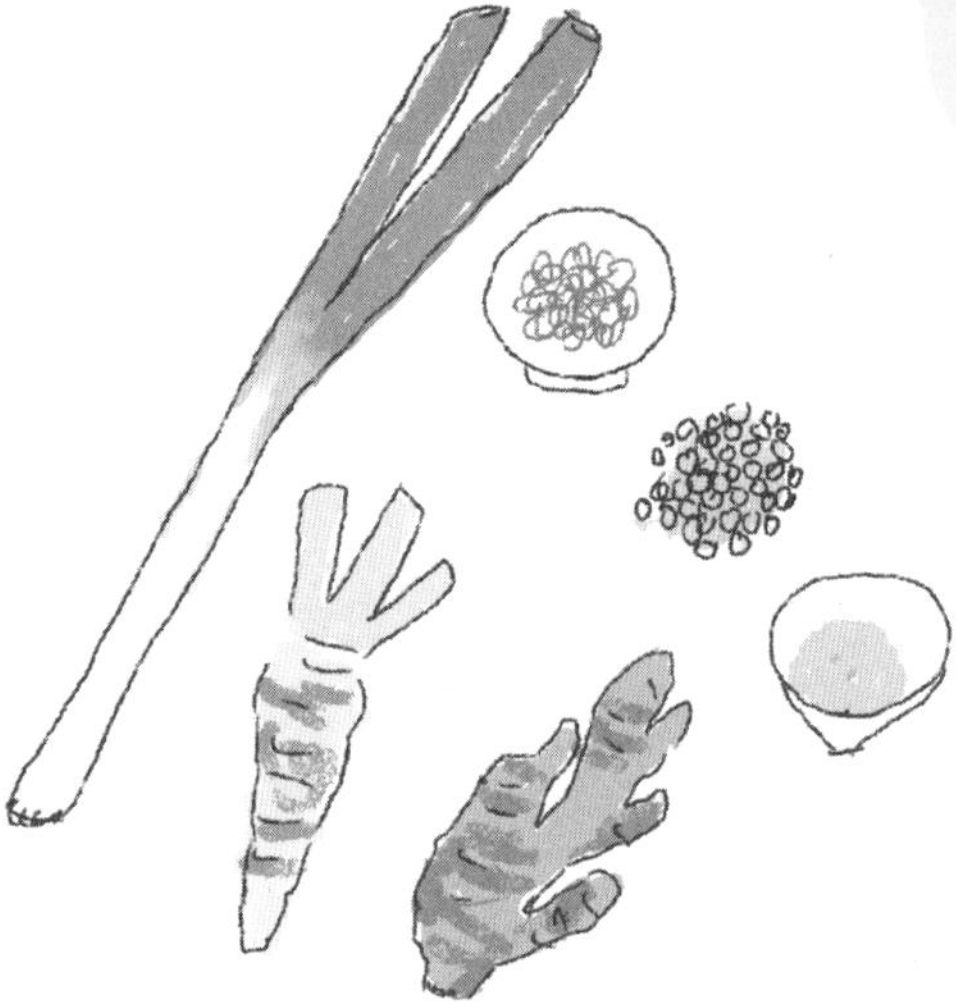

夏は食欲も減退ぎみ。そんな夏のランチといえば、そうめんや冷めん、冷やしうどんやそばといった、のどごしのよい冷たいめん類。市販のめんつゆがあれば、めんをゆでるだけでササッと準備もできて、なかなか便利なのですが、注意したいのは胃腸を冷やしてしまうこと。そこで、いい仕事をしてくれるのが薬味たちです。具材とまではいかず、少し添えられているだけですが、薬膳的にはなくてはならないもの。

薬味の定番は、ねぎ、しょうが、わさび、からし。漢方では食材を働き別に5つの味に分類（五味《ごみ》P53）していますが、これら薬味はすべて辛味に属しています。辛味は体内のめぐりをよくして、体を温めます。さらに、消化を助ける役割もあります。

めんと薬味の組み合わせには、実は深い意味があったのです。

この日は：うどんの日
熱いうどんには七味がつきものですが、唐辛子も体を温め、消化を助ける働きがあります。

7月3日

運動

手足の冷え・むくみにブルブル「毛管運動」

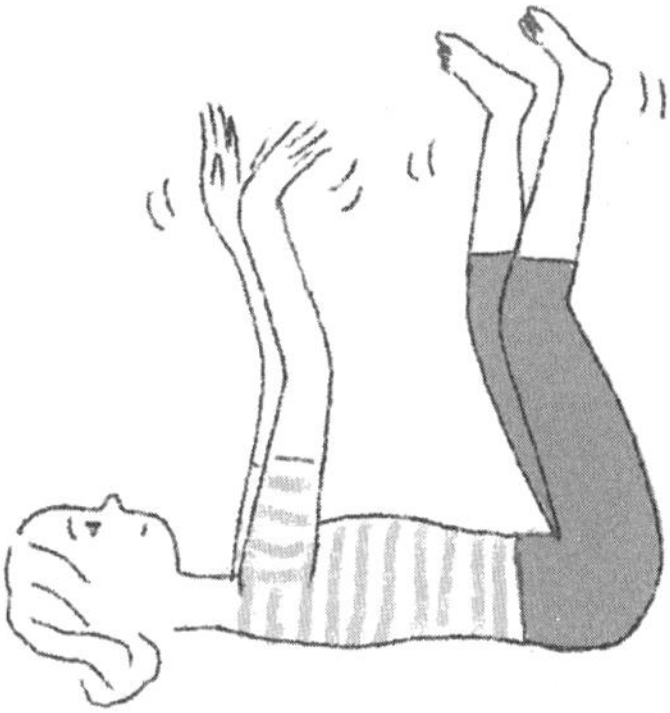

7月初旬はまだ梅雨が明けていない地域も多く、湿気が残る季節。体にも水や余分なものがたまりやすくなります。とくに、手先や足先などの末端にたまりやすいのが、この時期の特徴。そこで、寝転がってできる簡単な毛管運動を紹介します。

あおむけに寝て、両手両足を上げ、細かくブルブルと震わせます。2分ほどで手先や足先がじんわりと温かくなって、血が通い始めたのを感じるでしょう。これは、末端の毛細血管が開いて活性化した証拠。手足の冷えやむくみを解消してくれます。

両手両足を2分間上げているには、実は腹筋も使います。動かすのは手先足先だけですが、ちょっとした筋トレにもなるので、ポッコリおなかが気になる人にもおすすめ。夜寝る前に行うのを習慣にして、その日のむくみはその日のうちに解消を。

この日は：波の日

毛管運動のコツは、手先や足先を細かく動かして、波を立たせるようなイメージで。

木々から エネルギーをもらう 「森林浴」

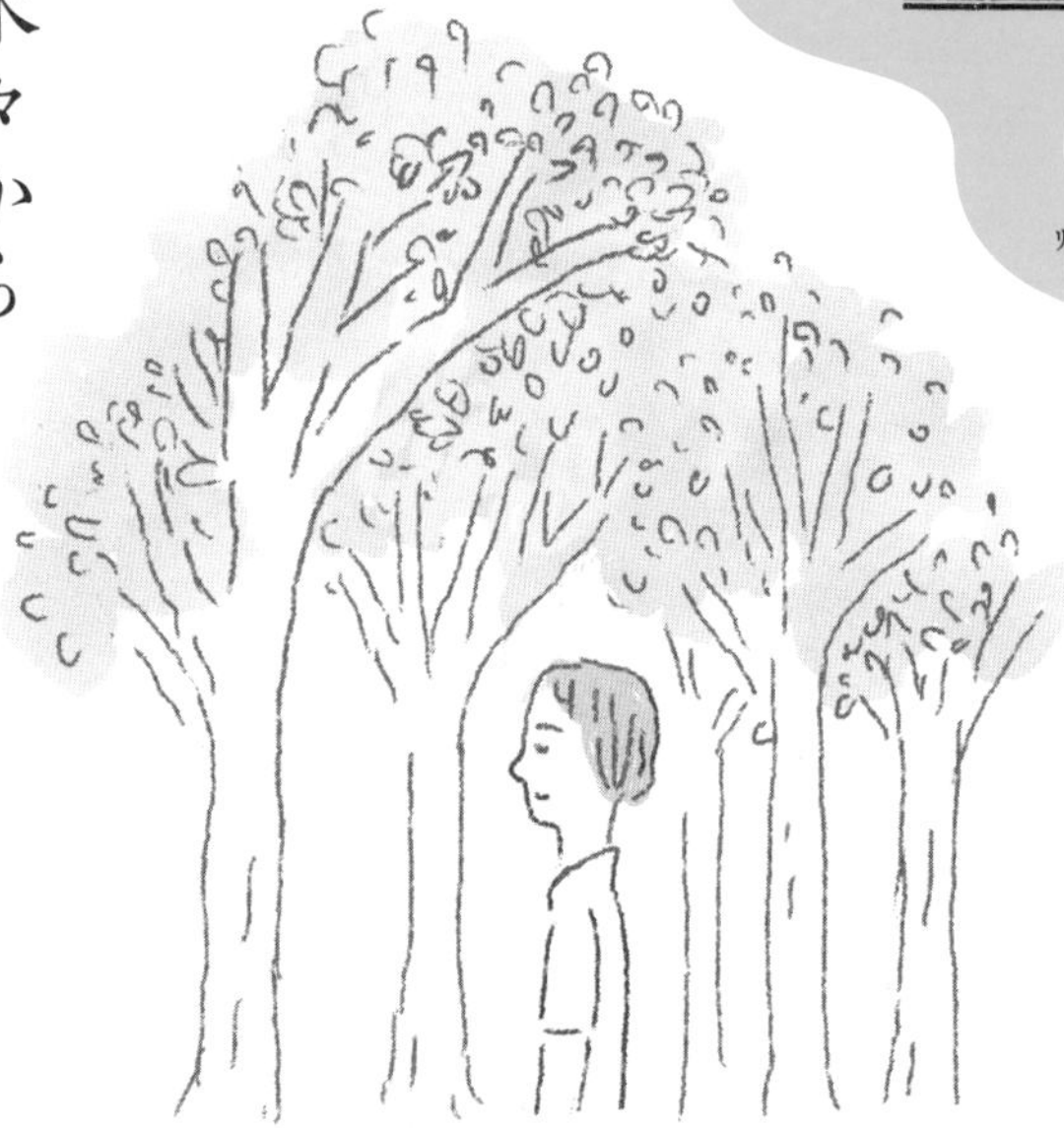

5月ごろから新緑が鮮やかになり、夏を迎えるころには、さらに緑が深みを増してきます。そんな木の生命エネルギーを全身に感じるのが森林浴です。

日本の神道では、ご神木として、古くから木に神聖なものを感じ、大切にしてきた歴史もあるように、木には何か不思議なエネルギーが秘められています。

森林浴といっても、森に行かなくても大丈夫。近くの公園でも、庭の木の下でも、お気に入りの木がある場所をふだんから見つけておくとよいでしょう。

元気が足りない、リフレッシュしたいと思ったら、その木の下で、ぼんやりしたり、ピクニックしたり、読書したり。たくさん木がある場所ならあちこちお散歩したりと自由に過ごして、木ののびやかなパワーをもらってエネルギーチャージを。

この日は：梨の日
薬膳では、水分たっぷりの梨はのどをうるおす食材として知られています。

健康維持に大切な「扶正祛邪《ふせいきょじゃ》」の考え方

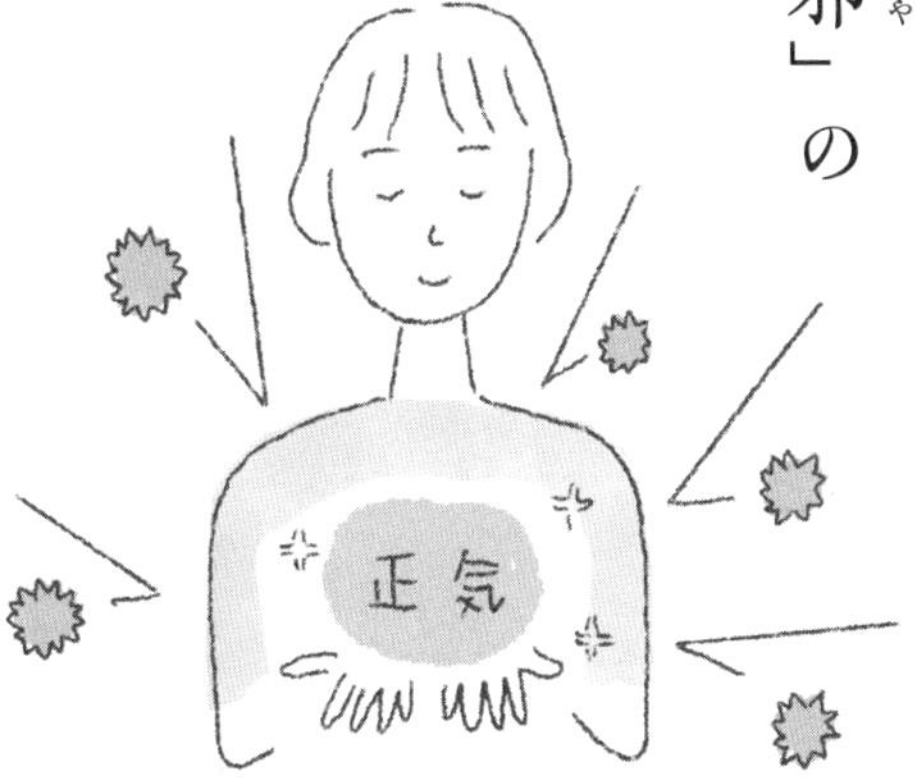

人には自然治癒力が備わっていて、体に病気の原因となる有害なものが入ってきても、撃退し回復させる力をもっています。漢方では、この自然治癒力を正気《せいき》といい、体に悪さをするものを邪気《じゃき》といいます。

扶正祛邪の「正」は正気のこと、「邪」は邪気のこと。そして、扶は助ける、祛は取り除くという意味。つまり、自然治癒力を高めて、病気のもとを取り除くということで、これは漢方の基本の考え方です。正気を高めても、邪気に太刀打ちできないときもあります。そんなときは、邪気を取り除けばよいのです。

正気は、生命力であり、治癒力や免疫力も含まれると考えます。免疫力が高ければ病原菌の侵入を許しません。正気を高めるには、自然界にあふれているよい気《き》を、呼吸や食事、運動を通して取り入れましょう。

この日は：ビキニスタイルの日

ビキニが似合うスタイルを目指して、食事や運動などで日々養生にはげみましょう。

「自家製サラダチキン」で夏のパワーチャージ

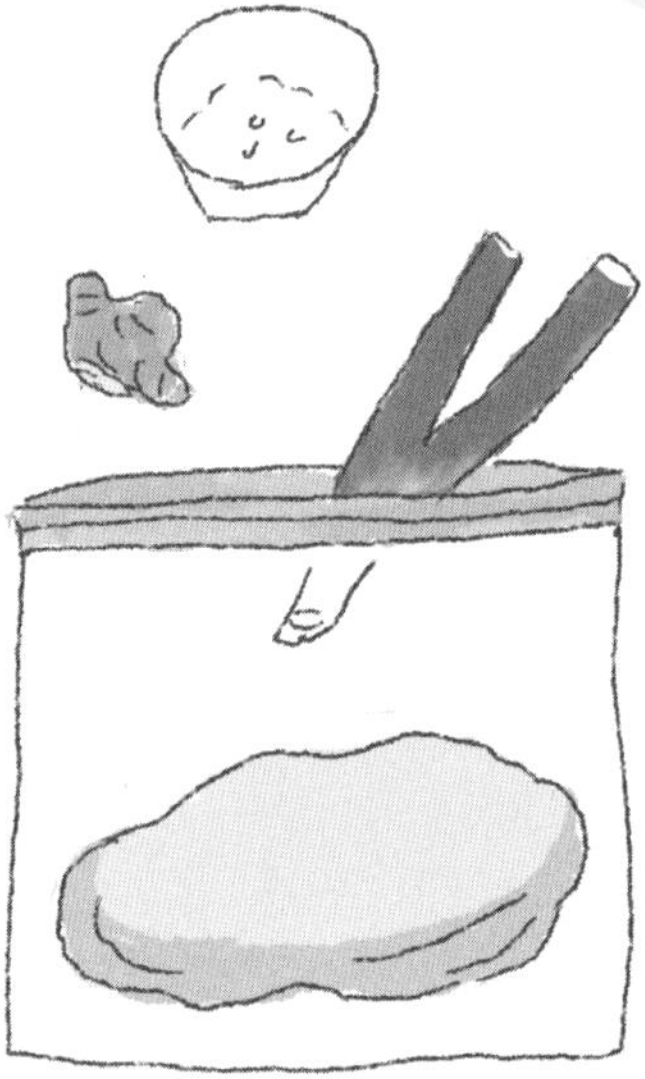

疲れたときは肉！といいますが、夏バテで食欲が落ちているときは、工夫が必要。

夏バテの原因は、暑さと大量発汗によってエネルギーである気《き》や血《けつ》が不足すること。動物の強い活力が宿っている肉を食べることで、気・血を補えるのです。

おすすめは鶏の胸肉。消化吸収の働きを担う五臓《ごぞう》の脾《ひ》を助ける鶏肉のなかでも脂肪分の少ない胸肉は胃腸への負担が少なめ。自家製サラダチキンにしてみましょう。

味つけには消化を促し、腸を整える塩麹《こうじ》、体を温め、消化吸収を助けるねぎとしょうがもたっぷり入れます。作り方は、鶏胸肉1枚（200g）に塩麹大さじ1、しょうがのスライス1かけ分、ねぎの青いところ1本分をジッパーつきのポリ袋に入れて、60度のお湯を入れた炊飯器で3時間保温するだけ。ほったらかしの簡単レシピです。

この日は：サラダ記念日
自家製サラダチキンをトッピングしたサラダで旬の野菜をたっぷりとりましょう。

運動

下向き＆上向きの「犬のポーズ」でダイエット

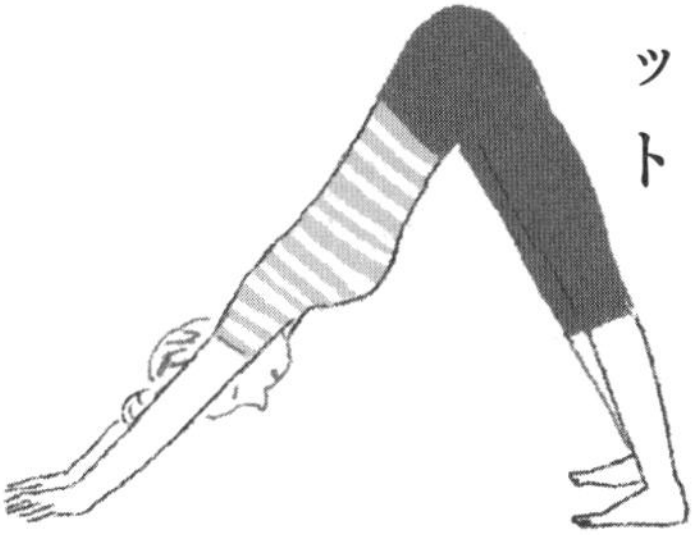

【犬のポーズのやり方】
①両手両足をつき、お尻を天井に突き出すように高く上げる。かかとは床につけて太ももとふくらはぎの裏面を伸ばし、上体も気持ちよく伸ばす。

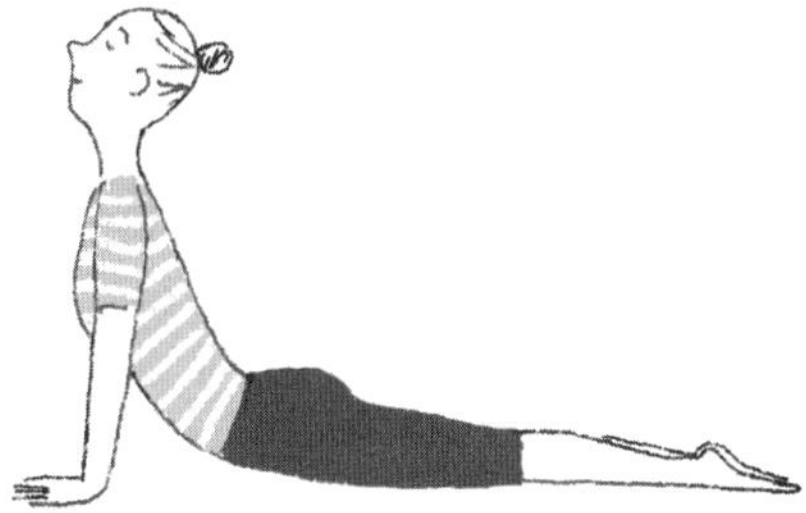

②息を吐ききったタイミングで、手を前にすべらせていき、うつぶせになる。足の甲と太ももで全身を支えて上体を反らす。

犬のポーズはヨガの基本のポーズ。おなかのあたりが刺激されるため胃腸を活性化させて便秘を解消したり、おなかのまわりの引き締め効果が期待できます。

下を向いた犬のポーズはダウンドッグともいわれ、犬がぐーんと伸びているポーズに似ていることからこの名前に。お尻を天井に突き上げるようにするのがポイントです。上半身が伸びることで、上体の血行が活性化され、肩コリも解消し、脳まで血がめぐって頭もスッキリします。

次に、上体を反らせる、上を向いた犬のポーズを。背中のぜい肉の解消やヒップアップ、おなかの引き締め効果が期待できます。

この日は：七夕、小暑《しょうしょ》（年によって変わります）
笹の節句ともいわれる七夕は、二十四節気《にじゅうしせっき》では小暑といって梅雨が明け、暑さが本格的になるころです。

7月8日

飲み物

発酵度の違いで いろいろに楽しめる 「中国茶」の世界

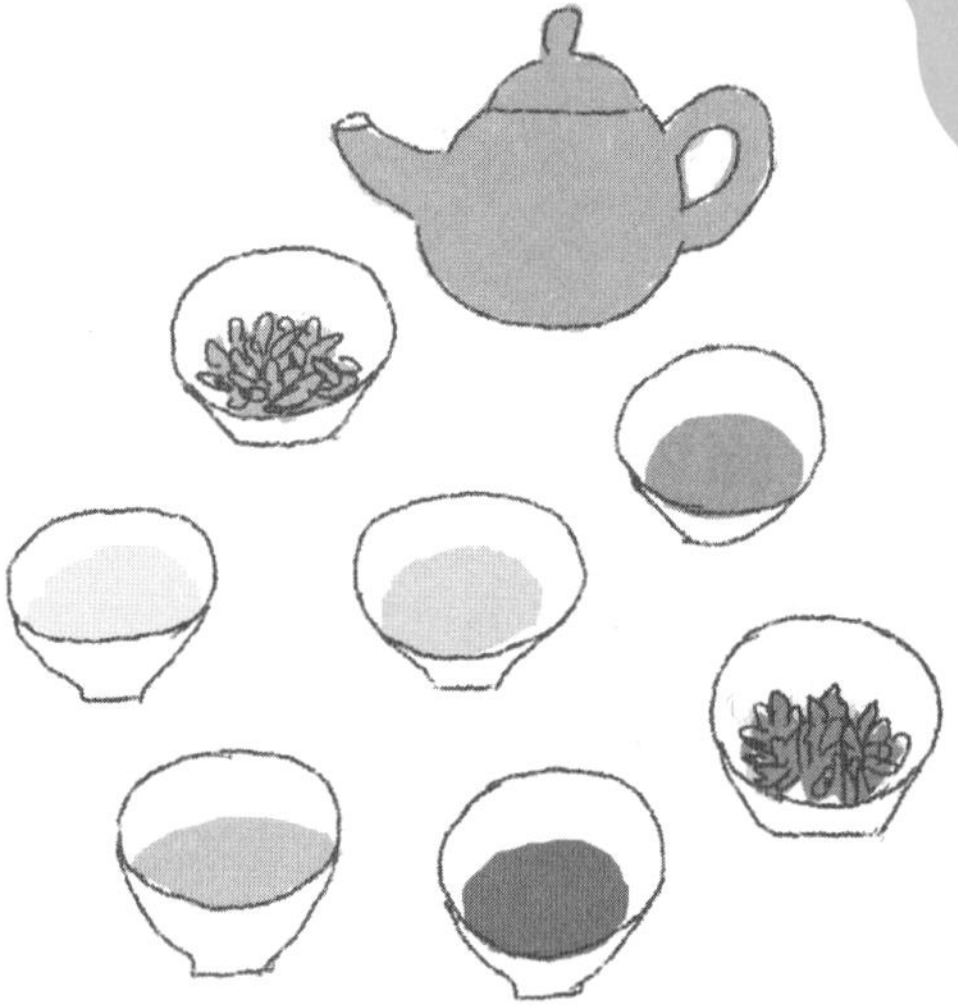

お茶といえば、紅茶、日本茶、中国茶など、さまざまな茶文化が根づいていますが、すべてのルーツは中国大陸にあります。どれもツバキ科のチャノキの葉から作られたもので、発酵度の違いで色や風味までまったく違うものに感じられます。

蒸気や釜煎《い》りで発酵をとめた緑茶、微発酵の白茶《しろちゃ》、半発酵の青茶《あおちゃ》、完全発酵の紅茶。そのほか、微生物を使って発酵させた黄茶《きちゃ》や黒茶《くろちゃ》など、種類はいろいろあります。

中国茶には、発酵度の違い以外に、花茶《はなちゃ》というジャンルもあります。代表的なのがジャスミンの香りづけがされた茉莉花茶《まりかちゃ》、乾燥させた菊の花を使った菊花茶《きっかちゃ》、ハマナスのつぼみを用いた玫瑰花茶《まいかいかちゃ》など。さらに、茶葉を糸で縛って、お湯を注いだときに花が開いたようになる工芸茶もあり、飲むだけでなく見た目でも楽しめる世界です。

この日は：中国茶の日

中国では、水筒などに茶葉とお湯を入れて仕事場などに持って行くそう。お茶が生活に深く根づいています。

7月9日

基本

夏の疲れは「抑目静耳《よくもくせいじ》」で気持ちをクールダウン

人の体には穴が9つあります。上から目、鼻、口、耳、お小水と便の出口。体の内側と外界の出入り口として、エネルギーや情報の出入りも行われるところです。このなかでも現代社会で酷使されているのが目と耳。見ようと思わなくても目に入り、聞きたい音でなくても聞こえてきます。

漢方では、「目は血《けつ》を得て見える」といい、何かを見ているだけでエネルギーである気《き》や血を消耗していると考えます。ためしに3分ほど目を閉じて、あらためてまわりを見てみてください。3分前よりクリアに見えませんか？少し目を閉じただけで気・血が蓄積されて回復したのです。

江戸時代の本草学《ほんぞうがく》（薬学）者、貝原益軒《かいばらえきけん》は著書『養生《ようじょう》訓《くん》』に「40歳を過ぎたら、用事がなければ目は閉じなさい」と書いています。これは漢方の「抑目静耳」に通じるもので、目を抑え耳を静めて、外からの刺激を減らすことで健康になれるというもの。

日々の目・耳の酷使に加え、夏は陽の気が強く、気持ちが高ぶりやすい季節です。目と耳を静かに閉じてクールダウンが必要。目を閉じておなかの動きを感じ、耳では呼吸の音を聞くよう意識してみて。

この日は：ジェットコースターの日

人生はジェットコースター。急降下しても、その後は必ず上り坂がやってきます。

食欲がないときのお助けレシピ「にら納豆」

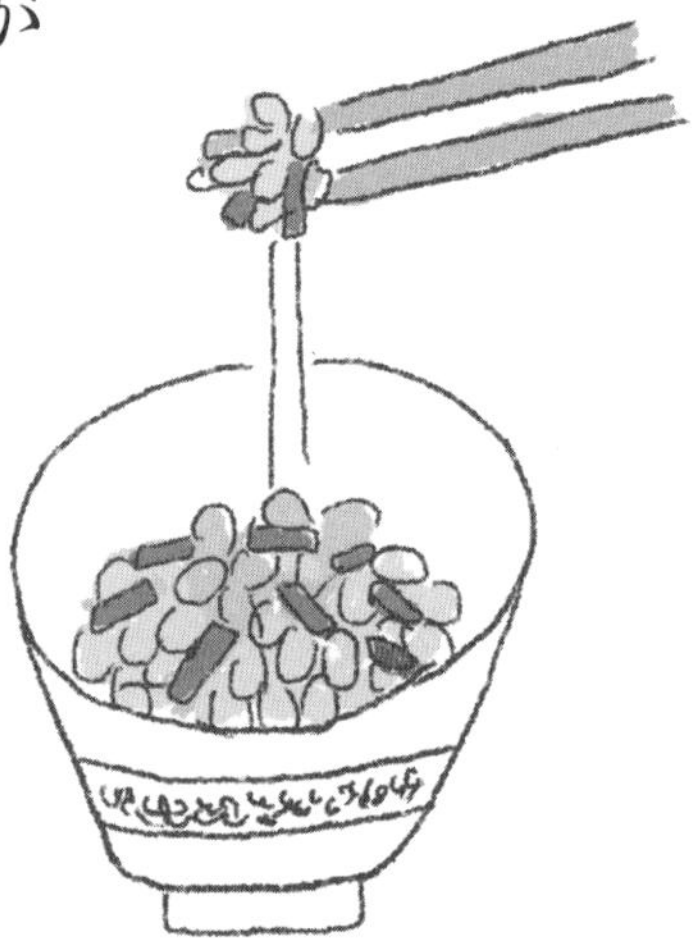

日本が誇るスーパーフードの納豆。健康効果はだれもが知っていますね。ネバネバが血《けつ》のめぐりをよくし、血行不良による冷えやコリを解消。生活習慣病予防にもよいといわれています。

納豆の食べ方は人によっていろいろ。シンプルにからしじょうゆ、定番の刻みねぎ、ネバネバつながりでオクラと混ぜたり、ぜいたくにいか納豆で……など、バリエーションは無限。今回おすすめするのは食欲不振のときにもってこいの、にら納豆です。

にらが体を温め、そこへ納豆が加わって血流を促進！　効果を高めてくれる名コンビです。胃腸の冷えを取り除き、働きを助けてくれるので、夏場の食欲不振に効果的。香りのあるにらは、エネルギーである気《き》をめぐらせる働きもあるので、気分が落ち込んで食欲がないときにもぜひ。

この日は：納豆の日

中国版納豆ともいえるのが、黒豆を蒸して発酵させた豆豉《とうち》。うまみ抜群の調味料として使われます。

体力のない人は「半身浴」がおすすめ

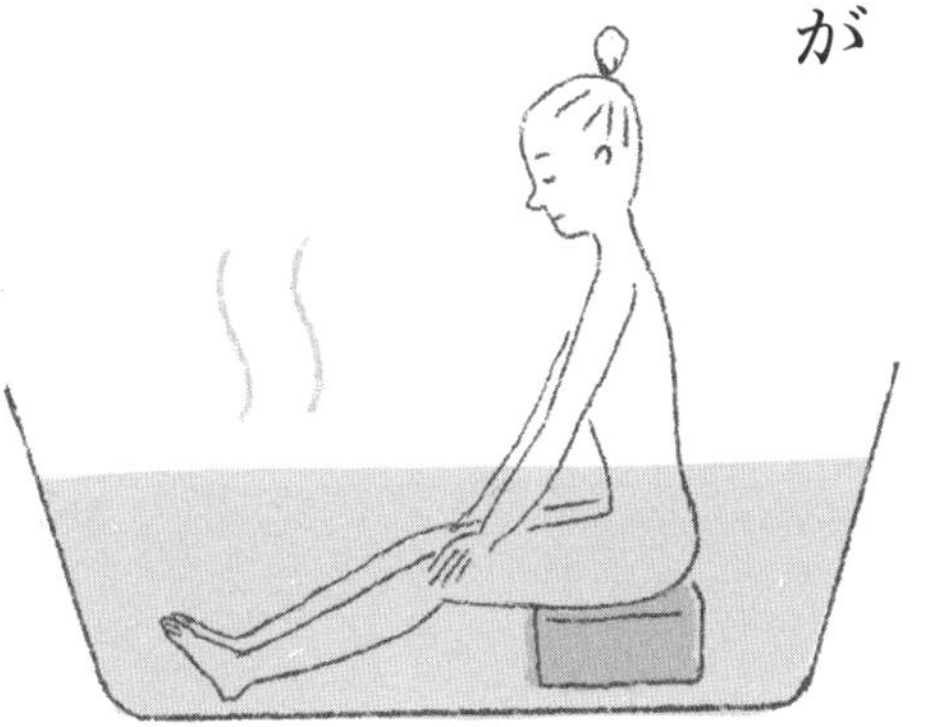

冷え予防や疲労回復、上質な睡眠などに入浴はとても効果的。夏でも、シャワーではなく、しっかりと湯船につかりましょうとよくいわれます。

けれども、実は肩まで湯船につかることは、心臓や肺に大きな負担をかけます。また、意外と体力を消耗するので、体力がない人や病後の人にはあまり推奨されません。できれば、負担の少ない半身浴がおすすめ。

そこで、正しい半身浴のやり方をご紹介しましょう。まずは、40度前後のぬるめのお湯に肩までつかります。肩が温まったら、バスチェアを湯船に沈めて座るなどして、上半身を湯から出します。そのまま20分ほどつかりましょう。途中で肩が冷えてきたら、もう一度肩までつかるか、タオルをかけて。岩塩を少し入れた塩風呂（Ｐ２９６）にすれば、温浴効果が長く持続します。

この日は：世界人口デー
1987年のこの日、世界の人口が50億人になったことを記念して制定された記念日。

千回振り出してもまだ苦い!?「センブリ」

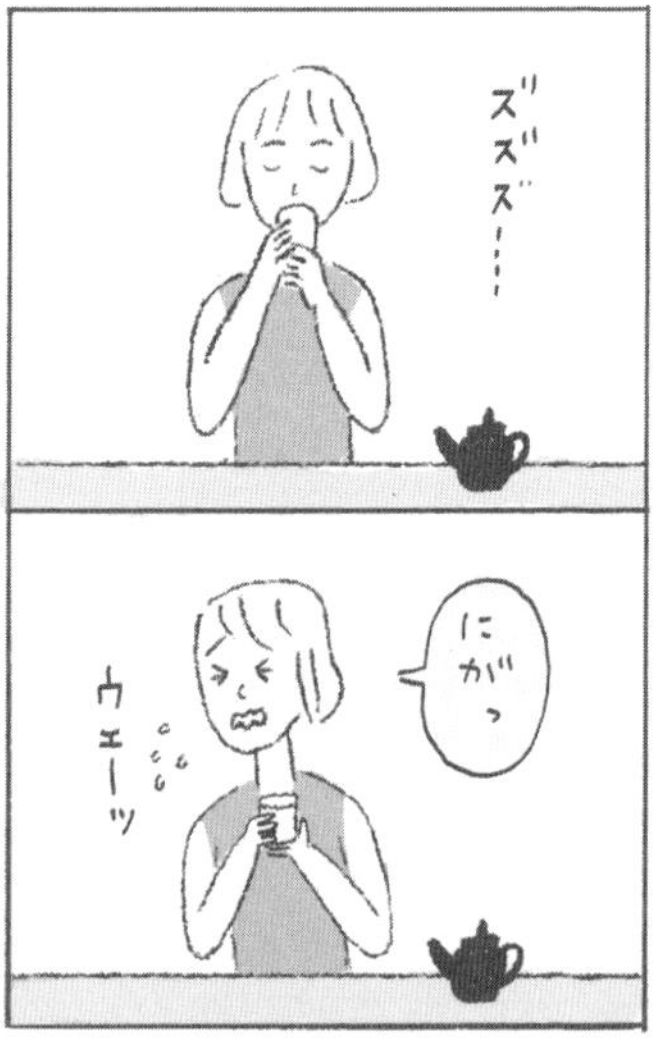

「良薬口に苦し」を地でいくセンブリ。千回振り出し（煎じ）てもまだ苦いことからこの名がついたそう。当薬《とうやく》という生薬《しょうやく》で、初めて口にした人が、「当（まさ）に薬！」と言ったのが名前の由来だとか。きっとこの苦さに「これは効く！」と直感したのかもしれません。

古くから、日本ではドクダミ、ゲンノショウコとともに三大民間薬として知られ、胃腸が弱って食欲不振のとき、胃痛や腹痛、下痢などがあるときに用いられてきました。お茶もありますが、ほかのお茶と比べてとても苦いのが特徴です。

健胃薬として使われるほか、外用で育毛剤にも使われています。

この日は：人間ドックの日

未病のうちに養生するのが漢方の考えですが、発症しても人間ドックで早期発見、早めの養生を。

夏バテ予防に最高の料理「うざく」

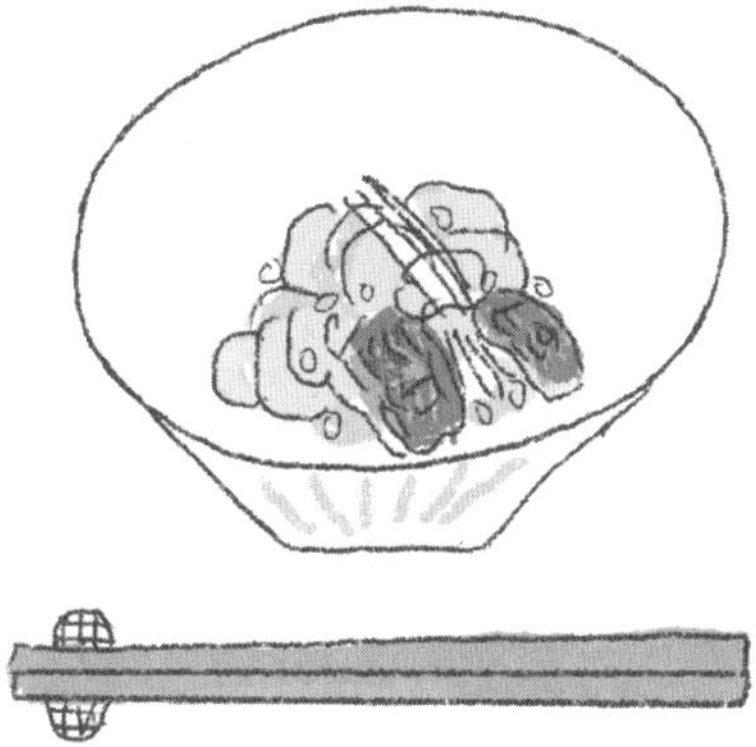

ちょうど今ごろに、ニュースでも必ず報じられるのが「土用の丑《うし》の日」。そう、うなぎを食べる日です。習慣として食べられるようになったのは江戸時代、売れないうなぎをさばくために「本日、土用の丑の日」と張り紙をしたのが始まりだそうです。

滋養たっぷりのうなぎを食べれば元気になる、とわかっていても、暑くてうなぎを食べる元気もない……というお疲れぎみの人は、さっぱりとしたうざくがおすすめ。

うざくは、うなぎと塩もみしたきゅうりを甘酢で和えた酢の物。きゅうりが体の熱を冷まし、甘酢の甘味と酸味のコンビが日差しで奪われた体のうるおいを補給。酢は疲労回復に働いて、バテない体づくりに貢献します。しょうがなどの薬味をたっぷり入れれば体を温めてくれるので、きゅうりで体が冷えすぎるのを防いでくれます。

この日は：ナイスの日

素敵なことを見つける日。いいなと思ったら「ナイス!」と声かけを。前向きな気持ちになれます。

「トマト酒」で夏の胃腸を整えて医者いらずに

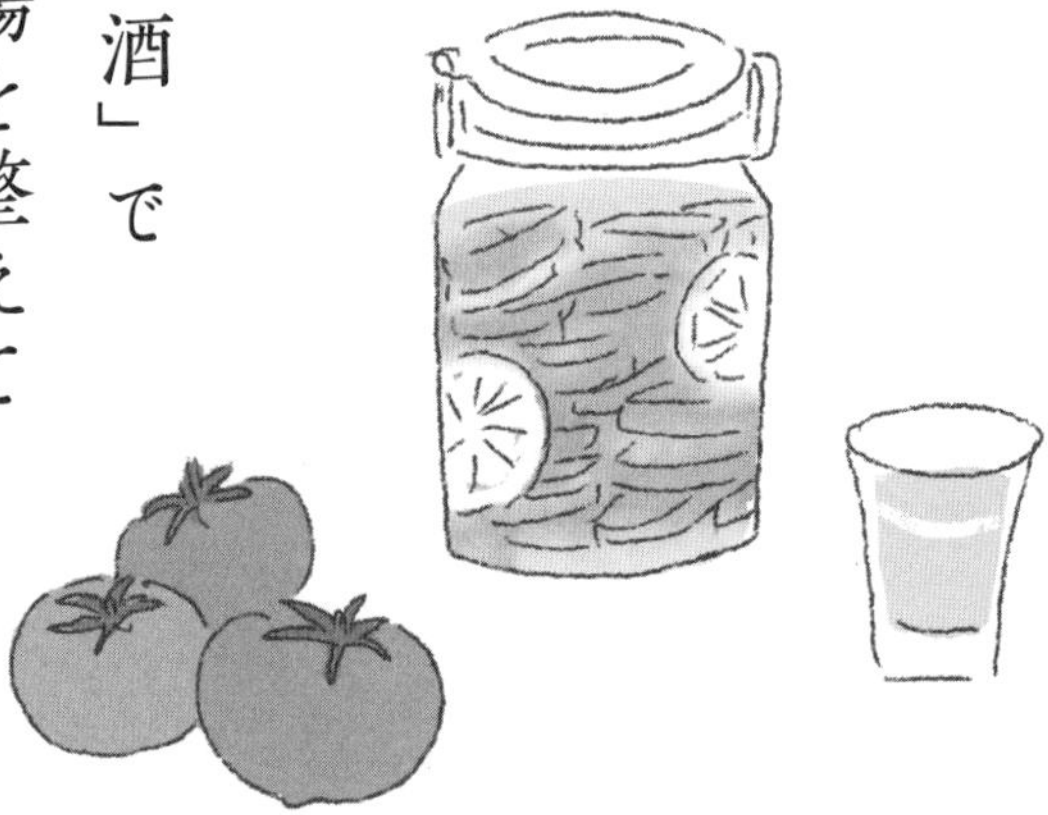

「トマトのある家に胃病なし」「トマトが赤くなれば医者が青くなる」ということわざがあるほど、昔から健康に欠かせない食物として大切にされてきたトマト。

　薬膳でもトマトは胃腸に働く食材の代表格。消化吸収を促進して、胃の痛みや消化不良を改善します。また、体液を補い、のどの渇きをうるおしてくれるので、夏の疲れにぴったりです。最近では赤色のもとであるリコピンが、抗酸化成分として生活習慣病予防に有効とされています。

　トマト酒は、トマトとレモンをホワイトリカーに1カ月漬け込みます。好みでバジルの葉を入れると香りのよいお酒に。

　食中酒として食事とよく合います。トマトジュースで割ってカクテルにするのもおすすめ。スッキリした味わいなので、夏バテや疲れぎみのときに飲むとよいでしょう。

この日は：ひまわりの日
ひまわりは向日葵子《こうじつきし》という生薬《しょうやく》で、花はのぼせやめまいの改善に働き、葉と根には利尿効果があります。

7月15日

飲み物

甘酸っぱい「ドライマンゴーのお茶」で体の熱冷まし

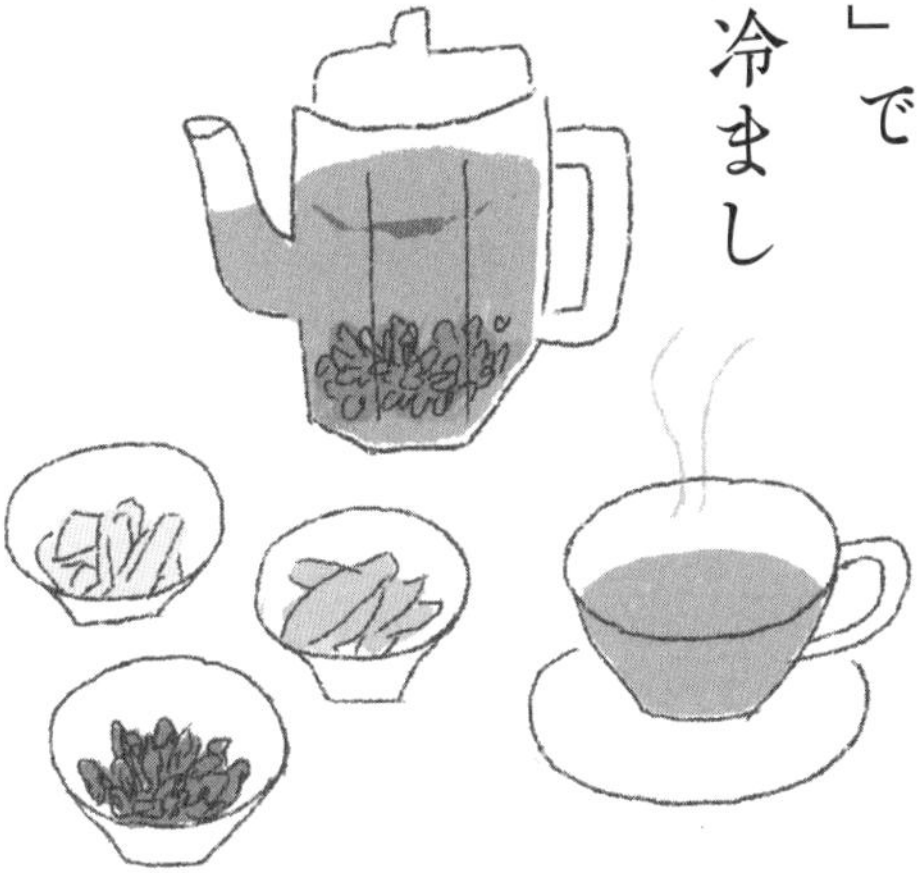

東南アジアの暑い地域が原産のマンゴーは、体の熱を冷ます効果が特徴。その効能を利用したトロピカルなお茶をご紹介！

お茶用には味が凝縮されたドライマンゴーが便利。同じく暑い地域でとれるハイビスカスとパイナップルを組み合わせます。

ポットにドライマンゴー、ハイビスカスティー、ドライパイナップルを入れて熱湯を注げば、ルビー色で甘酸っぱい、デザートのようなお茶ができあがります。甘みがほしいときははちみつをプラスして。

マンゴーには体の余分な熱を取り、口の渇きやほてりを鎮める力があり、ハイビスカスも体の熱を冷まし、水《すい》のめぐりをよくする働きがあります。パイナップルは、夏バテ解消や疲労回復に有効。そして、この3つに共通するのがむくみ取り効果。夏のほてった体を冷まして、むくみもスッキリ。

この日は：マンゴーの日

マンゴーは緑茶やジャスミン茶との相性も○。茶葉と一緒にドライマンゴーを入れてもよいでしょう。

「足の甲マッサージ」で免疫力を高めましょう

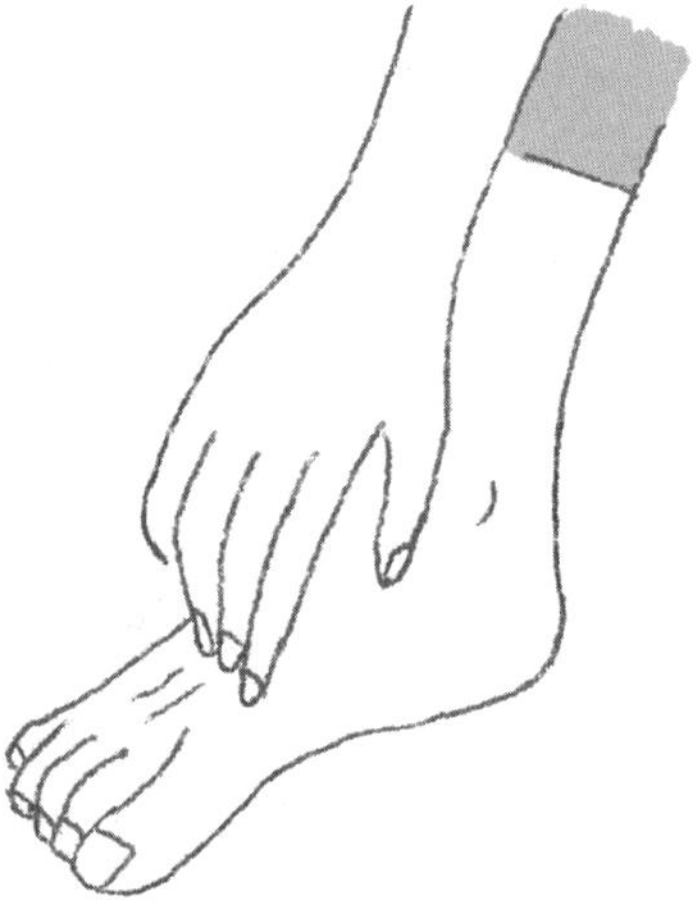

足の裏には、全身の臓器や体の部位を反射投影している「反射区」があります。この反射区を押したり、もんだりして刺激すると、対応する臓器や部位を活性化させたり、血流をよくすることができます。

　ここまではご存じの方が多いと思いますが、実は足の表側の甲も、刺激を与えることで、内臓の働きをよくしたり、疲れを取る効果が得られるのです。漢方ではエネルギーである気《き》や血《けつ》の通り道を経絡《けいらく》といいますが、足の甲にもこの経絡が走っています。また、消化吸収を担い、五臓《ごぞう》の脾《ひ》を助けて気をめぐらすツボもいくつか存在します。

　細かい足裏の反射区に対して、足の甲のマッサージはシンプル。足首から足先に向けて流すようにマッサージしましょう。消化吸収力が高まることで免疫力も上がり、疲れにくい体に。疲れを感じたときにぜひ。

この日は：虹の日
虹を見るといいことがありそうな気がします。夏の夕立の後は、虹を見つけてみて。

疲れ目に「ブルーベリーとクコの実のジャム」

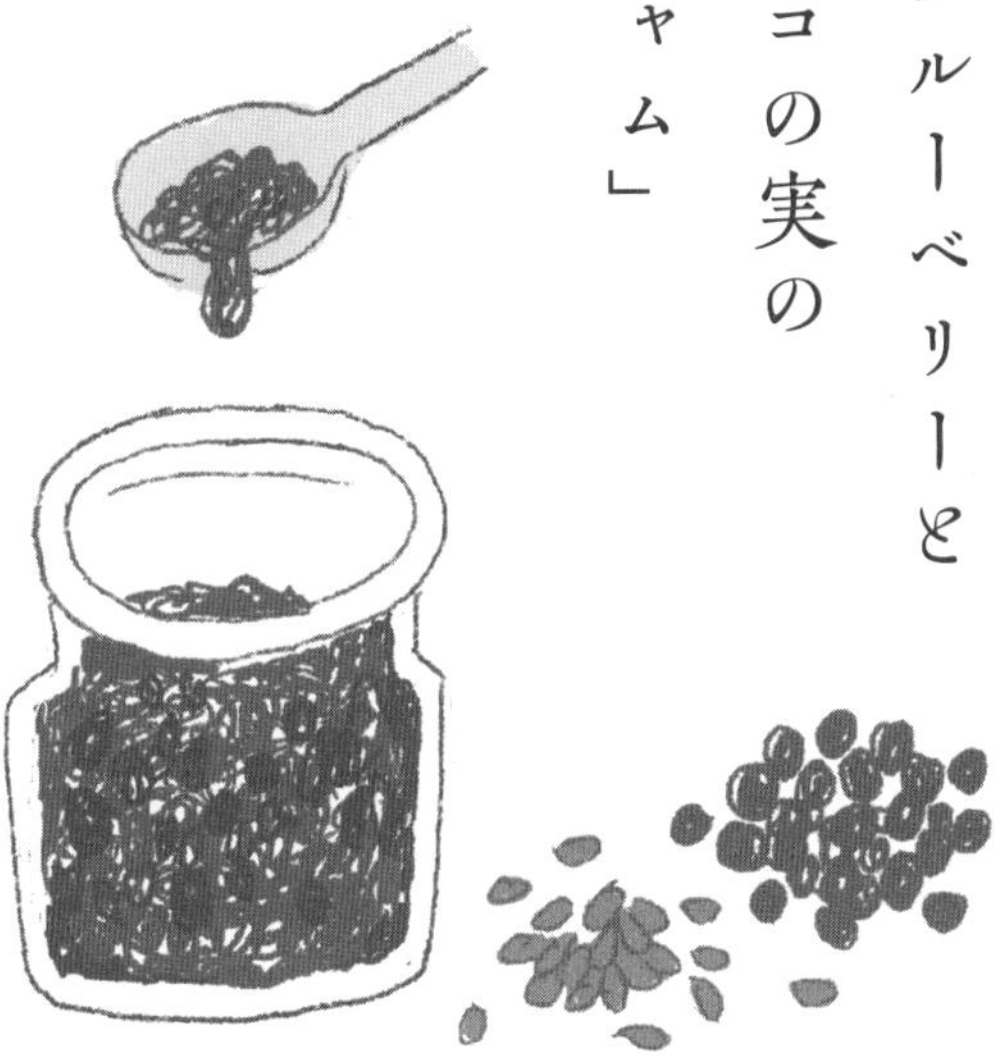

夏はさまざまな果物が出回る季節。ブルーベリーやラズベリー、ブラックベリーなどベリー類も旬を迎えます。どれもビタミンなどの栄養が豊富ですが、目によいとされ、サプリメントにも使われるブルーベリーは、目の老化の敵である紫外線の多いこの季節にぜひ食べたいベリーです。

フレッシュもよいですが、手作りジャムにするとパンに塗ったり、ヨーグルトや紅茶に加えたりと、用途も広がります。

そこで、せっかく手作りするなら、目にうれしい食材をプラスして効果を倍に。おすすめは、最近はスーパーフードとして欧米でも注目のゴジベリーこと、クコの実。眼精疲労や視力低下など目のトラブルに働く食材で、ブルーベリーと相性抜群です。

血《けつ》のめぐりをよくし、目の乾きや充血を和らげ、眼精疲労を解消してくれます。

この日は：漫画の日
漫画を読みすぎて目が疲れたら、ブルーベリーとクコの実のジャムを入れた紅茶でブレイク。

7月18日

基本

太陽を味方に「冬病《とうびょう》夏治《かち》」を

夏の強い日差しは、日焼けによる肌トラブルのほか、目などの健康被害も指摘され、紫外線は悪者扱いされがちです。けれども、日差しを浴びることは悪いことばかりではありません。丈夫な骨をつくったり、自律神経を整えたり、健康な生活のためには不可欠なのです。

　とりわけ夏の太陽は、1年をすこやかに過ごすためのカギを握っているともいえます。それが冬病夏治という考え方です。ぜんそくや関節痛など冬になると症状が悪化する病気は、比較的症状が軽い夏の間にしっかり養生することで好転するというものです。

　夏に不養生をすれば、そのしわ寄せは冬に現れます。暑いからと、冷たい食べ物や飲み物をどんどんとれば、胃腸が疲弊するのは必然で、その結果、冬に肌荒れや便秘などが現れるのです。

　そうならないためにも、自然界の陽のエネルギーが高まる夏に、陽の気《き》を取り込んで、冬に病気にならない体づくりを目指したいもの。比較的涼しい朝に散歩をして朝日を浴びたり、夏の日差しをいっぱい浴びて育った夏野菜を食べたり、陽の気を体内に取り込む工夫をしましょう。

この日は：光化学スモッグの日
気温が高く紫外線が強い、風の弱い日に発生しやすい光化学スモッグ。目のチカチカやのどの痛みには注意を。

7月19日

飲み物

たくさん汗をかいたら「梅干しとハイビスカスのお茶」を

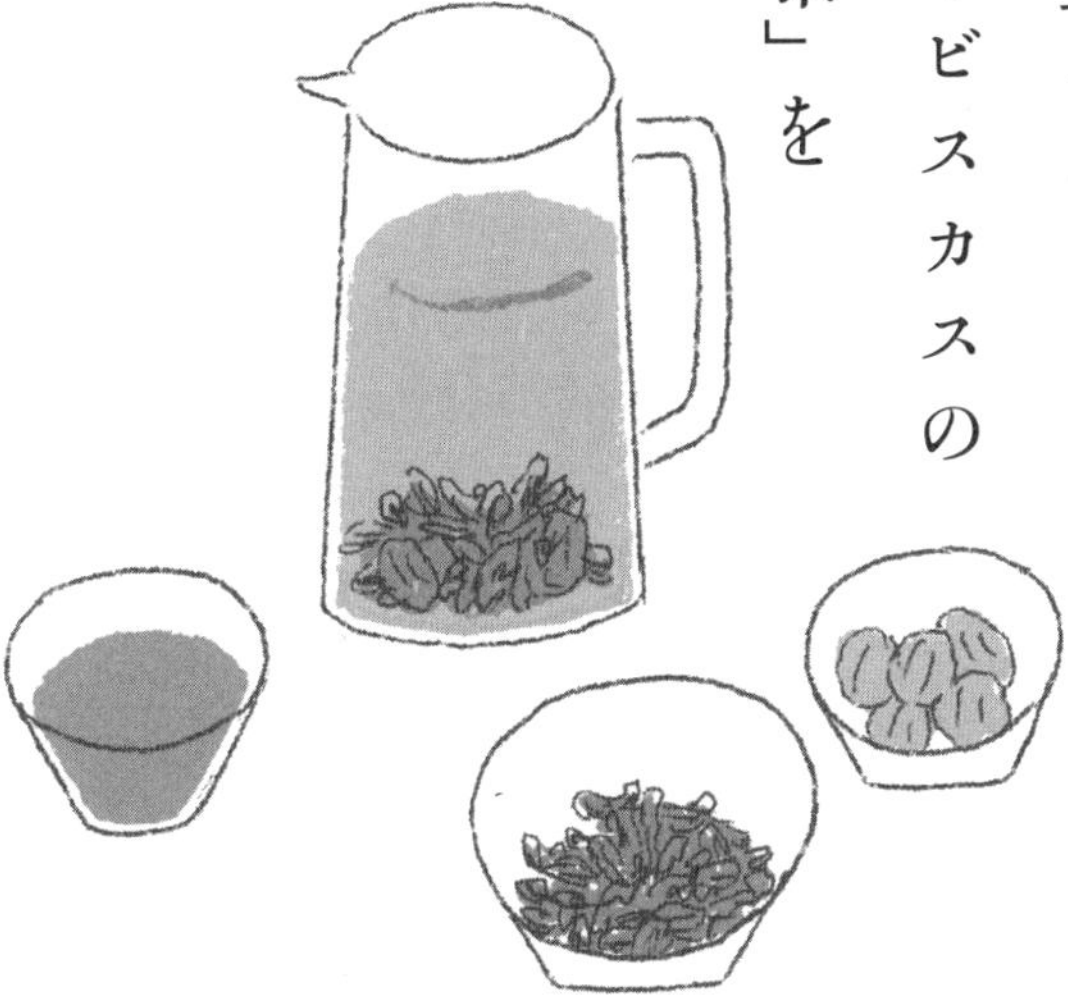

毎日、立っているだけで汗がダラダラ。汗をかくのは、体温調整のための生理現象ですが、かけばよいというものではありません。実は、汗のかきすぎには要注意。

漢方では、汗をかくこと＝エネルギーである気《き》やうるおいの消耗につながると考えます。汗を大量にかいたら、その分、気とうるおいを補給しなくてはいけません。

台湾では、夏になると「酸梅湯《さんめいたん》」を飲む習慣があります。酸梅湯とは、青梅の燻製の烏梅《うばい》、サンザシ、洛神《らくしん》（ハイビスカス）を煮出して砂糖を加えたもの。酸味の強い烏梅には収れん（引き締め）効果があり、大汗がもれ出るのを防いでくれるため、夏養生にはうってつけの飲み物なのです。日本では、酸梅湯も烏梅も一般には手に入りませんが、ハイビスカスティーに梅干しや梅ジャムを加えたお茶でも代用可能です。

この日は：土用の入り（年によって変わります）

土用は立春・立夏・立秋・立冬の直前18日間を指し、夏の土用はだいたい7月19日～8月7日あたり。

アルコールの分解を助けてくれる「枝豆」

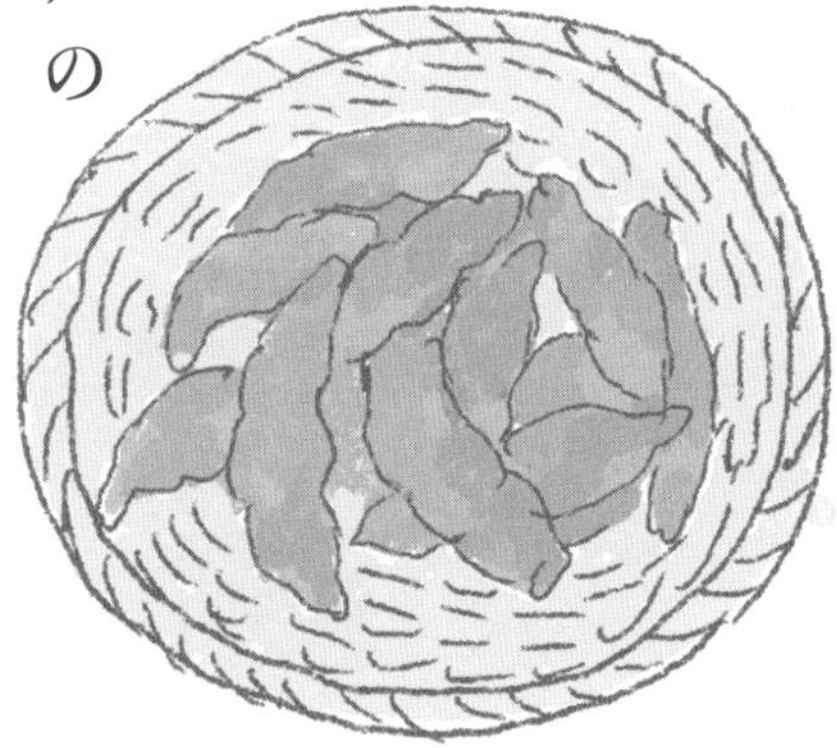

夏といえばビール！　ビールといえば枝豆！　だれもが思い浮かべるこの図式。万国共通で、枝豆はビールの最良の友であるといえるでしょう。

枝豆は大豆が成熟する前に収穫したもので、大豆の良質なたんぱく質と野菜のビタミン類のそれぞれいいところを併せ持った食材です。エネルギーである気《き》を補い、水《すい》のめぐりを整えるので、暑い夏に元気を補給するには最適です。

また、消化機能を担う五臓《ごぞう》の脾《ひ》の働きを高め、脾を助ける肝《かん》のサポートにも働きます。アルコール分解にも力を発揮します。

ふだん何げなくお通しに出てくる枝豆を食べながら「やっぱりビールには枝豆」なんて言ってしまいますが、体もきっと「そうそう、コレコレ、待ってました！」と喜んでいることでしょう。

この日は：月面着陸の日
漢方の基本となっている陰陽《いんよう》（P8）の考えでよく例えられるのが太陽と月。どちらが欠けてもいけないものです。

7月21日

ツボ

夏かぜかな？と思ったら「大椎《だいつい》」を温める

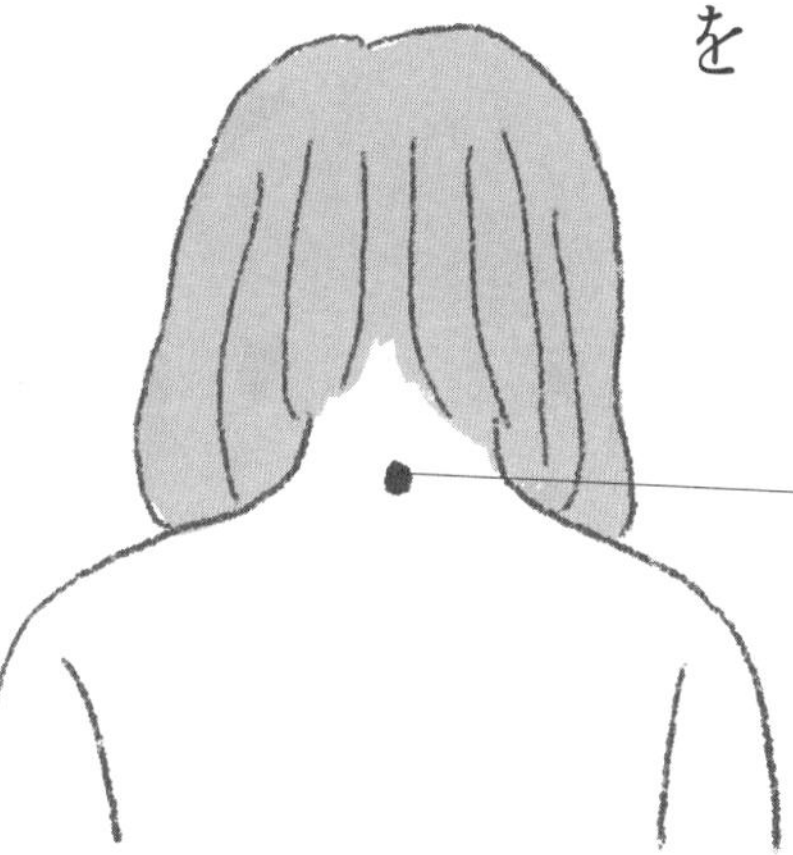

漢方では、春と夏は陽気を養えといわれます。陽の気《き》は体を温めて免疫力を高めますが、夏はこの陽の気がもっとも高まる季節。けれども、冷房や冷たい飲み物などで、体を無理に冷やしてしまうと、陽の気を損なってしまうことも。陽の気が不足すると、夏かぜをひきやすくなってしまうのです。

大椎は、陽の気アップによいツボ。首の後ろにあり、エネルギーである気や血《けつ》の通り道である経絡《けいらく》のなかでも、陽の経絡がいくつも交わるところです。ここを温めると、冷えた体は温まり、熱がこもった体は解熱が促進されます。ドライヤーや熱めのシャワーを当てたり、お灸《きゅう》で温めましょう。

この日は：日本三景の日

天橋立、松島、宮島が日本三景。古くから人々を魅了した景色を眺めるのも心の養生。

夏の疲れ顔は「ピーナッツ」で解消

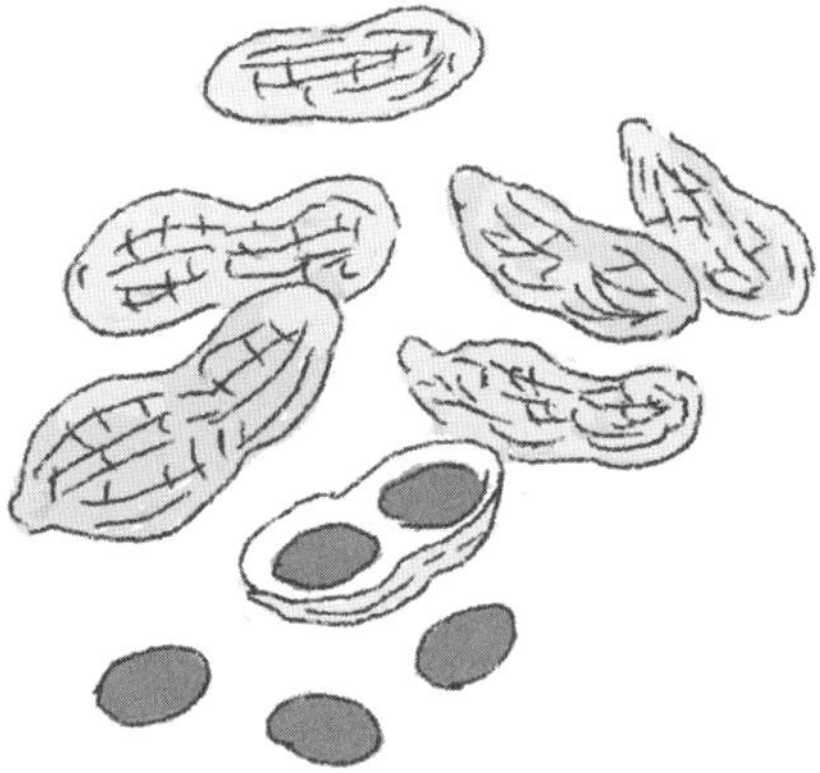

ナッツとひと口にいっても、実はものによって効能はさまざまです。とくに夏に食べてほしいのがピーナッツ（落花生）。

夏は暑さで食欲が落ちたり、冷たいもののとりすぎで内臓が冷えたりと、とくに胃腸が弱りがち。胃腸の機能低下で栄養が充実していないと、ダメージは顔に現れます。頬《ほお》や目の周辺の肉がやせてたるみ、疲れ顔の原因に。そこで、いい仕事をしてくれるのが、ピーナッツです。

漢方では、ピーナッツは胃腸の機能低下による食欲不振や胃もたれによいとされる食材。栄養状態を回復して元気を補い、適度な油分がうるおいを補給。疲れ顔の解消にぴったりといえます。

煎《い》ったりゆでたりしたものをそのまま食べてもおいしいですが、鶏肉との炒め物にもよく合います。

この日は：ナッツの日

ナッツ類など種や実の食材は、漢方では血《けつ》を補うとされています。貧血ぎみの人におすすめ。

リラックス

みやびなアイテム「におい袋」は和製アロマ!?

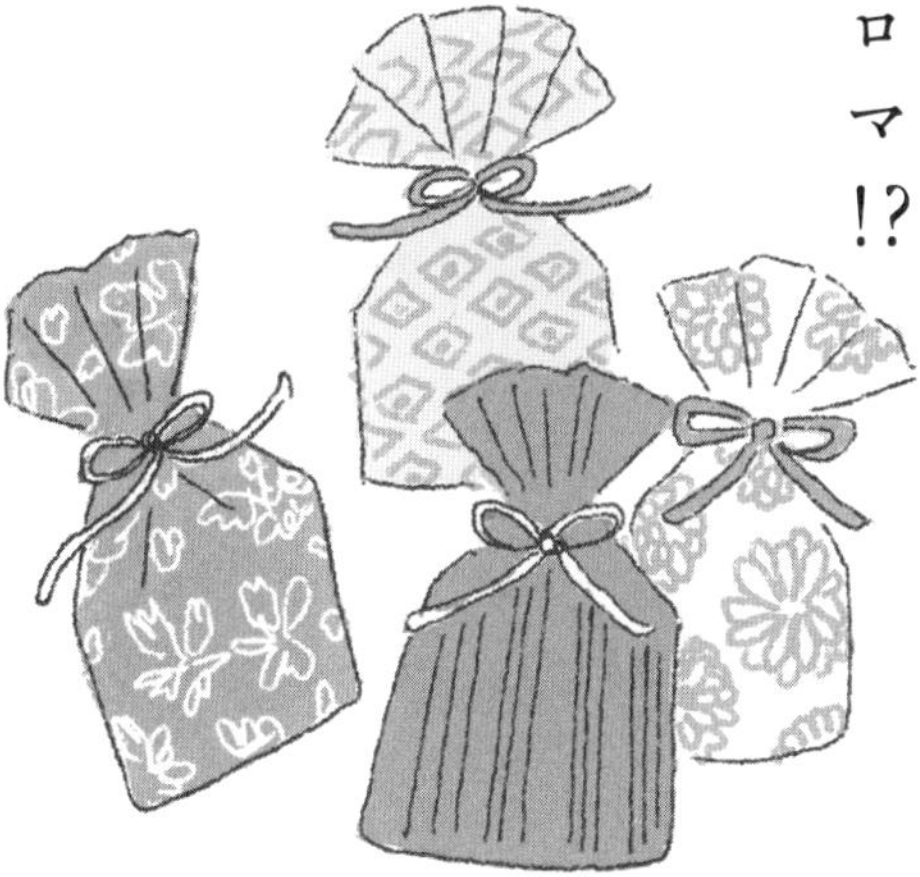

奈良時代に作られた正倉院には、中国文化が集結し、「シルクロードの終着駅」などといわれることも。収蔵される宝物のなかに、におい袋があります。古来、中国の高貴な女性は香料を袋に入れて身に着ける習慣があったとか。正倉院には、衣類の防虫のためのお香と小さな袋が残り、これが日本最古のにおい袋といわれています。

におい袋は、衣装に香りを移したり、ハンカチと一緒に持ち歩いたりして、香りを纏《まと》わせる大人のアイテムです。本来の使い方のように香水として使うのもよいのですが、漢方としてとらえることもできます。

におい袋に使われる香料を見てみると、桂皮《けいひ》（シナモン）、丁子《ちょうじ》（クローブ）、大茴香《だいういきょう》（八角《はっかく》）など、漢方の生薬《しょうやく》も含まれます。そんな生薬の香りに癒やされるにおい袋は、漢方的和製アロマといえるかもしれません。

この日は：大暑《たいしょ》（年によって変わります）

二十四節気《にじゅうしせっき》のひとつ。毎年7月23日前後で、小暑《しょうしょ》から数えて15日目ごろ。もっとも暑いとされる日。

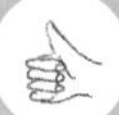

ツボ

水太りタイプに！ダイエットに効くツボ「陰陵泉《いんりょうせん》」

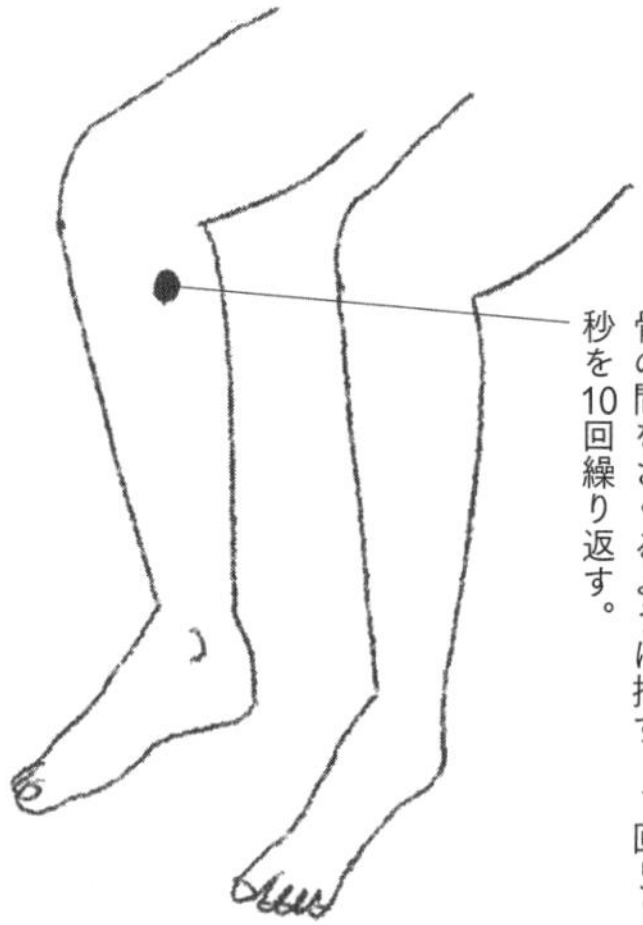

【陰陵泉の探し方】内くるぶしから骨のラインに沿って親指を当てて上がっていき、ひざ下でカーブを描き始めたところにあるもっとも痛みを感じるあたり。
【陰陵泉の押し方】親指をツボに当て、骨の間をさぐるように押す。1回5～10秒を10回繰り返す。

体の水はけを調整するツボ、陰陵泉。胃腸に働きかけて、体にたまった余分な水分を調整するツボです。胃腸と水分代謝は一見関係ないようにも思えるかもしれません。けれども、胃腸は消化吸収を担う臓器。上手に消化吸収が進まなければ、水分代謝も低下し、その結果、むくみも生じてしまいます。水太りタイプの特徴も一番に胃腸の弱さが挙げられます。

陰陵泉を押してみて、痛みがあれば水分代謝が滞っている証拠。このツボを押して水はけをよくすれば、水太りさんのダイエット効果も期待できるでしょう。夏バテや下痢、水がたまることからくるひざ痛などにも有効です。

この日は：劇画の日
1964年のこの日、大人の劇画雑誌『ガロ』が創刊されました。ストレス発散に劇画もよいかもしれません。

漢方の塗り薬の代表格「紫雲膏《しうんこう》」はやけどに効く

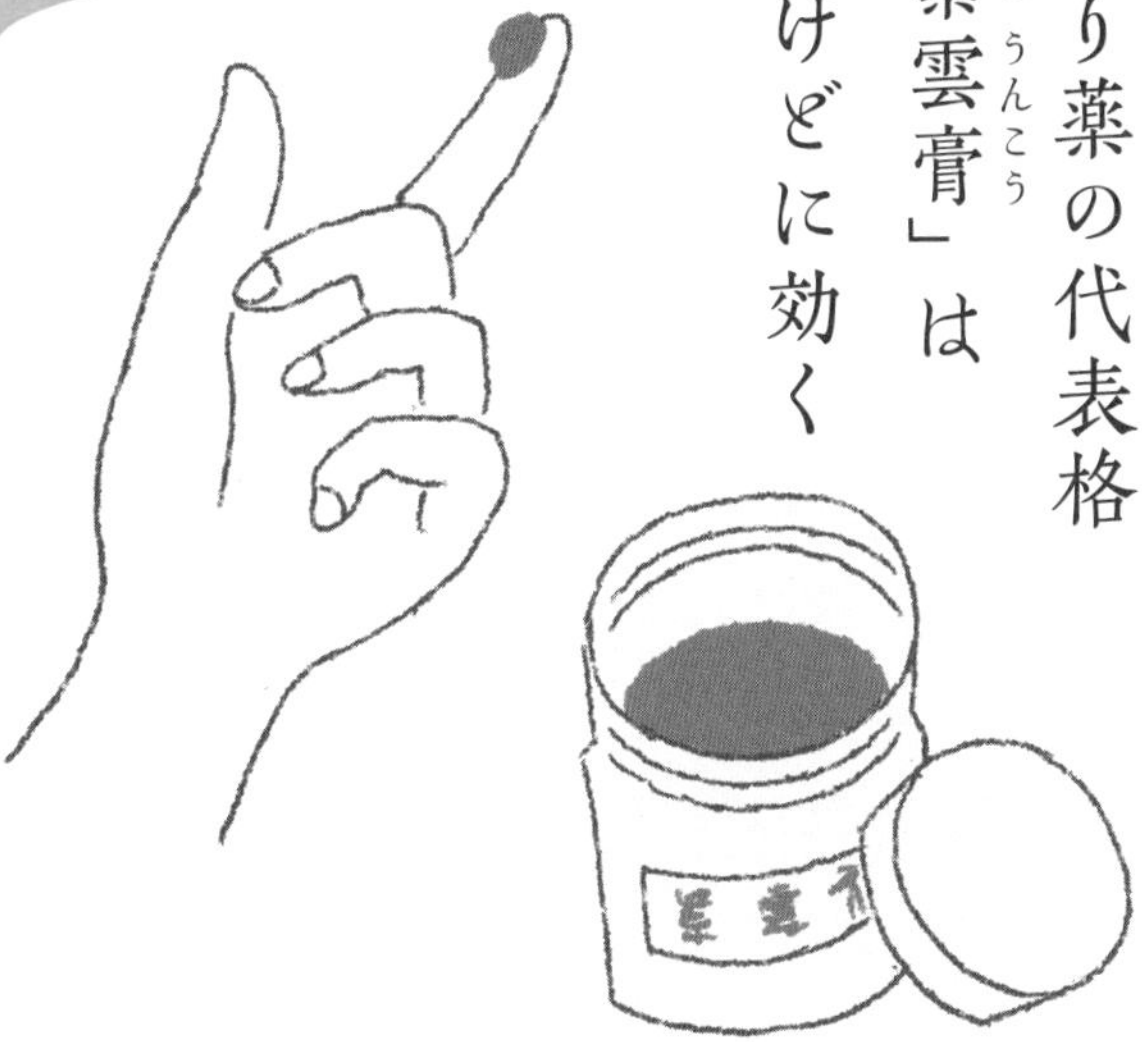

漢方薬といえば煎じ薬やお茶など、飲むものを想像しがちですが、外用薬として、塗り薬もあります。代表的なのが、紫雲膏。

セリ科のトウキの根を乾燥させた当帰《とうき》と、多年草のムラサキの根を乾燥させた紫根《しこん》を刻んで、ごま油、ミツロウ、豚脂と一緒に煮詰めて練った軟膏です。見た目は練り梅のような鮮やかな赤紫色でごまの香り。当帰は血《けつ》を補って皮膚の再生に働き、紫根は炎症を抑える働きがあるため、やけどの特効薬として知られています。

やけどといえば、日焼けも一種のやけど。日焼けによるダメージにも紫雲膏が効力を発揮してくれるのです。炎天下に長時間いた日は、寝る前に紫雲膏を塗っておくと、翌日、赤くならず日焼けによる炎症を防いでくれます。夏の常備薬に紫雲膏を加えてみてはいかがでしょう。

この日は：かき氷の日
冷やしすぎるのは禁物ですが、最近のかき氷は体を温めるしょうがやシナモンを加えたものなどバリエ豊富。

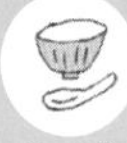

小さいのに効能たっぷり。「いわし」で疲れ知らずに

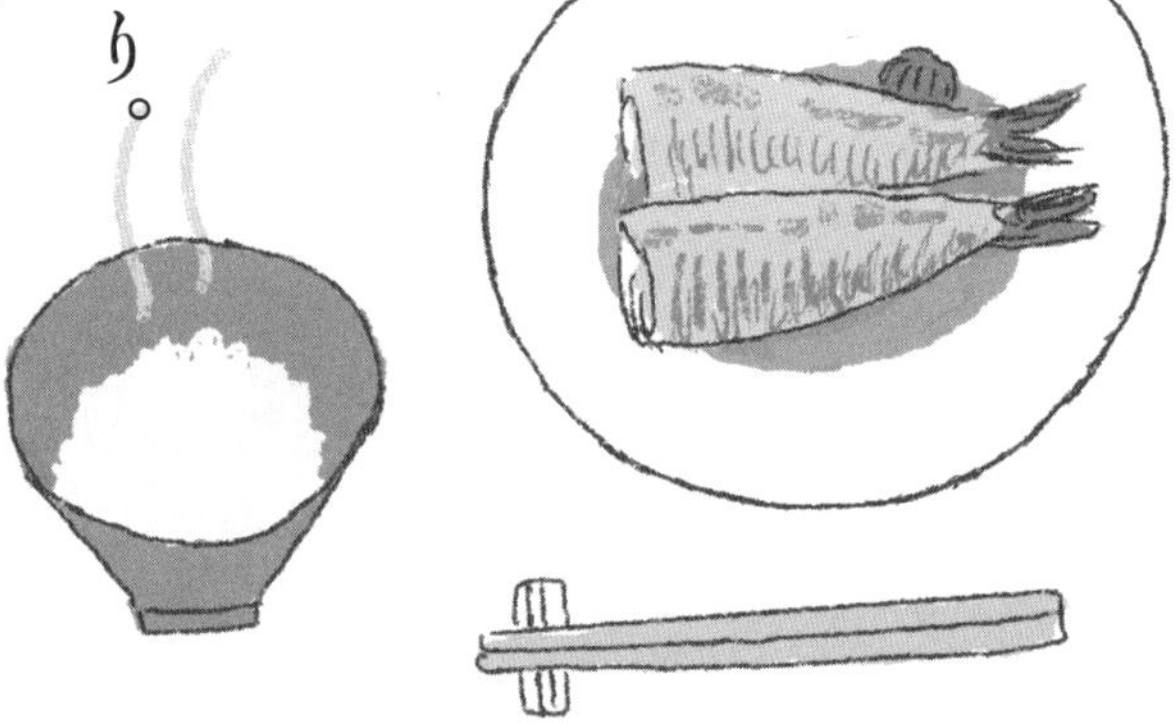

一年中出回るいわしは、種類や産地によっておいしい時期はいろいろですが、一般的な真いわしは夏が旬といわれ、夏の疲れ回復に最適。小さいものは頭からしっぽまで丸ごと食べられる、漢方の一物全体《いちもつぜんたい》（P9）の考え方にかなった食材です。

冷房で冷えた体を温め、おなかの調子を整えて元気を補う力に優れ、たとえば疲れて声に力が入らない、ちょっと動いただけで汗がだらだらと流れてとまらない、疲れが抜けずにめまいがしたり、寝つきが悪くなったりというときにもってこいです。

夏におすすめの食べ方は、酸味との組み合わせ。酸の力で疲労回復力がアップします。酢煮や梅干し煮は、さっぱりとして、魚の臭みも取ってくれるので一石二鳥。

魚の調理はめんどう……という人は、ちりめんじゃこを利用するといいでしょう。

この日は：日光の日
820年のこの日に弘法大師が日光山を命名。最近はパワースポットとして人気で、夏でも平均22℃という涼しさ。

7月27日

食べ物

夏の体の熱を冷ます「すいかとメロン」

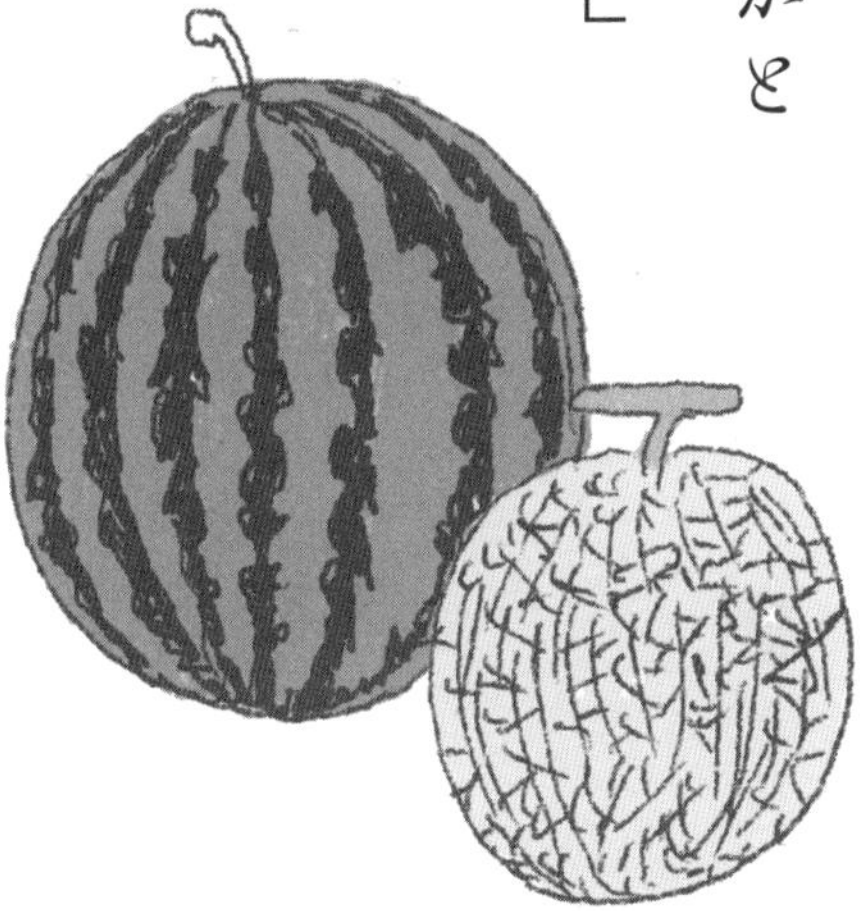

漢方では、旬のものを食べることが養生につながると考えますが、夏が旬といえば、すいか。江戸時代も夏になるとすいかの辻売りが出て、「水は毒でござりまする」と西瓜売り」という川柳も残っているほど、水の衛生状態が悪かった時代、夏の水分補給に重宝されていたようです。

すいかはのどの渇きをうるおすだけでなく、体の熱を冷まして利尿に働きます。民間療法ではすいか糖という、すいかの果汁を煮詰めたものがあり、これは夏に冷やして飲むだけでなく、冬場でもすいかを利用できるようにという先人の知恵。

すいかの効能は、同じウリ科の食材に共通していて、メロンにも体の熱を冷ましてのどの渇きをとめ、水分代謝を促す効果があります。すいかは英語でウォーターメロン。効能が同じというのもうなずけます。

この日は：すいかの日

すいかの皮の部分も効能たっぷり。むくみがひどい人は、うすい緑の部分を刻んで塩でもみ、酢の物に。

7月28日

食べ物

カルシウムをたっぷりとれる青菜といえば「モロヘイヤ」

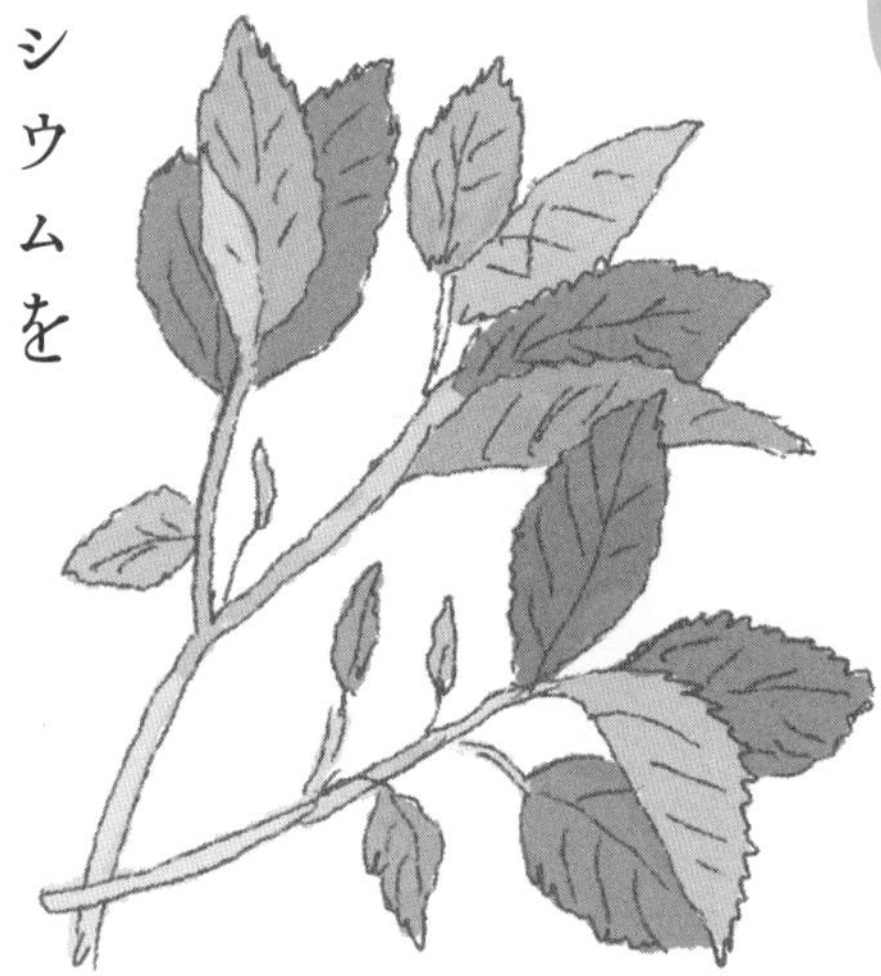

青汁の材料としても定番のモロヘイヤは、エジプト原産の青菜で、アラビア語で「王様の野菜」という意味。高い栄養価のなかでも、カルシウムとβカロテンは群を抜いていて、カルシウムはほうれん草の約5倍、βカロテンは約3倍といわれます。ビタミン類も豊富なので、夏バテ予防に最適。カルシウムは精神安定にも有効なので、暑さでイライラが増したときにもおすすめ。

モロヘイヤのもうひとつの特徴はネバネバ成分。水溶性食物繊維で整腸効果があり、便秘の改善も期待できます。同じネバネバ成分をもつ、夏野菜のオクラ、良質のたんぱく源である納豆、胃腸を元気にする山いもと合わせるとさらに効果的です。

青菜は気《き》をめぐらせ、血《けつ》を蓄える五臓《ごぞう》の肝《かん》を助けます。貧血ぎみの人や月経トラブルがある人にもうれしい食材です。

この日は：菜っ葉の日
葉物野菜を食べて夏バテを防ごうと制定。ゆでて常備しておけば、ささっと副菜が一品できて便利です。

汗のにおいが気になる汗かき季節に「ラベンダー風呂」

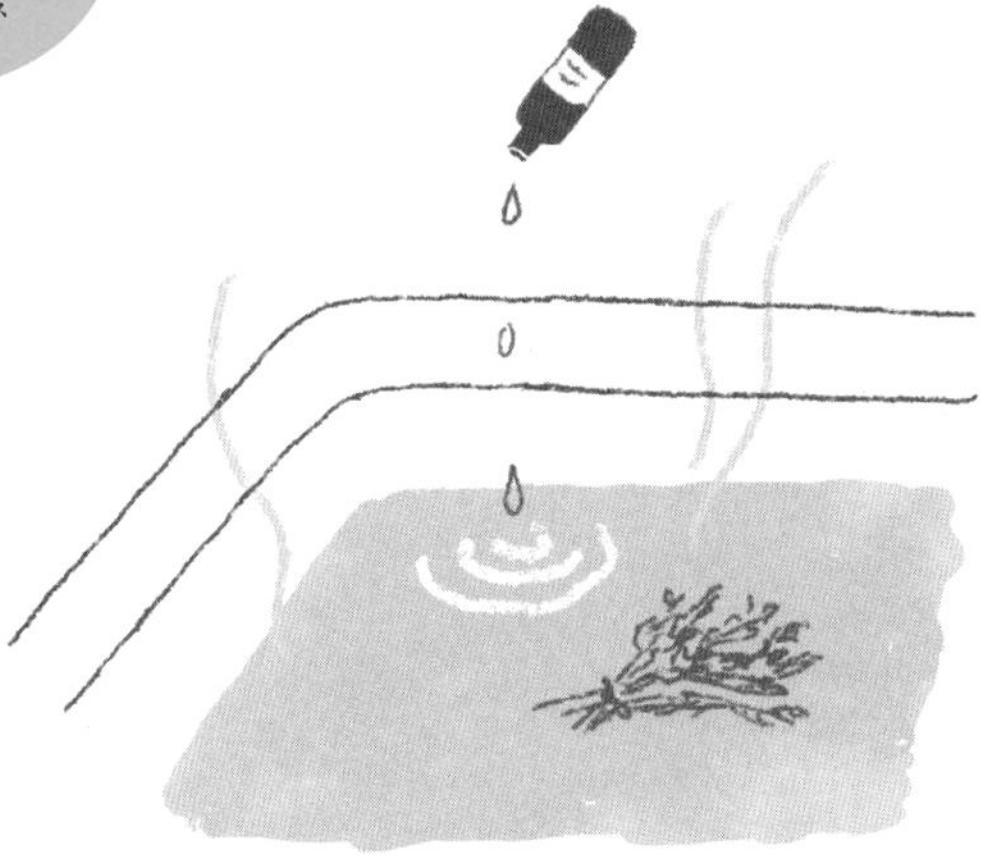

眠りを誘うラベンダーは、リラックスにおすすめのラベンダー酒（Ｐ１４１）としてご紹介しましたが、殺菌作用やデオドラント効果、肌への薬効にも注目です。

汗をたくさんかいて体臭が気になる夏はラベンダー風呂を試してみませんか？

手軽にできるのが、ラベンダーのエッセンシャルオイルをそのままお湯にたらす方法。敏感肌の人は、岩塩などの天然の塩に混ぜてバスソルトを作っておくと安心です。乾燥のラベンダーやハーブティーは袋に入れて湯船に浮かべればＯＫ。もし、生のラベンダーの花が手に入れば、そのまま湯船に入れると見た目も楽しめます。

ラベンダーの香りは、エネルギーである気《き》をめぐらし、精神的なストレスを鎮める効果があり、寝る前にゆったりと入浴すれば、睡眠不足解消にも有効です。

この日は：アマチュア無線の日

デジタルの時代でもマニアの多いアマチュア無線。夢中になれる趣味をもつことは大事です。

7月30日

漢方薬

冷たいもののとりすぎで急に胃が痛んだら「安中散《あんちゅうさん》」を

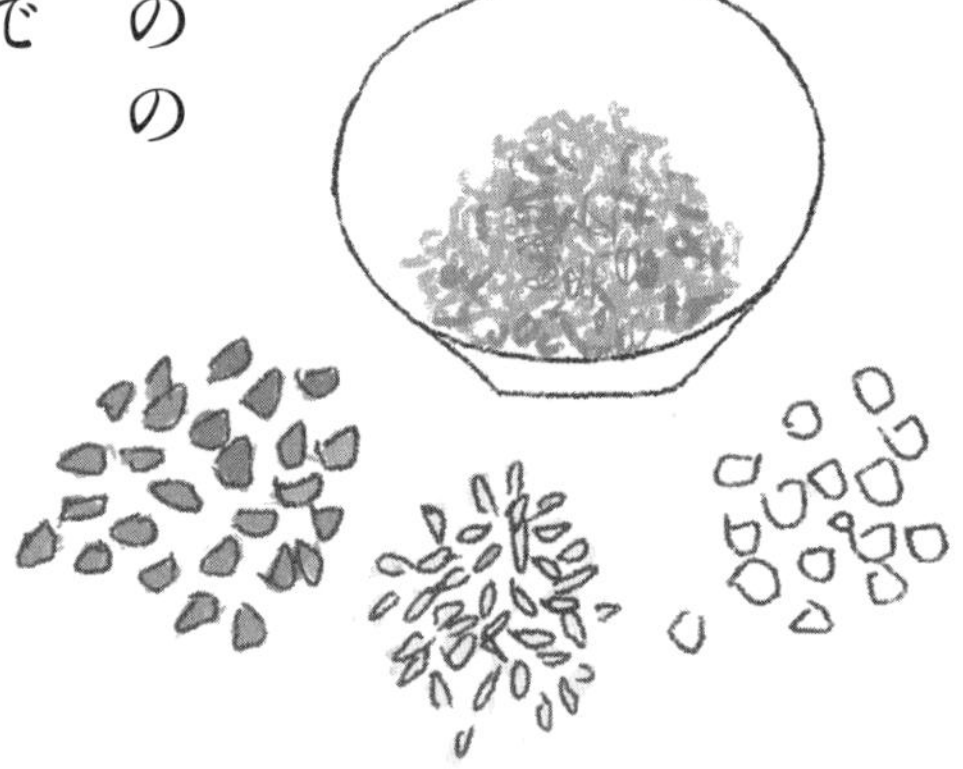

日に日に暑さが増してくると、どうしても冷たいものを求めてしまいます。氷をたっぷり入れたドリンクに、すいかやメロンなど水分が多く体を冷やす果物、冷たいめん類など……。食べたものは口から食道を通ってダイレクトに胃に到達するため、冷たい飲み物や食べ物の影響を胃が直接受けてしまいます。冷たいものだけでなく、夏は辛いものも食べたくなりますよね。そんな刺激物も、胃をいじめてしまいます。

その結果、胃が悲鳴を上げ、キリキリと痛んだり、吐き気、膨満感が現れます。漢方の安中散は、そんな急性の胃の症状を改善してくれるもの。桂皮《けいひ》（シナモン）や茴《うい》香《きょう》（フェンネル）、牡蠣《かき》の貝殻が配合され、おなかを温めて痛みを和らげてくれます。冷えがあったり、温めるとラクになるタイプの人におすすめの漢方薬です。

この日は：梅干しの日

昔から「梅干しを食べると難が去る」といわれ、7（なんが）3（さ）0（る）の語呂合わせから。

夏はいつも以上に気持ちに「ゆとり」をもちましょう

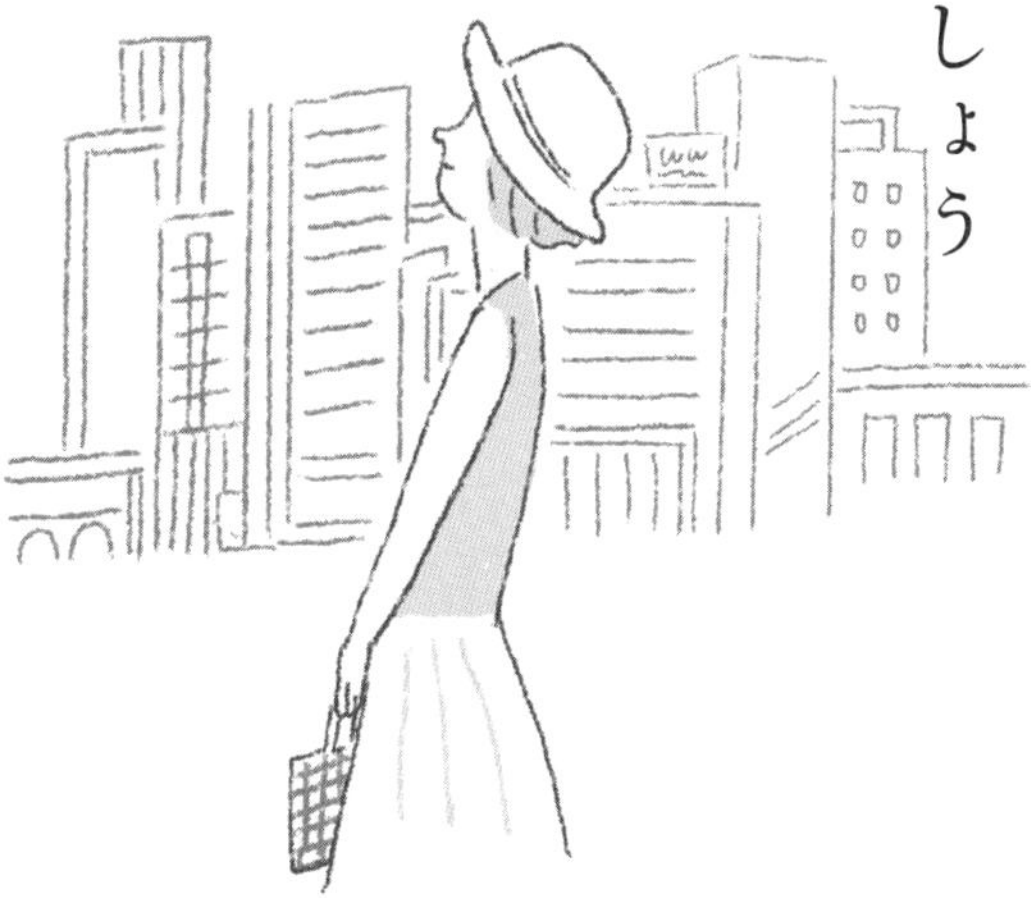

太陽がさんさんと照る夏は、生きとし生けるものすべてが盛んに成長する季節。私たちも精神的にのびのびと過ごすことが、夏を乗り切る養生法といえます。これに逆らうと五臓《ごぞう》の心《しん》が弱り、夏バテをしたり、秋に不調を持ち込むことになりかねません。

五臓の心は、精神・意識をつかさどり、暑さが苦手。何もしなくても夏はダメージを受けやすいので要注意。とくに、陽の気《き》が一番高まる夏の午後は心にもっとも負担がかかる時間帯です。ここを、心に余裕をもって過ごせるかどうかが、ポイントです。

まずは、あせりや動揺、怒り、驚きといった感情は避けること。電車に駆け込んだり、ランチをかきこんだり、あわてて走ることや早食いは、体の負担にもなります。

夏はゆとりのある行動で、ちょっとした失敗も気にしない心の余裕をもって。

この日は：パラグライダー記念日

鳥のように空を飛べるパラグライダーは、天の陽気をいっぱいいただけそうですね。

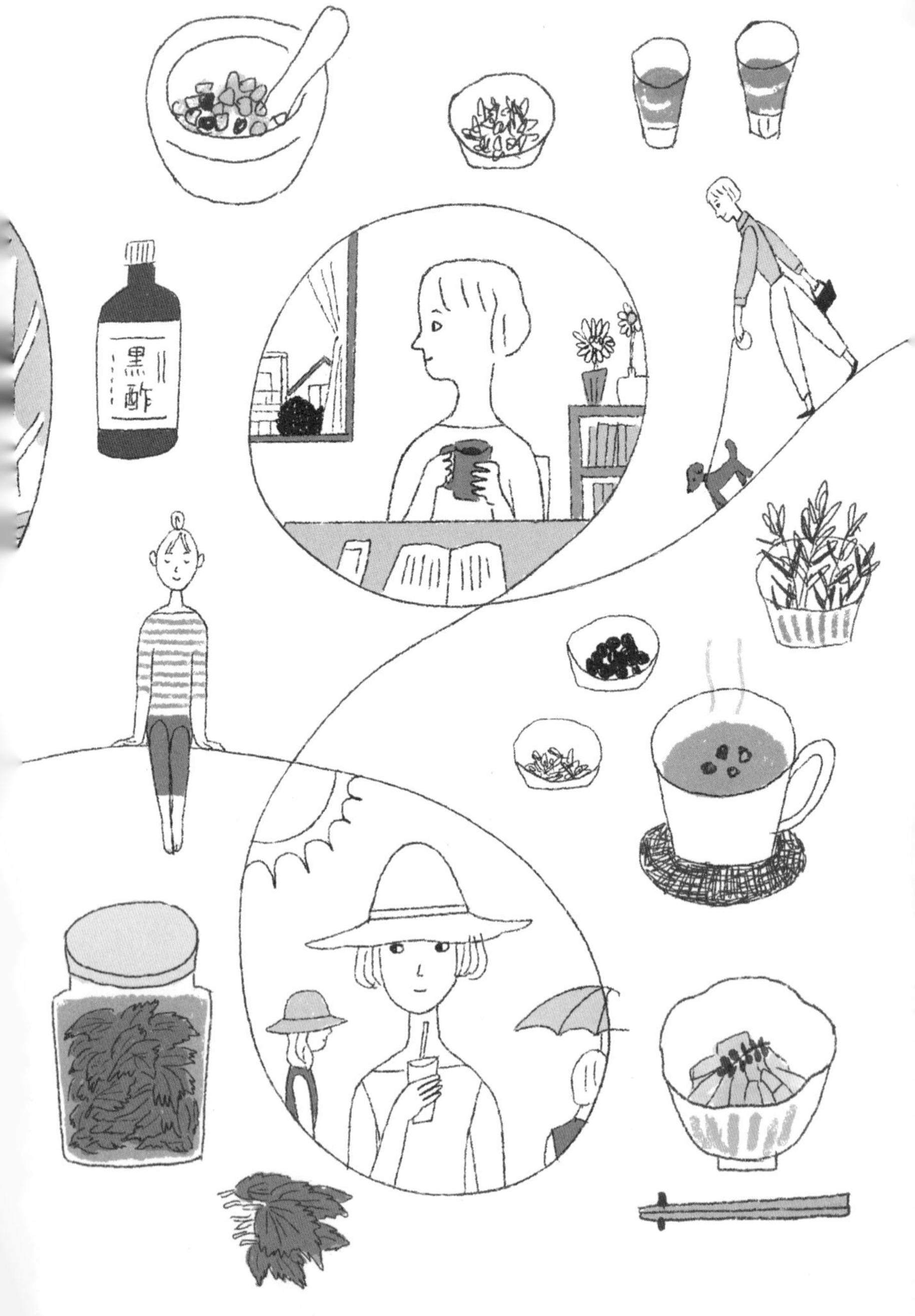

黒酢

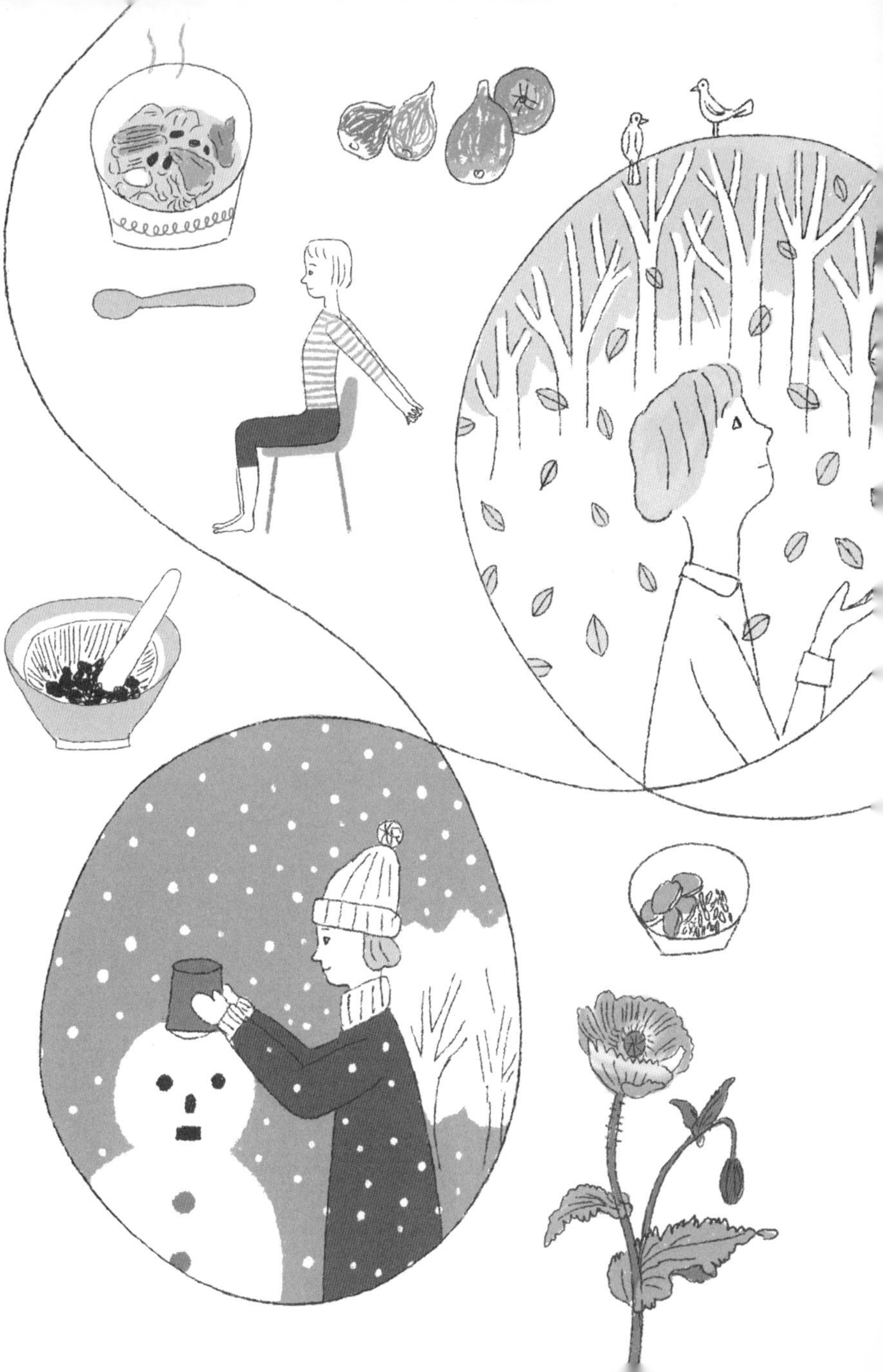

8月1日

食べ物

「にがうり」の苦みが夏の体を助ける

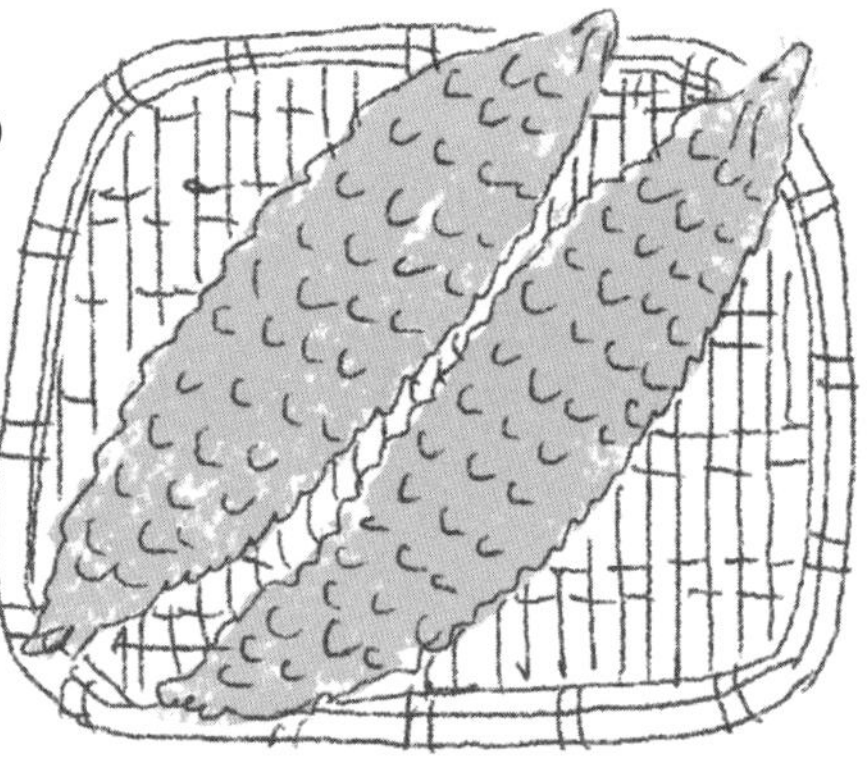

苦みがウリのゴーヤーことにがうりは、その苦みに解毒効果があり、体の中にこもった熱を取る働きがあります。夏特有のほてりを冷まし、肌トラブルや暑さからくるイライラを解消。まさに夏のお助け食材。沖縄地方の特産で、沖縄料理にはなくてはならない食材というのもうなずけます。

にがうりを使った代表料理といえばゴーヤーチャンプルーです。疲労回復によいビタミンB_1が豊富な豚肉とのコンビは最強ですが、夏バテで食欲不振……というときは、冷製の豚しゃぶに。薄くスライスして塩もみしたにがうりをトッピングしましょう。

表面のいぼいぼに胃腸を活発にする成分やビタミンCが多く含まれているため、このいぼが密集しているのがよいにがうりです。さらに、ハリとツヤがあって、緑色が濃いものを選びましょう。

この日は：八朔《はっさく》（年によって変わります）

旧暦8月1日（新暦の8月25日ごろ～9月23日ごろ）を指し、初穂を恩人などに贈る風習がありました。

気分スッキリ！「ミントと梅酒のドリンク」

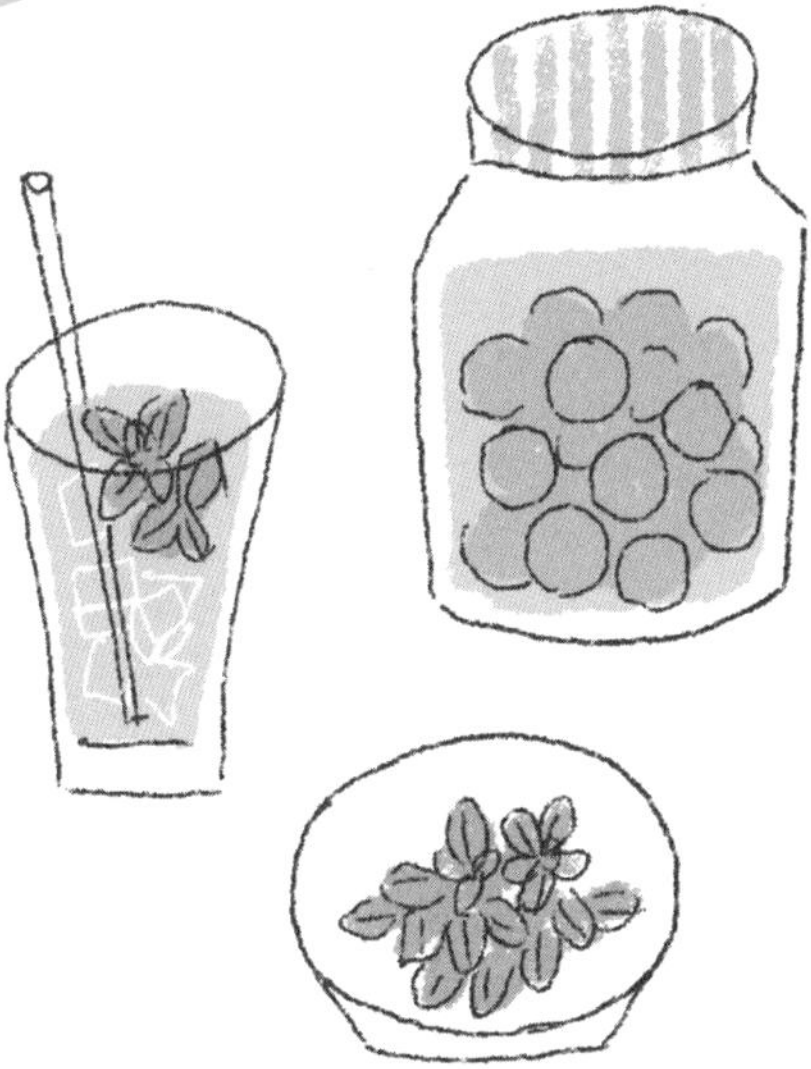

最近は梅仕事ブームで手作りする人も多い梅酒。６月に梅酒は立派な薬膳酒というお話をしましたが（Ｐ１６７）、その梅酒を使った気分爽快の夏ドリンクを紹介します。

梅酒と組み合わせるのは、体にこもった熱を冷ましてくれるハーブ、ミントです。ミントはご存じのとおり薄荷《はっか》という生薬《しょうやく》。のどをスーッと通り抜ける薄荷（ミント）の清涼感は夏にぴったりです。

作り方はとっても簡単。ミントティーを濃いめにいれ、氷を入れたグラスに注いで、梅酒を加えます。梅酒の量はお好みで。ミントは香りもさわやかで、鼻からも涼を届けてくれます。

気分をリフレッシュしてくれるだけでなく、梅酒は胃腸に働いて消化吸収力をアップし、ミントは冷房かぜによるのどの腫れや痛みにも有効です。

この日は：ハーブの日
ハーブはとても育てやすい植物。キッチンの小窓でミントを育てればパパッと使えて便利。

冷房で冷えた体に「しょうがはちみつ紅茶」

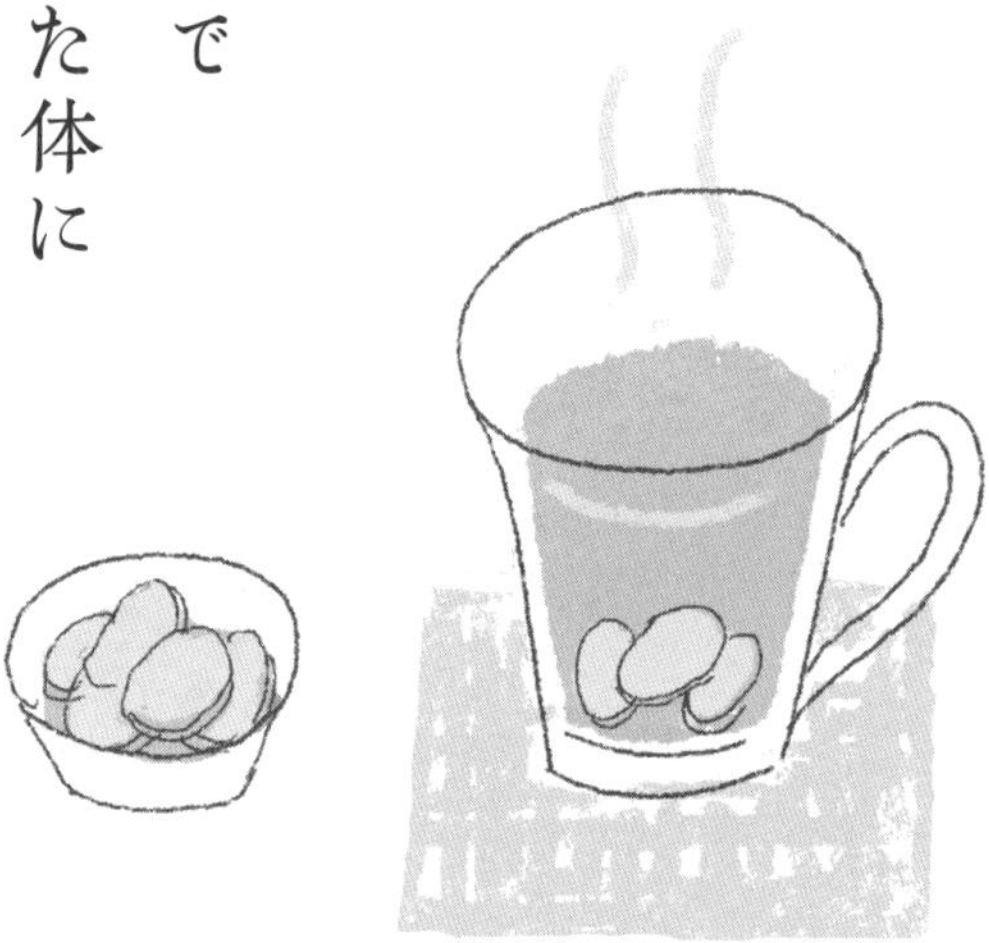

外は猛暑で汗がダラダラとまらないのに、夏のオフィスはエアコンがキンキンに効いて体が縮こまる。夏でもひざかけやショールが手放せないという人も多いでしょう。服装での冷房対策も大事ですが、体の中からしっかりと温めるのが効果的です。

仕事の合間に飲むドリンクを、まずはホットに。さらに体を温める温性の性質をもつしょうがと、はちみつをプラスしてみて。しょうがとはちみつをそれぞれ加えてもいいのですが、ここでちょっとひと工夫。あらかじめ、しょうがのはちみつ漬けを作っておくと便利です。スライスしたしょうがをはちみつに漬けるだけ。紅茶にプラスしてスパイスティーにするほか、番茶や白湯《さゆ》に入れても。常備しておけば、クッキーなどお菓子作りに使ったり、豚肉のしょうが焼きなどの料理にも応用できます。

この日は：はちみつの日
糖分が気になる人は砂糖の代わりにはちみつを。消化吸収を助け、料理の味わいにコクが出ます。

夏の疲れ「夏バテ」には3つのタイプがある

高温多湿な日本の夏は、疲れが出やすく、夏バテをしがち。夏バテは、原因によって3タイプに分けられます。

【気虚《ききょ》タイプ】

元気のもと、エネルギーである「気《き》」の不足が原因。

慢性の疲労や倦怠《けんたい》感、冷えがあり、元気がなく、何もやる気が起こりません。冷房に弱く、食欲が落ちることも。

対策としては、気を養うこと。睡眠をたっぷり取って朝早く起きる、早寝早起きを心がけましょう。

【水毒《すいどく》タイプ】

余分な水分が体にたまっているのが原因。新陳代謝が低下して体が重だるく、むくみが現れます。また下痢や軟便傾向、口がネバネバする、汗がべたつくことも。

対策としては、水分代謝を妨げる冷えに注意。ぬるめの湯で半身浴をして、よい汗をかき、新陳代謝を促して。

【暑邪《しょじゃ》タイプ】

体に熱がこもるのが原因。熱が水分を奪い、疲れを招きます。不眠、イライラ、顔のほてりや、尿量が少なくなり濃い黄色になるなどの症状が。

対策としては、体の熱を取ってくれる夏野菜を積極的にとること。すいかやにがうり、冬瓜などがおすすめです。

この日は：箸の日

手先を使うことは脳の老化予防に有効で、箸で豆をつかむ遊びは、認知症予防によいといいます。

8月5日

食べ物

体の熱を冷ましてくれる「冬瓜と緑豆《りょくとう》の煮物」

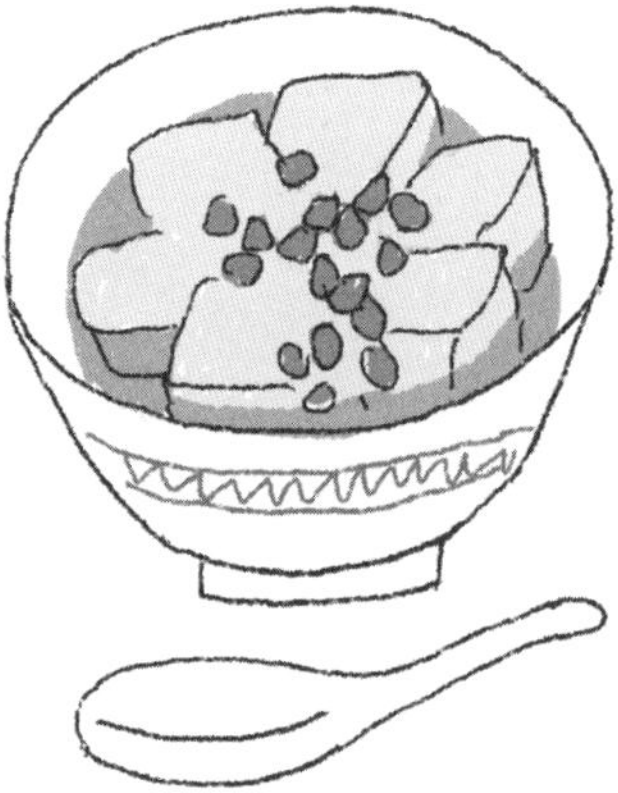

すいかやメロンと同じウリ科の冬瓜は、体の熱を冷ましてくれる夏野菜の代表格。冬の瓜という名前からして涼しげですが、保存がきくため、冬の食糧として用いられたのが語源といわれています。全体の約95%が水分で、そのみずみずしい果肉が体の熱を取ってくれるのです。

一方、緑豆は豆の仲間で唯一体を冷やす涼性。暑いアジアの国々で、緑豆の汁粉などの緑豆スイーツやおかゆがよく食べられるのはそのためです。

この2つの涼素材を使った煮物は温かいままでも、冷やしてもおいしくいただけます。昆布やチキンブイヨンなどでだしをきかせて薄味にするのがおいしく仕上げるポイント。体の熱を冷まして、利尿に働き、むくみ解消にも効果を発揮します。夏の常備菜にぜひ加えてみてください。

この日は：世界ビールデー
暑い日のビールは最高ですが、おなかが冷えるので注意。おつまみを温性のういきょうやみょうがのピクルスにするなど工夫を。

8月6日

食べ物

夏の疲労回復に「みょうがの甘酢漬け」

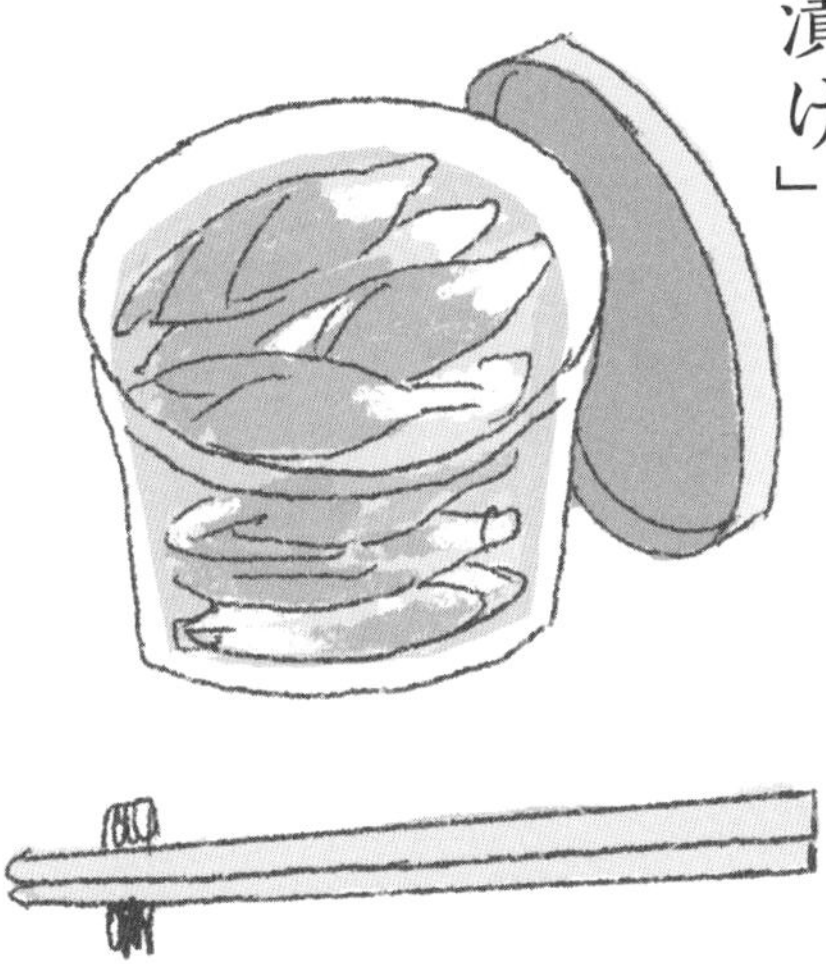

体に湿気をためないことが、夏バテ予防には大切です。

湿気を体から追い出すには、汗で発散させる方法がありますが、漢方では発散を促す食材を「解《げ》表類《ひょうるい》」といいます。解表とは、毛穴を開き、発汗を促すということ。しょうがやねぎなどの香味野菜を指します。

香味野菜といえば、薬味に使われることが多い名脇役ですが、今回は主役に。ショウガ科の香味野菜、みょうがを甘酢漬けにしてみましょう。独特のさわやかな香りにリラックス効果と発汗促進効果があります。

みょうがは軽く湯通ししますが、加熱しすぎると肝心の香りがとんでしまうので注意を。また、甘酢は一度加熱して酸味をとばすこと。酸味が強いと、収れん作用により、解表の力が相殺されてしまいます。フレッシュなうちに食べきりましょう。

この日は：広島平和記念日
1945年のこの日に広島に原子爆弾が落とされました。世界の人々が平和に暮らせるよう祈りをささげる日に。

8月7日

美容

乾燥した肌が喜ぶ「桃モッツァレラ」でうるおいアップ

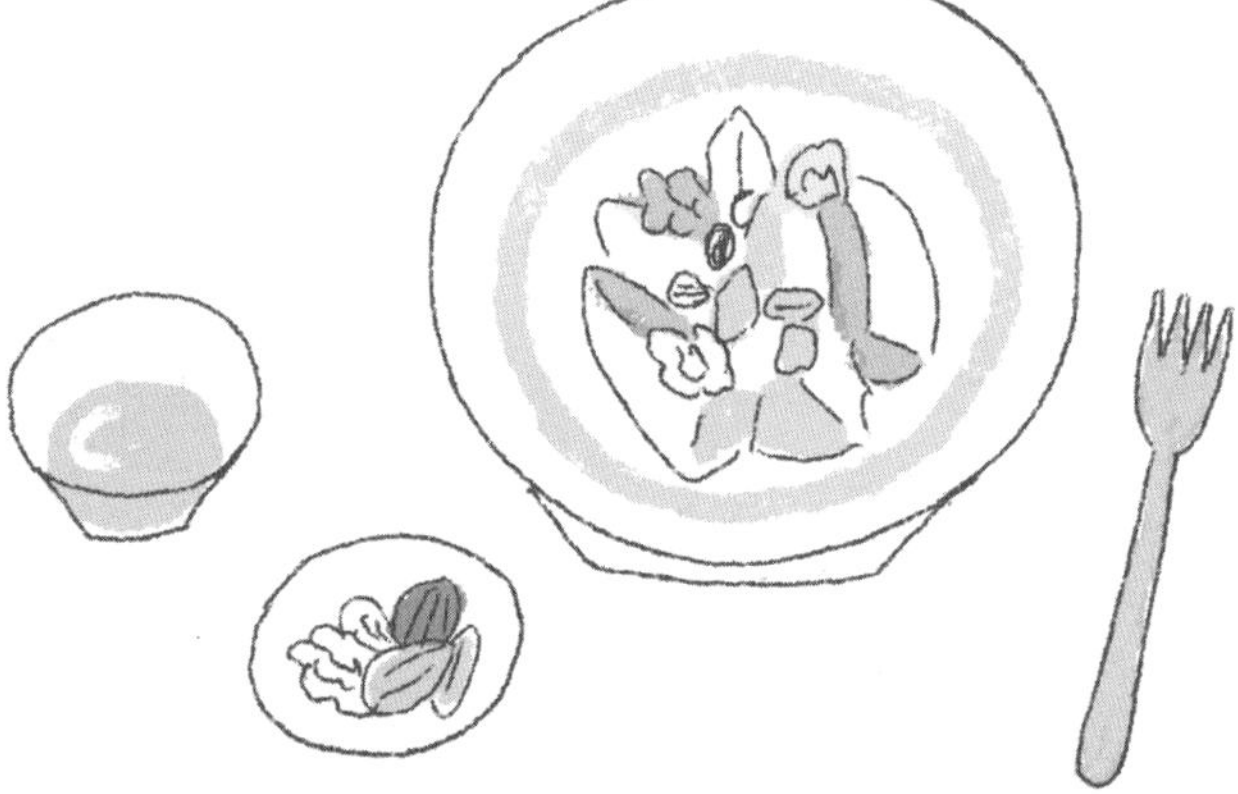

暦の上では8月7日ごろが立秋に当たります。実際には、まだ暑さが厳しいこの時期、冷房や汗をたっぷりかいたせいで肌が乾燥しがち。さらに、これから迎える秋は、乾いた風による乾燥シーズン。漢方では、常に次の季節に備えた養生を行うため、肌の乾燥対策も今から始めるのが得策です。

肌トラブルには、五臓《ごぞう》の肺をうるおすみずみずしい桃を。肺は皮膚とつながっているので、肌にもうるおいが届きます。また、乳製品やナッツも肌をうるおす美容食材。

これらのうるおい食材を使って、サラダを作りましょう。桃と相性がよく皮膚や粘膜をうるおすモッツァレラチーズ、血《けつ》を補うレーズン、体を温めてうるおいを補給するくるみやアーモンドをプラス。少量の塩とエクストラバージンオリーブオイルだけの味つけで、女子力アップレシピに。

この日は：立秋（年によって変わります）
二十四節気《にじゅうしせっき》のひとつ。秋が始まる日とされ、この日以降の暑さを残暑といいます。

胃腸を丈夫にしてくれる薬膳酒「サンザシ酒」

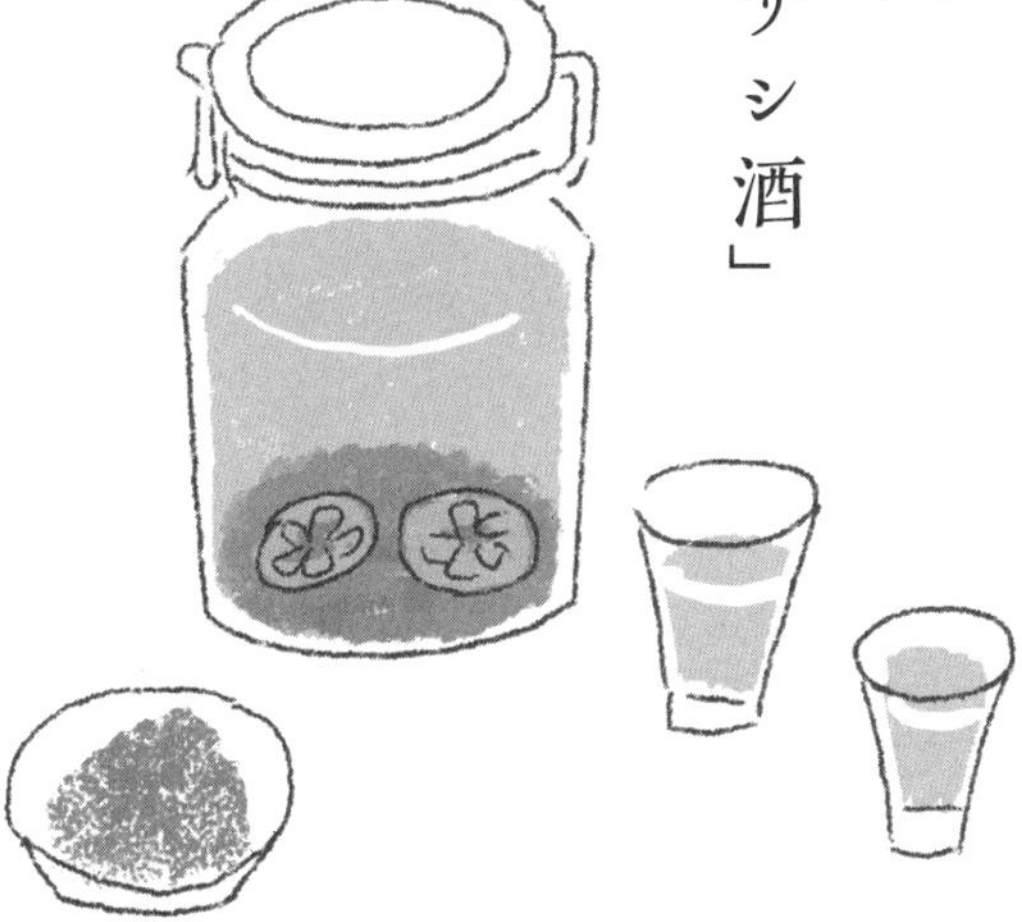

夏は冷たいビールをたくさん飲んだり、脂っこい肉料理を食べたりと、胃腸を酷使しがちです。

そんなときによい食材がサンザシ。漢方の生薬《しょうやく》「山査子《さんざし》」は、肉食などによる消化不良を治すとされ、消化を担う五臓《ごぞう》の脾《ひ》を助けます。現代栄養学でも、サンザシに含まれる脂肪分解酵素は、消化を促進して胃腸を整えることがわかっています。とくに肉料理などの脂っこい食べ物の消化を助け、コレステロールや血圧を下げる効果も。

サンザシは、薬膳酒で取り入れてみましょう。サンザシを刻んだもの、または粉末と、レモン、砂糖をホワイトリカーに1週間漬け込みます。食前に飲めば消化を助けます。ごま油、酢、しょうゆで作る中華風ドレッシングの酢を半分にしてサンザシ酒を加えるアレンジもぜひお試しを。

この日は：ひげの日

ひげといってもとうもろこしのひげは生薬にもなっていて、利尿効果が抜群。乾燥させてお茶に。

8月9日

漢方薬

夏バテには夏向き処方の「清暑益気湯《せいしょえっきとう》」がおすすめ

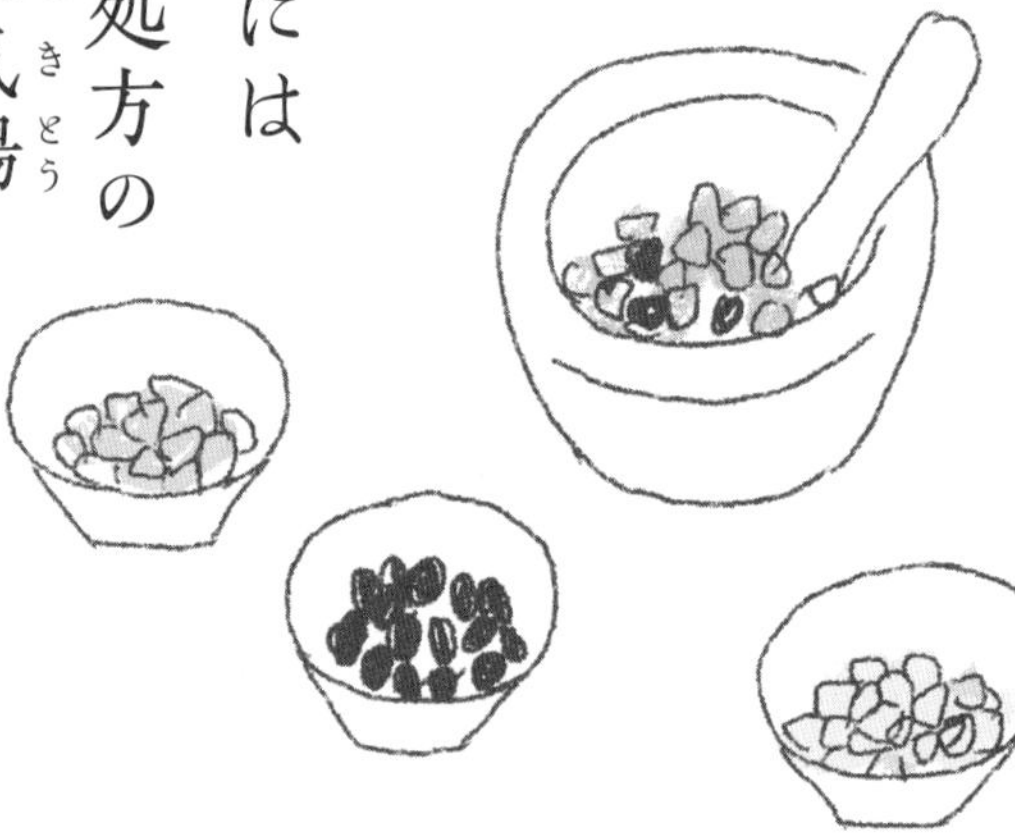

まさに夏バテのための漢方薬といえる処方なのが「清暑益気湯」。名前がその効能をズバリ表しています。つまり、夏の暑さを清《せい》して（冷やして）元気を益《ま》す（増やす）。

9種類の生薬《しょうやく》が配合されていますが、特徴的なものをいくつか挙げてみましょう。

まず、人参《にんじん》。高麗人参のことで、元気を補ってくれるもの。そして黄耆《おうぎ》。これも元気を補い、汗がもれすぎないように体の表面を固めてくれる生薬です。次に、五味子《ごみし》。山野に自生しているチョウセンゴミシという植物の実で、非常に酸っぱいものです。汗のもれを防ぎつつ、うるおい補給にもなってくれる夏にもってこいの生薬。

夏は本来、活気に満ちた自然のなかで、人も元気いっぱいに過ごすべき季節。猛暑で体に熱がたまってうまく活動できないときは、漢方の力を借りてみてください。

この日は：野球の日

夏の夜の楽しみといえば野球のナイター。屋外の球場で夜風を受けながらの観戦は、よいストレス発散に。

8月10日

食べ物

大根たっぷり「おろしそば」で消化不良を解消

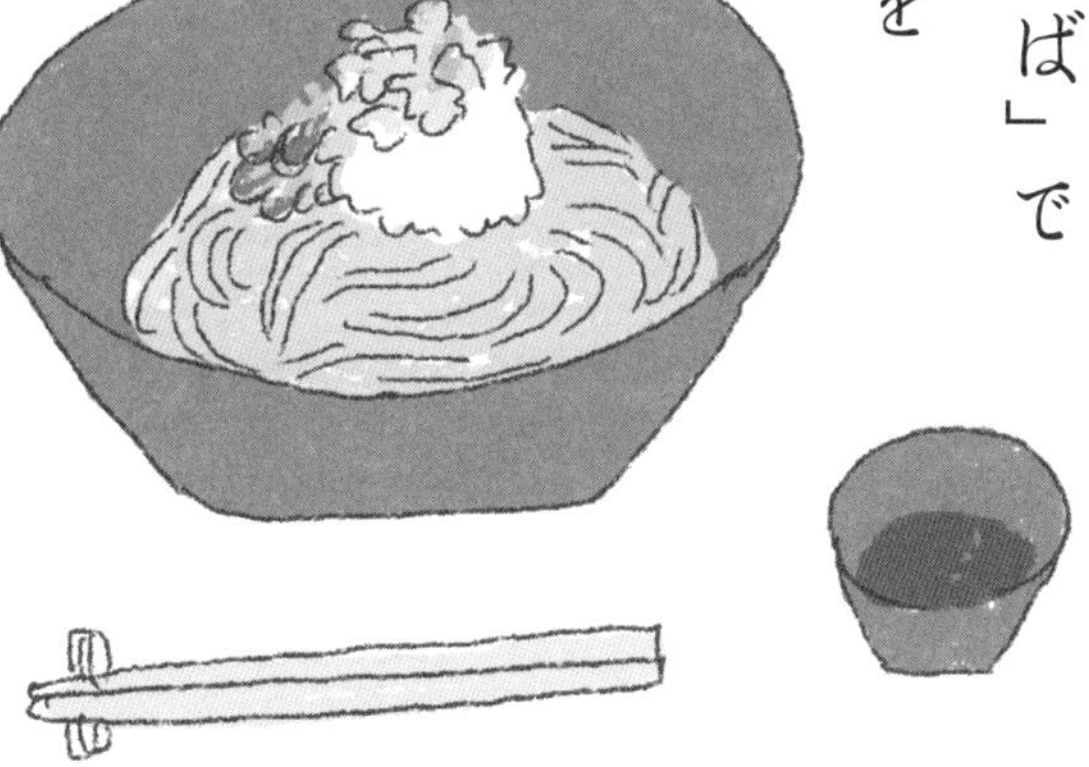

夏のランチで、胃腸の調子が気になる人にぜひ選んでほしいのがおろしそば。

そもそも、そばは胃もたれや消化不良、軟便の解消に効果があるとされ、近年は高血圧や生活習慣病予防によいと話題です。

栄養面では優秀なそばですが、江戸っ子のようにそばはのど越しが命とばかりに、かまずにのみ込むのが粋という人もいます。これは胃にとっては大きな負担です。

しっかりかんで唾液を出すことも大切ですが、おろしそばにすれば、大根おろしが消化を促進。胃もたれやおなかの張りも解消してくれます。

味の部分での相性のよさもさることながら、実は効能的にもよくできたそばと大根のコンビ。ただし、どちらも体を冷やす性質なので、冷えがある人はしょうがやねぎをたっぷり加えましょう。

この日は：はと麦の日

利尿やいぼ取りの効果が高いはと麦は、煎《い》るとパフのような食感に。シリアルに混ぜて夏の朝食に。

8月11日

リラックス

おしぼりに「ハッカ油」で気分爽快

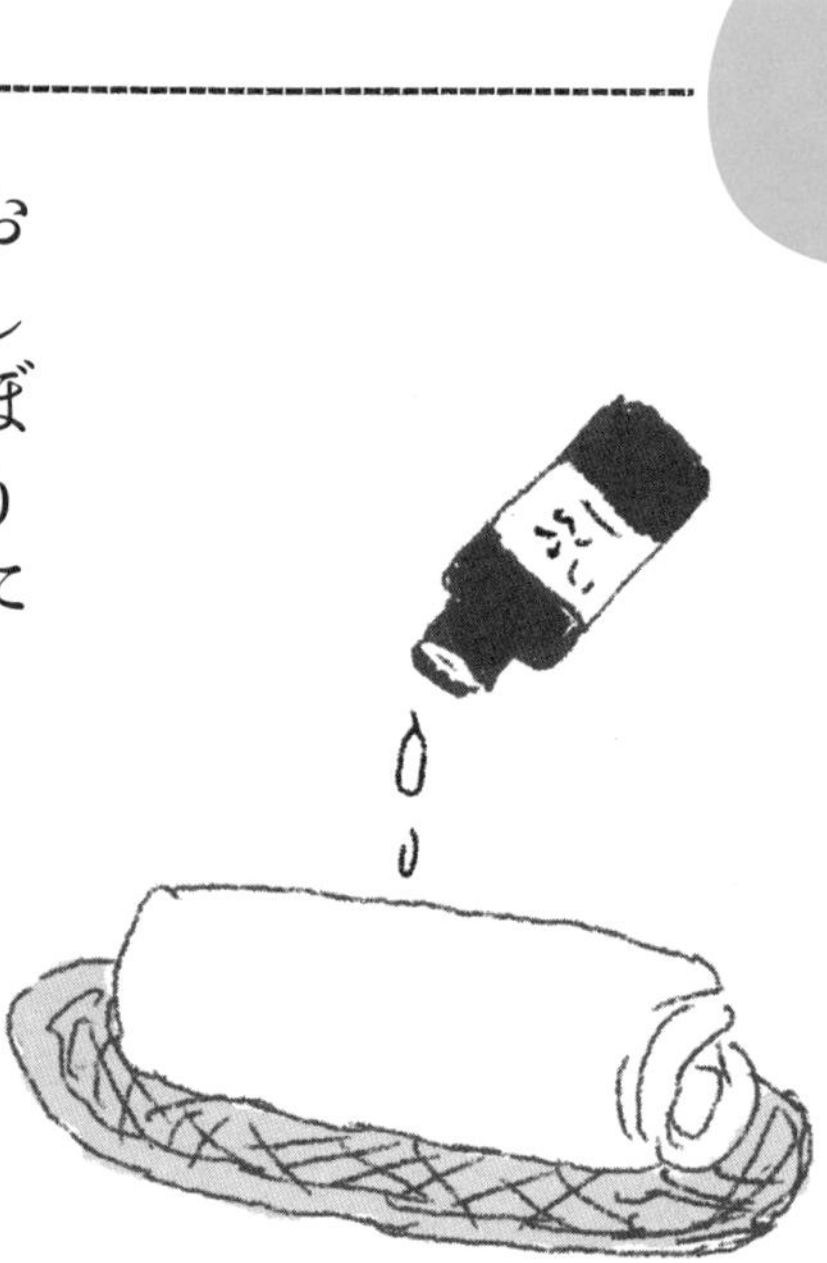

暑い夏、かいた汗をタオルでふくだけでは、ベタつきが残ってなかなかスッキリしません。冷たいおしぼりが欲しくなります。

暑くて汗をかくのは、汗が蒸発するときに体の熱を奪う気化熱のしくみを使って体の熱を冷ますという、人体の素晴らしいメカニズム。おしぼりで肌をふくのも同じ原理。おしぼりで湿らせた肌から水分が蒸発するときに体の熱を奪うため、涼しく感じるのです。

暑さ対策でおしぼりはぜひ取り入れたい知恵。ふつうに水でぬらして絞るだけでも十分ですが、ハッカ油をたらした水でおしぼりにすれば、爽快感は数倍にも！

ハッカ油はドラッグストアや通販などで手に入ります。最近は便利なスプレータイプもあります。もしくは、ペパーミントのエッセンシャルオイルでもＯＫです。

この日は：ガンバレの日

暑さでやる気が起きないときは、自分に向かって「ガンバレ」とエールを送りましょう。のりきったあとには、自分にごほうびも忘れずに。

ふだんから胃腸の調子が悪い人は「六君子湯《りっくんしとう》」を

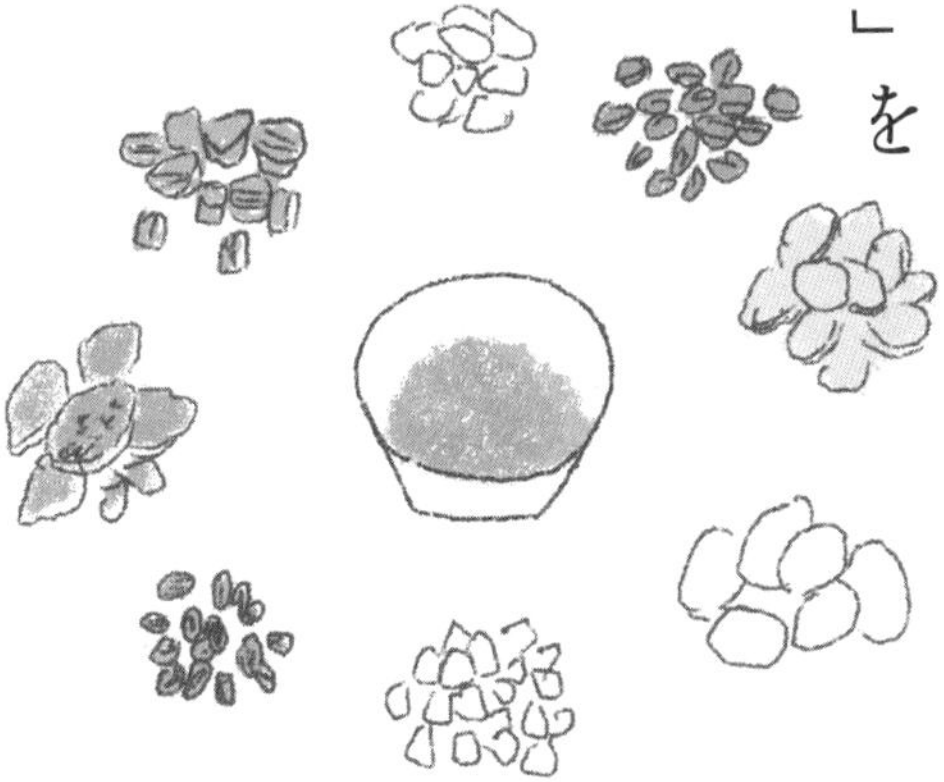

慢性的に胃腸が弱い人は、冷たいもののとりすぎでおなかをこわしやすい夏に要注意。いつも調子が悪くて元気がなく、顔にくすみが出がちな人、おなかが冷えて下痢しやすい、くよくよと悩みがちで胃腸が影響を受けやすい人は、六君子湯がおすすめ。

この漢方薬は、元気を補って五臓《ごぞう》の脾《ひ》をすこやかにする補気健脾《ほきけんぴ》薬の代表「四君子《しくんし》湯《とう》」に半夏《はんげ》、陳皮《ちんぴ》の2つの生薬《しょうやく》を加えたもの。四君子湯は、高麗人参《こうらいにんじん》、白朮《びゃくじゅつ》、茯苓《ぶくりょう》、甘草《かんぞう》、生姜《しょうきょう》、大棗《たいそう》で構成され、体力がなく、顔色が悪くて食欲不振、慢性疲労がある人に用いられます。これに胸のつかえや水のつまりを取る半夏と、胃を温めて消化を助ける陳皮を加え、健胃効果を高めます。

胃腸をすこやかにするだけでなく、元気を補う優れた働きがあるので、夏バテの疲労回復にもぴったり。

この日は：配布の日
休み明けの職場で、旅行のお土産を配るのは賛否両論ありますが、気遣いのお配りは大事にしたい習慣。

「にんにく足湯」は冷房で冷えた体を温める

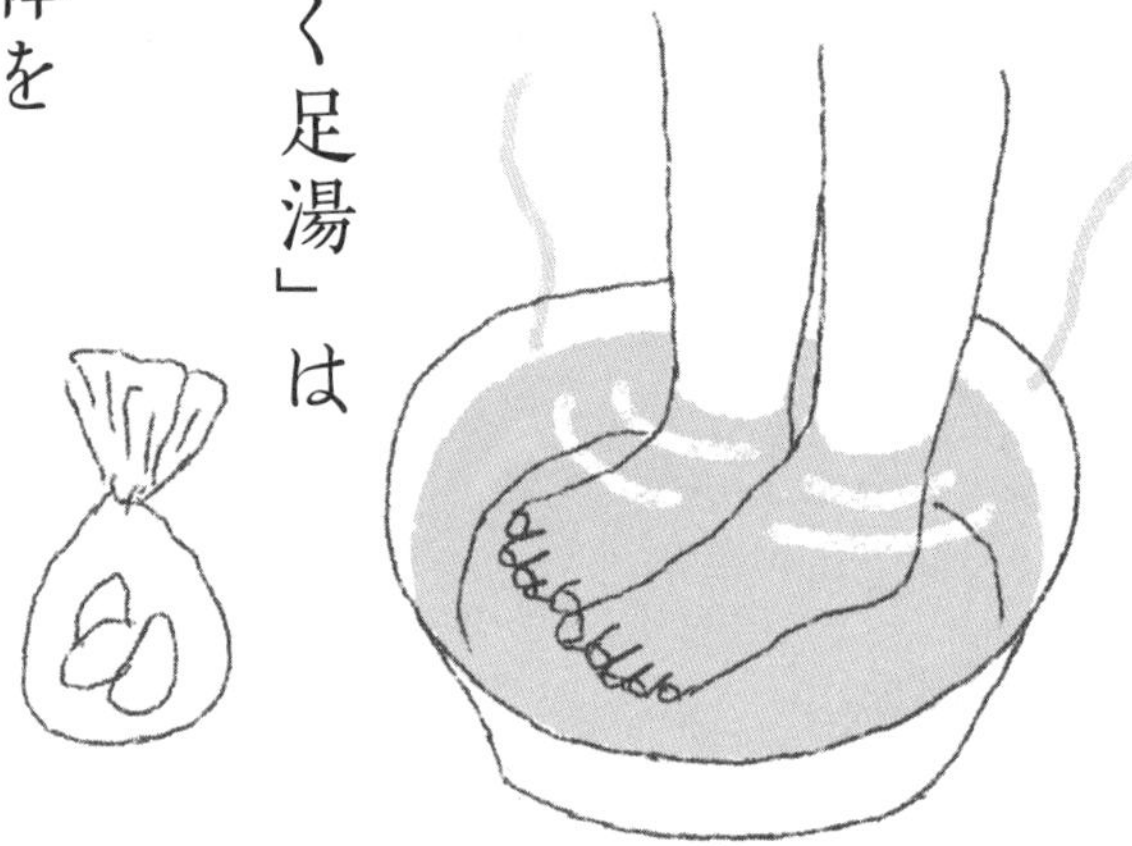

スタミナ食材といえばにんにく。夏に元気を出したいときに欠かせない食材です。にんにくといえば、強いにおいと独特の辛みが特徴で、漢方では大蒜《たいさん》とよばれる生《しょう》薬《やく》です。体を温める力があり、夏の冷房で冷えた体の強い味方といえます。

そんなにんにくの効能は、食材として得る以外に、入浴剤として取り入れることもできます。民間療法では、さまざまな植物を入浴剤としてお風呂に入れて楽しみますが、にんにくもしかり。刺激があるので、切ったりつぶしたりせず、丸ごと布袋に入れて湯船に浮かべましょう。

お風呂に入ると暑くてのぼせるという人は、にんにく足湯がおすすめ。冷房の冷たい空気は低い方へ流れるため、足元がとくに冷えがちです。にんにくパワーで、足元からじんわりと温めてあげましょう。

この日は：左利きの日

認知症予防に、利き手と反対の手を使って、歯磨きをしたり文字を書いたりしてみましょう。

8月14日

飲み物

夏にぴったりのスパイスドリンク「コリアンダー水」

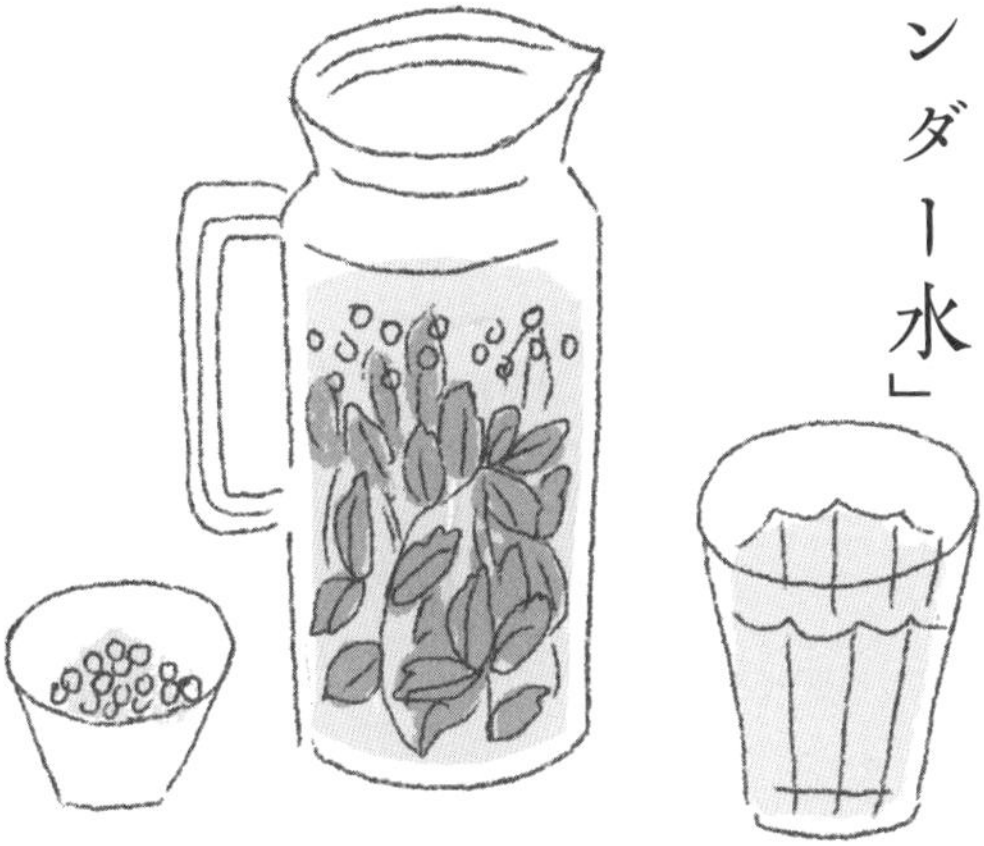

最近、カフェなどでさまざまなフレーバーウォーターを見かけます。定番のレモンのほか、ミントやグレープフルーツなど、バリエーションも豊富です。

フレーバーウォーターは、加える食材でさまざまな効能が期待できますが、夏冷えで胃腸が弱りぎみならコリアンダー水を。

コリアンダーは香菜《シャンサイ》ともいいますが、まさに独特の香りをもつハーブ。体の余分な熱を取って、反対に冷えた胃腸は温めてくれ、食欲増進、消化促進に働き、食後のおなかの張りも解消してくれます。

毎朝1日分を作っておくと便利です。コリアンダーは生でもよいですが、乾燥のコリアンダーシードを使えば、香りも控えめで、独特なにおいが苦手という人でも大丈夫。お好みで、ミントやレモンバーム、オレンジやレモンの輪切りなども加えてみて。

この日は：専売特許の日

病気になる前の未病の状態で病気を防ぎ、自然とともに生きる養生の考えは漢方の専売特許。

8月15日

基本

夏のＳＯＳ！熱がこもった「赤ら顔」に要注意

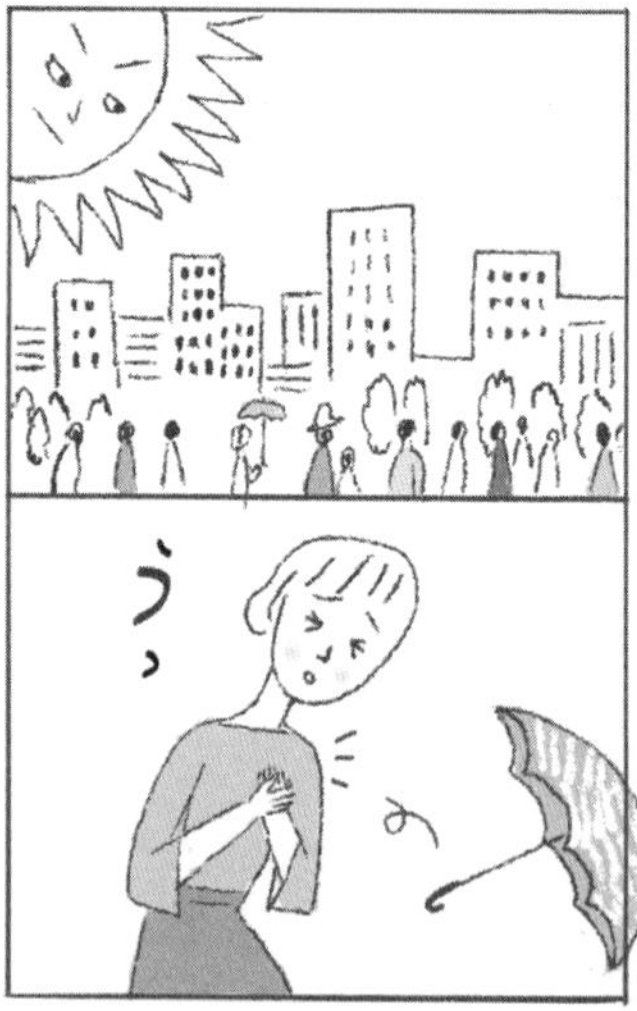

東洋医学での望診《ぼうしん》（Ｐ13）は、目で見ることによる診察法ですが、そのときに非常に重視されるのが、顔色です。五行《ごぎょう》説に基づき、現れる色と不調の起こる五臓《ごぞう》は、季節とかかわりがあり、夏に現れやすい色は赤で、五臓の心《しん》と関係しています。

五臓の心は、心臓の拍動と全身への血流にかかわり、ここに負担がかかると、動悸《どうき》や赤ら顔が見られます。赤い色は、熱の存在を意味し、体温の上昇や、全身の機能亢進《こうしん》、炎症、興奮を示すサインなのです。夏の赤ら顔は、高血圧や熱中症を知らせる体のＳＯＳと知っておきましょう。

この日は：終戦記念日
平和な世の中があってこそ、私たちは心身ともに安らかに、すこやかに過ごせるものです。

8月16日

運動

「腕たたき」で肩コリを解消してリンパも流す

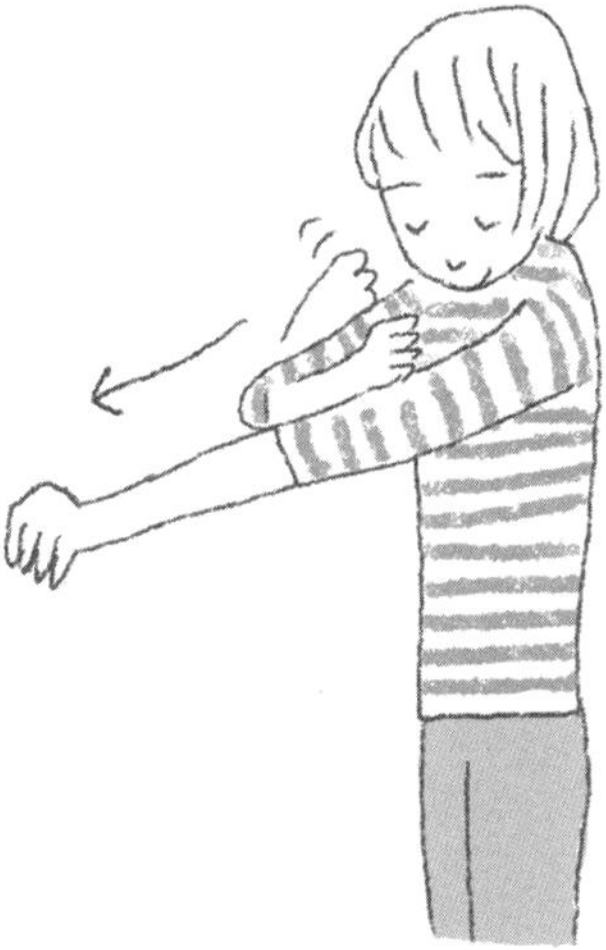

暑さでやる気がダウンしがちな夏は、家でできる簡単運動「腕たたき」を。たたくことで血流がよくなり、上半身のとくに腕、肩、首が軽くなり、肩コリもスッキリ解消。

立って行っても、座って行ってもOK。まずは片方の手を前方に水平に伸ばし、もう一方の手は軽くこぶしを握り、首から手首に向かって腕の外側をトントンとたたいていきます。こぶしはかたく握らず、ゆったり握り、手首の力を抜いて腕の上をはねるようなイメージでたたいてみましょう。手首までいったら、腕の面を内側に変えて、手首から首に向かって戻るのを何往復か繰り返します。反対側の手も同様に。

基本的に血やリンパなどを流したいときは、中央から末端へ向かいます。最後に、リンパが鎖骨のあたりにたまるので、鎖骨のまわりをやさしくなでて流して終了。

この日は：京都五山の送り火
お盆に帰ってきた先祖を送り出す恒例行事で、五山の送り火のほか、長崎の精霊流しなどが有名。

8月17日

飲み物

「パイナップルウーロン茶」で夏のほてりを冷ます

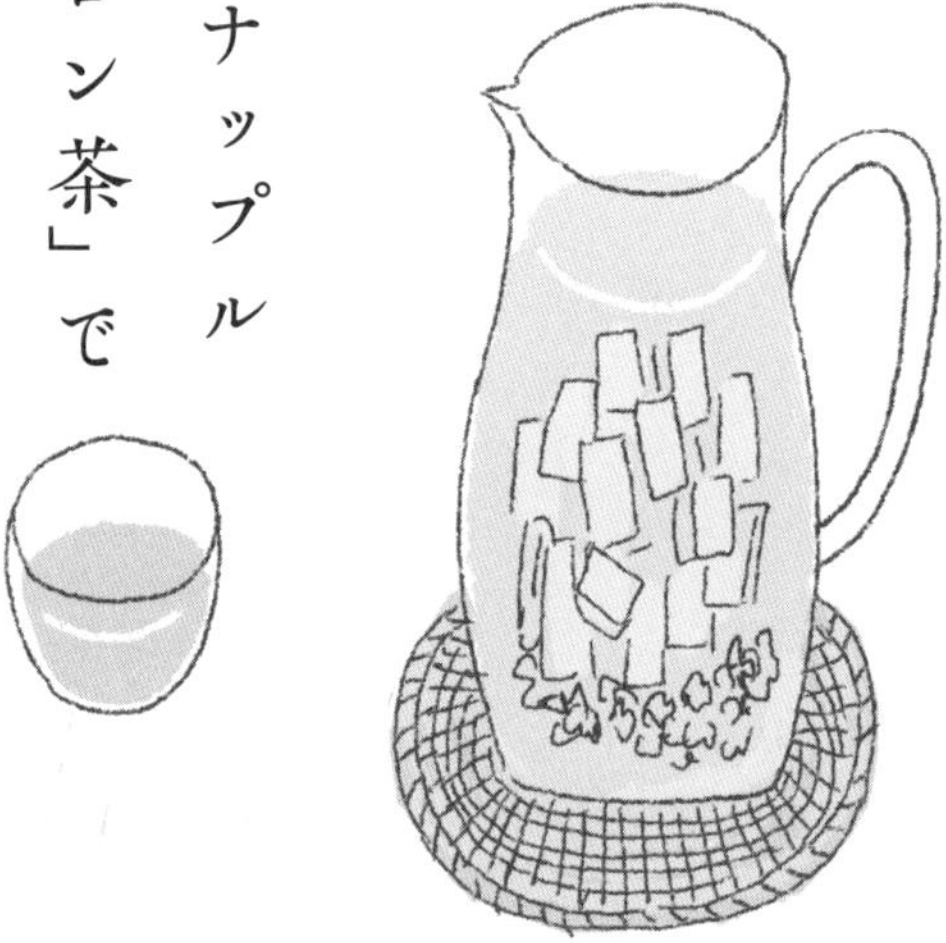

毎年、夏になると熱中症が心配されますが、東洋医学では「中暑《ちゅうしょ》」といいます。また、中暑の前段階を「傷暑《しょうしょ》」といって、この段階でしっかり対処して、中暑にならないようにすることが大切。傷暑には、冷房や冷たい食べ物が原因の陰暑《いんしょ》と、炎天下での活動で体に熱がこもるのが原因の陽暑《ようしょ》の2タイプがあるとされています。

いずれの傷暑タイプにも有効な食材がパイナップル。体のほてりを冷まして、渇きをうるおし、だるさや疲れを回復させ、元気を補います。食欲が落ちがちな夏は、特製のドリンクでいただきましょう。

合わせるのはウーロン茶。パイナップルの芯と皮を刻んで茶葉に加え、熱湯を注ぎます。さわやかな香りとほのかな酸味によってほてりが引くようで、生き返った心地になりますよ。

この日は：パイナップルの日

酢豚にパイナップルが入っているのは、脂っこい食材の消化を促す働きがあるため。

エネルギー不足は「主食」をよくかんで食べることが大事

漢方では生命活動のエネルギーを「気《き》」とよびます。元気の「気」であり、精気の「気」。この気を旧字体で書くと「氣」。中に「米」という字が入っています。この字のとおり、気、つまりエネルギーは米などの穀物からつくられるのです。

元気がないときは、朝食に主食である穀物をとりましょう。できれば、玄米や、あわ、ひえ、押し麦、はと麦といった雑穀を加えて。体に必要なミネラルなどの栄養分をしっかり補給することができます。

さらに大事なのがよくかむこと。せっかく食べても消化吸収が悪ければ、エネルギーになりません。消化吸収を高めるには、咀嚼《そしゃく》することで食物を分解しやすくするだけでなく、かむという行為で唾液をしっかり出すのもポイントです。唾液は消化酵素のひとつですから、消化力がアップし、きちんと消化されたものは吸収もよくなるのです。

胃腸が弱っているときは、おかゆや雑炊にするのもおすすめですが、そのときもよくかんで食べましょう。これは食物を砕くためだけではなく、唾液を出して、胃腸へ食べ物が入るサインを送るのが目的。内臓がうまく連携して消化吸収がスムーズになります。

この日は：高校野球記念日

炎天下、ひたすら白球を追う高校球児の一生懸命な姿は感動的で、まさに元気をもらいます。

暑さで眠れないと舌に「点刺《てんし》」のサインが

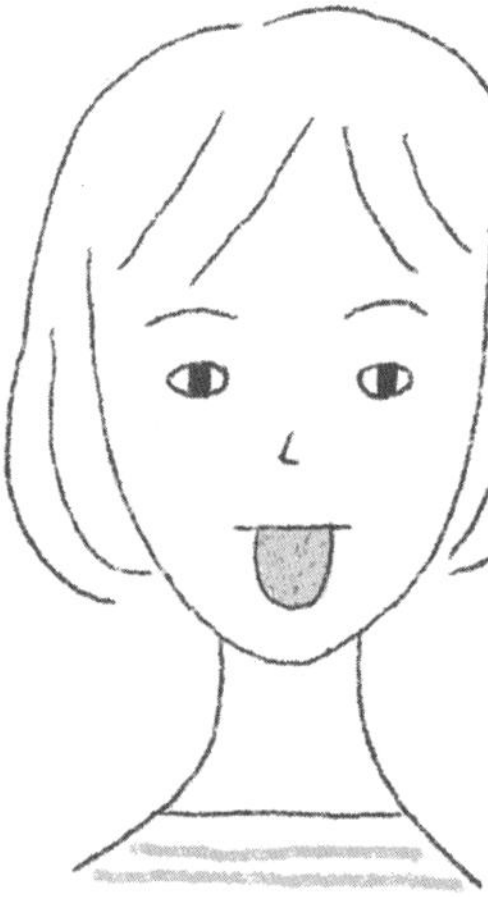

漢方では、5つの色が五臓《ごぞう》や季節とつながっていると考えます。顔色はもちろん、舌の色にも目を配ります。とくに、夏は赤い色にご注意を。舌の先にプツプツとした赤いトゲのようなものが出ることがありますが、これを漢方では点刺とよんでいます。夏の暑さで寝苦しいなどイライラがつのり、そのストレスから体に熱が生じてしまうのが、点刺の原因と考えられます。

赤は火を表す色ですが、自然の万物を5つに分類する五行《ごぎょう》説では、赤と火は同じ分類。さらに五臓では心《しん》が当てはまります。心は精神をつかさどるため、火を思わせる暑さでイライラして熱がこもり、赤いサインが出るというのは実に自然ですね。

点刺が出たら、夏野菜のきゅうりやトマト、なすなどを食べるようにし、自然の力を取り入れて体の熱を冷ましましょう。

この日は：俳句の日

点刺も引っ込みそうな、涼やかな一句を。「あつみ山や 吹浦かけて 夕すゞみ」（芭蕉）。

消化機能を高める おなかのツボ 「関元《かんげん》」

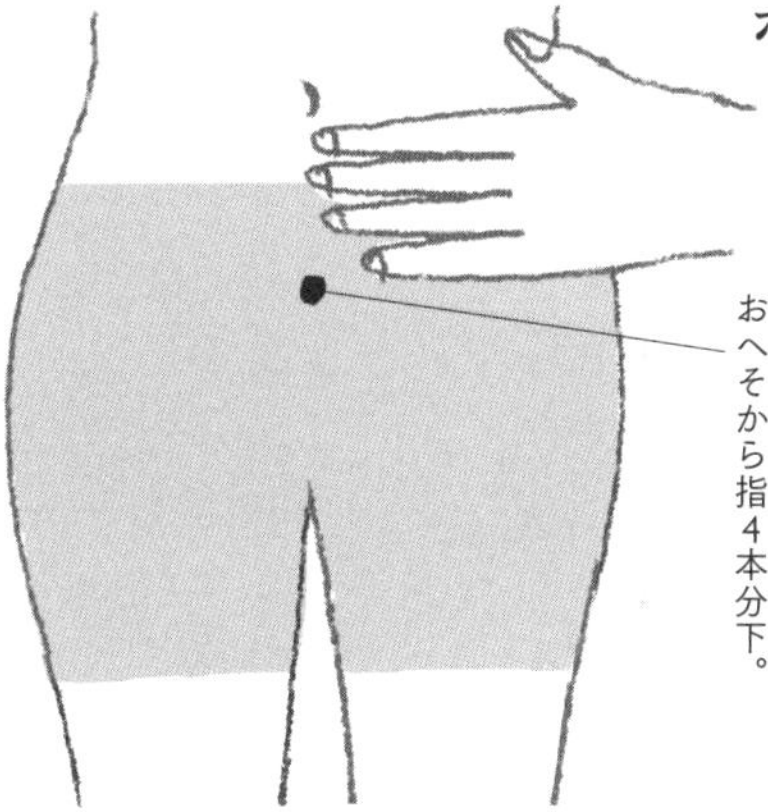

【関元の探し方】
おへそから指4本分下。

【関元の押し方】
両手の中指をツボに当てて、斜め下に向かって軽く押す。1回10秒を10回繰り返す。

関元は消化機能を高めるツボ。消化吸収を担う五臓《ごぞう》の脾《ひ》に働きかけ、胃腸の不調を解消します。

漢方では、臓器どうしが関係し合って機能すると考えますが、脾が元気になると、体にさまざまなよい影響が見られます。

体は消化吸収を活発に行うことで血を作りめぐらせますが、五臓の肝《かん》はこの血を貯蔵します。また、活発な消化吸収によって水分代謝がスムーズに進みますが、腎《じん》はこの水分代謝に深くかかわる臓器。つまり、胃腸を元気にすることで、肝や腎も元気になるのです。

さらに関元は、消化不良による腹痛や下痢のほか、婦人科系の症状にも有効です。

この日は：蚊の日
虫よけにはハッカ油（P230）がよいといわれます。便利なスプレータイプもあり、アウトドアに重宝しそう。

8月21日

リラックス

夏の疲れを癒やす「ひのき風呂」

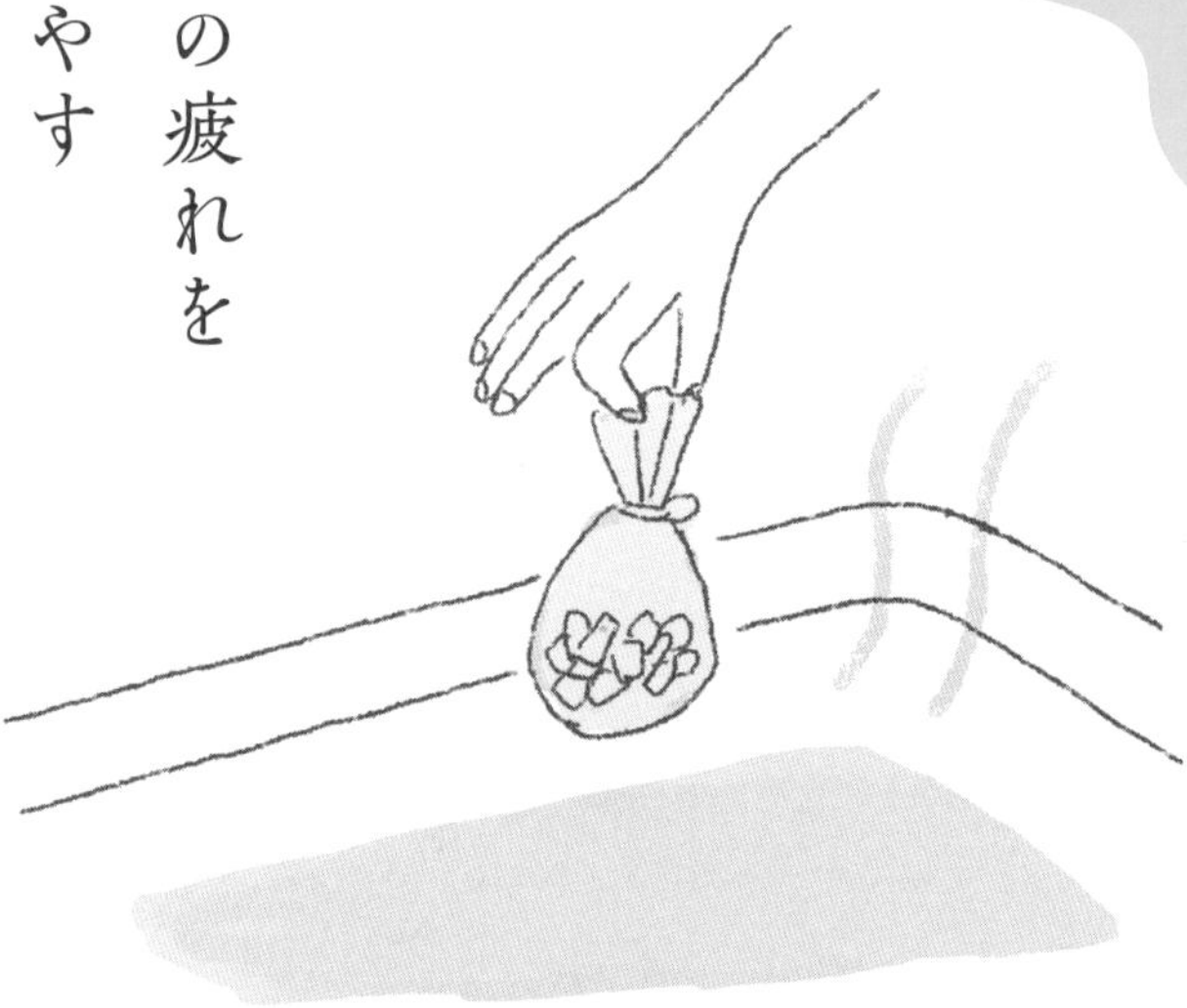

ひのき風呂のあのさわやかな香りをかぐと、気持ちが一気にほぐれ、癒やされるという方も多いのでは。

ひのきがお風呂の材として使われたのは、水に強いというのもありますが、ひのきのもつ、防虫・殺菌作用のためといわれます。ひのきの成分は防虫剤などにも使用されるほど。また、多く含まれる精油にも虫よけ効果があるそうです。

夏に汗をたっぷりかいたあとのひのき風呂は想像しただけでさっぱりします。ひのき造りの浴槽でなくても、ひのきのチップを袋に入れて浮かべたり、エッセンシャルオイルを使ってもよいでしょう。ひのきの桶などを使っても風情があり、木の香りを楽しめます。森林浴をしながらお湯につかっているような、リラックスとリフレッシュ効果が得られます。

この日は：献血の日

献血は手軽にできる社会貢献。よい血液が提供できるよう、漢方養生でよい血を補っておきましょう。

化膿《かのう》性の傷には「中黄膏《ちゅうおうこう》」が効く

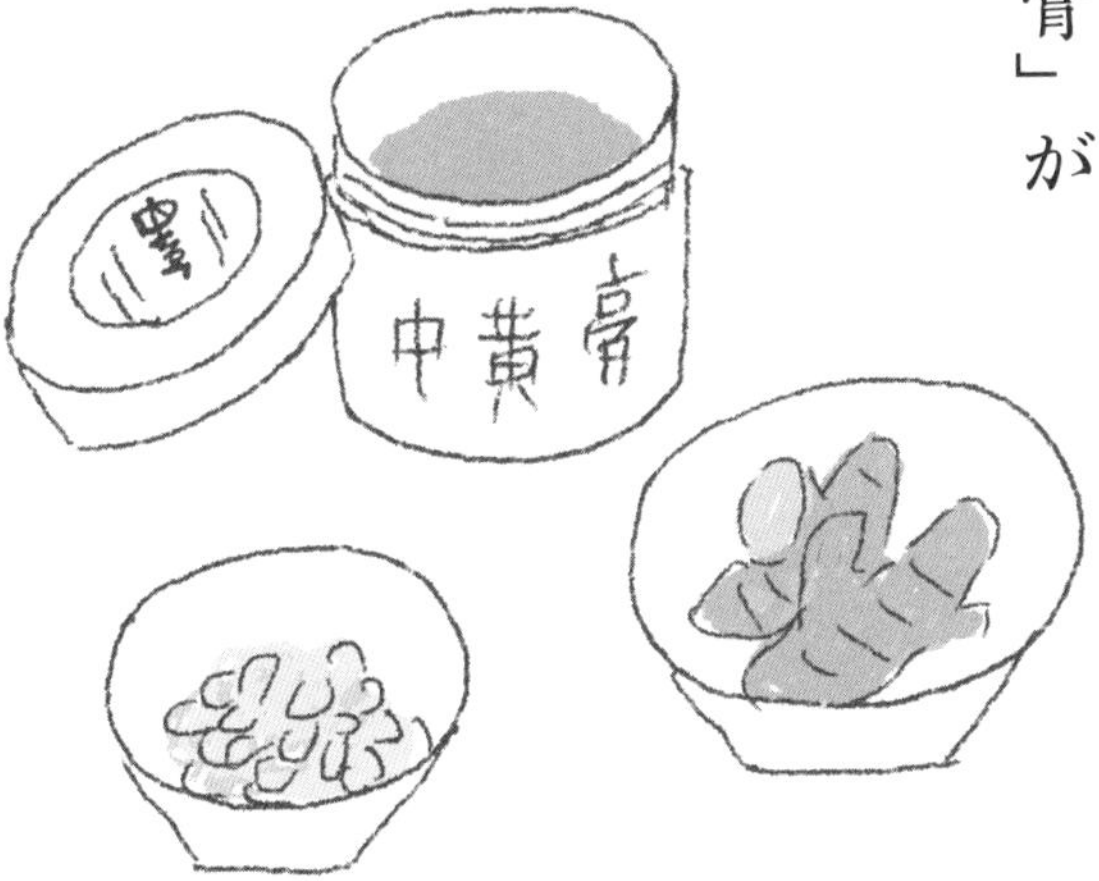

中黄膏は紫雲膏《しうんこう》（Ｐ２１１）とともに、夏に常備したい塗り薬。これがあれば、夏のジュクジュクとした皮膚トラブルへの備えは万全です。

湿気の多い日本の夏は、皮膚のトラブルも湿気の影響を受けやすく、化膿してしまいがちです。アトピー性皮膚炎も、秋冬はカサカサした症状に悩まされますが、夏は赤みが増して、ときにただれが出てしまうことも。こうした症状や擦り傷、赤く腫れたにきびにも有効です。熱をもった患部を冷まし、解毒に働き、炎症を鎮めます。

薬は鬱金《うこん》と黄柏《おうばく》に由来する鮮やかな黄色。鬱金は痛みや打撲傷に効能があり、ミカン科キハダの樹皮を乾燥させた黄柏は消炎、清熱《せいねつ》※、解毒の働きが。この2つをごま油とミツロウで抽出したもので、打ち身やねんざにも使われます。

この日は：チンチン電車の日
1903年のこの日、東京ではじめて路面電車、いわゆるチンチン電車が開通しました。

※清熱：熱を冷ます働き

「体勢を変える」だけで気《き》・血《けつ》はめぐる

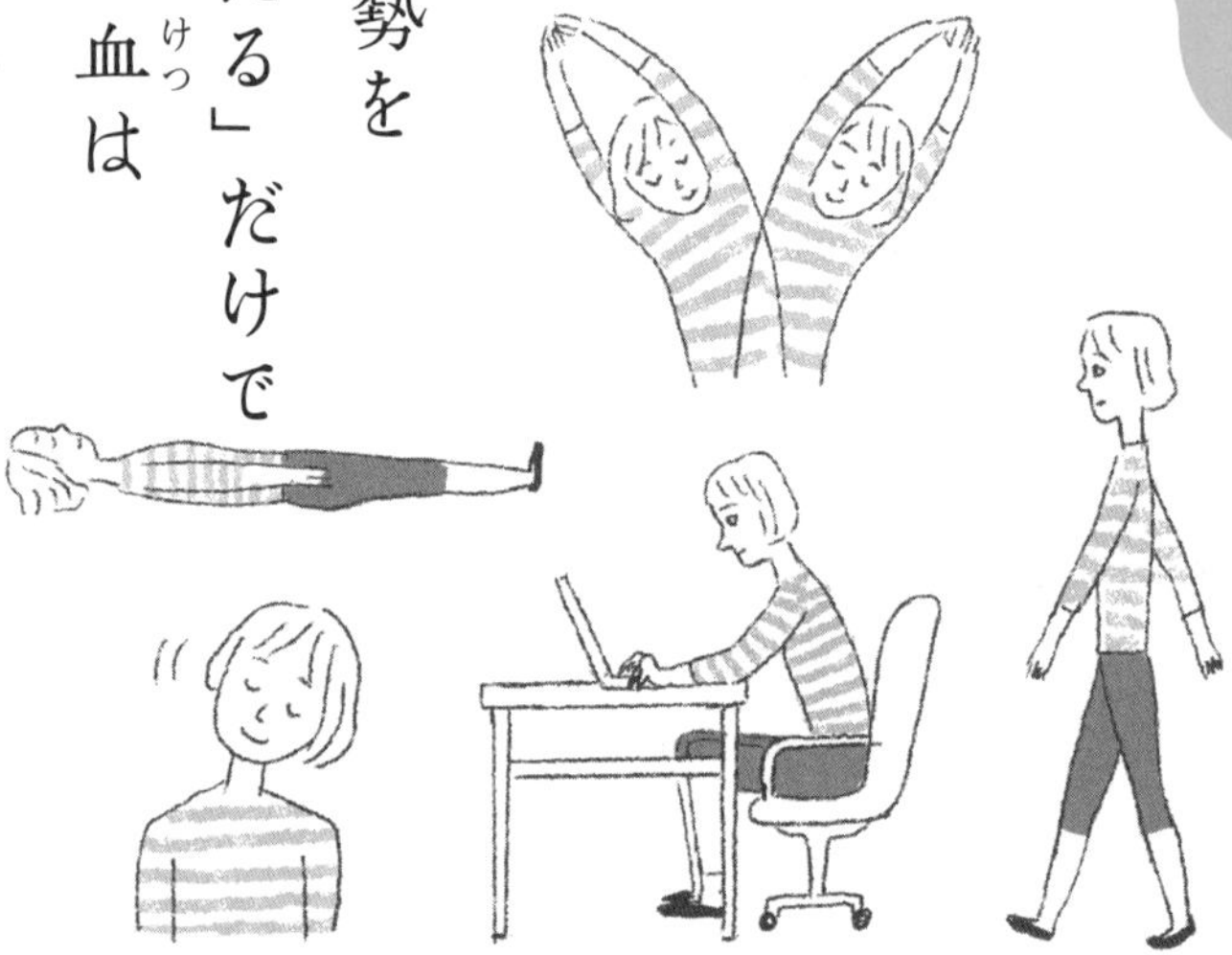

漢方では、エネルギーである気、栄養を運ぶ血を十分にめぐらすことを養生の基本としています。現代では、移動は車や電車、仕事はオフィスワークで一日中座りっぱなしという人がたくさんいます。同じ姿勢が続くと気・血も滞りがちです。1時間に一度、立ち上がったり、歩いたり、できればちょっと横になったりと、体勢を変えてみましょう。

また、体全体を動かすということも大事。よく考えると、パソコンに向かって手首だけを動かしているなど、体の一部を動かしていることが多いと気づきます。パソコン作業で、肩コリや眼精疲労を招くのも、この同じ姿勢と部分的な動きが原因。

腕を上げて大きく伸びをしたり、首や肩を回したり、背中を反らしたりするだけでも、気・血はめぐります。

この日は：処暑《しょしょ》（年によって変わります）
二十四節気《にじゅうしせっき》のひとつ。暑さが落ち着き、虫の鳴き声が聞こえ始める時期。

8月24日

飲み物

体に不必要なものを排出してくれる「しそ酒」

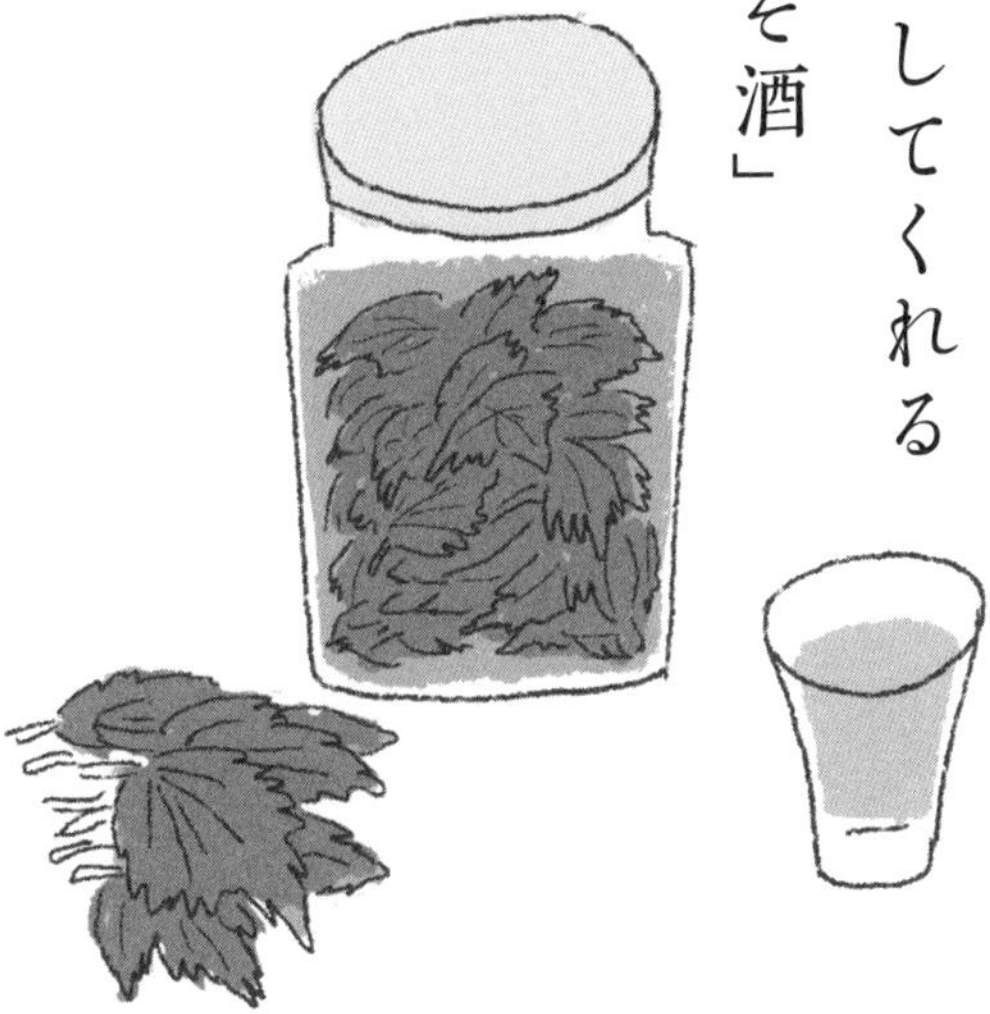

漢方では蘇葉《そよう》とよばれる生薬《しょうやく》のしそ。梅干しの色づけなどに使われる赤じそと、刺身のつまなどに使われる青じそがあり、どちらも解熱・抗菌効果があり、体内にある不要なものを排出する働きがあります。さわやかな香りは、うつ気分やイライラを解消してストレス対策にも有効です。

夏はしその旬。たっぷり使って手作りしそ酒を仕込んでみましょう。

しそとレモンをホワイトリカーに2週間漬けるだけ。しそ30gでホワイトリカー360㎖が目安です。青じそ、赤じそどちらでもよいですが、赤じそならピンク色のお酒に。香りが食欲を刺激するので食前酒にするもよし、刺身などに合わせれば抗菌効果が期待でき、お口直しにもぴったり。和風ドレッシングや、和え物の調味料として風味づけに使うのもおすすめです。

この日は：愛酒の日

酒は昔から百薬の長といわれます。個人差はありますが、1日約2合の適量を守れば体によいもの。

8月25日

食べ物

スープの工夫で手軽に「薬膳ラーメン」

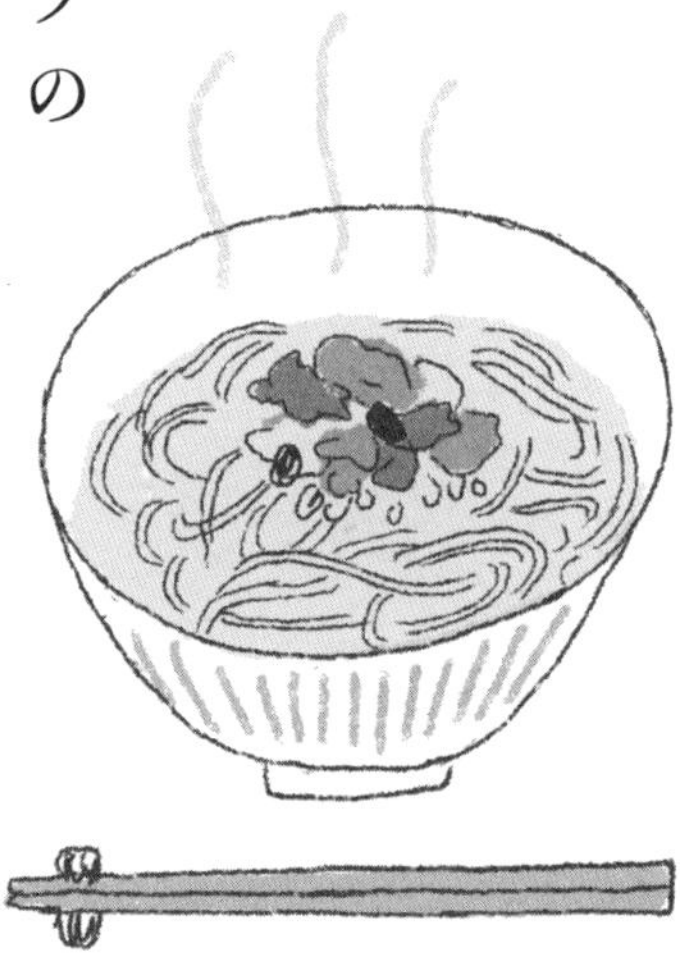

即席ラーメンを薬膳ラーメンに変身させる、手軽なワザを紹介します。ひと手間加えるのはスープ。ベースは即席ラーメンについている粉末のものを使いますが、これにこの時季にぴったりの食材、トマトと昆布をプラスします。トマトは体の熱を冷まして、のどをうるおし、胃腸の働きを高め、水分代謝を促し、昆布は余分な水分を取り、むくみ解消に働きます。

まず、鍋にサラダ油とにんにくスライスを入れて弱火にかけ、香りが立ったらざく切りにしたトマトを加えて炒めます。そこへ、即席ラーメンの粉末スープ⅔袋をお湯に溶いて注ぎ、ざく切りにしたにらと少量の塩昆布を加えれば、夏のむくみ解消にぴったりの薬膳ラーメンスープのできあがり。胃腸に元気がない、疲れがたまっているというときは、卵とじにすると完璧です。

この日は：即席ラーメン記念日
日本の偉大な発明のひとつ、即席ラーメン。忙しい毎日では、ときにラクをすることも大事。

8月26日

食べ物

暑さと湿気で弱った体に「玉ねぎドレッシング」を

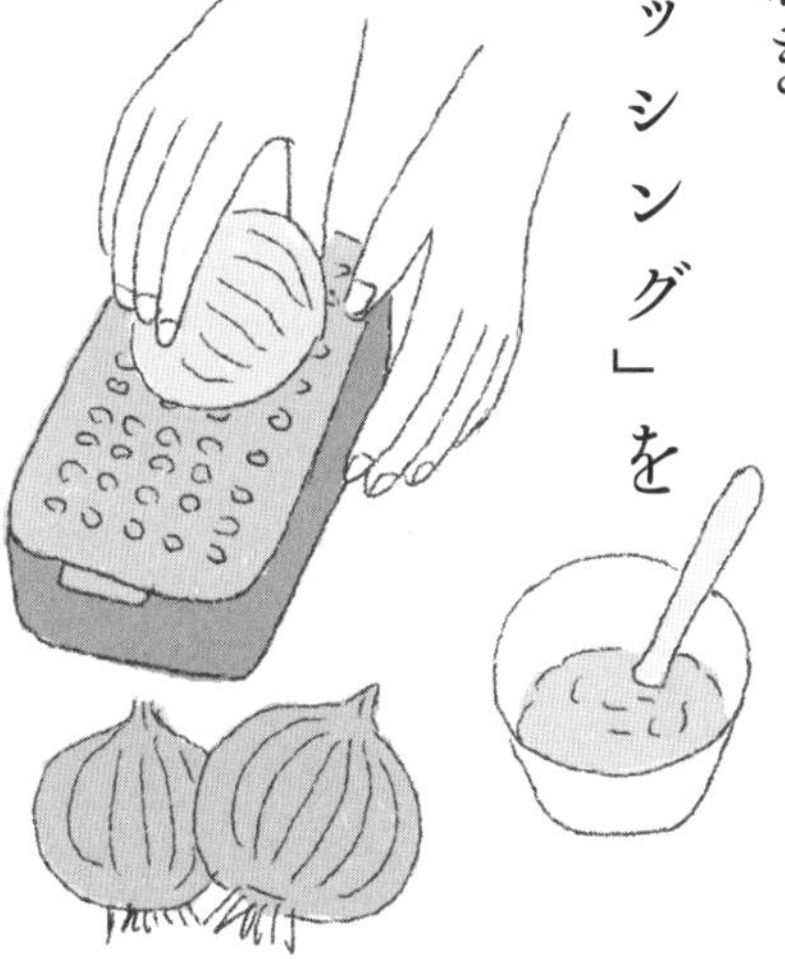

8月も終わりが近づいてきました。そろそろ夏のダメージ回復に着手を。夏の暑さと湿気でもっとも弱っているのは、五臓《ごぞう》の心《しん》と脾《ひ》。心は、暑さで心拍数が上がり、活発になりすぎて消耗しています。また、消化吸収を担う脾は湿気の影響を受けやすく、胃腸の働きが低下、水分代謝が悪くなって消化不良や下痢、むくみを起こします。

この心と脾の回復にぴったりなのが玉ねぎ。辛み成分に血液サラサラ効果があるといわれ、漢方では血《けつ》をめぐらせ、五臓の心、脾、肺に働きかけるとされています。

玉ねぎをたっぷり食べられる「食べるドレッシング」を、日々の食事に取り入れてみましょう。作りやすい分量は、すりおろした玉ねぎ1個分、しょうゆ100㎖、オリーブオイルとりんご酢各大さじ4、塩小さじ½。材料を混ぜればできあがりです。

この日は：レインボーブリッジ開通記念日

レインボー（虹）は幸運の前兆ともいわれます。古代中国では虹を天に昇る龍と考えていたそう。

暑さで疲れた心と体を「ミント風呂」でシャキッと

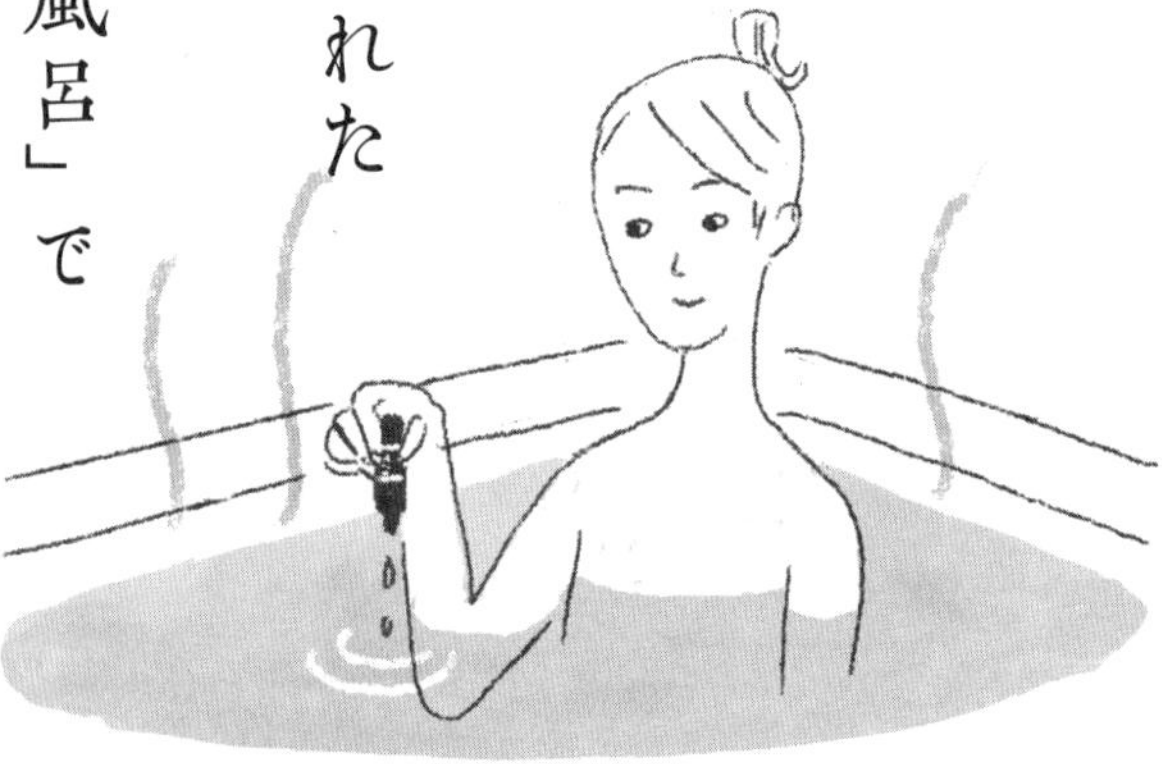

スーッとする清涼感が特徴のミント。春に頭に熱がのぼって起こる頭痛を和らげるミントのハンドバス（Ｐ１０９）をご紹介しましたが、夏はミント風呂で心も体もシャキッとさせましょう。

ぬるめのお湯にペパーミントのエッセンシャルオイルやハッカ油をたらし、深くゆったりと呼吸をしながら入浴を。

生薬《しょうやく》では薄荷《はっか》として使われるペパーミントは、香りでエネルギーである気《き》をめぐらせ、心と体をクールダウン。気のめぐりを整えることで消化吸収をつかさどる五臓《ごぞう》の脾《ひ》が回復し、働きを高めて全身を覚醒させてくれます。暑さと湿気で動けなかった体が、また動きだすようになります。

９月は新学期、会社での異動など環境の変化が多い季節。しっかり対応できるよう、全身の元気を取り戻しておきましょう。

この日は：寅さんの日
映画「男はつらいよ」の寅さんの、下町人情にあふれたなにげないセリフには、人生のヒントになりそうな名言がいっぱい。

8月28日

運動

「ふくらはぎ＆太ももの ストレッチ」で 夏のむくみ解消

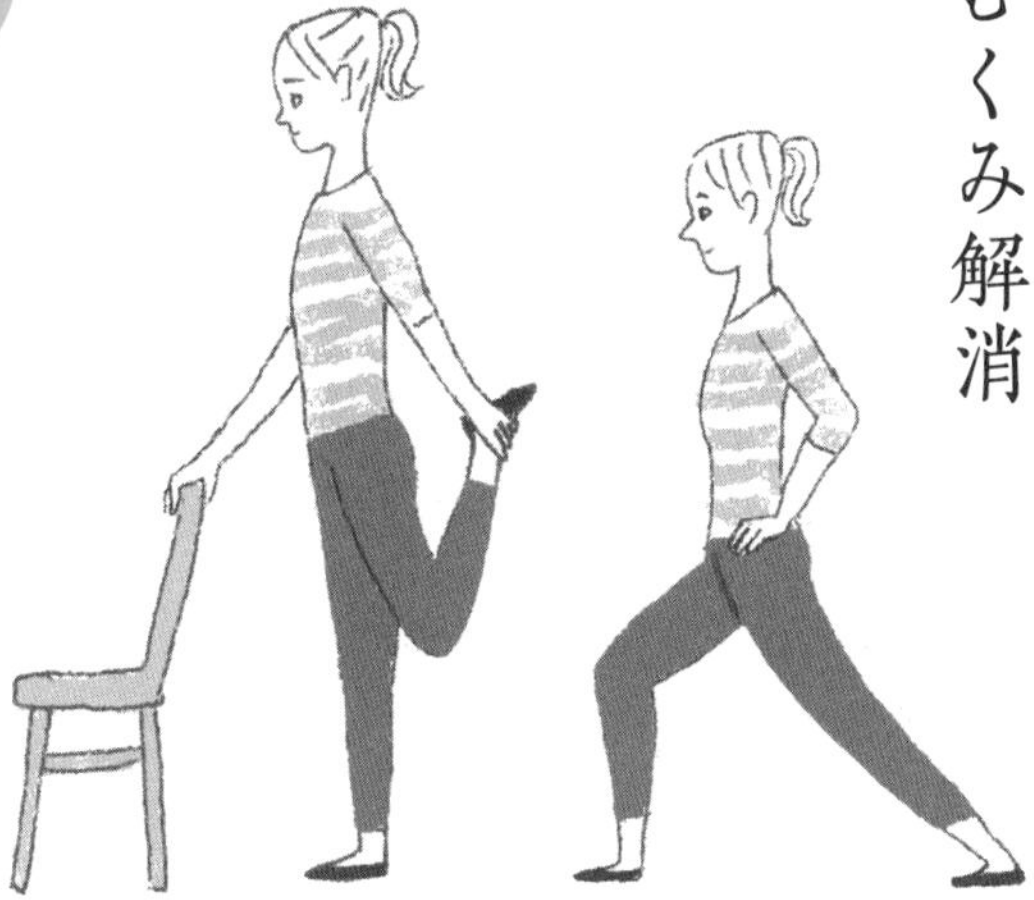

ふくらはぎは第二の心臓といわれ、筋肉が収縮することで血液を上へ押し上げています。この筋肉がこりかたまってうまく収縮できないと、めぐりが滞り、むくみが発生。滞りの解消にはストレッチが有効です。

まず、片足を大きく前に出し、ゆっくりと前足に重心を傾けます。頭からかかとまでを一直線にするような気持ちで前傾姿勢をとり、かかとが床からなるべく離れないよう注意して。これを両足行います。

ふくらはぎに加え、太もももストレッチで伸ばしておくと効果がアップします。まっすぐに立ち、ひざを曲げて後ろで足首をつかみ、ゆっくりと引き上げます。片足立ちが苦手なら、いすや壁につかまりながら行います。数十秒キープしたら、反対側の足も同様に。

1日1回、夕方に行うのが効果的です。

この日は：バイオリンの日

バイオリンの高い音には、心を落ち着かせるアルファ波を発生させる効果があるのだそう。

8月29日

食べ物

「牛肉とくるみの炒め物」でエイジングケアを

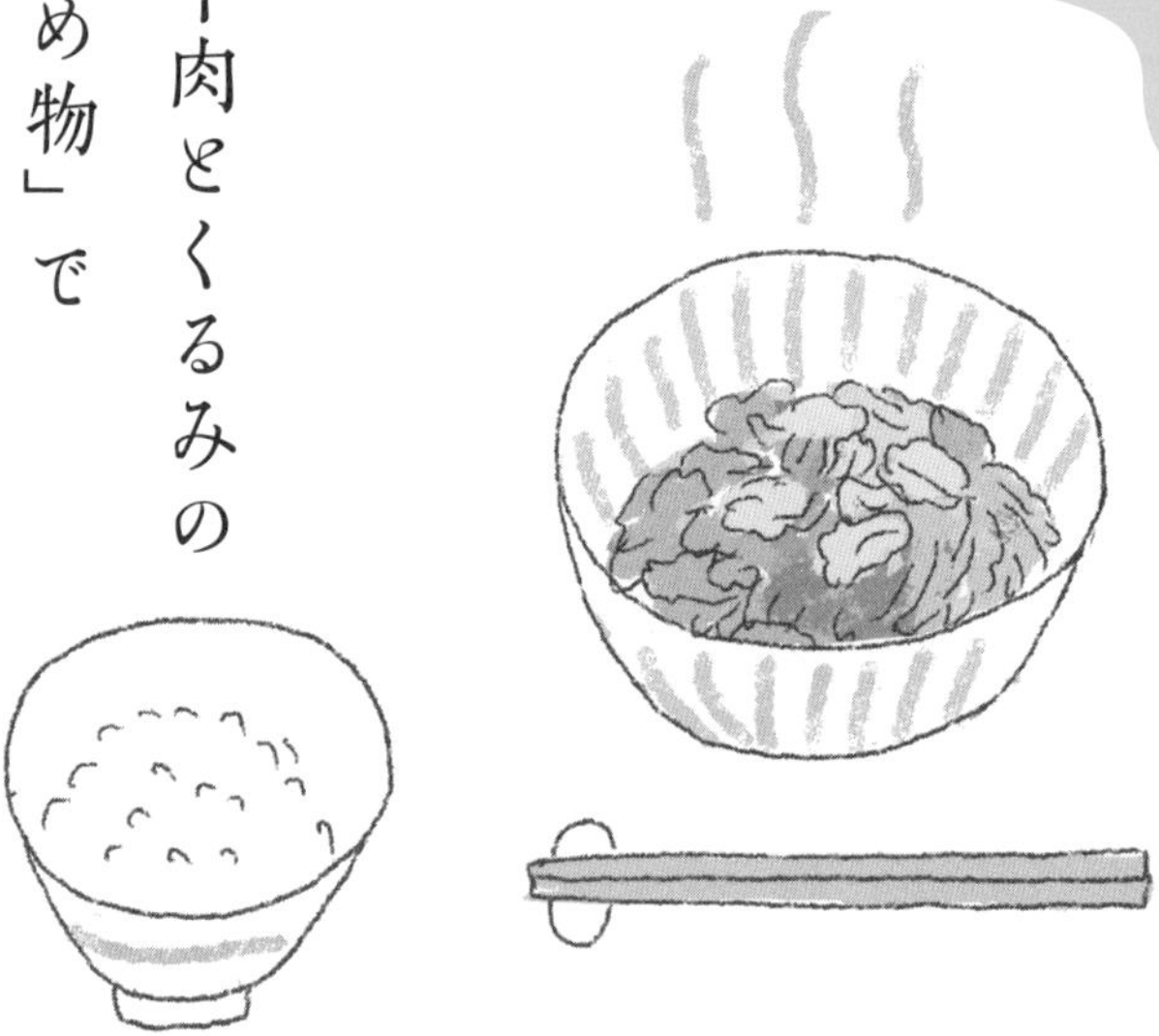

がんばったごほうびや、疲れたときに焼き肉屋に行くという人も多いでしょう。なんとなく、お肉を食べるとテンションが上がるというのは、気のせいではありません。牛肉は骨や筋肉を強くし、足腰強化によい食材で、体を温めて冷えを改善し、胃腸を丈夫にすることで全身を元気にしてくれます。食べると気力がアップするだけでなく、老化の予防にもよい食材です。

くるみ（Ｐ２８０）は、似類補類《にるいほるい》（Ｐ１２８）の考えから、脳に形が似ているので認知症予防によいとされています。また、漢方では精気をつかさどる五臓《ごぞう》の腎《じん》を補うとし、こちらも老化防止におすすめ。

２つのエイジングケア食材の炒め物は、エネルギーである気《き》と血《けつ》を補い、若さを保つ一皿。足腰の筋力アップに有効で、虚弱体質や無気力感の改善に働きます。

この日は：焼き肉の日

似類補類は同じ部位のものは補い合うという考え。内臓が不調な人はホルモン焼きで補いましょう。

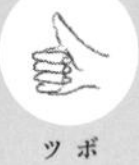

ストレスを和らげるツボ「労宮《ろうきゅう》」

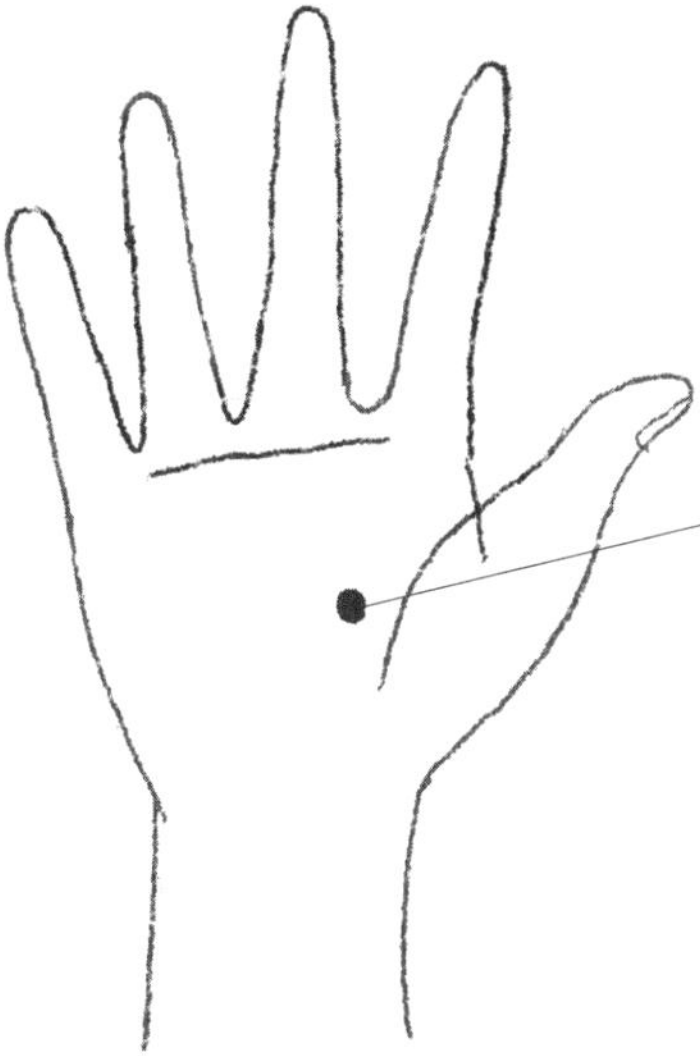

【労宮の探し方】
こぶしを握ったとき、ちょうど中指の先が当たるあたり。

【労宮の押し方】
反対の手の親指をツボに当て、息をゆっくりと吐きながら、ツボをゆっくりと押す。1回10秒を10回繰り返す。反対の手も同様に行う。

ストレスを感じると「気づまりがする」と表現することがありますが、まさに気《き》のめぐりが悪くなっている状態。漢方では気はエネルギーであり、停滞していると体内のリズムが乱れ、イライラや不安など心身に不調をきたします。

この気のめぐりを整え、ストレスを和らげるのに有効なツボが労宮。手のひらにあります。手の指で押すほか、リップスティックや印鑑など、短い棒状のものがあれば、その先をツボに当てて握ることでしっかり押すことができます。

労宮は、上半身の血行をよくしてめぐりを促進し、だるさの解消や、緊張や不安で胸がドキドキするような動悸《どうき》の症状にも有効です。

この日は：ハッピーサンシャインデー
太陽のような明るい笑顔の人のための日。笑顔は季節を問わず、年中夏の太陽のようにありたいですね。

うるおいと保湿のスペシャルドリンク「白ごまはちみつ甘酒」

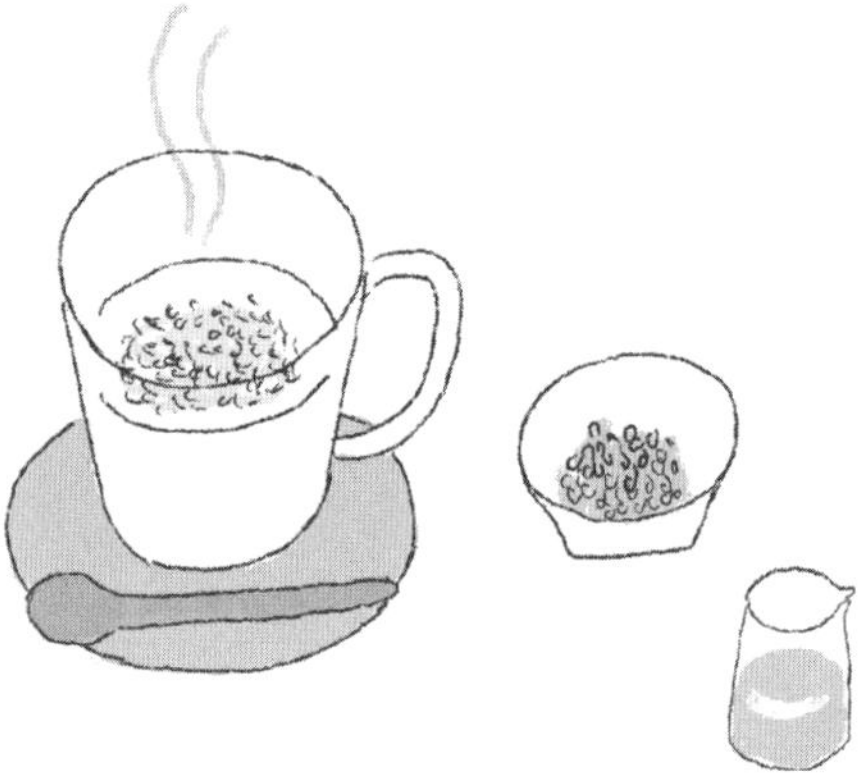

滋養強壮に優れ、江戸時代は夏バテ予防に冷たくして飲まれていた甘酒。8月最終日は、この甘酒に、夏の肌疲れを補修してくれるうるおいコンビを加えたドリンクを。

白ごまとはちみつは、紫外線で乾燥した肌にうるおいを補給して保湿してくれます。

白ごまは五《ご》臓《ぞう》すべてをうるおし、肌の乾燥や加齢によるトラブルに効果を発揮。はちみつは五臓の脾《ひ》を養い、肺につながる皮膚と大腸のうるおい不足を解消します。

濃縮甘酒にすり白ごまとはちみつを加え、熱湯を注いで好みの濃さに調節して。夏バテ予防には冷やして飲んでもよいのですが、夏の終わりは内臓も疲れている状態。ホットでゆっくりと飲むのがおすすめです。

白ごま、はちみつともに腸への作用もあり、便秘改善にも。甘酒本来の効果である免疫力アップ、代謝アップも期待できます。

この日は：野菜の日
甘酒と相性のいい野菜がトマト。甘酒にトマトジュースを加えれば、リコピンの抗酸化作用が加わって、とっておきの美容ドリンクに。

夏に弱った体を元気にしてくれる「ぶどう」

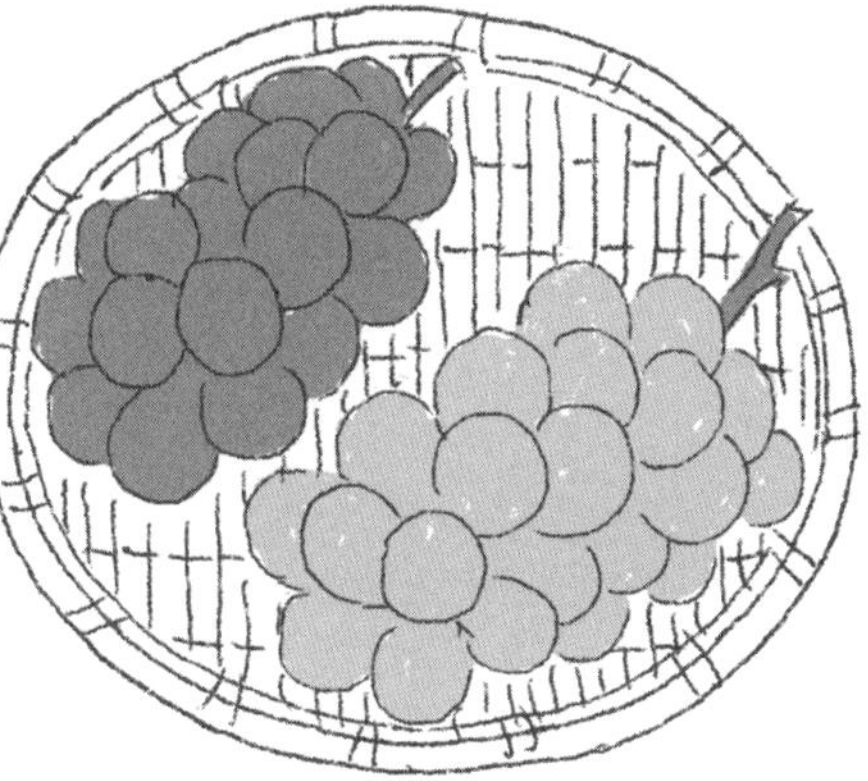

そろそろ店先には秋の果実が並び始め、季節が変わることを実感するころですね。

代表的な秋の果実・ぶどうは、漢方ではエネルギーである気《き》・血《けつ》を補うとされ、疲労回復の即効食材として知られています。それもそのはず、人体のエネルギー源であり、脳にとっては唯一のエネルギー源であるブドウ糖は、ぶどうから発見されたためこの名になったといいます。ぶどうを食べれば一気に元気が出るというわけです。

また、ぶどうのみずみずしい果肉は、肺をうるおし、のどの渇きを癒やしてくれます。腎機能を高める働きもあるので、夏のむくみも解消できます。

そのまま食べてもよいのですが、同じく秋が旬の元気食材・さつまいもと相性がよく、皮と種を取り除いたぶどうをさつまいもの煮物に加えてもおいしくいただけます。

この日は：二百十日《にひゃくとおか》（年によって変わります）
雑節《ざっせつ》※のひとつで、立春から210日目の9月1日ごろ。台風が多く農家にとっての厄日でもありました。
※雑節とは二十四節気《にじゅうしせっき》、五節句とは別の、季節を知る目安となる特別な暦日。

脳の働きを活発化する
ツボ「正営《しょうえい》」

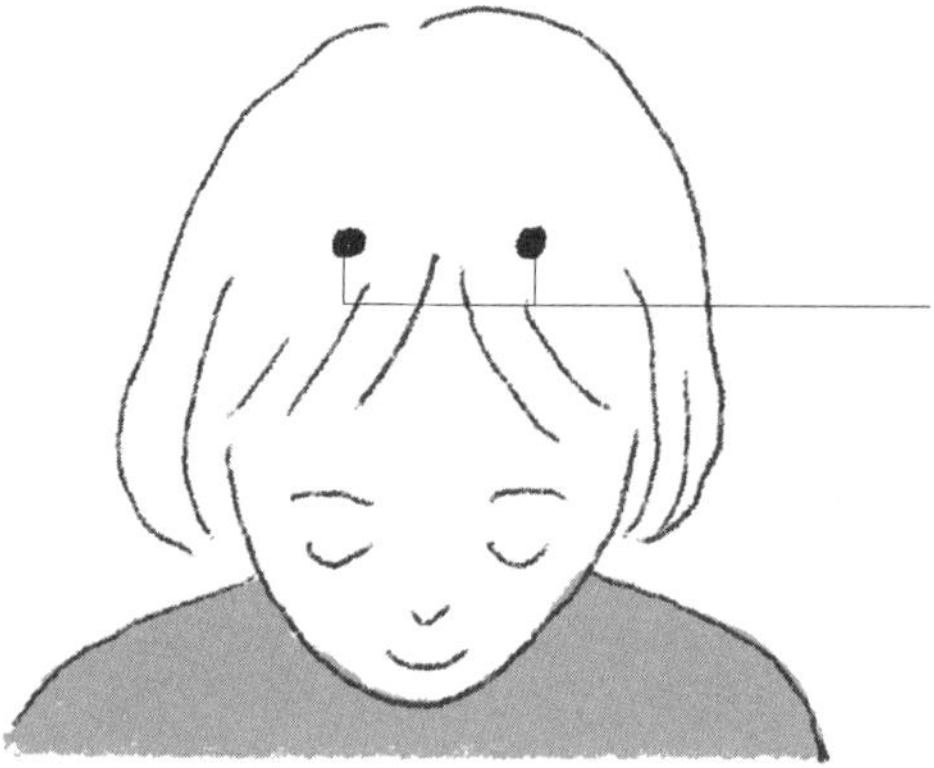

【正営の探し方】
耳の一番上と、頭頂にある百会《ひゃくえ》（P82）を結んだ線の、上から3分の1のところ。

【正営の押し方】
両手の中指をそれぞれ左右のツボに当てて押す。1回5秒を10回繰り返す。

頭頂部から少し左右におりたところにある正営は、読んで字のごとく、正しく営気を届けるツボ。営気とは、全身に栄養を届けるエネルギーのことをいいます。

とりわけ頭部に栄養をめぐらせることで、頭痛やめまい、眼精疲労、歯痛の改善に有効。頭皮の血流がよくなるため、脳がスッキリと活性化し、頭の働きがよくなるほか、栄養がしっかり届くので、白髪予防にもおすすめのツボです。

頭が痛いときなど、症状があるときに刺激するのはもちろん、一日中頭を使う作業をしたときなど、翌日に頭の疲れを残さないよう、入浴時、髪を洗うときにマッサージすると効果的です。

この日は：宝くじの日
9（く）2（じ）の語呂合わせから。宝くじの1等が当たれば、カタカタと脳が皮算用を始めて活性化するかも。

夏の日差しで傷んだ肌に「カモミール風呂」

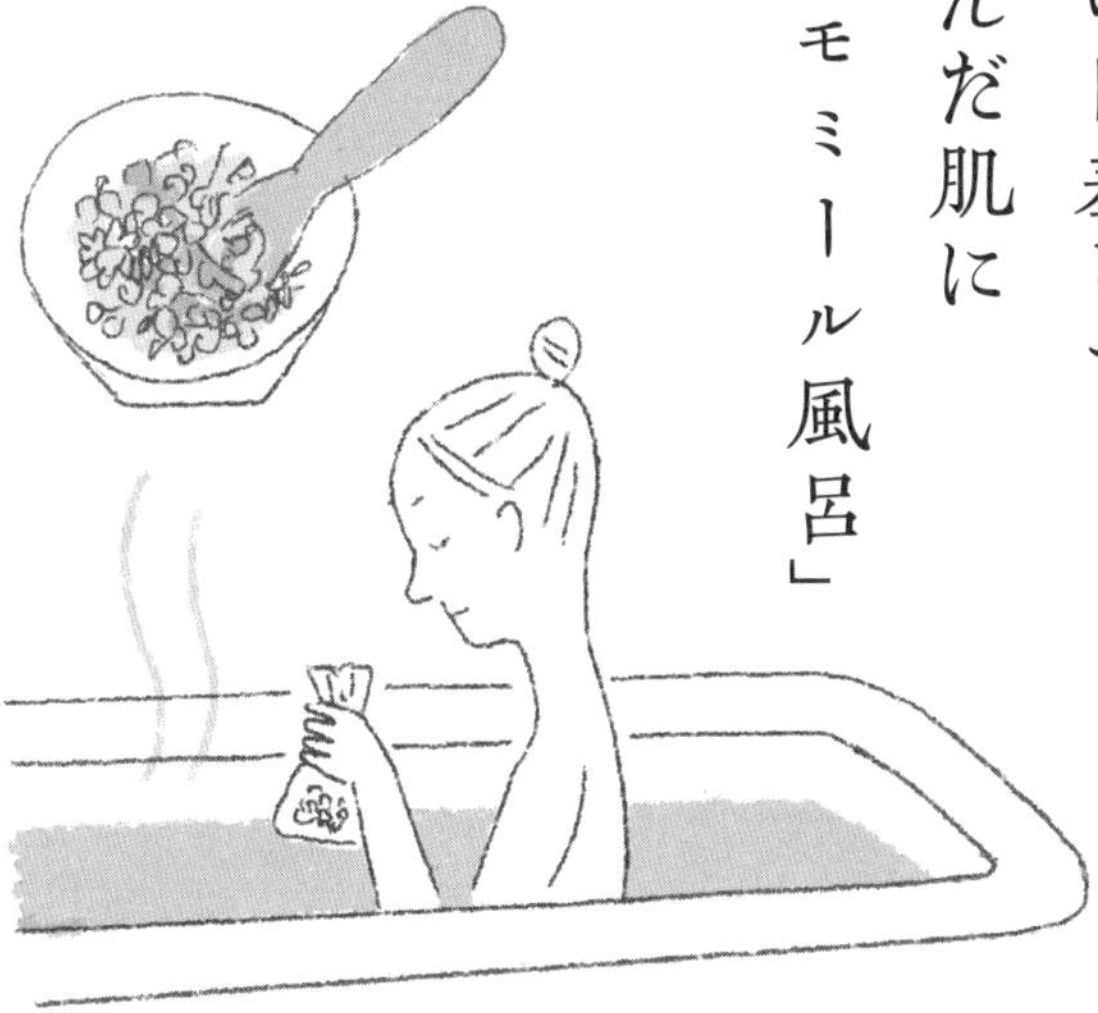

眠りを誘うハーブとして知られるカモミール。ハーブティーが有名ですね。イライラや無気力などの精神的なストレスを和らげ、また月経痛などの女性特有のトラブルにも有効とされています。

夏から秋へと切り替わるこの時期は、夏の肌ダメージを癒やすスキンケアにも活用してみましょう。そこでおすすめしたいのが、カモミール風呂。カモミールの消炎作用が肌トラブルを改善し、うるおいを補給して、湯上がりはすべすべ肌に。

バスミルクなどカモミールの入浴剤も市販されていますが、エッセンシャルオイルを使ったり、ハーブティー用など乾燥タイプを袋に入れて湯船に浮かべても。ハーブティーを飲んだあとの出がらしも活用できます。また、カモミールの香りが、リラックス効果を高め、ぐっすりと眠れます。

この日は：ベッドの日

9（ぐ）っ3（すり）の語呂合わせから。カモミール風呂のあとは、ベッドへ直行!

美容にも健康にもいい「いちじく酒」

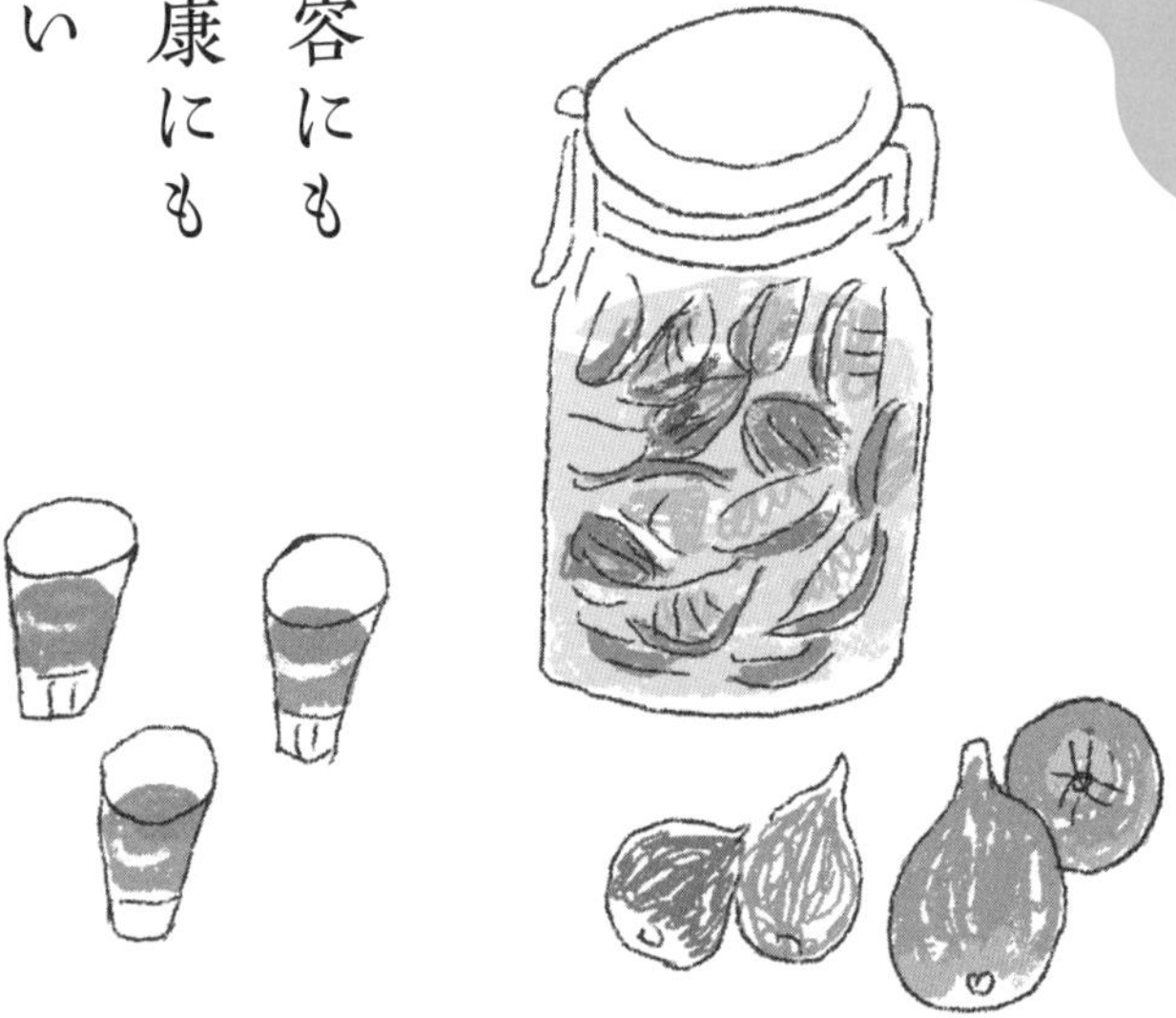

不老長寿の果物といわれるいちじく。食物繊維が豊富で便通をよくするとして、ドライいちじくも人気です。気《き》・血《けつ》を補い、血行がよくなることから肌の調子もよくなって美容にも健康にもありがたい食材。

ちょうど今ごろから出回り始めますが、秋から冬の乾燥シーズンに向けて、いちじくの果実酒を仕込んでみてはどうでしょう。

いちじくは完熟でも果肉がしっかりしているものを選ぶのがポイント。ホワイトリカーにレモンと一緒に漬け込みます。

漬け込みに2カ月かかるので、ちょうど11月ごろに飲みごろを迎え、晩秋～初冬の空っ風による肌の乾燥や、のどなどの呼吸器系のケアに最適です。

五臓《ごぞう》の脾《ひ》を助けて胃腸の調子を整えるので、食前、食後にストレートやお湯で割って飲むと消化吸収を促進します。

この日は：クラシック音楽の日
癒やし系といわれるモーツァルトですが、元気を出したいときは運動会の定番トルコ行進曲を。

残った夏の疲れに「黒酢ドリンク」

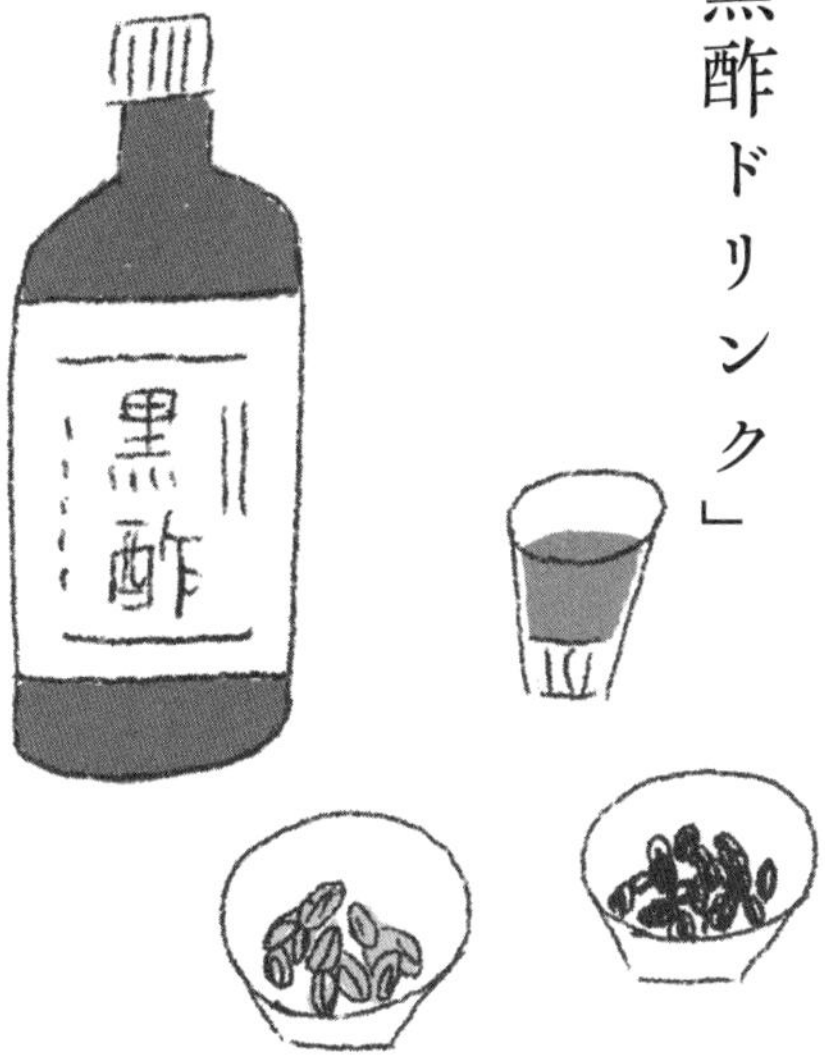

日本では酢といえば米酢や穀物酢ですが、中国で酢といえば黒酢。精製された米酢に比べ、玄米から作られる黒酢はアミノ酸などの成分が豊富です。血行をよくし、新陳代謝を促すため、疲労回復や老化防止によいとされています。

まだまだ暑さも続き、夏の疲れが抜けない体にはこの黒酢パワーが染み入ります。酸っぱいのが苦手という人は、はちみつを加えて飲みましょう。黒酢は米酢や穀物酢に比べて酸味がまろやか。はちみつともよく合います。好みの量のはちみつを混ぜて、1日大さじ1～2杯を習慣にします。

クコの実や干しぶどうを黒酢と一緒に漬け込めば効果もアップします。クコの実は加齢による耳鳴りや足腰のだるさ、白髪などによく、干しぶどうは心身の疲れを癒やしてくれます。

この日は：国際チャリティーデー
マザーテレサの命日。彼女の示した慈愛の精神、思いやりの心、寛容な振る舞いなどを再認識する日。

手軽に食べられる「煎《い》り黒豆」で黒豆ライフを

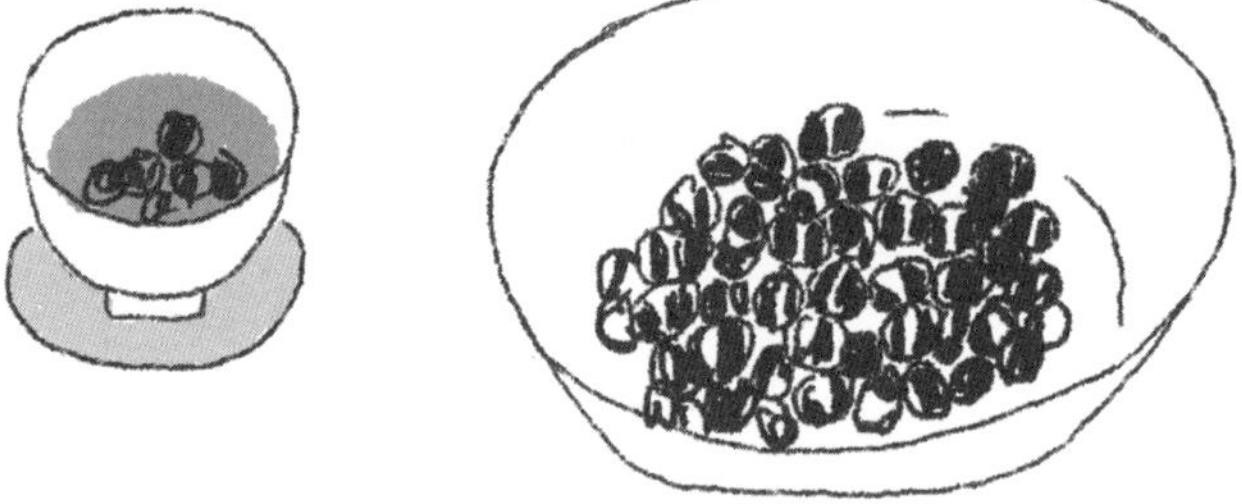

乾物の黒豆は、年中手に入りますが、収穫されるのは秋です。ぜひこの機会に、黒豆ライフをスタートさせてみませんか。

黒豆といえば、おせち料理の煮豆くらいしか思いつかない……という人も多いでしょう。普通の大豆や小豆などの豆よりも、食卓に上る機会は少ないかもしれません。けれども、生活習慣病予防や老化防止、血行や水分代謝の促進に有効で、積極的に食べたい食材です。煮物はハードルが高くても、煎り黒豆ならとっても手軽です。

作り方は、一晩水に漬けておいた黒豆をフライパンで約10分、軽く焦げ目がつく程度にから煎りするだけ。そのまま食べたり、お酒に漬けたり。煮物に使うのも、煎り黒豆なら下ごしらえが不要。お湯を注げば香り高い黒豆茶に。またほうじ茶（P28）やプーアール茶、はと麦茶に浮かべても。

この日は：黒豆の日
9（く）6（ろ）まめの語呂合わせから。この時期は、未成熟で収穫する黒枝豆がおいしい季節。

9月7日

リラックス

「くつろぎのポーズ」で全身リラックス

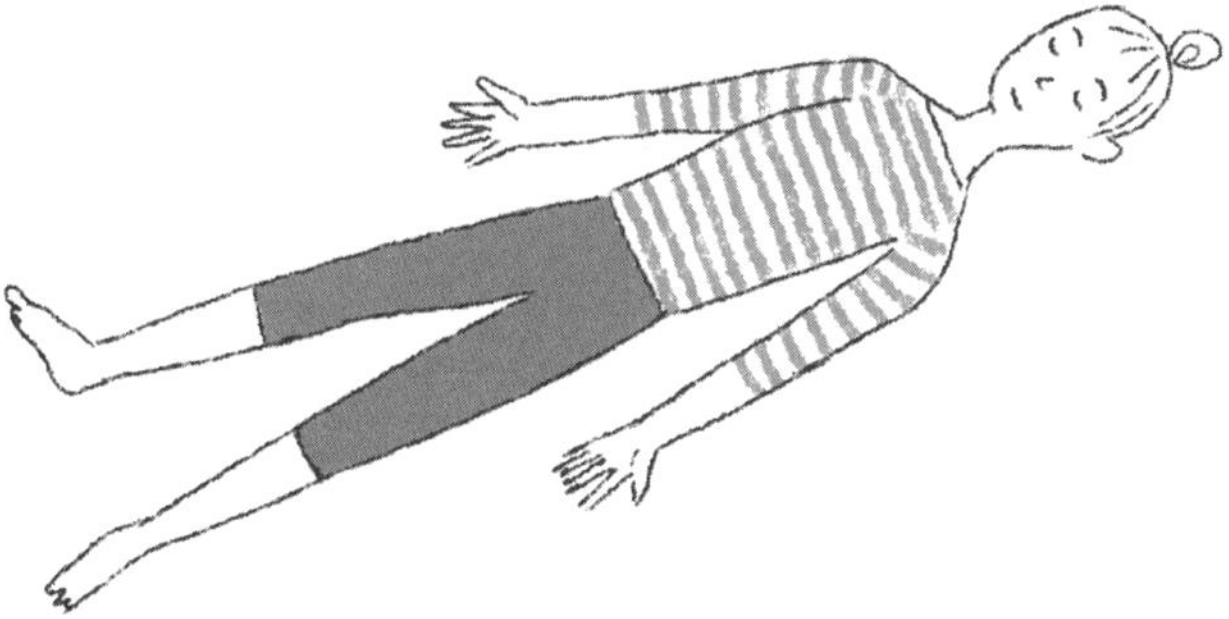

リラックスしてください、と言われても、本当にリラックスするのはなかなか難しいものです。ついどこかに力が入っていたり、何かを考えてしまっていたり。

ヨガで究極のリラクセーションといわれるポーズに、くつろぎのポーズがあります。サンスクリット語で「シャバアーサナ」といって、「シャバ」とは屍《しかばね》の意味。そのことから、しばしば「屍のポーズ」ともいわれます。リラクセーション効果が高いことから、ヨガの最後によく行われます。

まず、あおむけになり、両足は肩幅に広げ、全身を投げ出すようにします。手は体から離し、手のひらを上に向けて力を抜き、目を閉じます。ゆっくり腹式呼吸を行い、全身が床に張りつくようなイメージで。

エネルギーである気《き》や血《けつ》のめぐりがよくなり、全身がスッキリとします。

この日は：ＣＭソングの日

1951年のこの日、ＣＭソングを使ったラジオＣＭが初めてオンエアされたそうです。

しゃっくりが止まらないときは「柿のヘタ」が効く!?

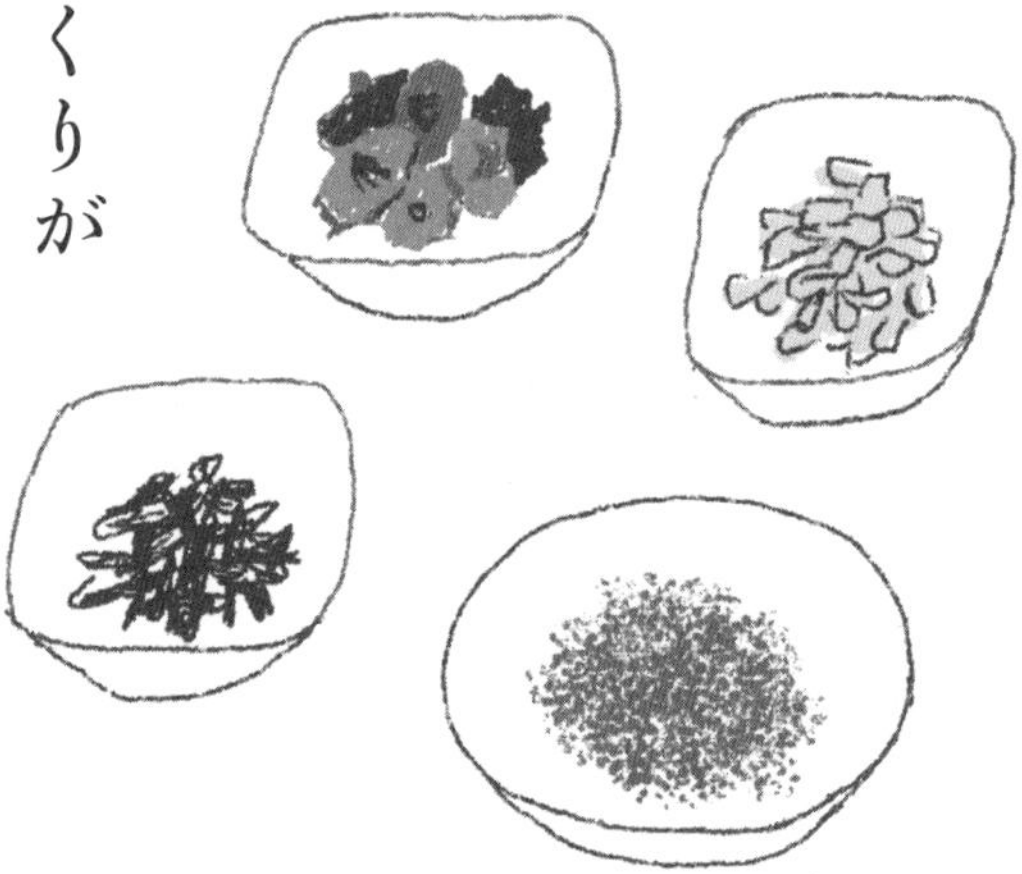

果物には、果肉よりも皮やヘタ、葉などに特別な効能をもつものがあります。秋の味覚のひとつである柿も、実はヘタにすごい力が秘められているのです。

そのパワーが発揮されるのがしゃっくり。しゃっくりは、あわててものをのみ込んだときなど、なんらかの理由で横隔膜《おうかくまく》がけいれんして起こりますが、漢方ではエネルギーである気《き》がつまって逆流したときに生じると考えます。気の逆流を「気逆《きぎゃく》」といい、せきやゲップも同じことが原因です。

さて、そのしゃっくりに使われる漢方薬が「柿蒂湯《していとう》」。主役は柿のヘタです。あとはしょうがを乾燥させた生姜《しょうきょう》、丁子《ちょうじ》（クローブ）の3つだけのシンプルな構成。意外と即効性のあるおもしろい漢方薬です。

ちなみに柿の葉は柿葉《しよう》という生薬《しょうやく》で、せき止めや止血に使われます。

この日は：白露《はくろ》（年によって変わります）
二十四節気《にじゅうしせっき》のひとつ。秋が本格的に始まるころ。草花に朝露《あさつゆ》がつく時節。

9月9日

食べ物

せきや痰《たん》を鎮めたいときは「ぎんなん」を

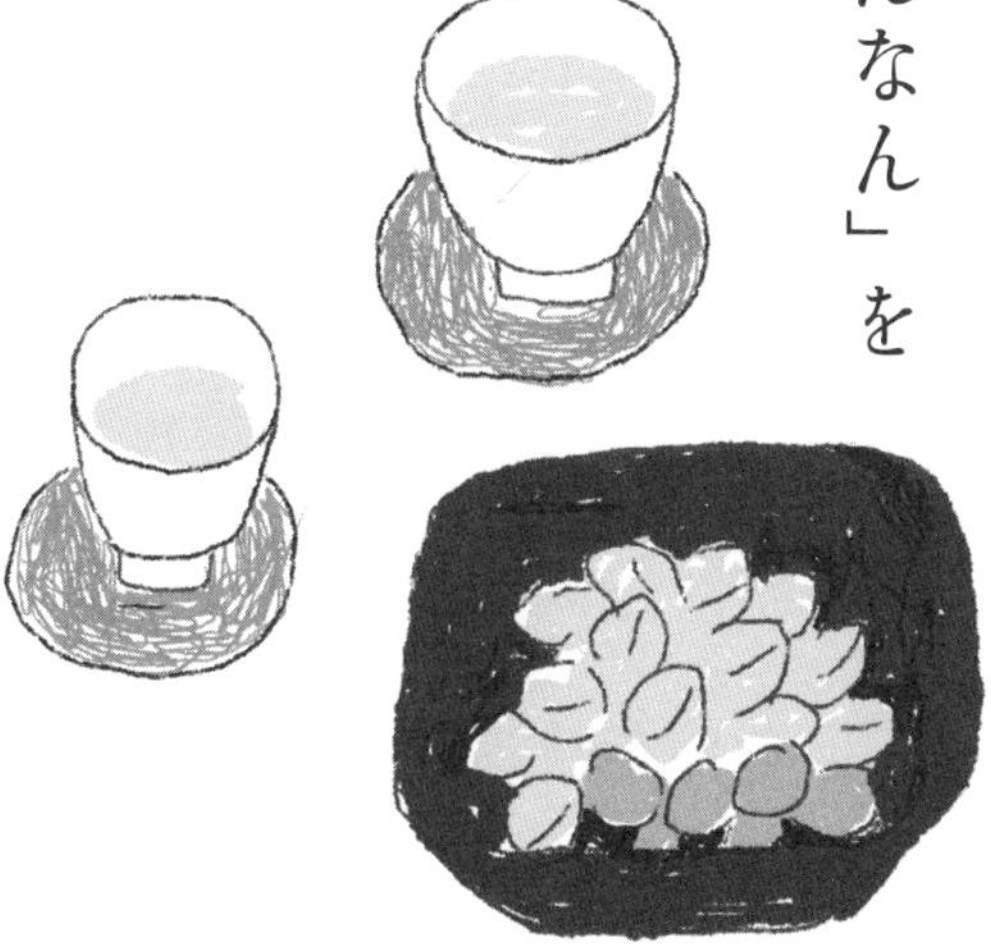

日本では街路樹にされることが多いいちょうの木。秋が深まるにつれ、葉が金色に色づき、落ち葉がまるで金のじゅうたんのような秋の風景をつくります。その情景とともに楽しみなのが、ぎんなん。ぷくっとした実の、苦みのある味わいは秋の味覚。お酒のあてとしても最高です。

　ぎんなんの素晴らしいところは、おつまみとしてだけではなく、秋の不調を整える食材としても優秀なところ。夏の湿気とはうってかわった乾いた風による、呼吸器系のトラブルに効果を発揮します。漢方では、五臓《ごぞう》の肺に働きかけ、せきを鎮め、痰をきり、呼吸機能を高めます。また、収れん作用があるので、頻尿が気になる人にも有効。

　煎《い》ったり、天ぷらにするほか、おかゆに添えるのもおすすめ。ただし、食べすぎは中毒の恐れがあるのでご注意を。

この日は：重陽《ちょうよう》の節句

五節句のひとつ。菊の節句ともいわれ、菊の花を飾り、菊酒を飲んで健康長寿を願います。

9月10日

飲み物

「梨のホットドリンク」で肺にうるおいを

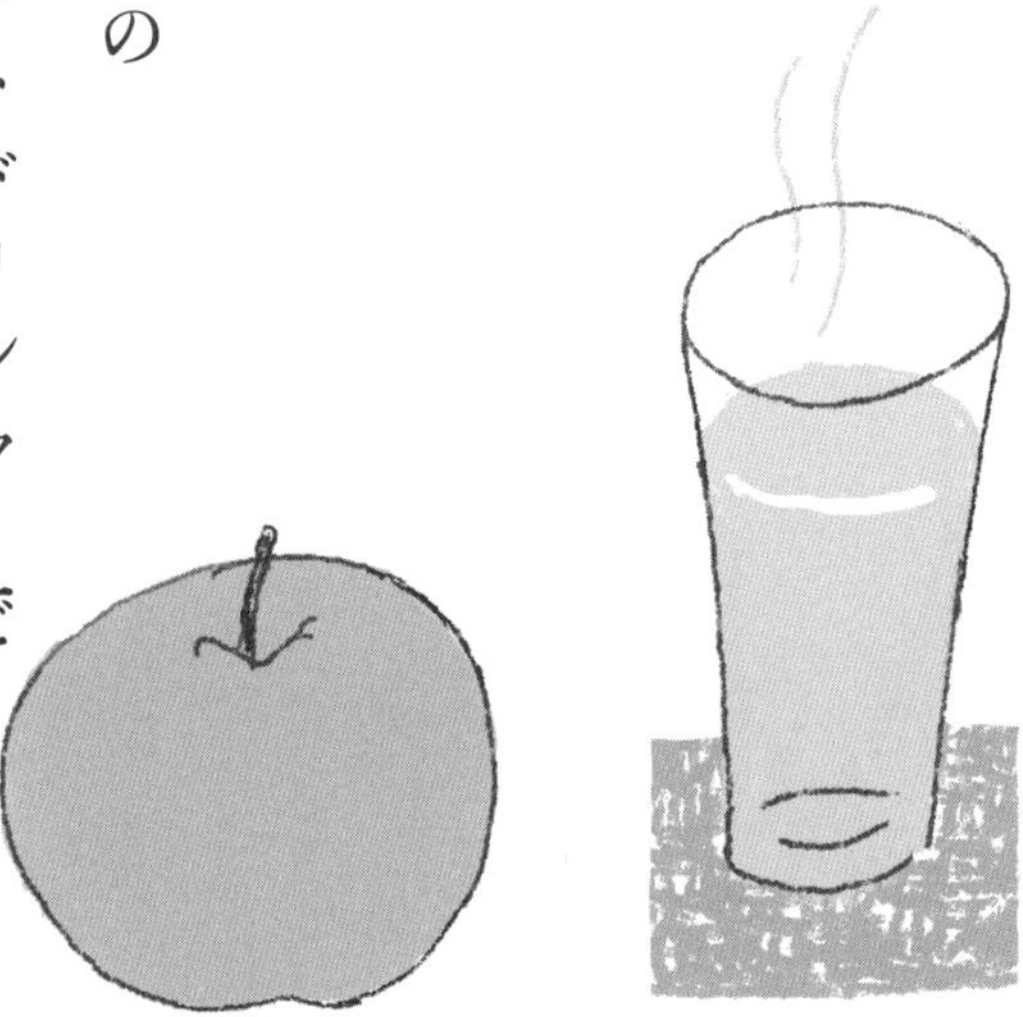

秋は実りの季節。旬を迎える果物もたくさんあります。そのひとつの梨も、今だけの旬の味。約90%が水分というほどみずみずしい果肉で、漢方的にみても、秋の乾燥した体をうるおす、とても大切な食材です。

とくに、五臓《ごぞう》の肺にうるおいを与えて、余分な熱を取るのが梨の大きな働きです。乾燥でのどに炎症が起き、赤くなっているときなど、梨の冷やしてうるおす効果がまさにうってつけなのです。ただし、水分が多い分、冷やす力が強すぎる心配があります。とくに、冷えのある人は、体を温めるしょうがやはちみつを加え、さらにホットドリンクにするとよいでしょう。

皮をむいて芯を取った梨はすりおろし、おろししょうがとはちみつ、水を加えて温めます。とろりとした飲み口で、小腹がすいたときのおやつにも最適です。

この日は：下水道の日

体の下水道といえば静脈。静脈の流れが滞らないよう、めぐりをよくすることが大事です。

残暑の不調に「蓮《はす》」が効く!?

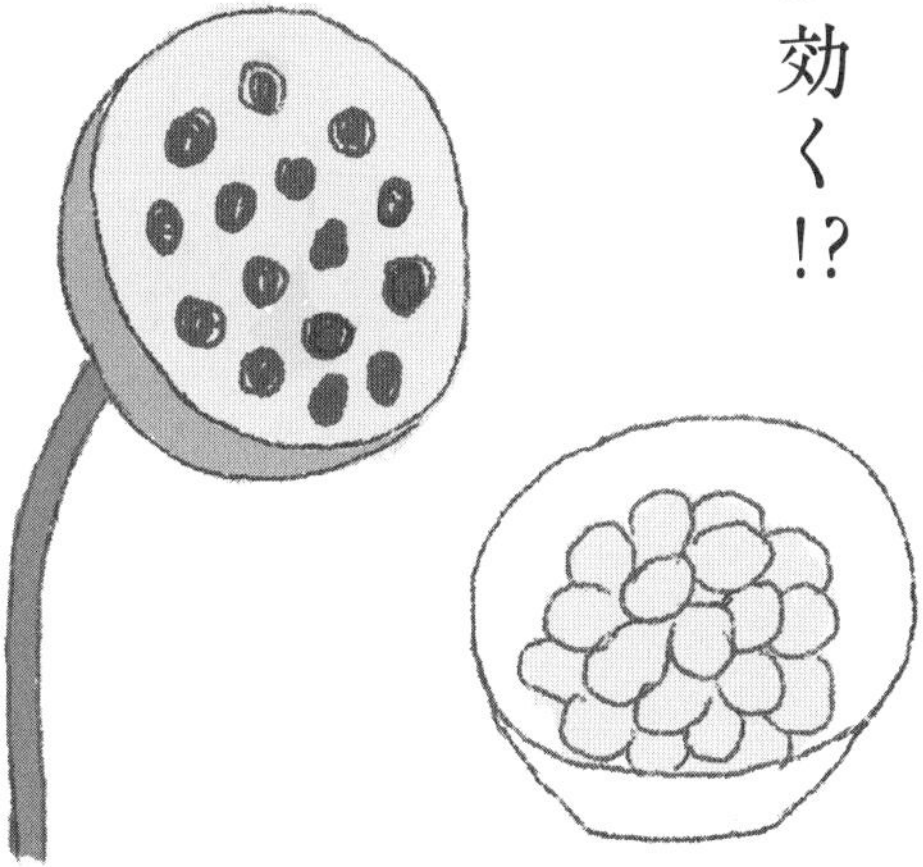

蓮というとれんこんを想像するかもしれません。れんこんは蓮の根と書き、実際は蓮の茎。今回はれんこんではなく、蓮の実のお話を。蓮は、ちょうどお盆のころに大輪の花を咲かせますが、咲き終わると花の中心部に花托《かたく》が残ります。これは、ハチの巣状になっていて、その穴の中に蓮の実が入っているのです。熟した実は皮をむいて、生で食べたり、炒め物、煮物などの料理にも使われます。

蓮の実を乾燥させたものは生薬《しょうやく》になっていて、蓮子《れんし》といいます。元気を補い、下痢をとめ、イライラや不眠を和らげる効果があり、猛暑疲れの体を癒やしてくれます。

疲れがたまってイライラしている人は、同じくイライラや不眠に有効な百合根《ゆりね》と一緒におかゆにすると、体のすみずみまでじんわり染みて、心身共に回復します。

この日は：公衆電話の日

最近はあまり見かけなくなりましたが、レトロな赤電話を見つけるとちょっとうれしくなりますね。

口臭予防にツボが効く!? 唇の下の「承漿《しょうしょう》」

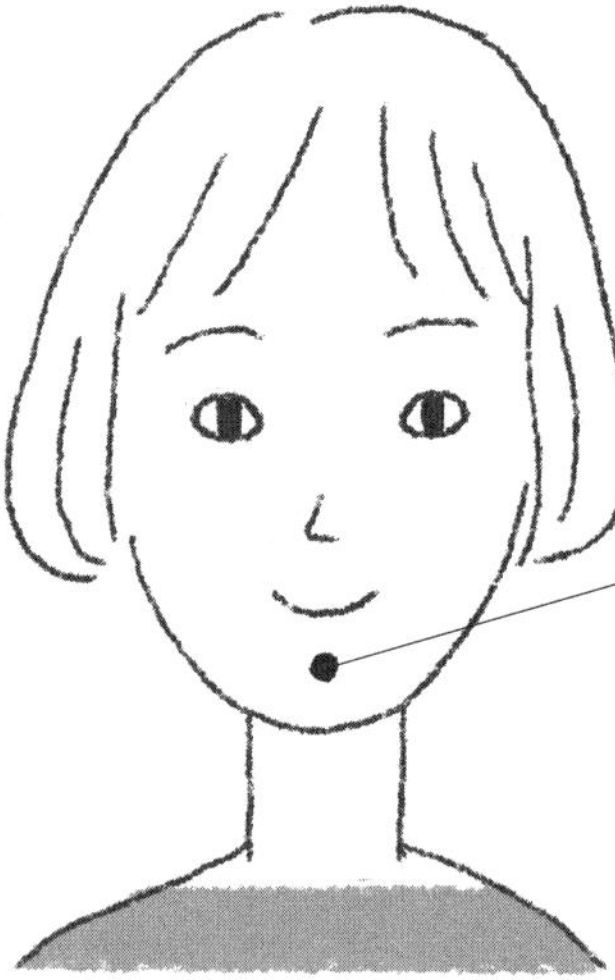

漢方では、口臭の原因の多くは偏った食生活と考えます。脂っこいものや香辛料のとりすぎ、お酒の飲みすぎで、胃の中に熱がこもる「胃熱《いねつ》」が関係しています。

口臭対策には、オーラルケアで口の中を清潔に保つのはもちろんですが、胃の働きを整え、口内炎や口角炎の痛みを緩和する承漿のツボでケアするのも有効です。

承漿があるのは、下唇のすぐ下。エネルギーである気《き》の通り道・経《けい》絡《らく》のなかでも、腎《じん》の経絡と胃の経絡がちょうど交わる地点です。

胃の働きを高めるだけでなく、血行をよくして顔のくすみやむくみ取りにも有効なので、とくに女性は覚えておくとよいでしょう。

この日は：マラソンの日
音楽を聴きながらランニングマシーンで走るより、自然の音を聞いたり風景を見たりしながら走るのがおすすめ。

運動

「わかめ体操」で気《き》を抜き秋冬に備えましょう

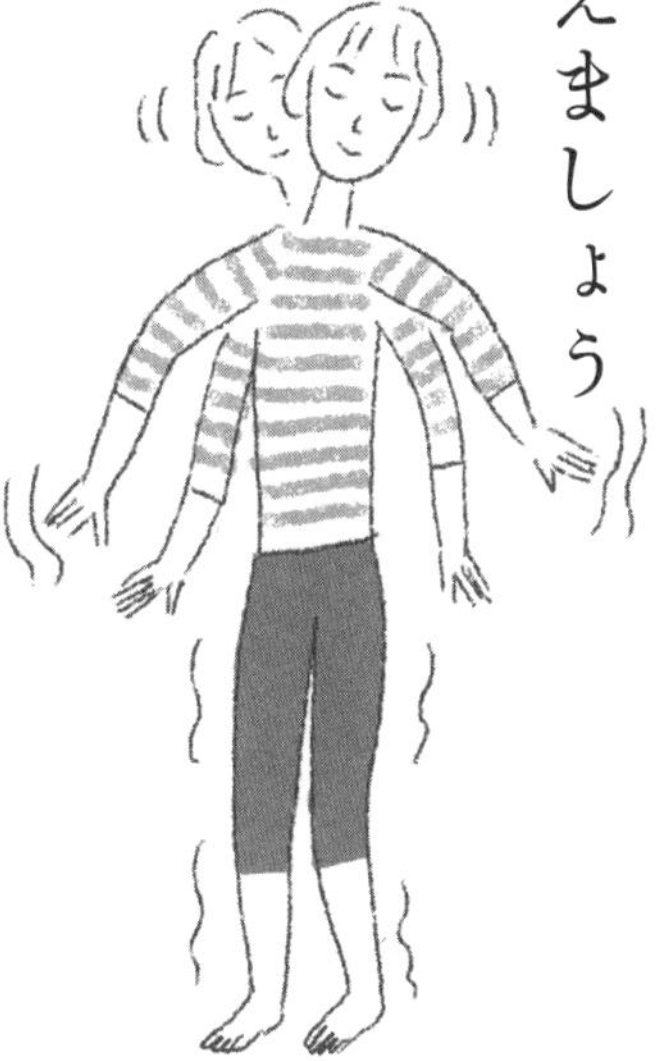

9月は季節が夏から秋へと変わる時期。季節にも陰と陽があり、夏は陽の気が旺盛な季節でしたが、秋は陰に切り替わります。

体も季節の変化に応じて切り替えをすることが大事。夏の間に体にたまった陽の気を少し抜いて、秋の体へスムーズに移行させましょう。

気を抜くには、体をゆらゆらと揺らしてみて。おならのようにプッと出るわけではありませんが、なんとなく体がスッキリした感じがすればＯＫ。

ちょうど、海底でゆらゆらとたゆたうわかめになった気分で。ゆ～らゆ～ら、ブ～ラブ～ラと、声を出しながらやるのもいいかもしれません。力を抜いて、だらーんとだらけた感じです。ちょっと疲れたというとき、イライラしたとき、がんばりすぎたときにもやってみてください。

この日は：世界の法の日

規則にしばられるのは心の負担に。ゆるーい自分ルールでストレスをためない工夫を。

憂鬱《ゆううつ》な気分の解消には「丹田《たんでん》」を意識した深呼吸

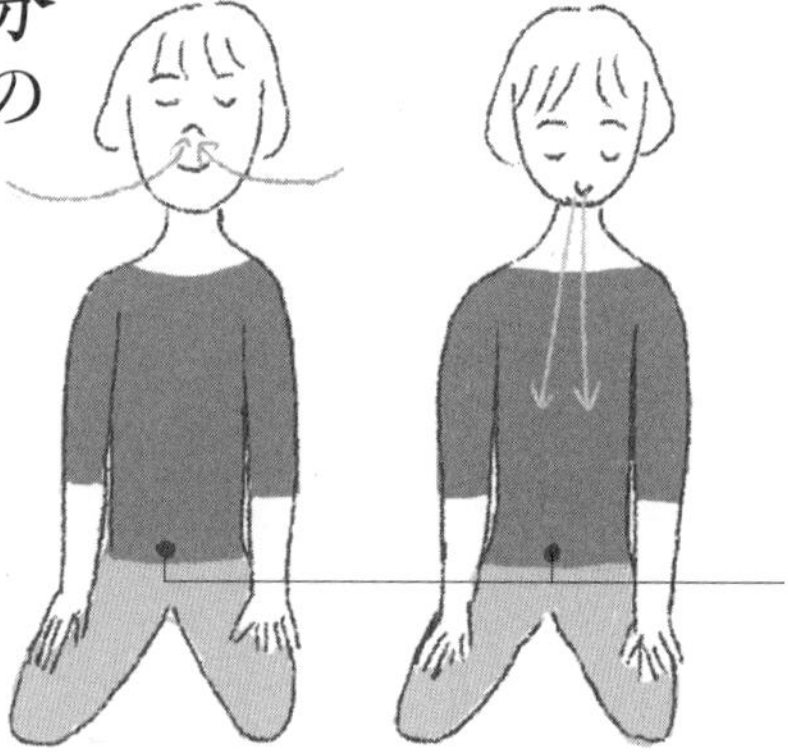

漢方では、秋に関連する情緒として「憂い」「悲しみ」を挙げています。そんな秋の憂鬱な気分の解消には、丹田を意識した深い呼吸が有効です。

丹田は太極拳やヨガなどでも、ここに呼吸を落とし込むような意識をもつことが重要とされる場所です。いわば、エネルギーを充満させるようなところです。

場所は、おへそから5cmほど下、ちょうど関元《かんげん》というツボ（Ｐ２３９）のあたりから体の内側へ向かう線と、頭頂の百会《ひゃくえ》のツボ（Ｐ82）からまっすぐおろした線の交わるところ。体の中央にあります。気《き》の田《た》んぼを意味し、エネルギーである気が集まるところと考えられています。

口から細く長く息を吐き、鼻から細く長く息を吸いましょう。10回ほど繰り返したら、ゆっくりと呼吸を整えます。

この日は：コスモスの日
日本では秋の桜と書いてコスモスですが、語源はギリシャ語で「宇宙」や「秩序」からきているそう。

9月15日

美容

美肌・美髪に血《けつ》を補う「ひじき」を

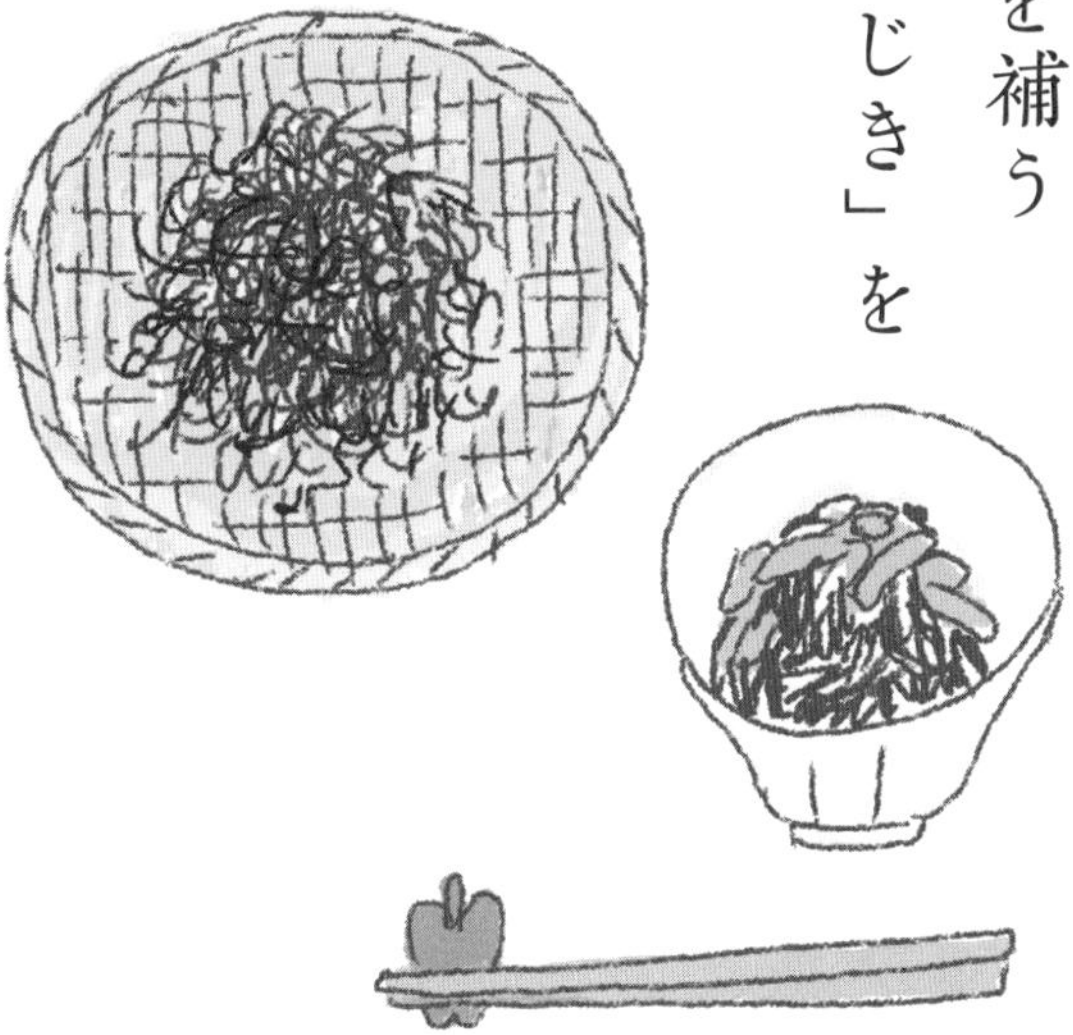

夏の紫外線による肌や髪へのダメージは、ミネラルたっぷりのひじきで補修！

ひじきはミネラルのなかでも鉄分とカルシウムが豊富で、血を補う力が絶大です。漢方でも、血の貯蔵庫である五臓《ごぞう》の肝《かん》、髪の毛と関係が深い腎《じん》に働くとしています。

血が十分につくられ、体のすみずみまで行き渡ると、血によって運ばれる栄養分も肌のすみずみまで、そして頭皮にまで届けられます。肌はうるおいを取り戻し、髪の毛のダメージを修復し、また、毛根が元気になって抜け毛予防にも。

食物繊維も豊富なので、腸内環境を整えます。漢方では腸と肌はつながっているとしているので、腸が整えば、肌にもいい影響が現れるのです。

同じく血を補う薬膳食材の金針菜《きんしんさい》（Ｐ１３１）と煮物にするのがおすすめ。

この日は：ひじきの日
「ひじきを食べると長生きする」といわれていることから、1984年、当時敬老の日だったこの日をひじきの日としました。

生活リズムを見直して「自律神経」を整える

健康の話題で耳にすることの多い、自律神経。交感神経と副交感神経の2つからなり、たがいにバランスを保つことで体を正常に機能させています。興奮したときなどは交感神経が、リラックスしているときは副交感神経が優位に。ストレスの多い現代人は、交感神経優位になりがちですが、どちらかに偏ることで不調をきたします。まさに、陰陽《いんよう》（P8）のバランスを重んじる漢方の考え方と通じます。

　この自律神経のバランスが崩れることを、西洋医学では自律神経失調症といいますが、漢方では、とくに五臓《ごぞう》の肝《かん》・心《しん》・脾《ひ》に影響が出るとしています。肝は、血《けつ》や気《き》のめぐりの悪化によるイライラ、生理不順、目の充血、肩コリ、頭痛、めまいなど。脳や中枢神経、心臓の循環機能を担う心は、動悸《どうき》・息切れ、のぼせ、物忘れなど。消化機能をつかさどる脾は、消化不良、下痢、口内炎などの症状が現れます。

　自律神経を整えるには、生活リズムを見直すことが大切。早めの就寝を心がけて睡眠をしっかり取る、朝食を食べる、ゆっくり呼吸をして新鮮な気を取り入れるなど。あたりまえのことばかりですが、実はそれが一番重要なのです。

この日は：オゾン層保護のための国際デー

地球温暖化は私たちにとって重要な問題。自然に感謝し、守る気持ちを広げていきましょう。

9月17日

食べ物

不眠には心《しん》の熱を鎮める「百合根《ゆりね》」をどうぞ

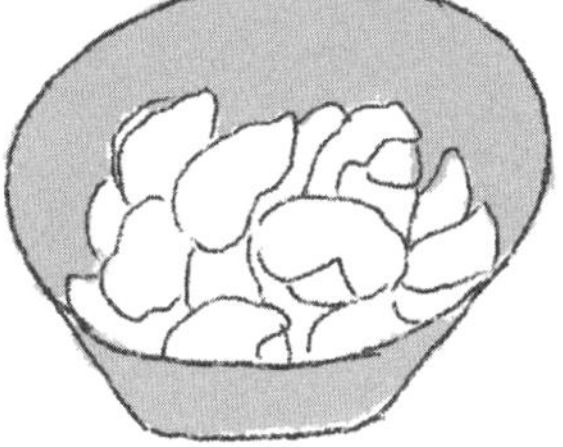

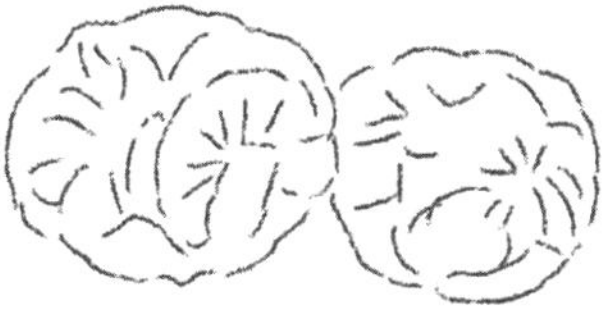

秋の味覚には、さつまいもや栗、ぎんなんなどホクホクした食感のものが多いのですが、なじみの薄い百合根もホクホク食感の秋の味わいです。

百合根は百合《びゃくごう》という生薬《しょうやく》で、オニユリ、ハカタユリ、ヤマユリ、コオニユリなどの根を乾燥させたもの。今から2000年前の医学書『金匱要略《きんきようりゃく》』に百合病《ひゃくごうびょう》という病名が登場しています。産前産後や更年期の女性のほてり、イライラなどの精神不安定、眠りたいのに眠れないといったような症状に、百合の根がよく効いたためこの病名になったとか。現在でも、不眠やうつに効果があるとされています。

茶わん蒸しに入れたり、おかゆや炒め物、煮物、スイーツに活用できます。スイーツならはちみつと合わせて、きんとんなどにするのがおすすめです。

この日は：モノレール開業記念日

浜松町～羽田空港間のモノレールが開業した日。遊覧用では、上野動物園のモノレールが先でした。

イライラ うつうつに おすすめの「かいわれ大根」

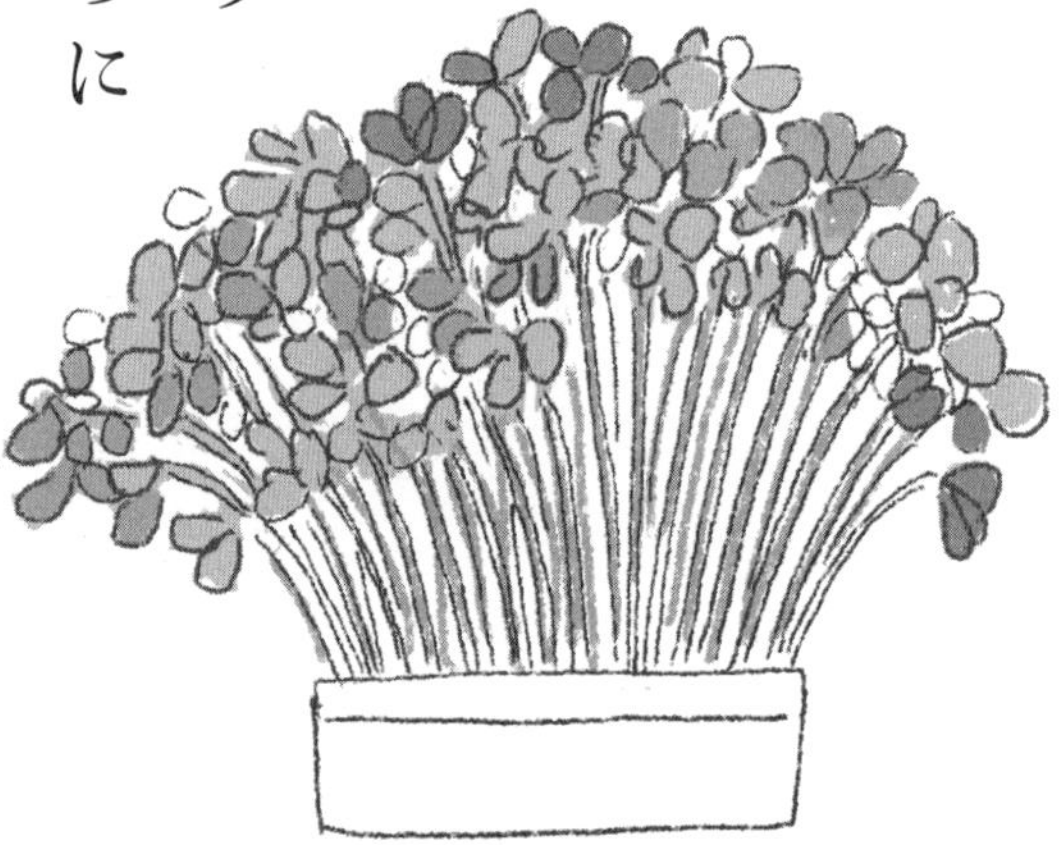

芽吹く力をそのまま食べるので、栄養価が高いスプラウト。いわゆる発芽野菜で、今ではブロッコリーなどのスプラウトもありますが、そのさきがけともいえるのが、大根の双葉であるかいわれ大根です。

効能は大根と同じで、胃腸を整え、のどの不快感やせき、黄色い痰《たん》などを鎮め、かぜやインフルエンザの予防にも有効といわれています。さらに、発芽野菜のもつ生命力が、体内のさまざまなめぐりを促進してくれます。とりわけピリリときいた辛みが、エネルギーである気《き》をめぐらせるので、イライラしたときにおすすめです。

手軽にみそ汁やサラダにプラスしたり、刺身のつまにしたりと使い勝手も抜群。口の中がさっぱりするので、焼いたお肉で巻いて食べたり、脂っこい料理と合わせると、胸やけや胃もたれを防いでくれます。

この日は：かいわれ大根の日
日本では、平安時代から食べられていたというかいわれ大根。「さわやけ」といわれていました。

秋の眠れぬ夜は「菊の香り」を枕元に

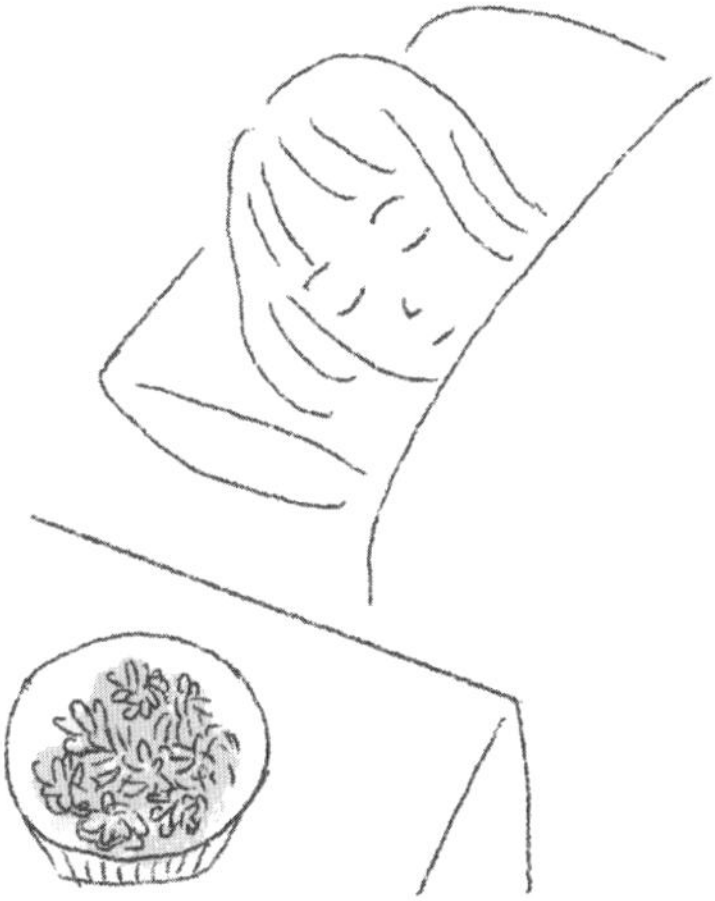

秋の夜長はいろいろと考えてしまって眠れない……ということも多いかもしれません。そんなときは、菊の力を借りてみましょう。菊には体の熱を少し冷ます働きがあり、菊の香りが頭に上った熱を冷ましてリラックスを誘うといわれています。

頭痛もちだったという幕末の名士・坂本龍馬の妻・おりょうが、龍馬の頭痛を和らげるために菊の花の枕を作ってあげたという逸話が残っています。昔から、菊の香りが気を落ち着かせる効果があることが知られていたのですね。

ストレスがたまっていたり、考えすぎで寝つきが悪いとき、菊の花を枕元に置いてみましょう。乾燥した菊の花が手に入らないときは、カモミールでも代用可能です。

寝る前に、乾燥菊花に湯を注いだ菊花茶を飲んでほっとひと息つくのもよいですね。

この日は：名字の日

1870年のこの日、国民全員が名字を名乗ることが許されましたが、実はなかなか浸透しなかったとか。

疲れて眠れないときは漢方薬の「酸棗仁湯《さんそうにんとう》」を

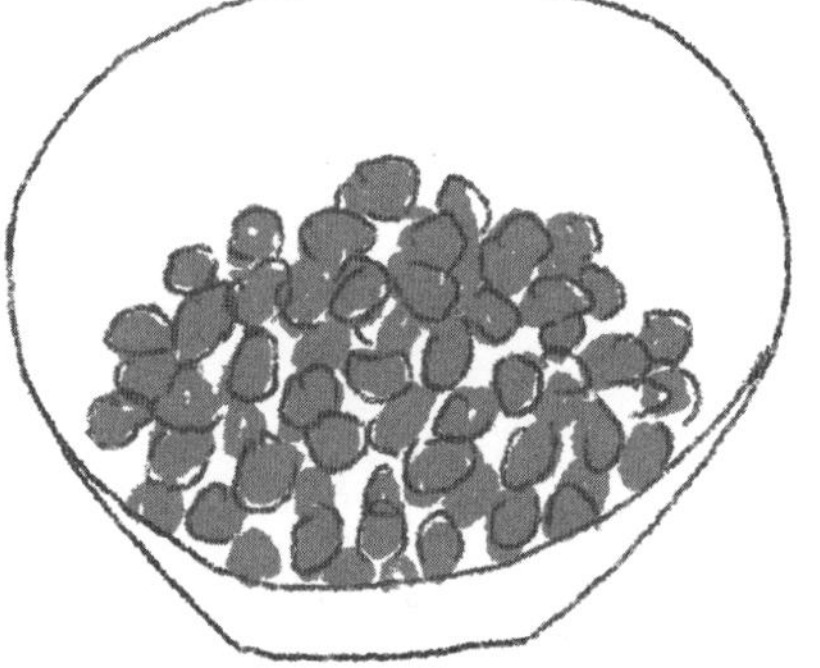

秋らしさを感じられるようになりましたが、体にはまだ夏のダメージが残っているかも。夏にたくさん汗をかいてうるおいを消耗した影響は、秋の不眠となって現れることがあります。寝つきが悪いのは、まさに夏疲れを引きずっているサインです。

　漢方では、健全な睡眠を得るためには、栄養とうるおいの液体である血《けつ》が必要と考えています。うるおいの消耗は、この血不足を招くために、不眠の症状が見られるというわけです。足りない血を補うのにおすすめの漢方薬が、酸棗仁湯です。神経の高ぶりを抑え、緊張を和らげる酸棗仁が主要な生薬《しょうやく》で、これは、サネブトナツメの種子。うるおいと栄養を補給して、精神を安定させ、自然な眠りに誘います。

　病後の不眠や、更年期に体がほてって眠れないときにも使われます。

この日は：空の日

イライラしたときは、空を見上げてみて。下を向いていては気がめいるばかりです。

9月21日

基本

「整体観念《せいたいかんねん》」をもっと悩みすぎることが減っていく

「整体観念」、というと、難しいもののように聞こえますが、簡単にいってしまえば、「つながり」という考え方。

東洋医学は、自然の法則をベースにしています。たとえば、太陽や月の動き、日照時間と気温変化、植物が発芽して成長し、やがて枯れ落ちた葉が土に返るという具合に、自然はさまざまなものがつながってできています。この考え方を整体観念といいます。

私たちの体も、この考え方に当てはまります。五臓六腑《ごぞうろっぷ》は独立したものではなく、たがいに関係し合って体を機能させています。体に不調がある場合、原因はこのつながりの不具合ということも起こりうるのです。いわゆる不定《ふてい》愁訴《しゅうそ》がこれに当てはまるでしょう。頭痛、冷え、むくみ、倦怠《けんたい》感、不眠、イライラ、月経不順など、明らかに不調があるのに、健康診断ではどこにも異常がない。個々に問題がないということは連携がうまくいっていないということ。

整体観念をもつことで、原因不明の症状に不安を抱いたり心配したりと、悩みすぎることも減るでしょう。見えないつながりがあるということを知れば、気持ちもラクになるはずです。

この日は：世界アルツハイマーデー
アルツハイマーという病気も、脳だけの問題ではなく、心や臓腑《ぞうふ》もかかわって発症しているのだといわれています。

過労でバランスが崩れている人には「すっぽん」を

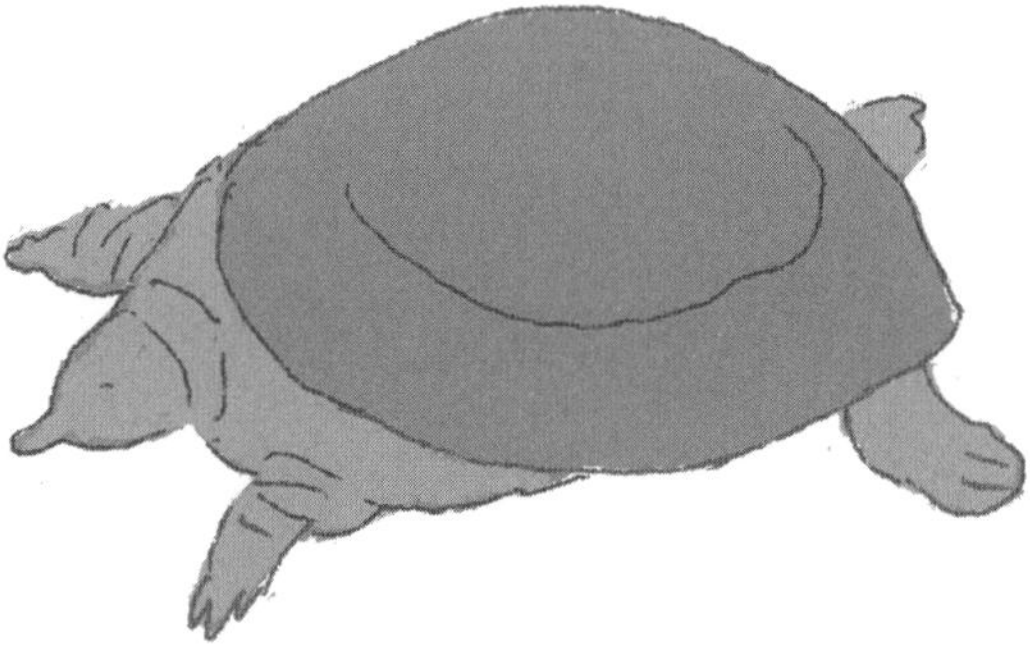

疲労回復、滋養強壮に効く高級食材として知られるすっぽんは淡水にすむカメの仲間。日本でも古くから食され、よいだしが出るため、鍋が有名。また、生き血をお酒で割ったものも滋養強壮によいとして飲まれてきました。薬膳でもすっぽんはよく使われ、コラーゲン豊富な肉を食せば元気になってお肌もぷるぷる、血を飲めばうるおいが満ちるとされています。

漢方では丸ごと乾燥させ、粉砕したものが用いられます。毎日数グラムずつ服用すると、滋養強壮によく、疲労回復に効果的。同じ効能のものにまむしの乾燥したものもあり、すっぽんとまむしで陰陽《いんよう》の対をなすと考えられ、よく合わせて使われます。

過労で陰陽バランスや、体のもととなる気《き》・血《けつ》・水《すい》のバランスなどが崩れている人におすすめです。

この日は：すっぽんの日（年によって変わります）
すっぽんの日は毎年中秋の名月（十五夜）。すっぽんはカメの仲間だけあって長寿。天然のものなら100年は生きるそう。縁起のいい生き物です。

「五色」をそろえると自然と食事のバランスが整う

漢方の食養生では色も大事にしています。とくに五色というのがポイント。

5という数字は、陰陽五《いんようご》行《ぎょう》説からきています。自然界に存在するすべてのものを5つに分類しているのですが、色もしかり。また、それぞれの色は、同様に分類された臓《ぞう》腑《ふ》などと対応し、それを補うと考えられています。

五色の内訳は、青、赤、黄、白、黒。それぞれに対応するものを見てみましょう。

【青】緑も含み、血《けつ》の供給を調整する五臓《ごぞう》の肝《かん》と対応。小松菜などの青菜は血をつくるといわれるのも納得です。

【赤】精神と心臓の拍動をつかさどる五臓の心《しん》と対応。

【黄】消化吸収を担う五臓の脾《ひ》と対応。穀類やかぼちゃなど胃腸を元気にするのは乳白色（黄）の食物です。

【白】呼吸にかかわり、エネルギーである気《き》の出入りを担う五臓の肺と対応。

【黒】生命の源である精気を蓄える五臓の腎《じん》と対応。黒豆や海藻類など、黒い食材は利尿効果があり、腎を助けます。

このようにそれぞれの色に役割があり、五色をそろえることで、全身の機能に働くバランスの取れた食事になります。

この日は：秋分（年によって変わります）
二十四節気《にじゅうしせっき》のひとつ。この日をはさんだ前後7日間が秋の彼岸です。

9月24日

飲み物

乾いた体に「豆乳クコの実ドリンク」でうるおいを

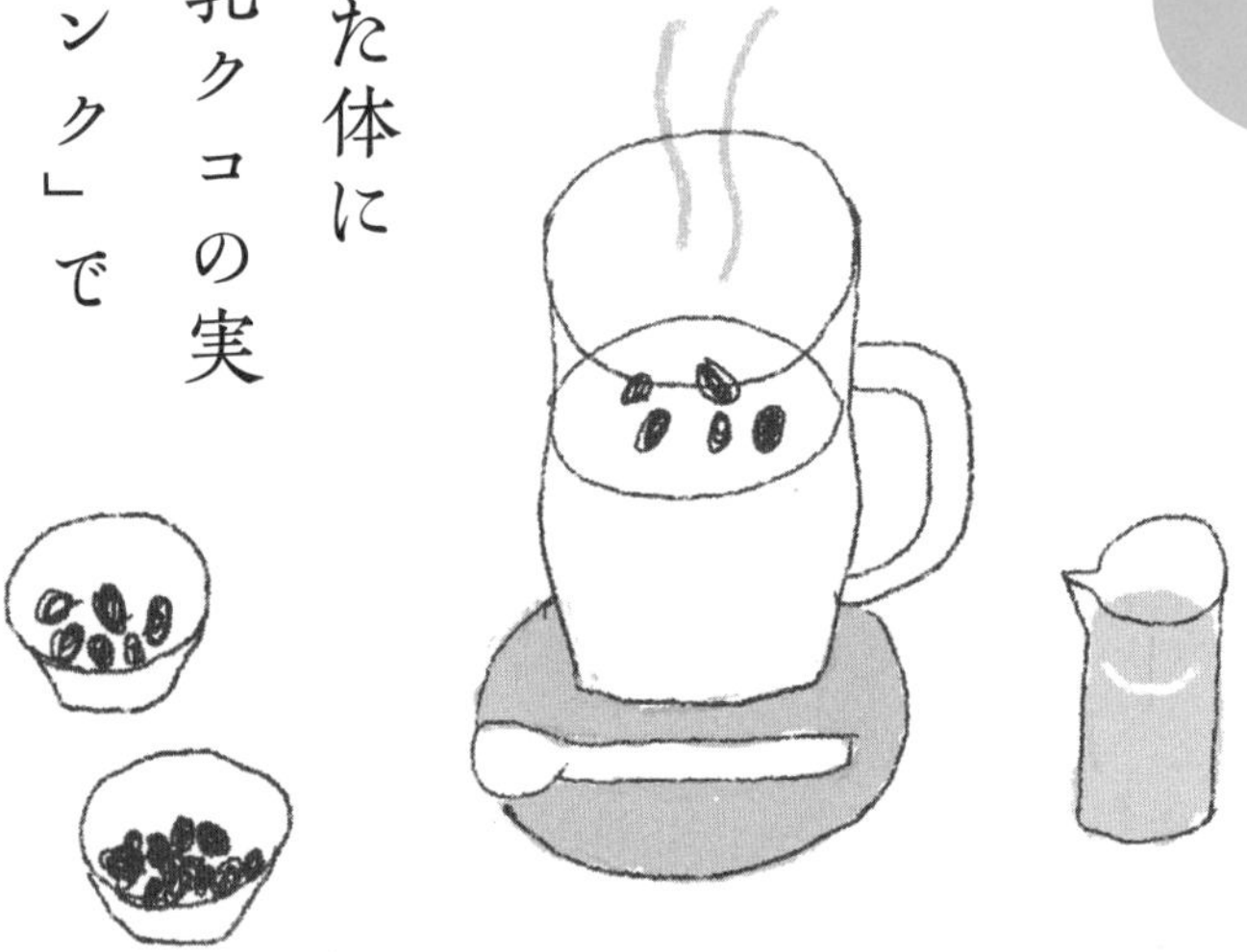

朝夕はめっきり冷えるようになり、秋の乾燥対策もそろそろ本腰を入れたい秋の夜長。女性にうれしい効能がたっぷりの豆乳のアレンジドリンクでケアしましょう。

大豆のミルクといわれる豆乳は、無調整のものなら豆腐とほぼ同じ成分。女性ホルモンの働きを助ける大豆イソフラボンが豊富なうえ、補血効果があり、体をうるおす力を秘めています。そこに、うるおいパワーのある薬膳食材をさらにプラス。やさしい甘みで肺をうるおし、皮膚の乾燥対策に働くはちみつと、老化防止と眼精疲労にも有効なクコの実を温めた豆乳に加えて混ぜるだけです。さらに血《けつ》を補う干しぶどうがあれば、効果がアップ。美肌づくりや、しわ対策にもってこいです。

また、ほてりや疲れを取り、せきや痰《たん》といったかぜの症状にも有効です。

この日は：畳の日

旅館の和室などで、いぐさのにおいをかぐと落ち着く日本人にとって、畳は一種のアロマなのかも。

9月25日

食べ物

旬の「さんま」で冬に向けて体力をつける

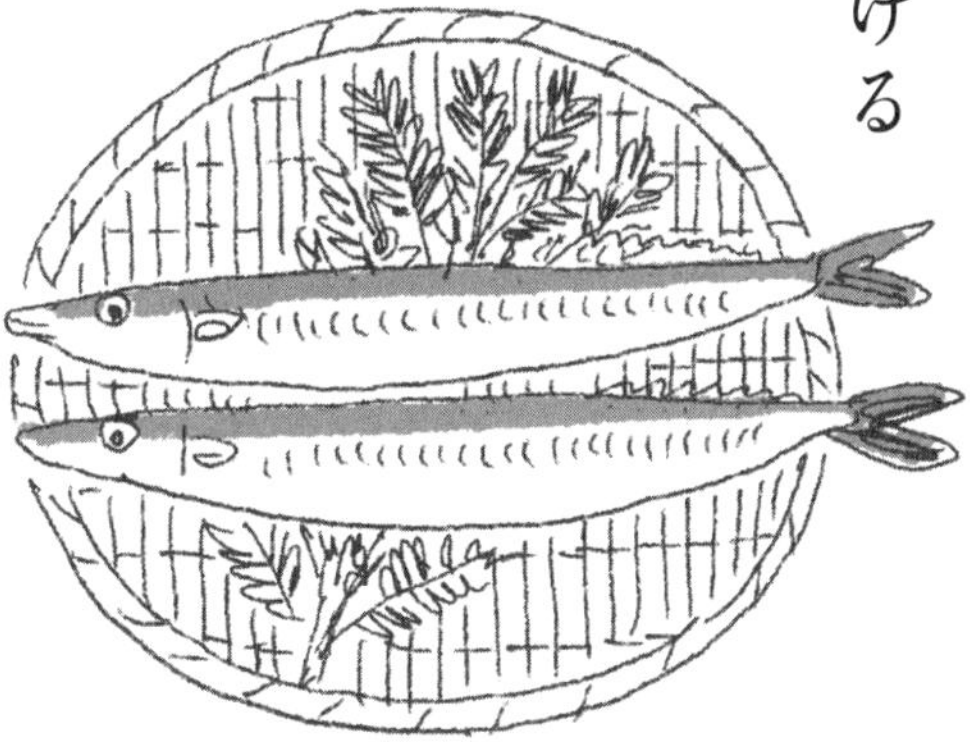

食欲の秋は、魚介類も旬を迎えるものがたくさんあります。さんまに鮭、さばなど秋の魚は良質のたんぱく質が豊富で、消化吸収力を高めてくれます。冬に向けて体力をつけるのにうってつけの食材。

とくに、魚の名前に秋の字を使うさんまは、胃腸の働きを高め、エネルギーである気《き》のめぐりをよくします。たっぷりとのった脂は良質で、血液の質を整える不飽和脂肪酸のＤＨＡ（ドコサヘキサエン酸）やＥＰＡ（エイコサペンタエン酸）を多く含むのも特徴。

定番の塩焼きにして、内臓部分も丸ごといただきましょう。内臓の苦みがさんまのうまみであり、一物全体《いちもつぜんたい》（Ｐ９）の理にかなった食べ方でもあります。添えられる大根おろしは苦みを和らげるだけでなく、たんぱく質の消化を助けてくれるので、ぜひたっぷりと。

この日は：藤ノ木古墳記念日
古墳めぐりがちょっとしたブームだそうです。緑の多い古墳は散歩にもぴったり。

ほんのり甘みで疲労回復。「にんじんとりんごのスープ」

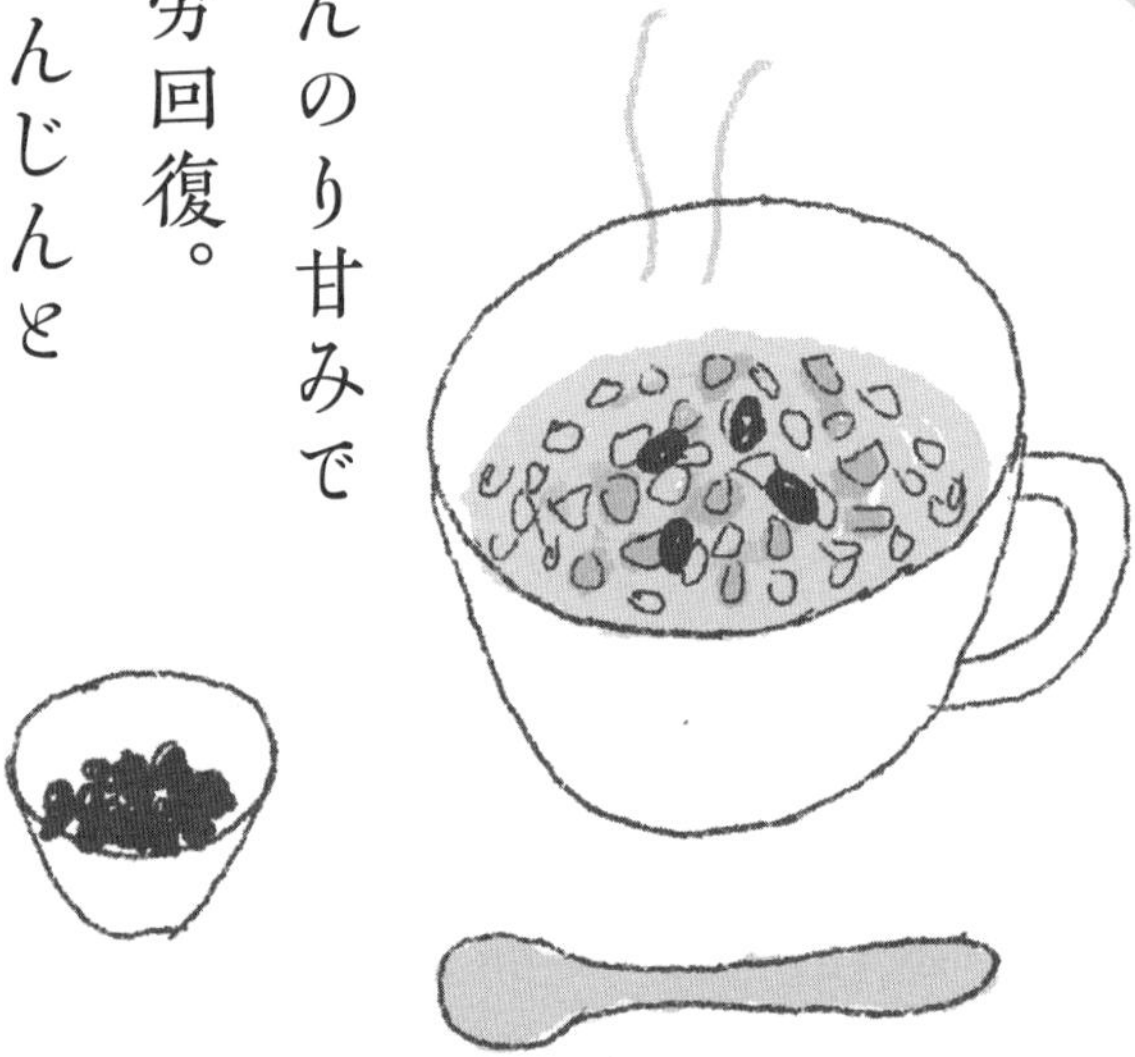

残暑疲れと、秋の夜長の眼精疲労におすすめなのが、にんじんとりんごのスープ。どちらもほんのりと甘みがあって相性抜群な組み合わせです。にんじんはエネルギーである気《き》と血《けつ》を補い、目の乾きをうるおす働きがあります。りんごも気を補い、さらにおなかの調子を整える効果が。互いに働きを高め合うコンビなのです。

　材料は、にんじん、玉ねぎ、りんごに、コンソメスープの素。さらに干しぶどうかクコの実があればなおよし。まず、にんじんと玉ねぎを角切りにしたものと、コンソメスープの素、水を入れた鍋を火にかけ、煮立ったら、角切りにしたりんごを加えて煮込みます。具材がやわらかくなったら、干しぶどうかクコの実を入れて、塩で味を整えたら完成。疲れがひどいときは、材料をすりおろして使うとよいでしょう。

この日は：大腸を考える日
おなかにやさしいスープで大腸をいたわりましょう。ちなみに、数字の９は大腸と形が似ているとか。

お肌に栄養を与えてくれる「米ぬか風呂」

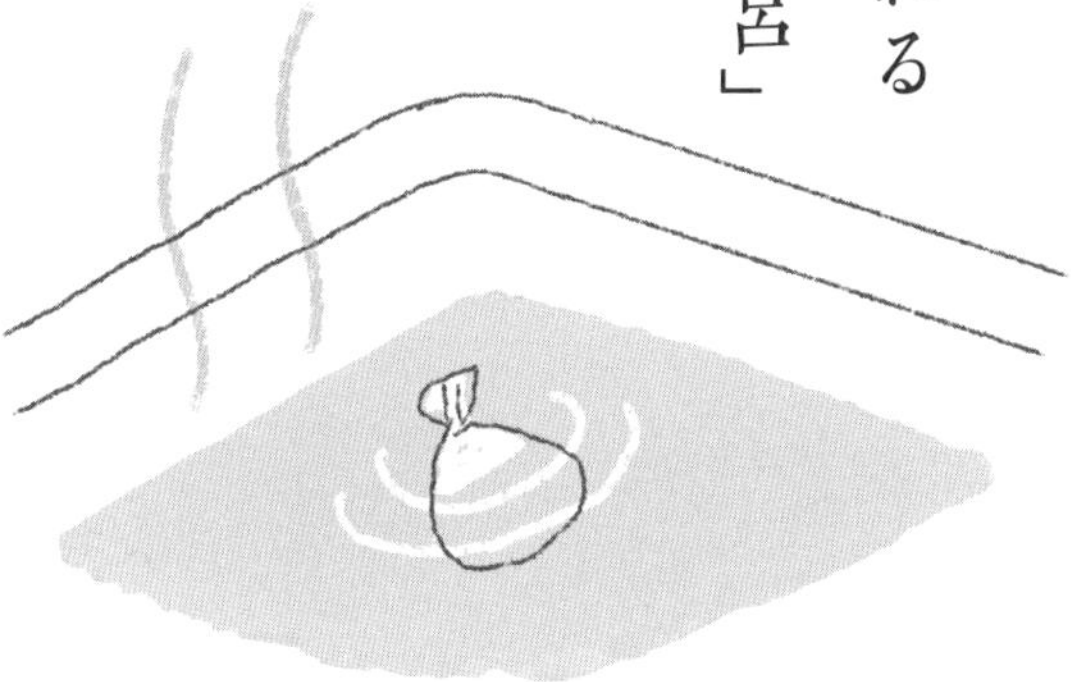

温泉施設などにある米ぬか酵素風呂をご存じでしょうか。砂風呂のように米ぬかに体をうずめて、米ぬかが発酵する熱で体を温める温熱療法です。自然治癒力を高め、米ぬかに含まれたビタミンやミネラルが体に浸透して美容効果もあるというもの。

さすがに家庭ではできませんが、米ぬかを湯船に入れるだけの米ぬか風呂なら手軽です。

米ぬかを袋に入れて湯船に浮かべ、成分がよく出るように手でもみます。するとみるみるお湯が乳白色に。お米のとぎ汁みたいな感じですね。まるでにごり湯の温泉に入っているようで、気分もリラックス。米ぬかに含まれる脂質やたんぱく質が肌に栄養を補給して、肌荒れを解消。キメをなめらかに整えてくれます。体を温める効果もあるので、冷え性や神経痛にも有効です。

この日は：世界観光の日
秋は絶好の観光シーズン。日常を離れることはストレス解消に役立ちます。

冬に向けて
おすすめの養生食
「栗とナッツの
はちみつ漬け」

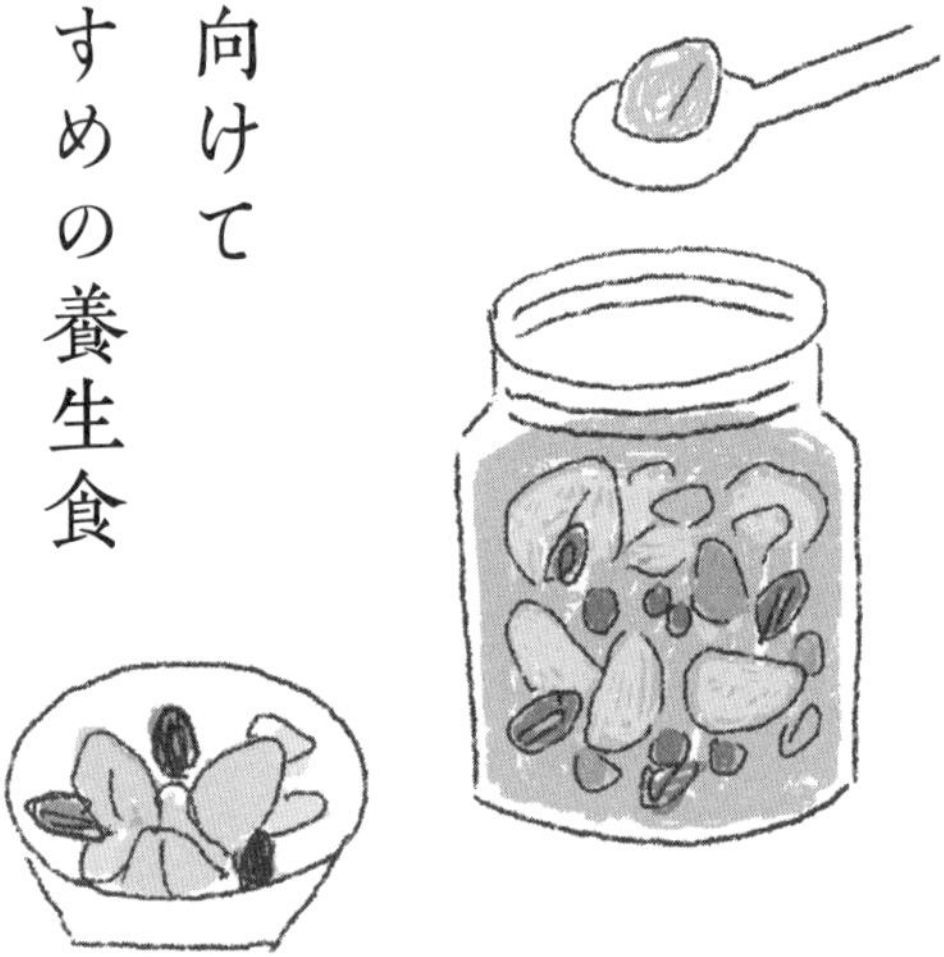

旬の食べ物は、その季節の不調を整える働きがありますが、その先の季節の養生にも役立つものがあります。

秋の味覚、栗やナッツがそう。栗は五臓《ごぞう》の脾《ひ》と腎《じん》を助けて、疲れや足腰のだるさを改善。ナッツは体をうるおし、便秘解消に有効。そして、栗もナッツも元気を補い、血《けつ》のめぐりを促進するため、冷えて血流が滞りがちな冬に向けてぴったりな食材です。

栗とナッツの両方を手軽に食べられるよう、はちみつ漬けにして常備するとよいでしょう。栗はかためにゆでて皮をむくか甘栗を使い、ナッツはオーブンでローストするかフライパンで煎《い》っておきます。材料を保存瓶に入れ、すべてが浸るようにはちみつを注いで1週間ほどおいてなじませます。そのままでも、クリームチーズと合わせてもおいしくいただけます。

この日は：パソコン記念日
パソコンでいろいろな情報が得られる時代ですが、漢方養生は人それぞれ。情報に惑わされず、うまく生かせるようになるとよいですね。

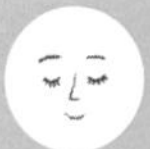

リラックス

「かかとマッサージ」で生殖器の機能を高める

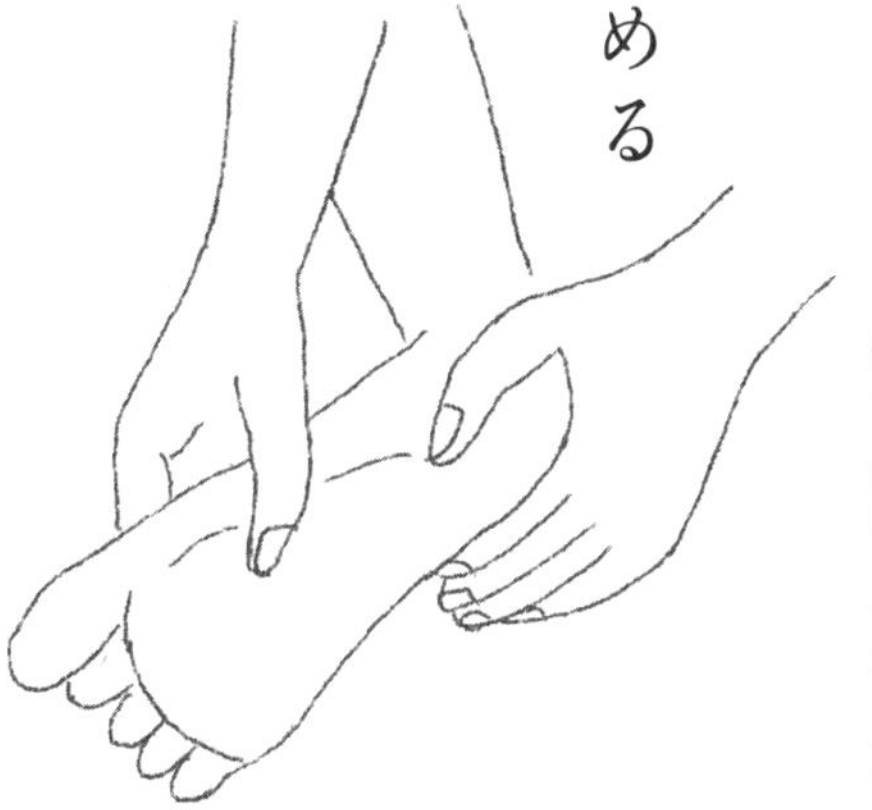

【かかとマッサージのやり方】

①手の親指のつけ根あたりを使って、足の親指側から内側へ向かってさする。

②手のひらのつけ根の肉厚のところ（手根）で、かかとを下から上へさする。

③小指の下の骨のあたり（小指球）を使って、足の小指側から内側へ向かってさする。

④手を握り、人差し指と中指の第2関節でかかとの面を押す。

①～④を左足→右足の順に行う。

足裏は全体重を支える大切な場所。とくに立ち仕事の人は、かかとに大きな負担がかかりがち。そんな人にぜひ習慣にしてほしいのがかかとマッサージです。

足の裏には反射区があり、体のあらゆる部位が反射投影されています。

そしてちょうどかかとにあるのが、生殖器の反射区。子宮や前立腺、骨盤や坐骨などにつながると考えられます。

ここを押して痛みがある場合は、生殖器の機能低下や、女性なら婦人科系の不調がある可能性があります。婦人科トラブルが気になる人は日ごろからほぐしてあげましょう。

この日は：ふぐの日
ふぐはミネラルやビタミンなど栄養豊富なうえ、ぷるぷるの身はコラーゲンたっぷりで美容効果も。

9月30日

美容

肌の老化を防止するナッツといえば「くるみ」

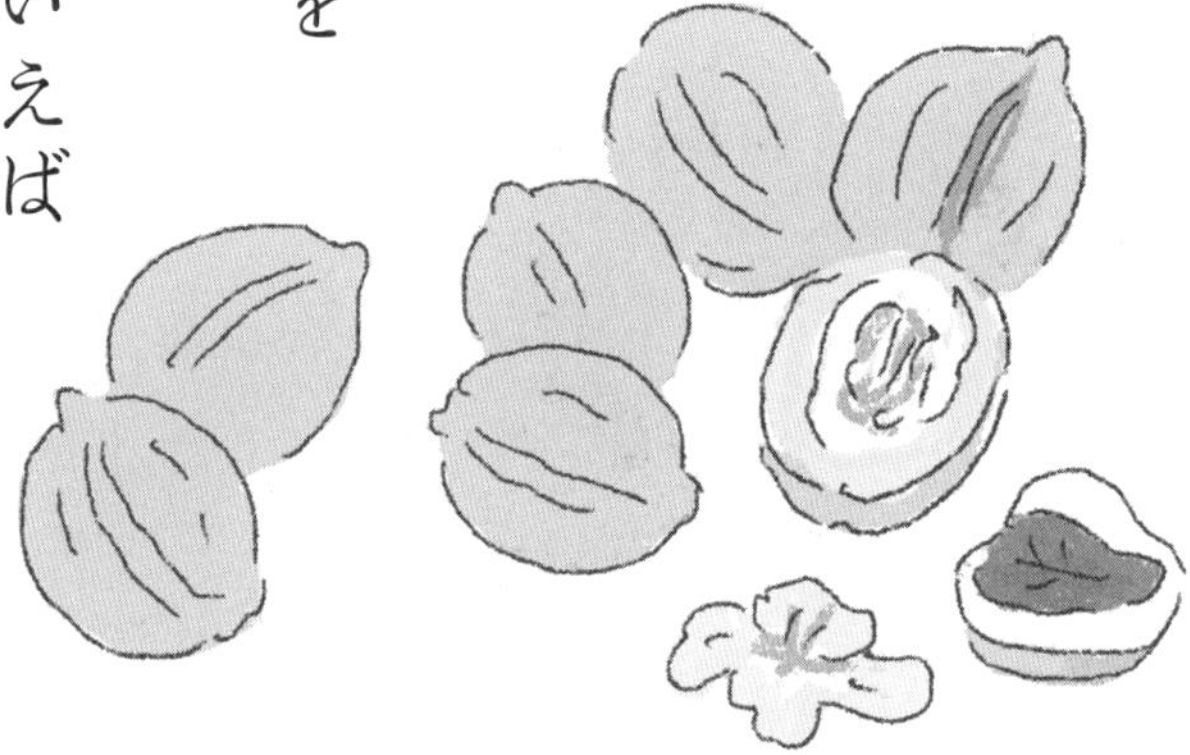

栄養豊富で健康効果の高いナッツ類。漢方でも、エイジングケアや滋養強壮によいとされ、エネルギー代謝を高めて肌のトラブル改善に働きます。

なかでもくるみは温める働きがあるため、冷えが気になる人の顔色改善に役立ちます。ナッツ類に共通の植物性の油が豊富なので、乾燥した肌にうるおいを与えてくれます。とくに加齢で気になる目元や口元の小じわ改善に有効です。腸をうるおす働きもあるので、便秘改善にもよい食材です。ただし、食べすぎは吹き出物や胃もたれ、下痢の原因になるので気をつけて。

くるみの美肌効果を高めるには、にんにくと合わせたパスタがおすすめです。体を温め、血行を促進し、エネルギーである気《き》のめぐりをよくするにんにくが、くるみの美肌効果を後押しします。

この日は：くるみの日

旬だけの生くるみは、やわらかい食感で、熱に弱いビタミン類もしっかり摂取できます。

体を温めるお手軽薬膳だれ「にらごましょうゆ」

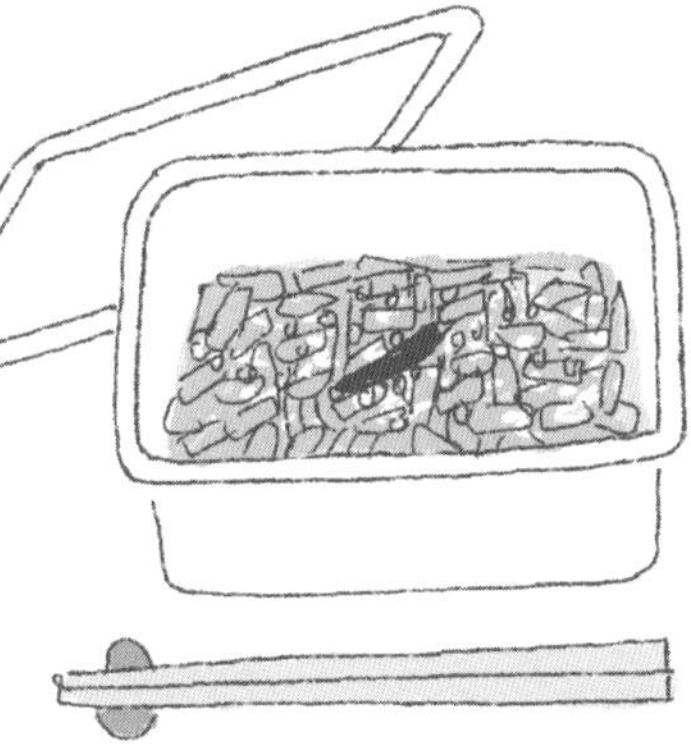

月が変わって10月。本格的な秋の訪れです。これからの季節で気をつけたいのが冷え。漢方での冷えの原因には、寒さはもちろん、もともと体に備わっている体を温める力（＝陽気）の衰えも考えられます。

体を温めたり、血《けつ》のめぐりをよくすることに加え、この陽気を高めることも、冷え対策の大きなポイント。そこでおすすめしたいのが、にらです。薬膳では陽気を強めてめぐらせる野菜として、別名「壮陽草《そうようそう》」といいます。体を温め、血液循環を担う五《ご》臓《ぞう》の肝《かん》を助けるので、薬膳常備菜にして、日々のレシピに取り入れてみましょう。

にらは生のままざく切りにし、しょうゆ、ごま油、白ごまを合わせるだけ。食べる調味料として白いごはんにのせたり、チャーハンの具材にしたり。冷蔵保存なら2週間ほど日もちします。

この日は：醤油の日
みそと並ぶ大豆発酵食品のしょうゆは、うまみはもちろん、解毒作用があり食中毒を防止。

口臭予防に「豆腐」がいいって知ってました!?

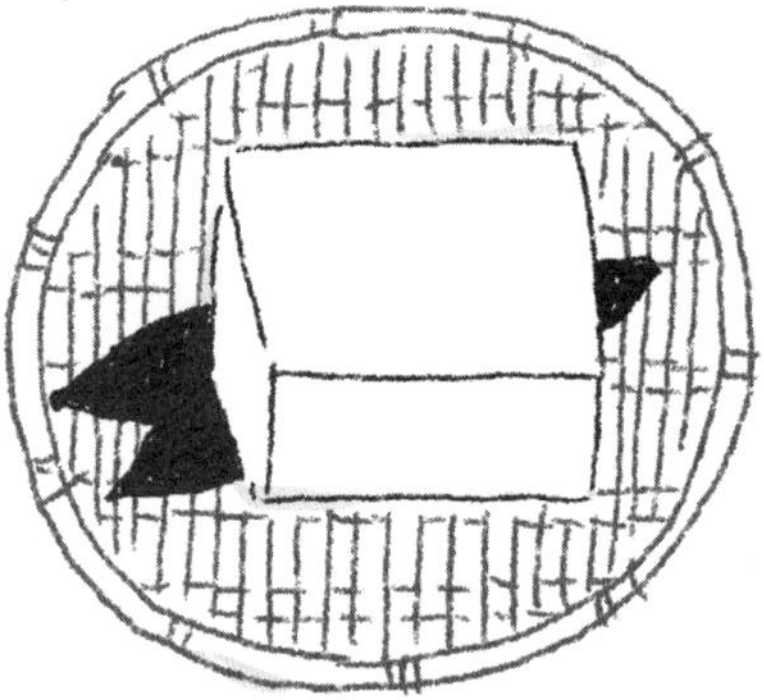

低カロリーで高たんぱく、日本が誇る健康食材の代表格・豆腐ですが、意外にも口臭予防にも効果があるんです。

そもそも口臭の原因として、漢方では口の中にこもった熱を挙げています。食べすぎで生じた胃の熱、歯茎の炎症による熱などが、口臭につながります。

おもな成分が水分である豆腐には、体の余分な熱を取る働きがあり、とくに口の渇きをうるおす効果があります。一般にはドライマウスも口臭の原因といわれていますから、豆腐のさっぱりとした味わいが口の中のネバネバを取ってうるおし、口臭も防いでくれるというわけです。消化機能や整腸作用も高めてくれるので、内臓の不調による口臭にも有効と考えられます。

豆乳も豆腐と同様にうるおすので、カフェオレをソイラテにするのもいいですね。

この日は：豆腐の日
豆腐は体にいい食材ですが、冷ややっこなど冷たいままだと体を冷やすリスクが。冬はぜひ湯豆腐で！

10月3日

リラックス

血《けつ》のめぐりをよくする「温冷浴」

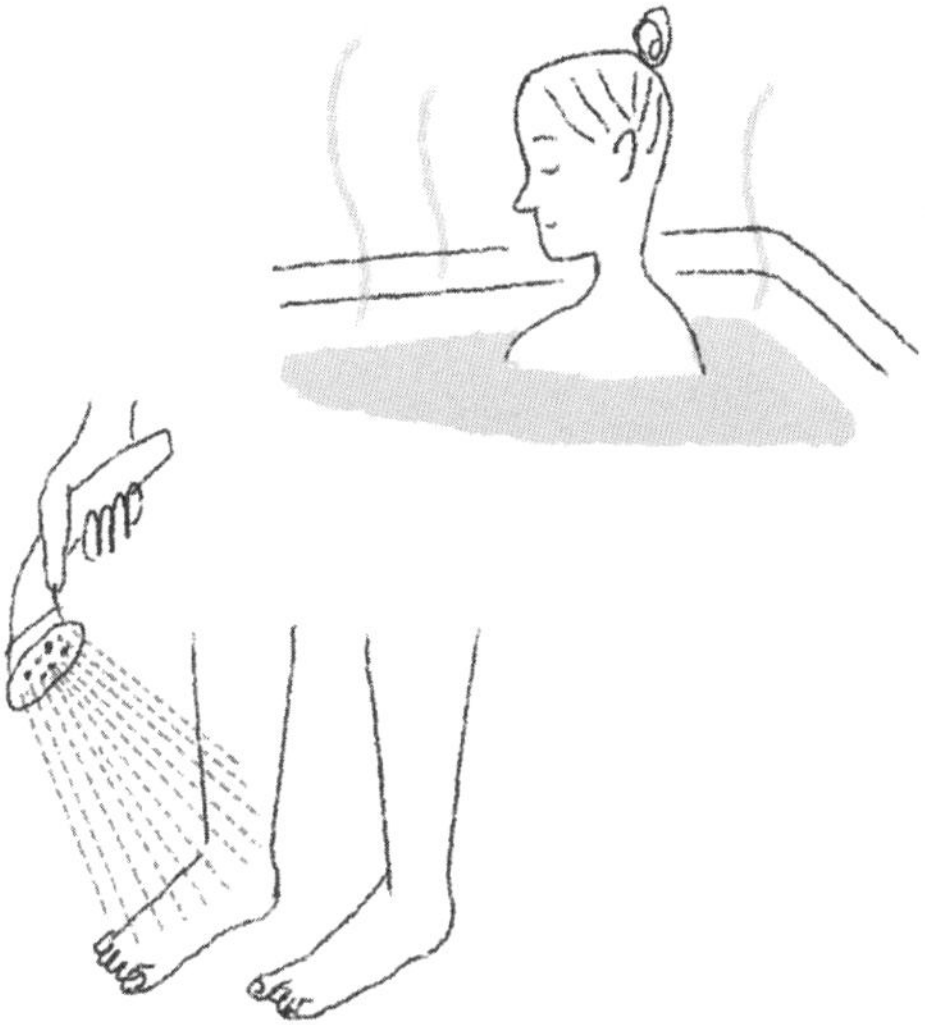

しもやけの民間療法に、温冷浴があります。特効薬のないしもやけは、血行をよくすることが症状を緩和するといわれ、その方法として温冷浴が知られていました。

温と冷は、漢方の基本の考え方である陰《いん》陽《よう》（P８）の関係に当てはまり、このバランスを整えることで、症状が改善するのです。温めることで血管を広げ、冷やすことで血管を縮めます。この繰り返しで血管を柔軟にして血流をスムーズに。温めることばかりに目が行きがちですが、このバランスが大事なのです。北欧などで古くから行われているサウナの習慣も同じですね。

温冷浴は、温浴から始め、水浴で終えるのが基本です。上がったらすぐに体をよく拭き、靴下をはいて足元を暖かく。こうすれば湯冷めもしません。家庭では、水浴の代わりに冷水シャワーでもＯＫです。

この日は：登山の日

紅葉が美しい秋は登山シーズンでもあります。足腰の強化に加え、心肺機能を高めるのにも有効。

10月4日

漢の時代からある薬膳「当帰《とうき》生姜羊肉湯《しょうきょうようにくとう》」

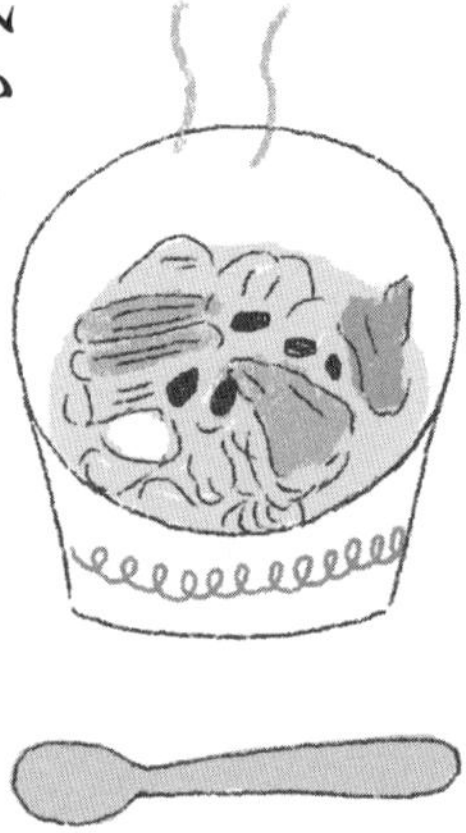

薬膳の歴史はとても古く、何冊もの古典書が存在します。そのひとつ、中国・漢の時代に書かれた『傷寒雑病論《しょうかんざつびょうろん》』には、症状とそれを改善するための処方が記されていて、食品を使ったものも多くあります。

たとえば、この時期にぴったりなのが当帰生姜羊肉湯。冷えの解消に役立つスープです。血《けつ》を補い、めぐらせる生薬《しょうやく》・当帰に、体を温めるしょうがと羊肉。とくに羊肉は、もっとも体を温める熱性に属する食材。日本では北海道でよく食べられていますが、モンゴルや朝鮮半島など寒さが厳しい地域で昔から食されてきました。

自宅で作るなら、湯がいた羊肉を水と一緒に土鍋に入れ、しょうが、ねぎ、塩、紹興酒を加えて煮込みます。当帰は生薬が手に入りにくいため、クコの実や黒きくらげで代用してもいいでしょう。

この日は：いわしの日

体を温め、おなかの調子を整える食材。丸ごと食べられるじゃこやしらす干しならカルシウム補給に。

10月5日

リラックス

いい香りの「キンモクセイ風呂」で温まってぐっすり安眠

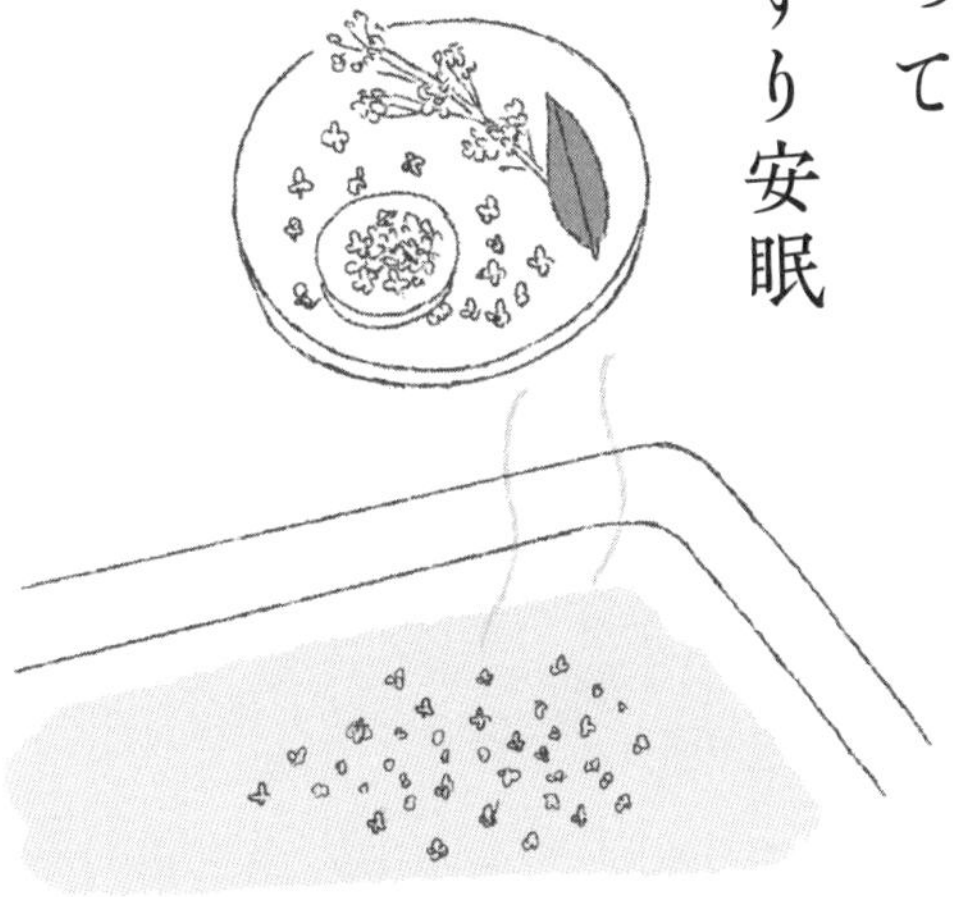

秋に町を歩いていると、甘くもすがすがしい香りが漂ってくることがあります。これはオレンジ色の小さな花を咲かせるキンモクセイの香りです。

中国では、白ワインにこのキンモクセイの花を漬け込んだ甘口のお酒・桂花陳酒《けいかちんしゅ》や、花びらを茶葉とブレンドした桂花茶《けいかちゃ》など、その香りを生かしてさまざまに活用されています。

花には疲労回復、安眠、美容効果があるとされ、風呂に花びらを浮かべて、秋の変わり湯として楽しむのがおすすめ。花の甘い香りが立ちのぼり、このうえないリラックス感に包まれます。湯の汚れが気になる人は、花のついた枝をバスルームに置くだけでも、スチームで香りが際立ち、アロマ効果が得られます。精神鎮静効果で、入浴後はぐっすり眠れますよ。

この日は：レモンの日
居酒屋の定番・レモンサワー。レモンの酸は五臓《ごぞう》の肝《かん》が好むため、実は薬膳ドリンクともいえます。

心と体は一体。「心身一如《しんしんいちじょ》」

「病は気《き》から」とはよくいったもので、心と体は一体である、というのは漢方の基本。この考え方が「心身一如」です。心がマイナスに傾けば体に不調が現れ、体がマイナスに傾けば心も落ち込むというように、それぞれ影響し合っています。すべての病気は、心身相関病といえ、心だけ、体だけではなく、両方の立て直しが必要です。

　これは、病気に限らず日々の体調にもいえること。忙しく、心にゆとりをもてないでいると、体は緊張を強いられ、疲れがたまる一方。どこかで心をゆるめてあげないと、とうてい体はもちません。

　この心と体の関係は四季の変化にも敏感です。たとえば春に花が咲いて植物が芽吹いてくると、心も高揚して、体は活動的になります。夏はさんさんと降り注ぐ太陽の光に刺激されて、心が弾み、行動範囲も広がります。そして、秋。葉が落ちて、どこか物悲しい気持ちに。そんな暗い気分に引きずられて、枯れ葉のように体の老化も進みかねません。

　そんなときは、秋の実りに心を躍らせ、紅葉の美しさに目を向け、心を豊かにして過ごすようにしましょう。

この日は：国際協力の日
1954年のこの日、途上国支援の国際組織「コロンボ・プラン」に日本が加盟しました。

10月7日

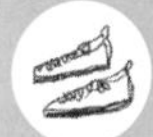

運動

「ねじりストレッチ」で気《き》・血《けつ》のつまり解消

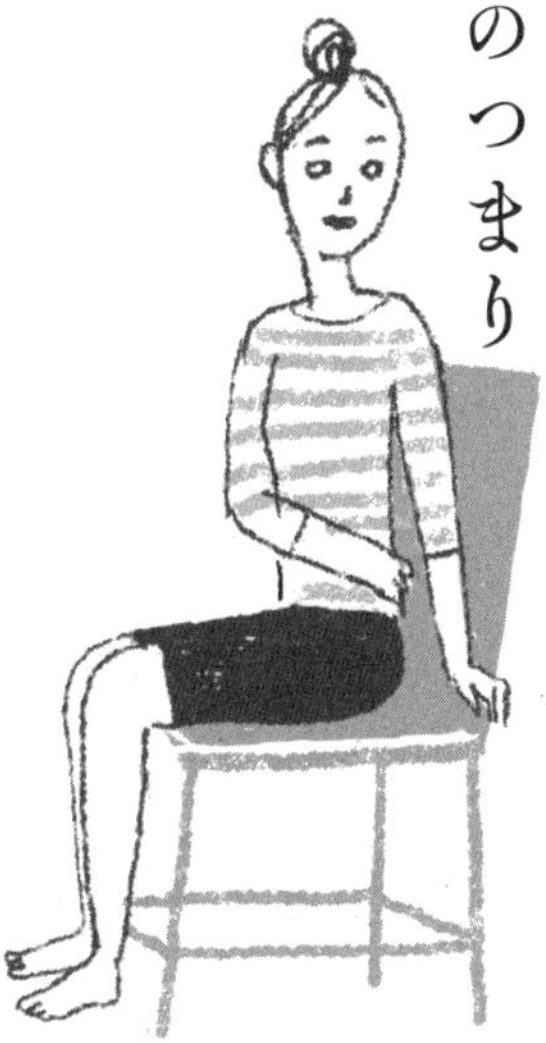

【ねじりストレッチのやり方】
①背中をまっすぐに伸ばしていすに座り、左手をお尻の後ろに置く。
②右手で前から左の脇腹から腰のあたりをつかむようにして体を左にねじる。前かがみにならないよう注意しながら5秒キープ。
③反対側も同様に行う。
※痛みが出た場合はすぐに中止しましょう。

集中して作業をしていると、同じ姿勢が長く続きます。その結果、エネルギーである気や血のめぐりにつまりが生じてしまいます。

忙しいときこそ、ときどき手を休め、こまめにつまりを解消することが大切です。そこで、座ったままでもできるねじりストレッチをご紹介しましょう。

ねじる動きは体をほぐし、つまりをなくしてめぐりを促進。柔軟性を高めるほか、腰のくびれなど、引き締め効果も期待できます。ヨガでは、ねじりのポーズは内臓をマッサージして活性化させるとしています。

背骨をまっすぐ伸ばし、深い呼吸で行うことがポイントです。

この日は：ミステリー記念日
質のよい睡眠には、寝る直前のスマホはNG。秋の夜長は推理小説などの読書がおすすめ。

舌に亀裂が入る「裂紋《れつもん》」はうるおい不足のサイン

東洋医学では、顔色や、肌の状態、におい、声の強弱など、体のあらゆる状態を見極めて診断をしますが、舌はとくに体の状態が現れやすい部位。色や形状によって不調を読み取ることができます。

舌は部分によって五臓六腑《ごぞうろっぷ》と関連しています。舌先は心《しん》・肺、舌の表面の中央は脾《ひ》・胃、付け根部分は腎《じん》、左右両サイドは肝《かん》・胆《たん》。たとえば、舌の先が荒れていれば、心や肺に何か不調が出ているサインと考えられるのです。

舌に現れるサインで、この時期に注意しておきたいのが亀裂です。とくに裂紋とよばれるもので、乾燥してひびが入ったような状態は気をつけて。健康なときの舌は、適度な厚みがあり、表面は緻密でうるおっていますが、縦に亀裂が入っていたり、横に何本か割れ目があるなど、ひびがあったら要注意。これは、体が乾いてうるおいが不足している証拠。とくに、秋は空気が乾燥し、肌や髪の乾燥、のどや鼻、目の乾きが起こりやすい季節です。

この裂紋が見られたら、うるおいを消耗する夜更《よふ》かしを控え、梨や柿など水分をたっぷり含む秋の果物で水分を補給しましょう。

この日は：寒露《かんろ》（年によって変わります）
二十四節気《にじゅうしせっき》のひとつ。秋が深まり、草花に冷たい露がつくころ。

目元の小じわを防ぐツボ「清明《せいめい》」

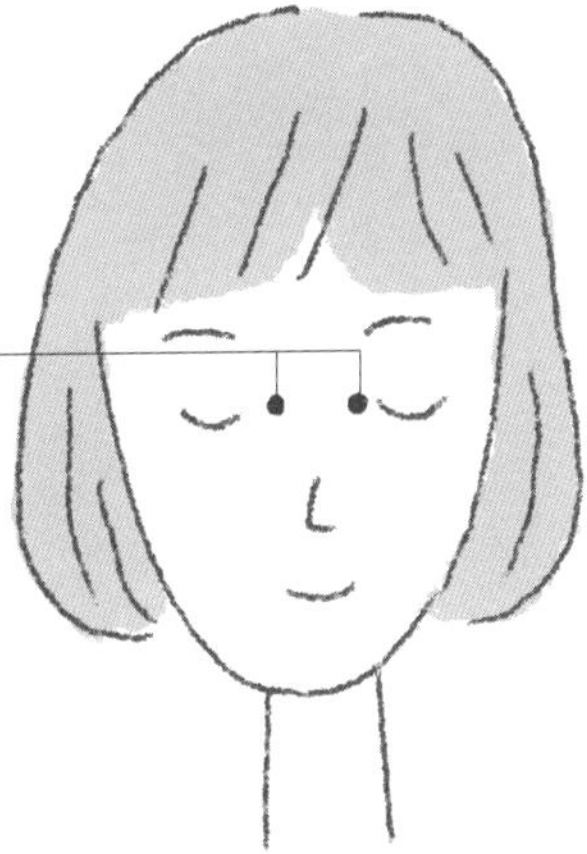

【清明の探し方】
鼻の根元と目頭内側の間のくぼみ。
【清明の押し方】
親指と人差し指を左右のツボに当て、静かに押す。1回6秒を10回繰り返す。

夏から秋にかけては、紫外線ダメージから乾燥シーズンへと、肌の負担が続きます。しっかりケアしておかないと、肌の老化が進行しかねません。日々のスキンケアに加えて、ツボケアで乾燥によるしわ対策を強化しましょう。

目が疲れたときになにげなく目頭を押さえることがありますが、ちょうどここにあるツボが清明です。目頭と鼻柱のくぼみにあり、目をうるおし、視力を回復するとされ、眼精疲労やかすみ目、目の充血に効果があります。さらに、顔の筋肉をほぐして目のまわりの血行を促進し、目元の小じわ予防にも有効。寝る前はもちろん、化粧の前後にも刺激してみて。

この日は：道具の日
ツボ押しは道具がなくてもできますが、さまざまなツボ押しグッズを活用するとやりやすいですよ。

目の疲れを感じたら「クコの実入りキャロットラペ」

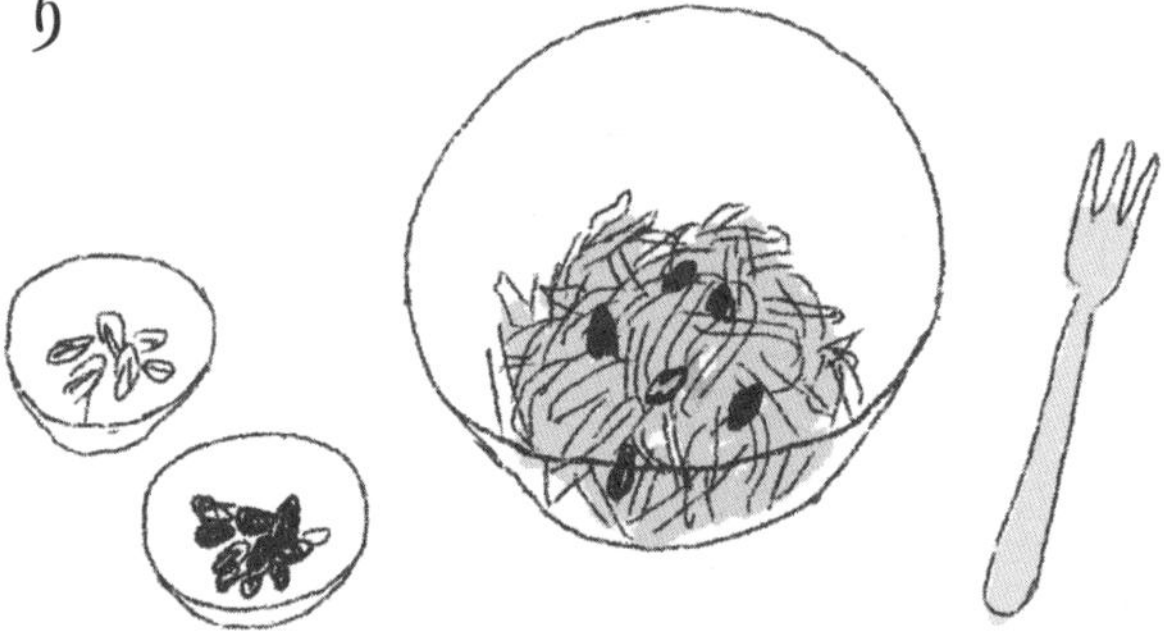

スマホやパソコン漬けの現代人は、慢性的に目がお疲れぎみ。眼精疲労によい食材で、常備菜を作ってみませんか。

漢方の五臓《ごぞう》の考え方では、目に栄養を与え、物を見る力となるのが、肝《かん》に蓄えられた血《けつ》。これを肝血《かんけつ》といい、不足すると視力の低下、眼精疲労、目の乾燥を招きます。

この肝血を補うのによいのがにんじん。血を補い、肝の働きを高めることで目の乾燥や疲れを癒やす食材です。

今回は、フレンチの定番、キャロットラペに。サンドイッチの具や、肉料理のつけ合わせなど、使い勝手のいい常備菜です。にんじんのほかに、目に働くクコの実と干しぶどうをプラスすれば効果もアップ。

作り方は簡単。せん切りにしたにんじんとクコの実、干しぶどうを、フレンチドレッシングで和えればできあがりです。

この日は：目の愛護デー
10月10日の、「10 10」を90度回転させると、目の形（一が眉毛で0が目）になることから制定されました。

乾燥肌をうるおす「オリーブオイル」

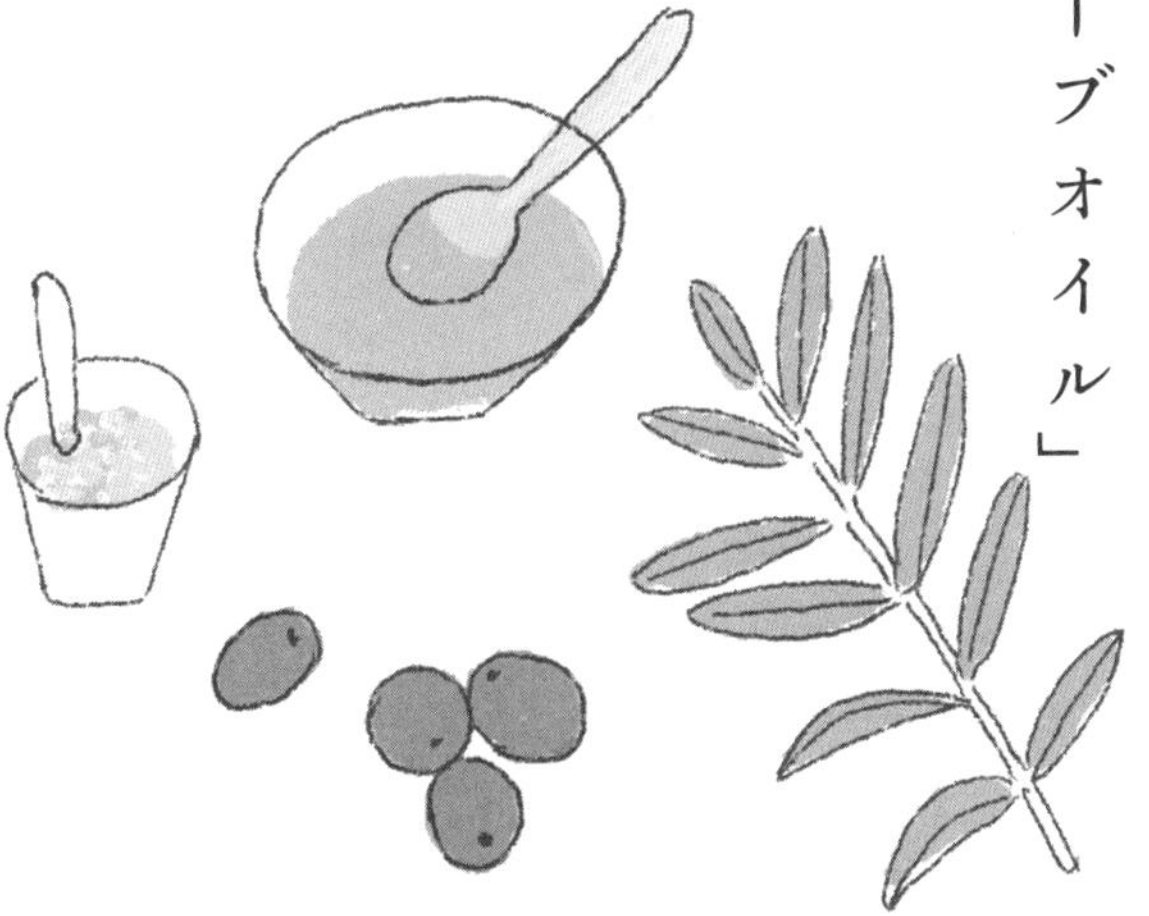

夏に大量に汗をかいた影響は、肌の乾燥やのどの渇きといった体の乾燥となって秋に現れます。体の外からも内からも、しっかりとうるおい対策を。

とくに肌の乾燥というと、化粧水やクリームを使う、外からの保湿ばかりに気を取られがちですが、うるおい食材で体内からケアすることも大事。肌の乾燥はもちろん、便秘などの不調も改善します。

そこでおすすめなのがオリーブオイル。肌を整えてうるおす効果があるとされ、栄養学的にはコレステロールを減らすオレイン酸が豊富な健康食材。体を冷やさない温野菜とよく合うバーニャカウダ風ソースにしてみてはどうでしょう。アンチョビとにんにくが効いているので、食欲もそそられます。うるおい効果のある牛乳や生クリームを加えるのもポイントです。

この日は：ウインクの日
実は目の筋トレ効果もあるといわれるウインク。チャーミングな表情づくりにも役立ちます。

10月12日

飲み物

乾燥からくる不調は「豆乳杏仁茶」で改善を

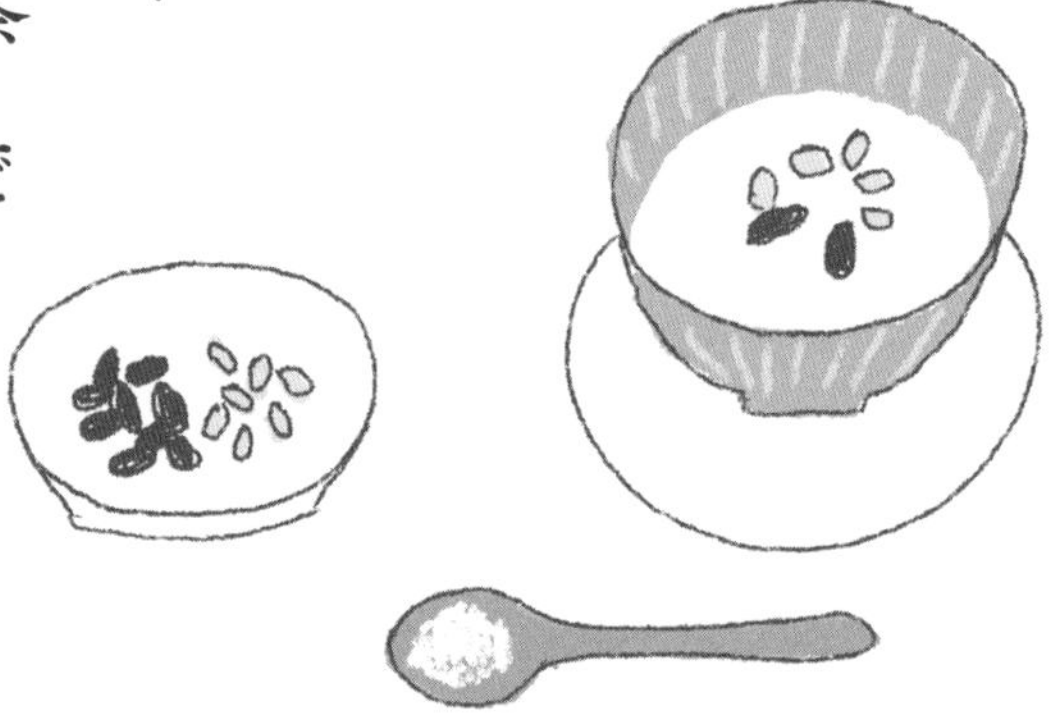

秋の乾燥シーズンのお助け食材に杏仁《あんにん》があります。杏仁豆腐でおなじみの食材ですが、生薬《しょうやく》の場合は「きょうにん」と読み、実は使われる種類も異なります。薬用には、せきを鎮める有効成分のアミグダリンを多く含む苦《く》杏仁を、食用にはそれが少ない甜《てん》杏仁が使われます。

私たちが取り入れやすいのは甜杏仁。杏仁豆腐の材料として、スーパーなどでも手に入りやすく、薬用でなくても、うるおい効果は期待できますからご安心を。粉末状の杏仁霜《そう》を使って、うるおい補給にもってこいのドリンクを作ってみましょう。

温めた豆乳に杏仁霜を加え、お好みで甘みづけのはちみつと、杏仁豆腐にはつきもののクコの実があればなおよし。飾りではなく、空《から》ぜきやドライアイなど乾燥対策によい食材です。効能を高めてくれますよ。

この日は：豆乳の日
豆乳には調整と無調整がありますが、大豆成分が多いのが無調整。塩味のお料理には無調整豆乳がおすすめ。

10月13日

基本

自分自身をいたわる「養心」の考え方

漢方では体だけではなく心の養生も大切にし、それを「養心」といっています。季節の移ろいをヒントに考えてみましょう。キーワードは「天人合一《てんじんごういつ》」。自然と人は一体なので「自然と共に生きる」ことが大切という考え方です。

　自然界には「生《せい》・長《ちょう》・収《しゅう》・蔵《ぞう》」というリズムがあり、季節と対応しています。植物にたとえると、春は発芽（生）、夏は成長（長）、秋は成長が収束（収）、冬は地中で春を待つ（蔵）。この自然のリズムに合わせて、心のもちようを変えてみましょう。

【春】冬の間に心にしまい込んだ志を解放し、のびのびと。

【夏】志を外に向けて、発散させましょう。

【秋】志は安らかに、達成できなかったことがあっても悔やまず、心おだやかに。

【冬】気を静めて志を伏せて。何事にも満足する心を。

　こういった心のもちようを知っていると、物事がうまく進まなくても、時期が違うのかも、と解釈することができます。また、秋は物悲しい感情が出やすく気分が沈みがち。そのときは、今は心をおだやかに保つときと、自分をねぎらう心の余裕がもてるように。それが養心につながります。

この日は：国際防災の日
備えあれば憂いなし。防災の備えと同様、日々の養心で心の備えも万全にしておきましょう。

新陳代謝を活発にする「逆立ち」健康法

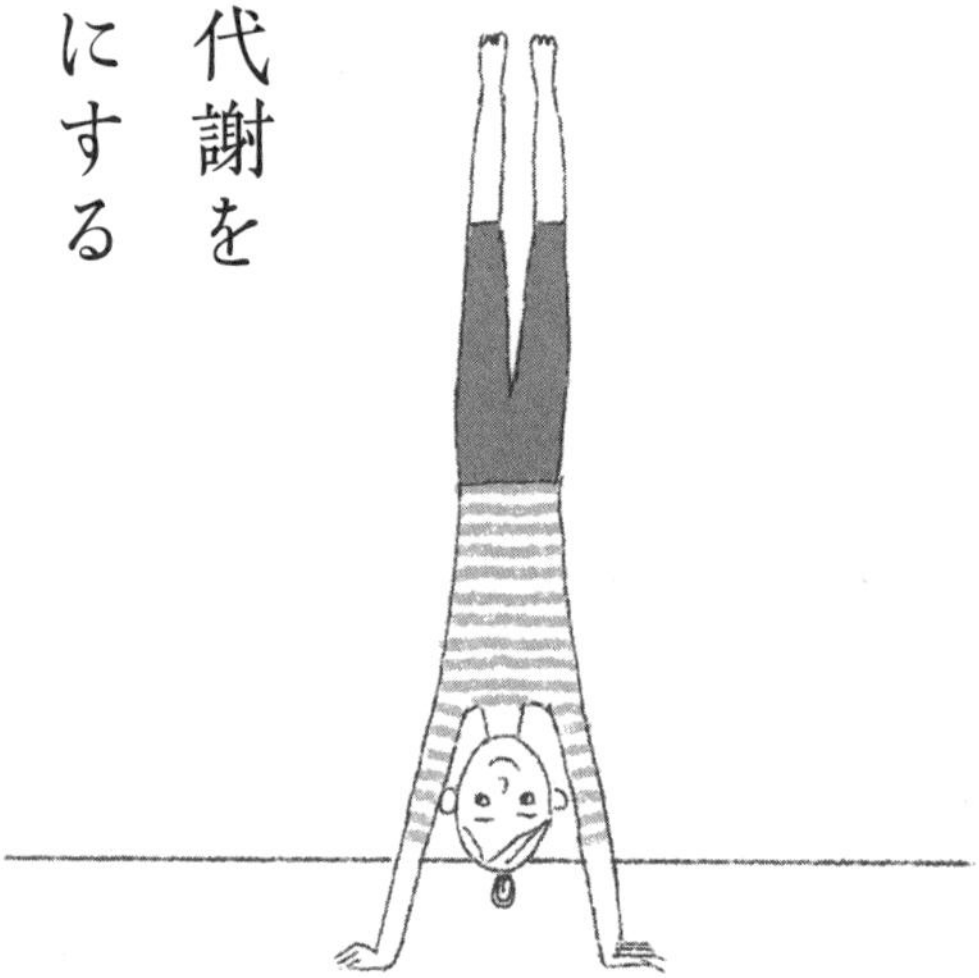

いいアイデアが浮かばないとき、逆立ちをするとひらめくという話があります。逆立ちで脳に血液が行き渡ることで、脳が活性化するのかもしれません。

ふだんの生活では重力によって血液が下半身にたまりがち。さらに、内臓も重力によって下がりぎみになります。ときどき、めぐりを促し、内臓を正しい位置に戻して、リセットする必要があります。

そこで有効なのが逆立ちです。めぐりの改善や内臓があるべき位置に収まることで機能が高まり、新陳代謝が活発に。血行がよくなり、肩コリなどの不調の解消にも。

逆立ちは苦手……という人は、腰上げのポーズを。あおむけになって、両手で腰を支えて足を垂直に高く上げます。お尻ごと上げるようにすると、内臓も逆さまになり、逆立ちと同様の効果が得られます。

この日は：鉄道の日
鉄道好きには廃線マニアもいるとか。線路跡は遊歩道になっているところもあり、散歩に最適。

免疫力アップに「きのこの塩麹《こうじ》蒸し」

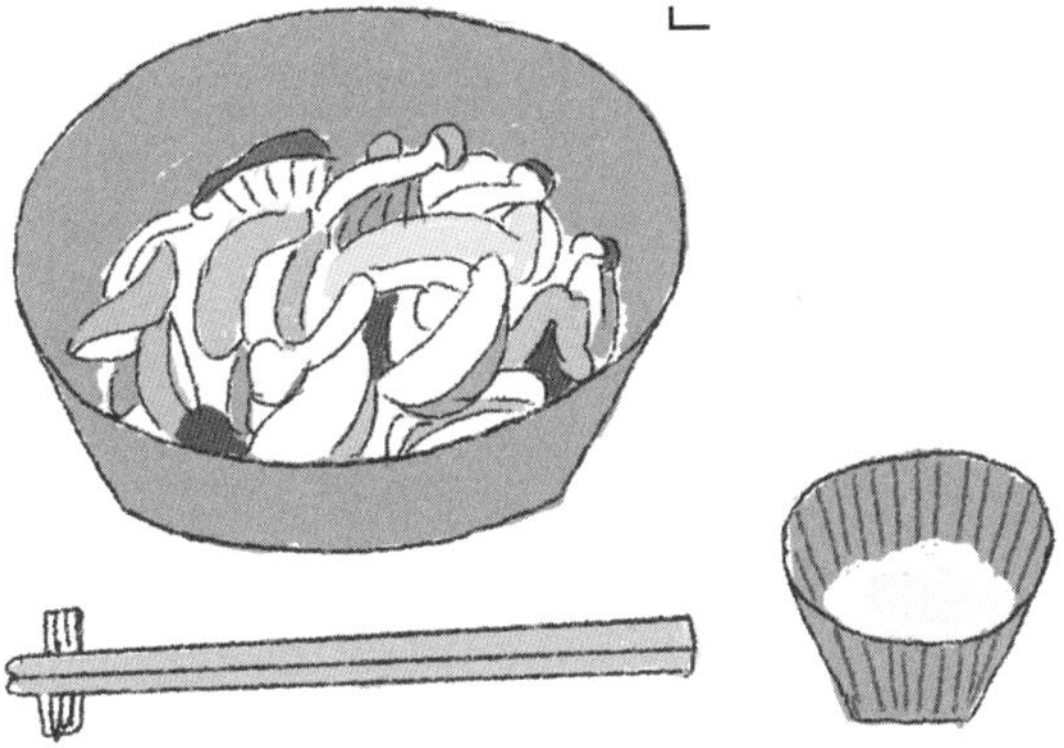

そろそろ漢方養生で、冬のかぜ対策を始めましょう。西洋医学の免疫力に当たるものを東洋医学では正気《せいき》（Ｐ３４２）、病原菌に当たるものを邪気《じゃき》（Ｐ61）といい、気《き》を高めて正気を鍛えることで、かぜを遠ざけます。この気を補う秋の味覚といえば、なんといってもきのこ！　強力な薬膳助っ人・塩麹を使って常備菜を作りましょう。

中国・明の時代の書物『本草綱目《ほんぞうこうもく》』に、きのこ類はみな気を芽生えさせると書かれており、古くから気を補う食材として用いられていたことがわかります。また、発酵食品の塩麹は、腸内環境を整え、古くは薬代わりに使われていたとか。

好みのきのこを塩麹、おろししょうが、しょうゆで蒸し煮にしますが、きのこは数種類使うとうまみがアップ。パスタの具にしたり、青菜の和え物にどうぞ。

この日は：きのこの日
きのこは干すことで水分が抜け、味わいも薬効もアップ。ぜひ手作り干しきのこにチャレンジを。

冷え性・神経痛には「塩風呂」が効果的

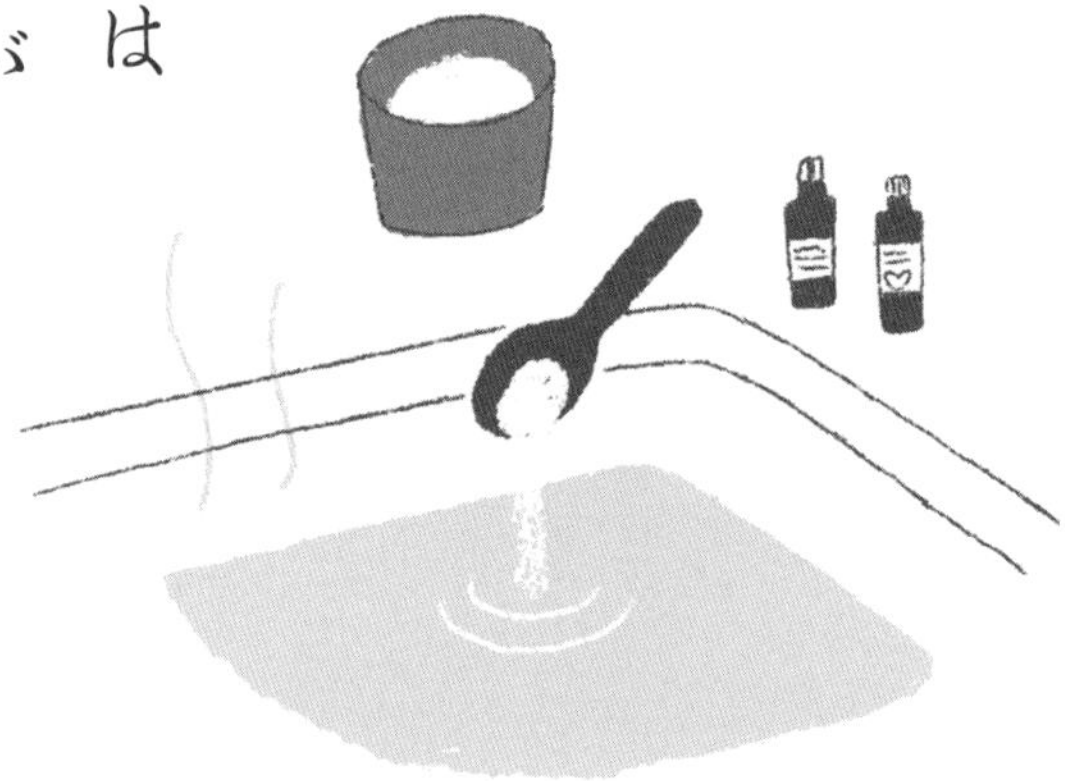

温泉大国の日本で、比較的多い泉質に塩化物泉があります。有名な塩化物泉といえば、静岡の熱海温泉や、兵庫の城崎温泉、石川の片山津温泉など、有名どころがズラリ。主成分は塩分で、体を芯から温めて、湯冷めしにくく、殺菌作用もあるため、外傷にも効果があるとされています。

　この塩の効果を家庭で取り入れるなら、ミネラルをたっぷり含む、精製されていない自然の塩で再現してみましょう。市販のバスソルトを使うほか、塩を入れるだけでもＯＫ。肌が弱い人は、様子を見ながら量を加減して。香りを楽しみたいなら、好みのアロマオイルをたらすのもよいでしょう。

　しっかり温まって、冷え性や神経痛に有効なほか、発汗を促し、血行を促進して肌の新陳代謝も高めることから、美肌効果も期待できます。

この日は：世界食糧デー

途上国における貧困や飢餓の問題について考える日。食べ物は感謝の気持ちでいただきたいですね。

10月17日

食べ物

スパイスいっぱいの「カレー」は立派な薬膳

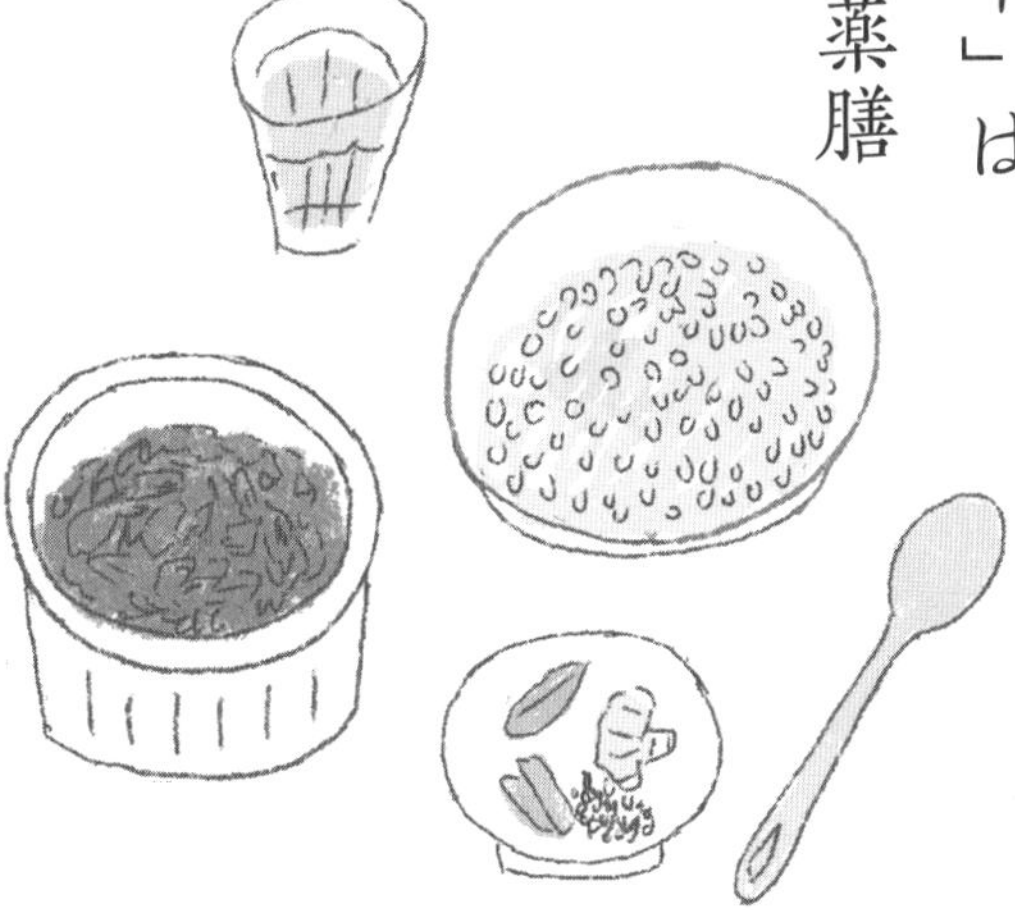

スパイスの複雑な味わいがやみつきになるカレーですが、そのスパイスには、漢方の生薬《しょうやく》がたくさん使われています。

たとえば、ジンジャー／生姜《しょうきょう》、フェンネル／茴香《ういきょう》、シナモン／桂皮《けいひ》、クローブ／丁《ちょう》子《じ》、カルダモン／小豆蔲《しょうずく》。これらの生薬は、働きによって大きく2つに分けられます。

【温中《おんちゅう》】おなかを温めて胃腸の調子を整え、痛みを取ります。「安中散《あんちゅうさん》」（P216）には、茴香や桂皮が使われ、胃腸を温めて痛みを取り除く薬効があります。

【理気《りき》】エネルギーである気《き》のめぐりをよくし、胃のつまりを取り、気分をリフレッシュ。「逍遥散《しょうようさん》」には生姜、「香砂養胃湯《こうしゃよういとう》」には小豆蔲が使われ、胸から胃のつまりを取り除き、うつを解消します。

何の気なしに食べていたカレーにこんなにも薬効があったとは驚きです。

この日は：貯蓄の日
薬効たっぷりのスパイスカレーで、元気の貯蓄にはげみましょう。

気になる歯ぎしりに「抑肝散《よくかんさん》」が効く

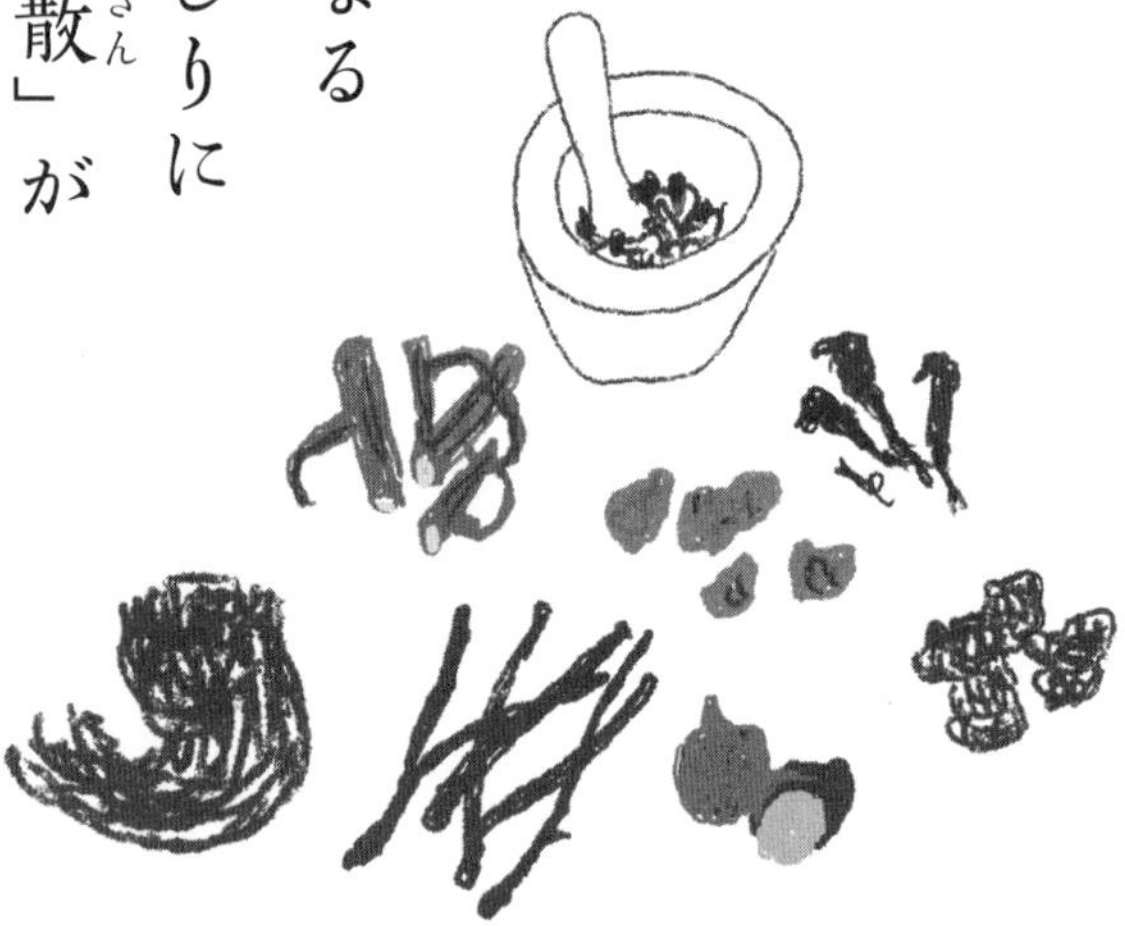

漢方は現代医学と違い、薬の処方を病名だけで判断しません。体調や経緯、体質、生活環境などから総合的に判断します。たとえば、抑肝散を例に見てみましょう。

字からは、肝《かん》を抑える薬と読み取れますね。その適応症状は「神経症、不眠症、小児夜泣き、小児疳症《かんしょう》、歯ぎしり、更年期障害、血の道症」と書かれています。現代医学でいう肝臓は、お酒の飲みすぎが影響しますが、漢方では、五臓《ごぞう》の肝はストレスの影響を受けやすい臓器で、肝の高ぶりは神経の高ぶり。つまりイライラしやすい人のさまざまな症状に、抑肝散は有効なのです。

この適応症状のひとつ、歯ぎしりも、一見、肝とは関係がないように思えますが、実はストレスの影響が大きいといわれています。その不調の原因や関係性を広く考える、漢方ならではの処方ですね。

この日は：ドライバーの日
ハンドルを握ると人が変わるというタイプは、五臓の肝が高ぶりやすい人かも。気をおおらかに。

10月19日

食べ物

肺の機能を高める「ざくろ」

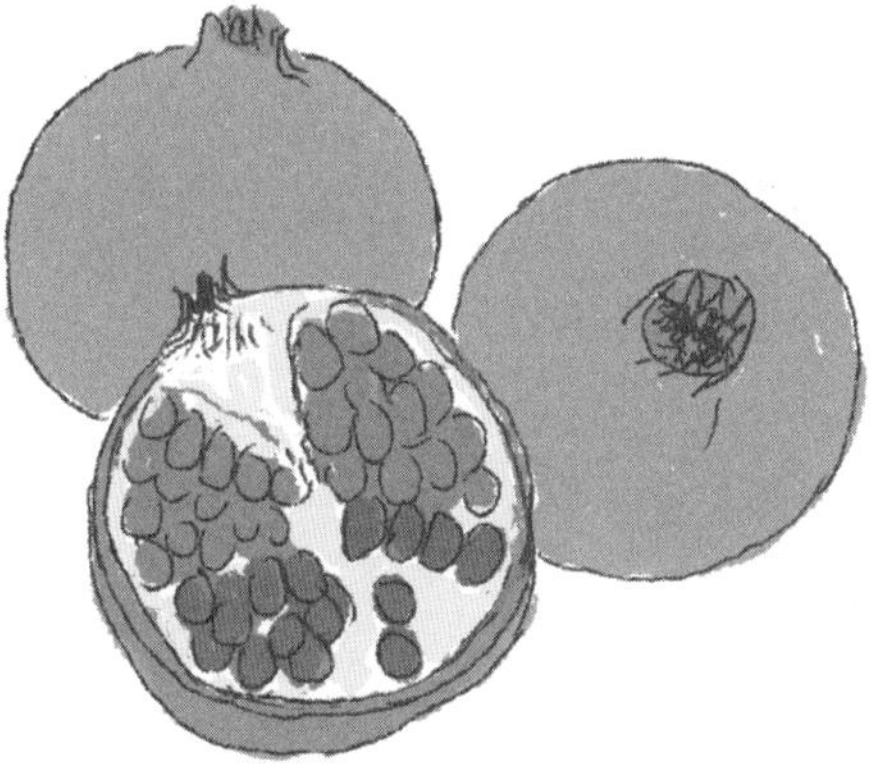

昔から民間療法として、皮や種を煎じて腹下しのときに飲んだというざくろ。日本には9～10世紀ごろに中国からもたらされ、鏡を磨くのにも用いられたとか。江戸時代の銭湯に石榴口《ざくろくち》という小さな出入り口がありましたが、これは「屈《かが》み入《い》る」と「鏡鋳《い》る（鏡を磨く）」をかけたもの。現代では、ざくろの実には女性ホルモンと同じ働きをする成分があると話題です。

漢方では、五臓《ごぞう》の肺の機能を高めるため、乾燥シーズンはぜひ取り入れたい食材。のどの渇きを抑え、かすれ声に有効で、慢性の下痢や血便、不正出血、更年期障害の改善にも用います。

酸味が強いため、シロップや果実酒にするのがおすすめ。ざくろ酒にするなら、果皮をむいた果実を、レモン、氷砂糖とホワイトリカーに2カ月ほど漬け込みます。

この日は：海外旅行の日

10（遠）くへ19（行く）の語呂合わせから。知らない土地へ行くドキドキ感は脳の活性化にも。

美容業界も注目！髪にもいい「四物湯《しもつとう》」

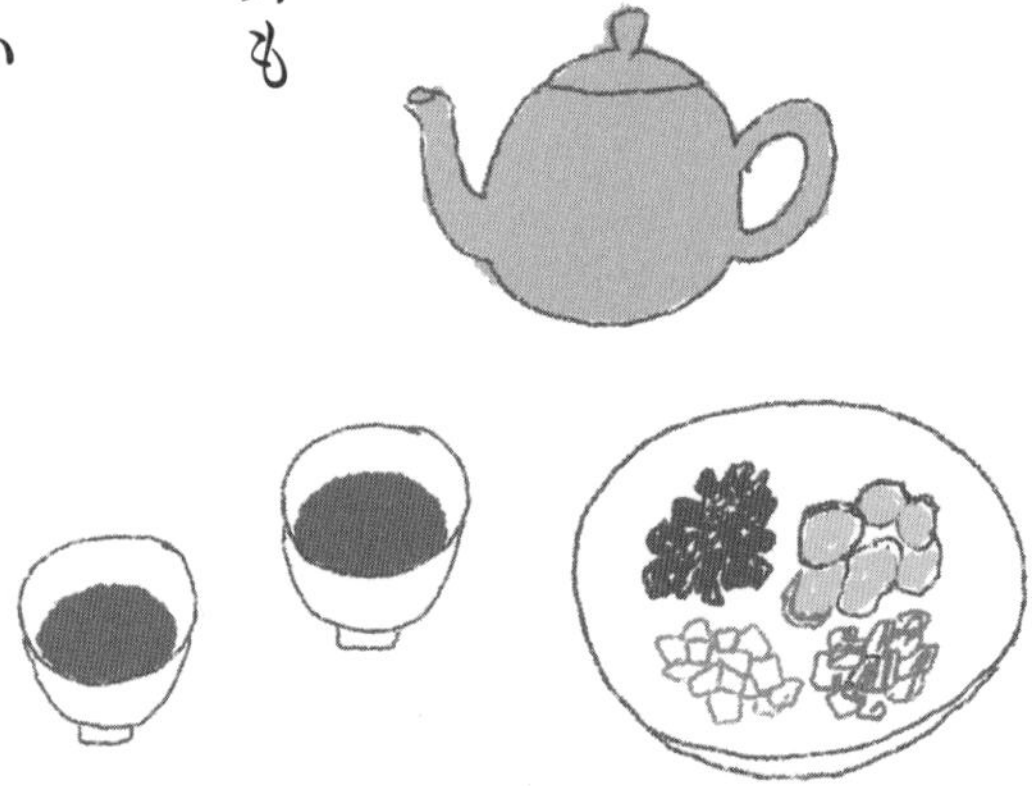

漢方では「髪は血余《けつよ》」といいます。血《けつ》は全身に栄養とうるおいを届けるもので、ハリやツヤのある肌、髪をつくるもの。不足すると、肌は弾力を失ってくすみ、髪はパサパサで抜け毛や白髪が増え、一気に老け込みます。出産時に大量に出血して髪の毛が抜けてしまったとか、無理なダイエットで髪のツヤが消えたという話も。

血を補うには、黒ごまやひじきといった補血食材を積極的にとり、併せて漢方薬を上手に取り入れるのが有効です。代表的な漢方薬が四物湯。当帰《とうき》、芍薬《しゃくやく》、川芎《せんきゅう》、地黄《じおう》の4つの生薬《しょうやく》で構成され、煎じると甘みのある黒い液体になります。台湾ではおしゃれなボトル入りで売られているのだとか。

この四物湯、美容業界でも注目を集め、スキンケア商品や育毛剤には、四物湯エキスが入っていることもあるようです。

この日は：頭髪の日
漢方の似類補類《にるいほるい》（P128）の考えでは、似たものは補い合うとし、黒髪には黒い食材が有効。

気分が落ち込んだときは「神門《しんもん》」を押して

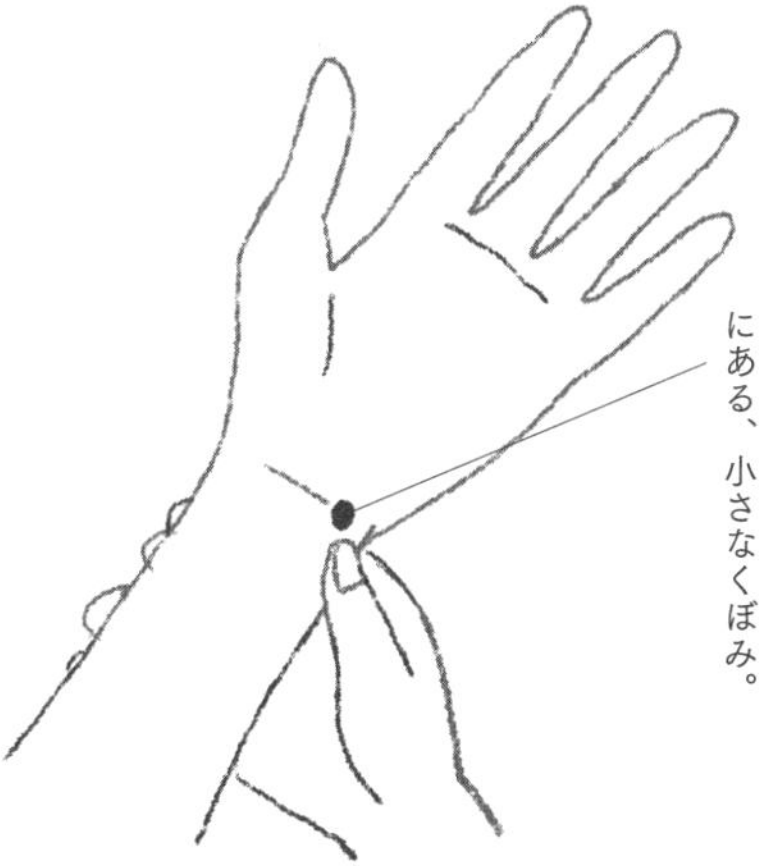

【神門の探し方】
手首の内側のしわの上で小指の下にある、小さなくぼみ。

【神門の押し方】
もう一方の手の親指をツボに当て、押す。1回6秒を10回繰り返す。反対の手も同様に行う。

心に緊張があって胸がドキドキしたりと、どこか落ち着かない。また、考えごとが絶えず、イライラしてしまう。そんな気分の落ち込みにおすすめのツボが神門です。

ドキドキは五臓《ごぞう》の心《しん》と関係しているといわれ、この神門は、心に通じる気《き》の出入り口と考えられています。ここを刺激することで、心を安定させ、ドキドキを抑えてくれるのです。

また自律神経にも働き、大脳の興奮を抑えることでも、不安やイライラを解消。精神安定へと導いてくれます。心がおだやかになることで、不眠にも有効です。

不安やイライラを感じたとき、夜寝る前に刺激してみましょう。

この日は：あかりの日
よい睡眠のためには、寝る数時間前から照明をやさしい明るさにして、睡眠ホルモンの分泌を促しましょう。

10月22日

漢方薬

体力のある人の強いせきに「五虎湯《ごことう》」

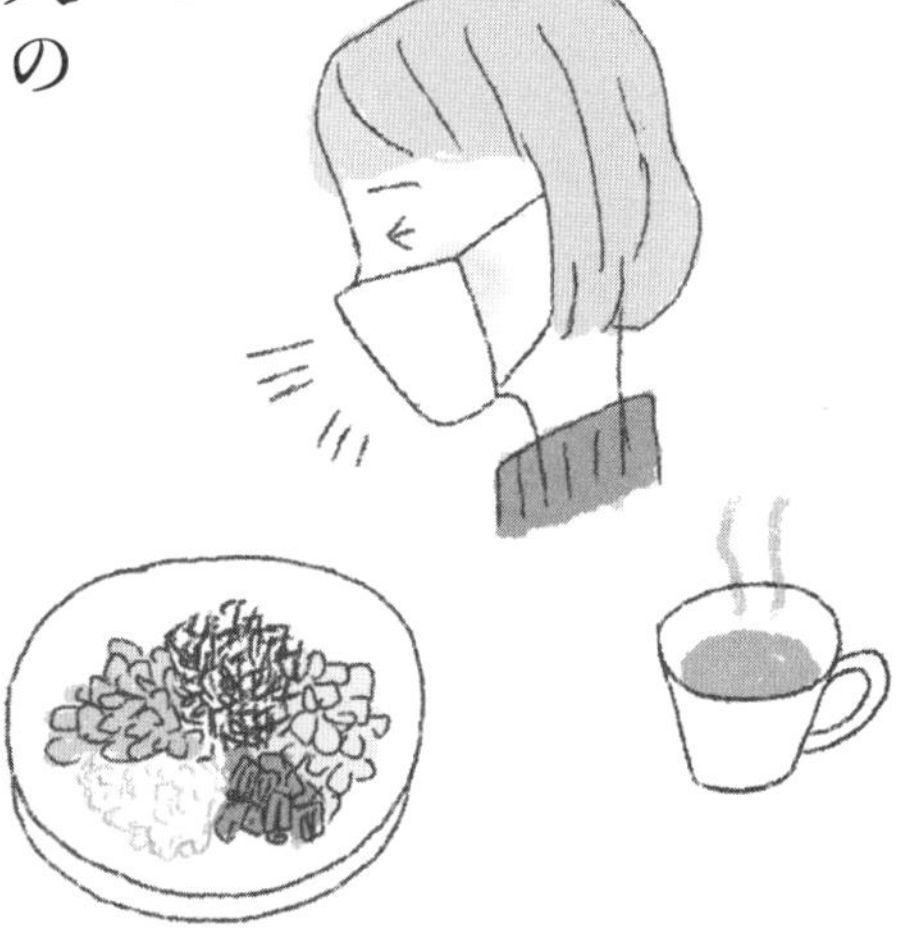

かぜのつらい症状のひとつが、せき。せきといってもさまざまなタイプがあり、それぞれに養生法が異なります。また、用いる漢方薬も違います。代表的な2つは、体力がある人の強いせきと、体力がない人の空《から》ぜき。今回は、体力がある人のせきについてお話ししましょう。

このタイプの症状には、呼吸が荒く、口が渇き、黄色い痰《たん》が出ることがよくあります。夜に布団の中で体が温まると悪化し、ひどいときには胸が痛くて眠れないということも。顔を真っ赤にしてせき込んでいるのは、まさにこのタイプです。

漢方薬は、五虎湯が使われます。入っている生薬は、麻黄《まおう》、杏仁《きょうにん》、石膏《せっこう》、甘草《かんぞう》、桑《そう》白皮《はくひ》。石膏が肺の熱を冷まし、桑白皮がからまった痰を出やすくしてくれます。石膏は胃を冷やしてしまうのでご注意を。

この日は：平安遷都の日

平安京に遷都がされたこの日には、動く時代風俗絵巻といわれる時代祭が行われています。

体力のない人の空《から》ぜきに「麦門冬湯《ばくもんとうとう》」

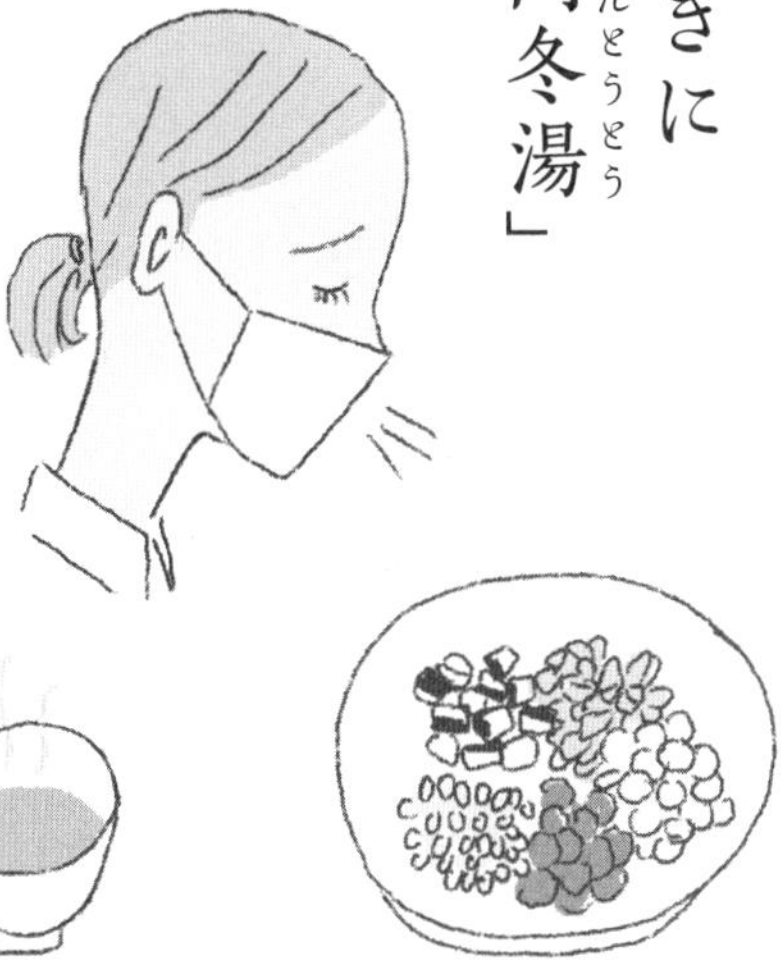

今日は、代表的なせきのもうひとつのタイプ、体力がない人の空ぜきについて。

慢性病や老化で体力が低下していると、鼻やのどのうるおいが不足し、少しの刺激でせきが出やすくなります。うるおい不足で口も渇き、痰《たん》がつくれないため、いわゆる空ぜきになるのが特徴。

この空ぜきには、麦門冬湯が力を発揮。おもな成分の麦門冬は、ジャノヒゲという多年草の根を乾燥させたもの。肺をうるおし、肺にこもった熱を冷まします。そのほかに、半夏《はんげ》、大棗《たいそう》、人参《にんじん》、甘草《かんぞう》、粳米《こうべい》で構成され、人参、大棗、粳米も、胃腸の元気を補うことでうるおいをつくります。

昨日お話しした強いせきも、空ぜきも、長引くと、のどや気管に炎症が起こって悪循環を招きます。何よりも、毎日の手洗い、うがいで予防することが大事です。

この日は：霜降《そうこう》（年によって変わります）
二十四節気《にじゅうしせっき》のひとつ。草は枯れ、霜が降り始めるころです。

「天人相応《てんじんそうおう》」自然のリズムを大切に

漢方は、人は自然の一部であるという考えのうえに成り立っています。つまり、自然（天）と人は同調しながら生きているといえ、これを天人相応とよんでいます。生活のリズムも、自然のリズムに合わせるのが、あるべき姿。

　自然界には陰と陽が存在し、変化をしながら互いにバランスを保っています。太陽が昇るにつれ陽が高まり、太陽が沈めば、陽に代わって陰の時間に。この自然の陰陽《いんよう》リズムに合わせて、人の体内にある陰陽も変化します。

　陽の時間には、エネルギーである気《き》や血《けつ》をめぐらして活動の原動力をつくる陽の行動を。陰の時間には、横になって気を省エネモードにし、血を貯蔵庫である五臓《ごぞう》の肝《かん》に戻し、心身ともに休息させる陰の行動をとるということ。そして、もっとも陰が深まる午前0時には、横になって眠っていることが大切です。これは、あたりまえのことかもしれませんが、自然なことともいえます。

　夕方を過ぎたら、陰の深まりに合わせて意識的に陰の行動をとり、日付が変わる前に就寝するよう心がけることが、天人相応の生活であり、漢方養生の大原則なのです。

この日は：文鳥の日

手のり文鳥のヒナが出回る時期、10（手）2（に）文鳥をのせる4（し）あわせ、の語呂合わせから。

10月25日

食べ物

変幻自在！「パスタソース」で気《き》・血《けつ》・水《すい》をめぐらせる

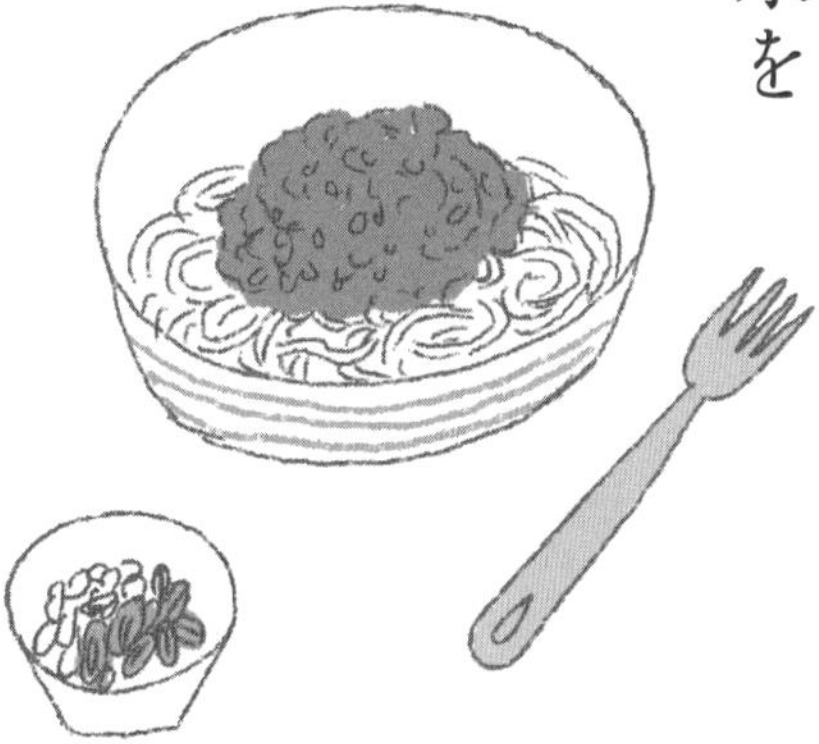

みんな大好きなパスタですが、工夫次第で薬膳に変身。しかも、症状に合わせて変幻自在にアレンジできます。

工夫をするのはパスタソース。たとえば、オーソドックスなミートソースで考えてみましょう。メイン食材の豚肉は元気を補い、トマトは水をめぐらせる食材。ここに症状別に効能をプラスしてみましょう。

仕事で嫌なことがあってイライラ、うつうつしているときは、エネルギーである気をめぐらせるセロリとパセリをプラス。パソコン作業が１日続き、ドライアイや目のかすみが気になる日は、クコの実と松の実をトッピングして血を補って。血行が悪く足腰に痛みが出たら、揚げ焼きにしたなすと刻んだにんにくを。疲れがひどいときは、かぼちゃを入れて甘みを足すと気分がほっこりして、癒やされます。

この日は：世界パスタデー

パスタ自体もヘルシーにするなら、全粒粉のものを。食物繊維やビタミンが多く含まれています。

つらい二日酔いに「柿ヨーグルトジュース」

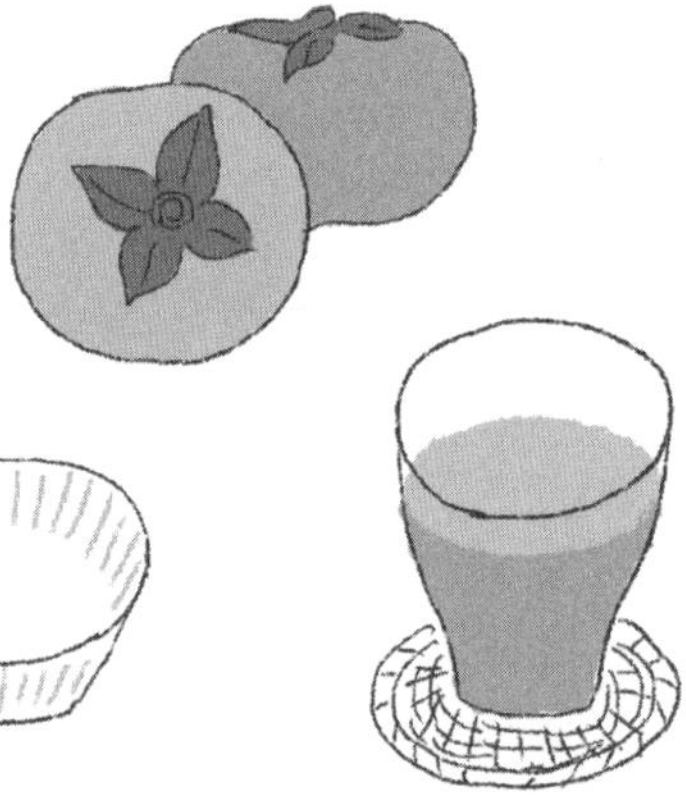

空気が乾燥する秋に旬を迎える食材として、水分をたっぷりと含んだ果物が顔をそろえます。そのひとつである柿は、へたも実も効能のある食材。そのうるおい効果を生かして、二日酔い対策に活用しましょう。

柿単体でも、二日酔い予防によいとされていますから、お酒を飲んだシメのデザートに柿を食べてもOK。口の中がさっぱりとして、アルコールでほてった体を冷まし、渇きをうるおします。

翌日までお酒が残ってしまったら、朝食に柿ヨーグルトジュースはいかがでしょう。ヨーグルトにもうるおす働きがあるので、効果は倍増。ジュースにする場合は、甘みの強い干し柿を使っても。水分が抜けている分、効能も高まり、柿の冷やす力も緩和されるので、冷えが気になる人にはおすすめです。

この日は：柿の日
うるおい効果に加えてビタミンCも豊富な柿は、かぜ予防にもってこい。

10月27日

飲み物

寒い季節の「コーヒー」は温め食材をプラス

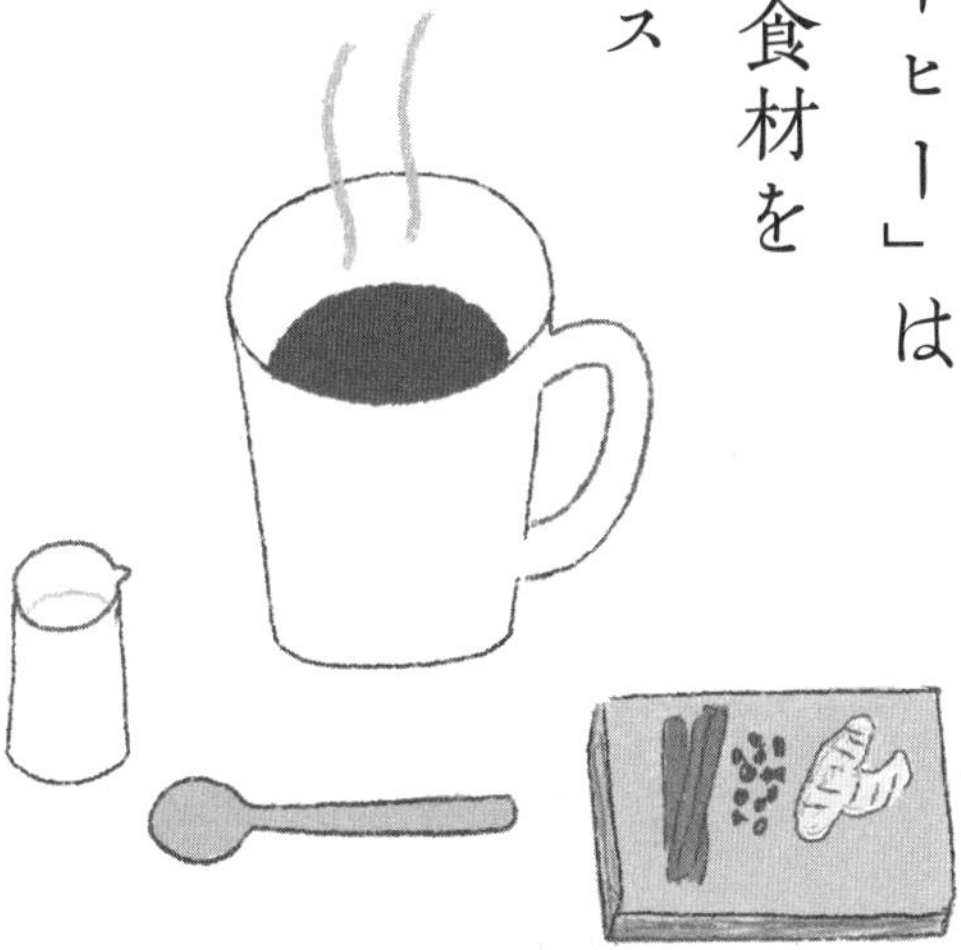

寒さが日に日に増す今日このごろ。冷え対策は、服装はもちろん、食べ物にも気をつけることで、効果がぐんと上がります。

朝起きたときや仕事の合間など、飲むことの多いコーヒーにもひと工夫を。ホットで飲むのは基本ですが、さらに体を温める食材をプラスしてみましょう。

たとえば、朝の目覚めのコーヒーなら、少し甘い味のカフェオレに。おだやかな効き目の平性の牛乳や豆乳と、体を温める黒糖（P88）をプラス。コクも出て、おいしさもアップします。グラニュー糖だと逆に体を冷やしてしまうので注意を。

午後の気分転換に飲むなら、体を温めるしょうがやシナモンなどを加えたスパイスコーヒーに。意外な組み合わせですが、唐辛子も相性がよく、気分がピリッとして眠気もスッキリします。

この日は：テディベアズ・デー
ふわふわもこもこした肌触りのテディベアを抱っこしているだけでも冷え対策に！

「手のひらの癒やし」でリラックス

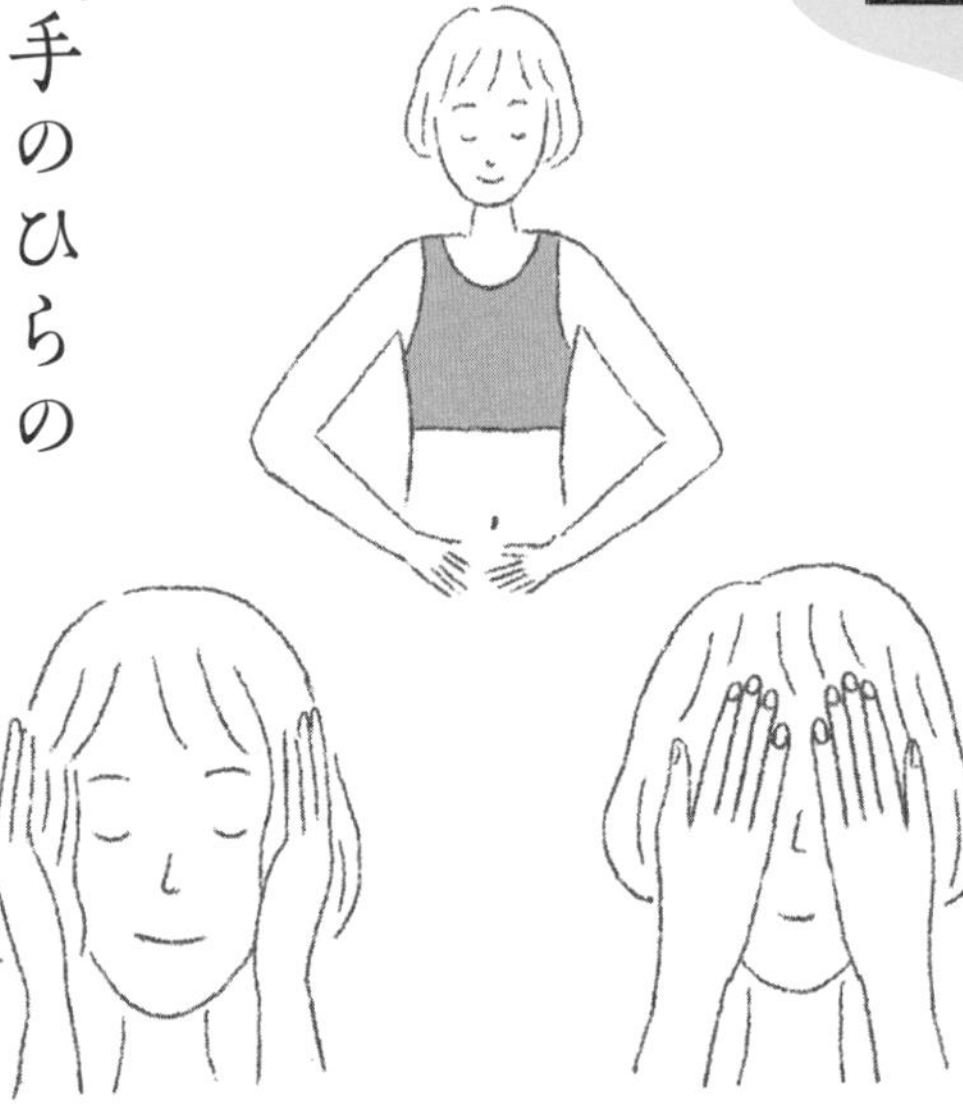

ハンドパワーとはよくいったもので、手には不思議な力があります。日本では、治療することを「手当てする」ともいいますね。また、疲れたときは、手を腰に当てたり、子どものころはお母さんに頭をなでられると温かい気持ちになったもの。

そんな手の癒やしはセルフケアにも有効です。

まずは、手のひらをこすり合わせてから両手をへその下に置き、目を閉じてゆったりとした呼吸を6回。腹式呼吸でたっぷり吐いてたっぷり吸って。次に、手のひらで頬《ほお》を包み、指を軽く目の上にのせた状態で呼吸を6回。そして、手を横にずらして耳を覆って呼吸を6回。両手を首に移動させて温めたら、腰に両手を置いて上下にさすりながら呼吸を6回。最後にひざをさすりながら呼吸を6回で仕上げます。

この日は：透明美肌の日

化粧水やクリームをつけるときも、手のひらで温めてからやさしく肌に浸透させて。

「松の実」でうるおいチャージ！老化も予防

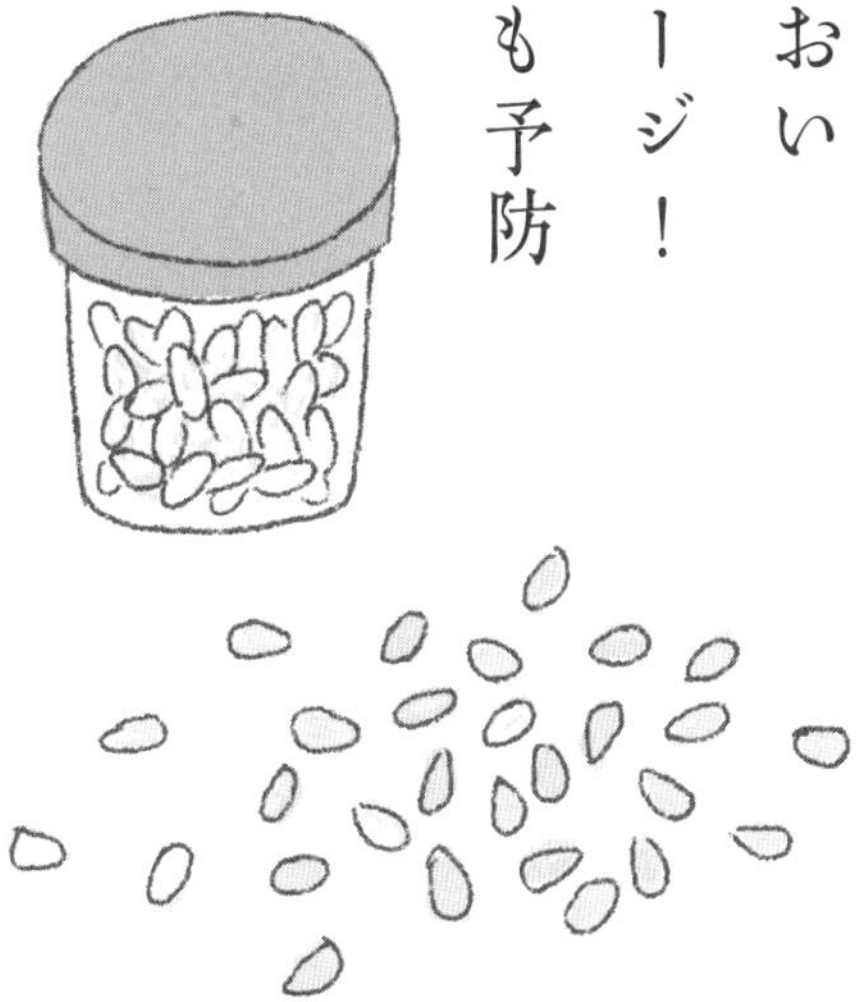

中国では仙人食といわれる松の実。滋養強壮や老化防止に珍重される木の実です。海松子《かいしょうし》という生薬《しょうやく》で、薬膳ではよく使われます。良質の植物性たんぱく質やビタミンEが豊富で、肌や髪の毛、腸をはじめとする内臓にうるおいを与える食材です。髪の毛のパサつき、抜け毛、爪の割れなど、栄養不足の症状が気になったときは、積極的に食事に取り入れてみましょう。

木の実は脂分が酸化しやすいので、密閉容器や袋に入れて冷暗所で保存しましょう。使う分だけ、油をひかずにフライパンで煎《い》ると、香ばしい風味が楽しめます。

サラダのトッピングのほか、鶏肉や豆腐の炒め物にもよく合います。むくみやいぼ取りに働くはと麦と組み合わせて、松の実入りはと麦茶にすれば、腸の乾燥が原因で起こる便秘の解消が期待できます。

この日は：とらふぐの日
ぷるぷるの身が自慢のふぐ。コラーゲンがたっぷりで、お肌にもうれしい海の幸。

「医《い》香《こう》同《どう》源《げん》」香りに秘められた力をあなどるなかれ

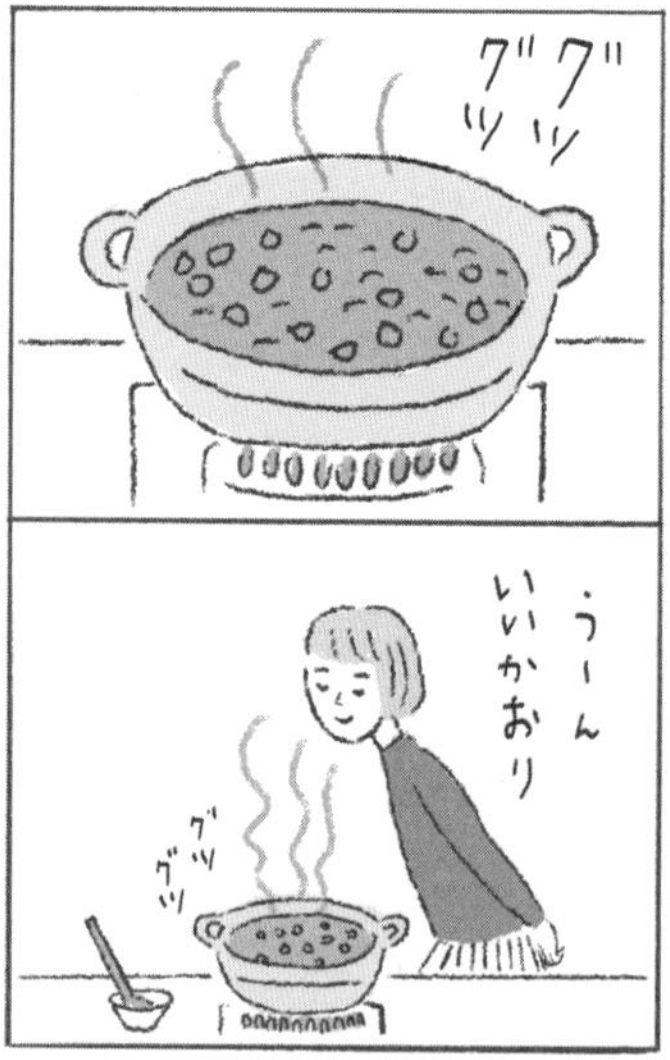

漢方薬に使われる和漢植物や、西洋の民間療法で広く使われるハーブは、どちらも独特の香りが特徴。香りは効能に大きく関与していると考えられます。たとえば、どんなにおいしい料理でも鼻がつまって香りがわからなければ、味気なく感じるもの。同じく漢方薬も、生薬《しょうやく》を煮出すときの香りも楽しみながら服用すると、効能が高まるような気持ちになります。

「医香同源」とは香りも薬となる、という考え方。香りは人の嗅覚を刺激して、すばやくエネルギーである気《き》をめぐらせます。さまざまな香りを活用して、心身のバランスを整えましょう。

この日は：香りの記念日

体のにおいで隠れた病気が見つかることも。糖尿病や低血糖の人は甘い香りがするといいます。

10月31日

飲み物

のどの痛みを和らげる「ゆず緑茶」

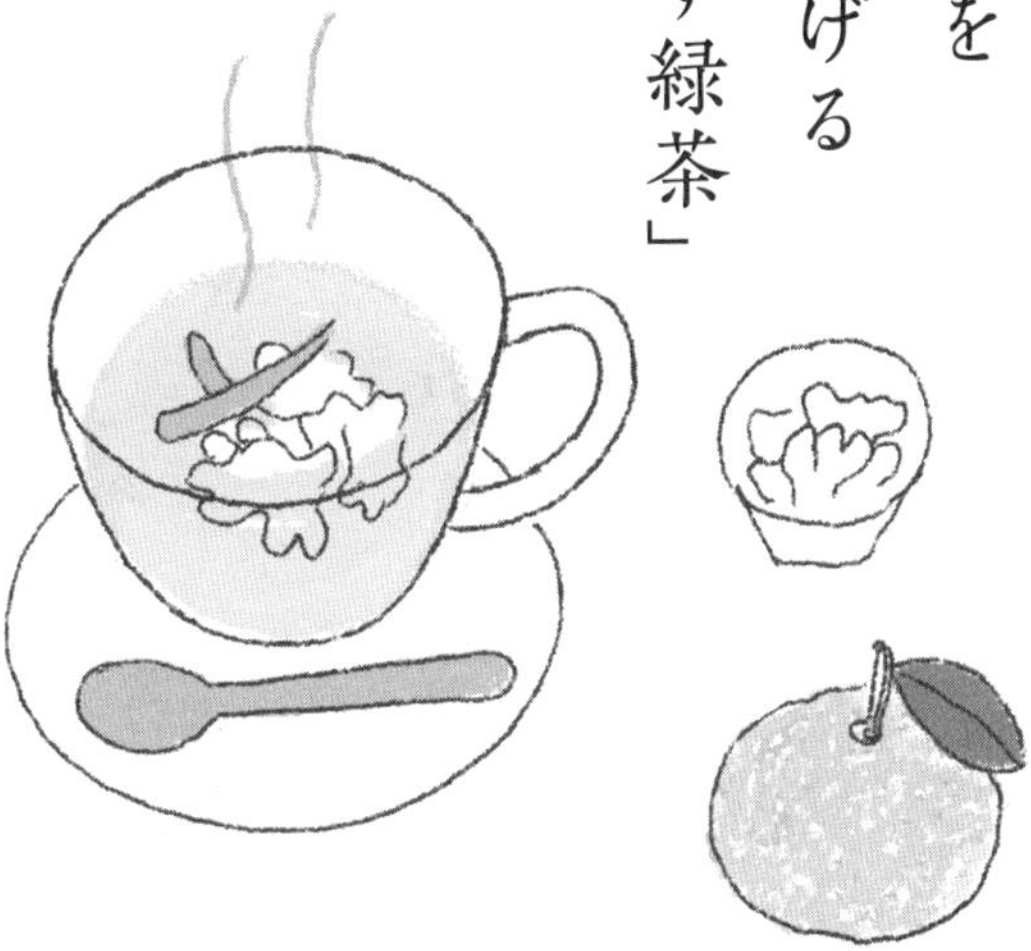

冬に出回る柑橘類は、ビタミンCが豊富でかぜ予防にもってこいですが、香りのよいゆずもかぜの諸症状によく効きます。今回はお湯を注ぐだけで、ほっこり温まる一杯ができあがる、ゆず茶を使ったドリンク「ゆず緑茶」をご紹介しましょう。

かぜの症状でも、のどの痛みがつらいときは、のどの炎症を抑える緑茶ベースのドリンクが向いています。緑茶は体の熱を冷まし、のどや皮膚の消炎に働きます。ゆずは緑茶との相性がよく、どちらものどに作用するので相乗効果が期待できます。さらに、のどの乾燥をうるおす白きくらげがあれば鬼に金棒。白きくらげは滋養強壮にもよいので、体を守る力も高めてくれます。

乾燥白きくらげ少量を水でもどし、ゆず茶と一緒にカップに入れて、緑茶を注ぐだけの簡単レシピです。

この日は：日本茶の日

秀吉が北野大茶会を開いた日。身分に関係なく参加できた茶会でした。まさに茶道の心。

「ローズレーズンティー」で女子力をアップ！

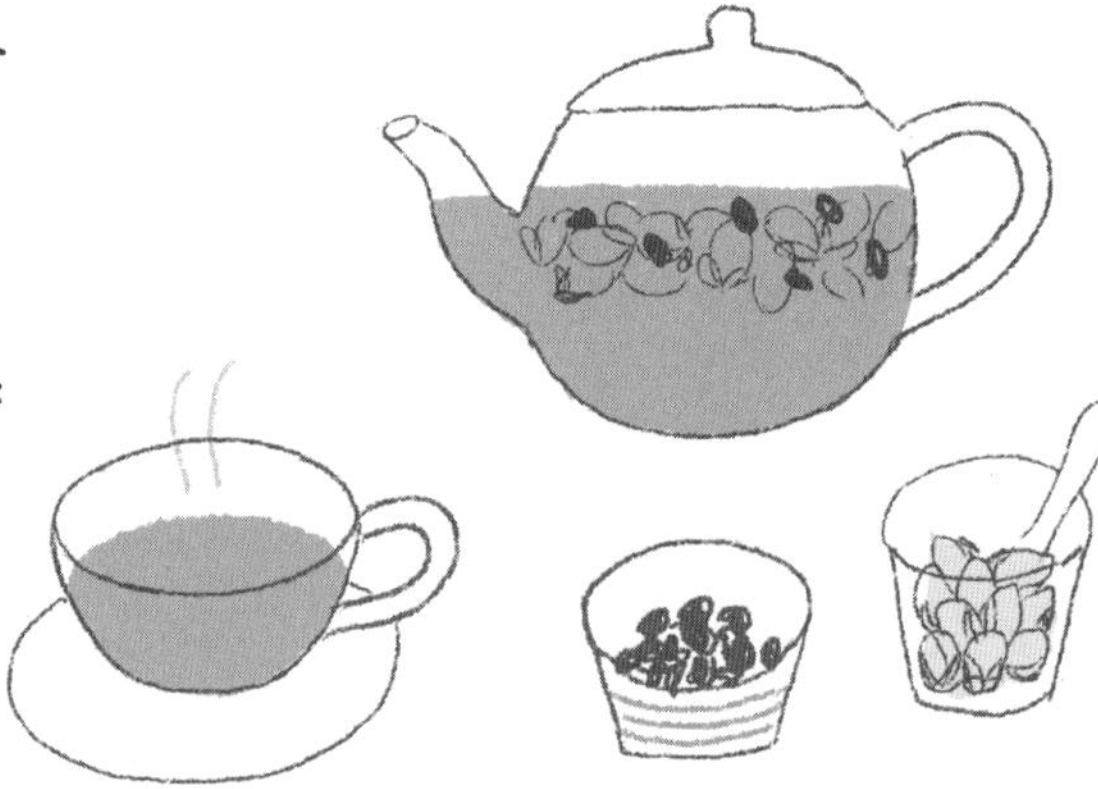

いつもの紅茶を女子力アップの美容ドリンクに変身させましょう。女子力を上げるのに大事なのは、栄養を全身に運ぶ血《けつ》のめぐりをよくすること。血の滞りは冷えを招き、女性特有のトラブルにつながります。また、肌のくすみやしみ、しわ、白髪などを防いで、若々しい美しさを保つためにも、血を補いめぐらすことが重要です。

そこで、ローズと干しぶどうをちょい足ししてみましょう。ローズは漢方では玫瑰《まいかい》花《か》といって、バラ科のハマナスの花が重用され、一般的にハーブティーで使われるローズレッドにも同じ効果があります。血をめぐらす力が特徴で、甘い香りは気《き》をめぐらし、イライラ解消にも役立ちます。ローズジャムを使ってもＯＫです。干しぶどうは、血を補いうるおすほか、水分代謝に働き、むくみ解消にも有効です。

この日は：紅茶の日
紅茶大国のイギリスでは、その昔、紅茶は万病の薬とされていました。

「鼻呼吸」で気《き》の消耗を防いでもらさない

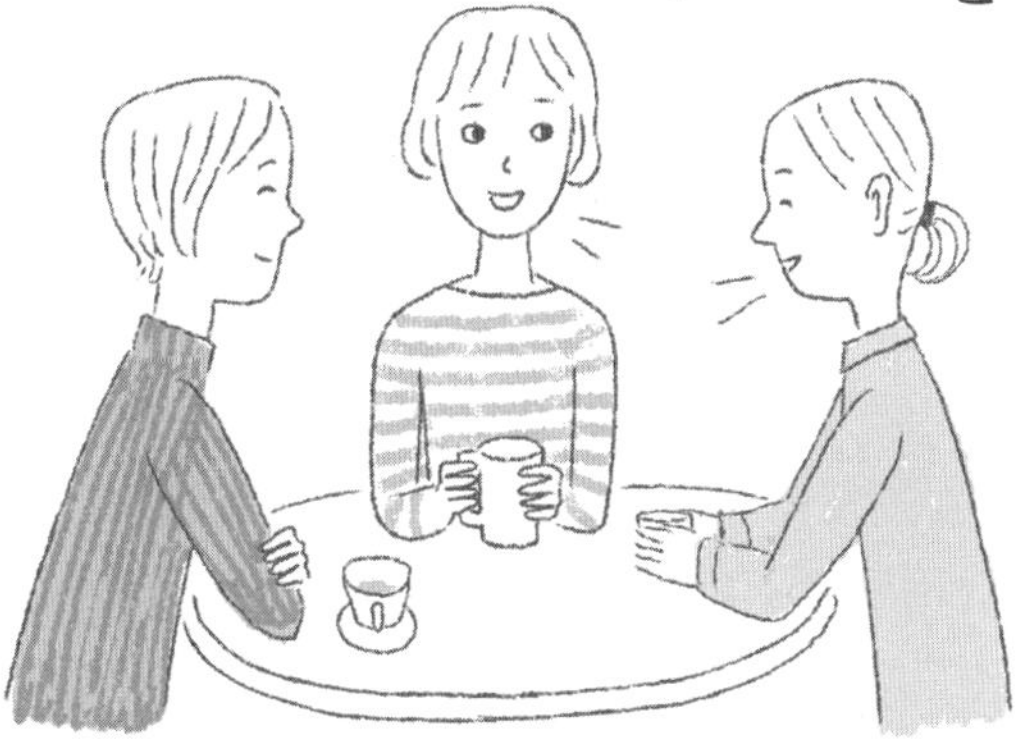

口は声を出す器官ですが、疲れたとき、病気のとき、人は無口になります。

実は声を出すというのは、漢方で考えるエネルギーである気を消耗する行為になるのです。たくさん話すほど気を消耗し、小さな声より大きな声のほうが消耗が激しいと考えます。

話すことを無理に控える必要はありませんが、過度に話すことは気を消耗してしまうということを知り、疲れたときは小さい声で話したり、聞き役に回るなど、気を消耗しない工夫をするとよいでしょう。

また、口で呼吸をすることは無駄に気をもらしてしまっている状態。これを防ぐには、舌先の定位置が上の前歯の後ろあたりにくるよう、意識しましょう。自然と鼻呼吸がしやすくなり、口から気がもれてしまうのを防げます。

この日は：キッチン・バスの日
台所やお風呂を水回りといいますが、体の水回りのケアもしっかりと！

ビタミンC たっぷりの「みかん酒」でかぜ予防

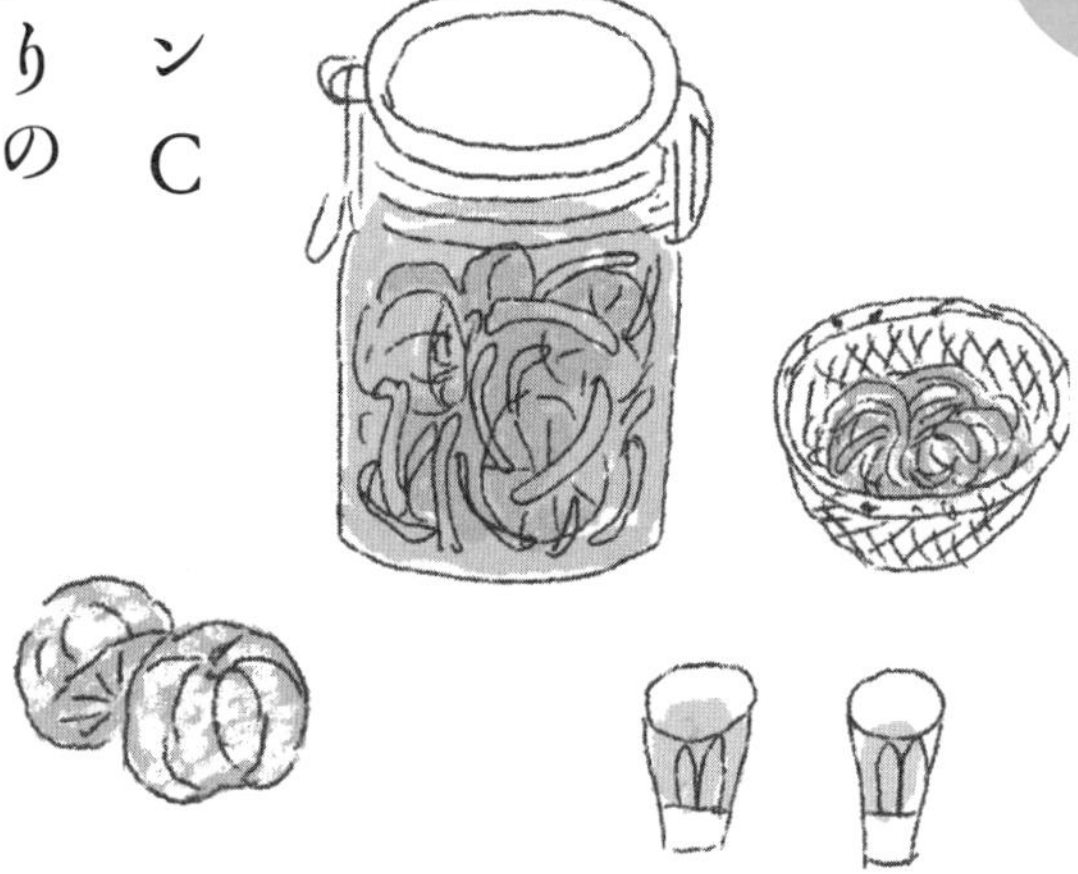

こたつにみかんは、日本の冬の風景。また、ビタミンCが豊富なみかんはかぜ予防の食材として、生活に根づいています。

漢方でのみかんは、皮を乾燥させた陳皮《ちんぴ》が生薬《しょうやく》として使われ、胃腸の調子を整えて新陳代謝を高め、もちろん、かぜ予防にも用いられます。

そんなみかんの効能を、果肉も皮も丸ごと使ったみかん酒で取り入れましょう。みかんはお湯でよく洗って水分をふき取り、皮は細切りにして天日に干し、陳皮を作っておきます。中身は果肉が出るよう横半分に切り、レモンスライスと一緒にホワイトリカーに約2カ月漬け込みます。

とりわけ、かぜでみられるせきや痰《たん》などの症状におすすめで、食欲不振、胸やけ、おなかの張りなどにも有効です。就寝前にお湯で割って飲むと、体も温まります。

この日は：みかんの日
果物は、実よりも皮に栄養があるといいます。みかんも薄皮や筋を取らずにいただきましょう。

日常生活の5つの過労「五労《ごろう》」

古代中国の人は、自然の営みにさまざまな法則を見いだし、それは漢方の基本である五行《ごぎょう》説となりました。自然をつくる木《もく》・火《か》・土《ど》・金《こん》・水《すい》の5つの要素に始まり、あらゆるものが5つに分類されています。

日常生活で感じる過労も五労として、それぞれ体に及ぼす影響が考えられています。

- ●久しく歩くと筋を傷《やぶ》る
- ●久しく視《み》ると血《けつ》を傷る
- ●久しく坐《すわ》ると肉を傷る
- ●久しく臥《が》すと気《き》を傷る
- ●久しく立つと骨を傷る

傷るとは、傷つけるということで、長時間歩き続けると、足がつったり、筋肉痛が現れます。

パソコンやスマホなどで目を酷使すれば、目は乾いてかすみ、充血が現れます。

そして、長時間座りっぱなしだと、動きが減って筋肉がやせてしまいます。つまり、肉を傷ること。

床にずっと伏していれば気が滅入るもの。

逆に立ちっぱなしは、足腰や関節に負担をかけます。

何事も同じ動作をし続ける、つまり労がすぎるのは、不調を招きます。このことを知っていれば、どんなときも小休止が必要なことに気づきます。

この日は：ユネスコ憲章記念日
ユネスコといえば世界遺産。中国一の薬草の宝庫といわれる武当山《ぶとうざん》の古建築群も世界遺産に登録されています。

「色白」のあなた、肺にご注意を

漢方では体調と顔色に深い関係があると考えます。そして、その不調と顔色は季節によって特徴があります。

秋から冬にかけてのかぜの季節には、白にご注意を。一般的に日焼けをした小麦色の肌は健康的といわれ、色白は不健康に見られることもあります。「色の白いは七難かくす」と、美しさの象徴としても使われる一方、「顔面蒼白《がんめんそうはく》」という表現もあります。

白という色は、漢方の基本である五行《ごぎょう》説では、五臓《ごぞう》の肺につながる色。肺は呼吸を担う臓器で、体表を守ると考えられています。呼吸器である鼻やのど、そして肌ともつながっていて、これらにはうるおいを好むという共通点があります。この時期、顔色の白さが気になったら、うるおい食材をたっぷりとって、肺を助けてあげるとよいでしょう。

肺に働く食材には、松の実や豆腐、白きくらげなどがありますが、これらは全部白い食べ物。そして、すべてうるおい補給に働くもの。肺、白、うるおいとすべてがつながっているんですね。

これらの白い食べ物で肺の機能を高め、鼻やのどを守る力を引き上げることで、かぜを予防しましょう。

この日は：いい酵母の日

食品の発酵に必要な酵母。酵母自体も薬品に使われ、整腸作用のあるものなどが知られています。

11月6日

運動

「伸び」をするだけで内臓を活性化

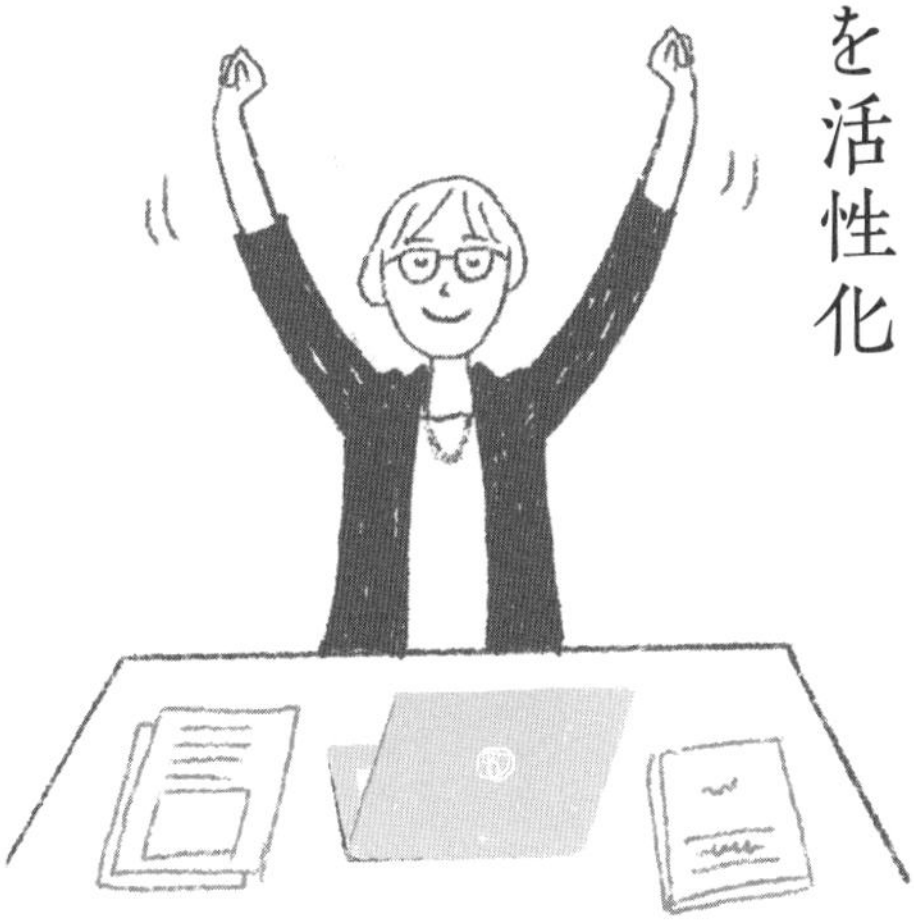

長時間、同じ姿勢でいると、伸びをしたくなります。朝起きたとき、仕事でデスクワークが続いたとき、グーンと伸びたくなります。

伸びは縮こまった体を伸ばすこと。縮こまった状態では、手足だけでなく、内臓の動きも制限されます。

たとえば、背中を丸めて縮こまった状態で呼吸をしてみてください。深く吸えますか？　きっと息苦しさを感じるでしょう。背中をまっすぐに伸ばして呼吸をすれば、しっかりと肺が働いて深く息が吸えるはず。ほかの臓腑《ぞうふ》も同じです。

寒いと体を温めようと無意識に体が縮こまりますが、内臓も寒いと縮こまりが起きます。意識的に伸びをして、内臓のストレッチを心がけましょう。もちろん、筋肉もほぐれて、肩コリの解消にも有効です。

この日は：お見合い記念日
1947年のこの日、多摩川河畔で結婚紹介誌主催の集団お見合いが行われました。

体の芯から温まる「サムゲタン風鍋」

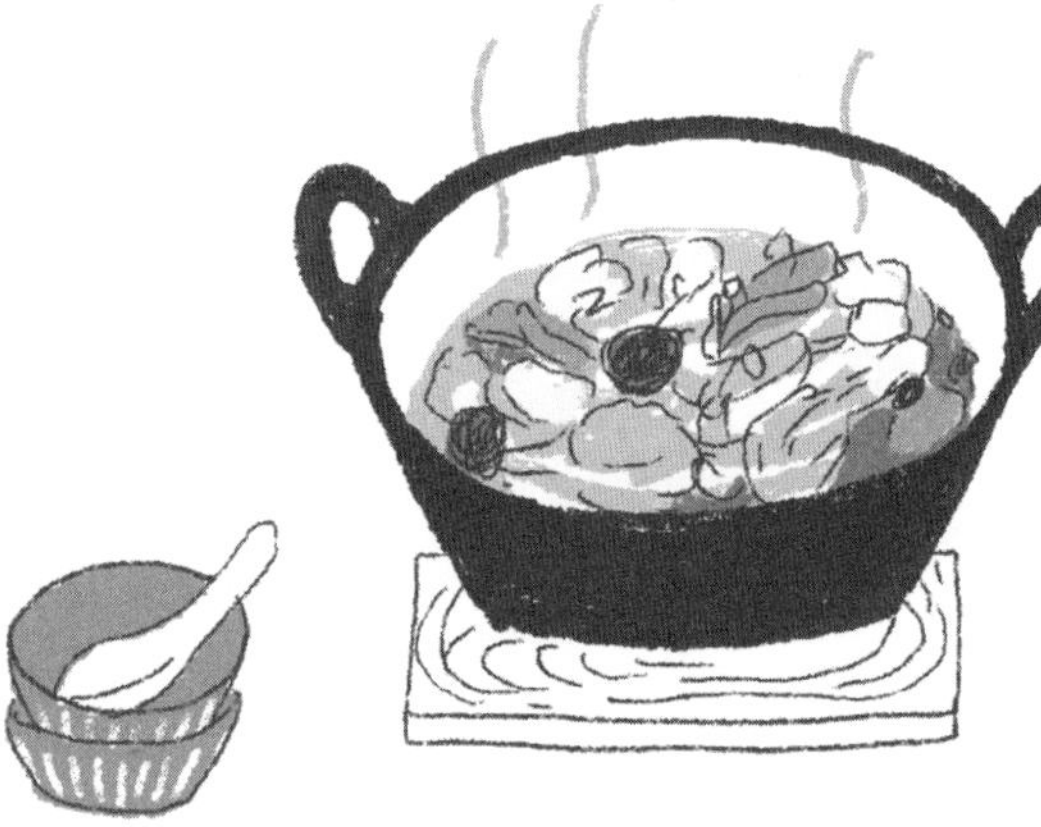

鍋料理の季節到来。今日は温め効果絶大のサムゲタンを鍋にアレンジしてみたいと思います。

サムゲタンは、丸鶏に高麗《こうらい》人参《にんじん》やなつめ、ねぎ、しょうがなど、体を温め、元気を補う食材を詰めて煮込んだ韓国の薬膳料理です。家庭ではちょっとハードルが高いのですが、上手に効能を取り入れた鍋風レシピに仕上げましょう。

鶏は、だしがたっぷり出る骨つきの手羽元ともも肉を使います。鶏肉をざっと下ゆでをしてから、高麗人参、乾燥なつめ、にんにく、しょうが、長ねぎの青い部分と一緒にじっくり煮込みます。食材の効能とうまみがスープにたっぷり染み出たら、塩・こしょうを加えて味をととのえ、ふだんの鍋のように白菜やねぎなどの旬の野菜やきのこを加えていただきます。

この日は：立冬（年によって変わります）
二十四節気《にじゅうしせっき》のひとつ。この日から冬が始まります。温かい鍋料理で寒さを乗りきりましょう。

しっとりお肌をつくる「みかん風呂」

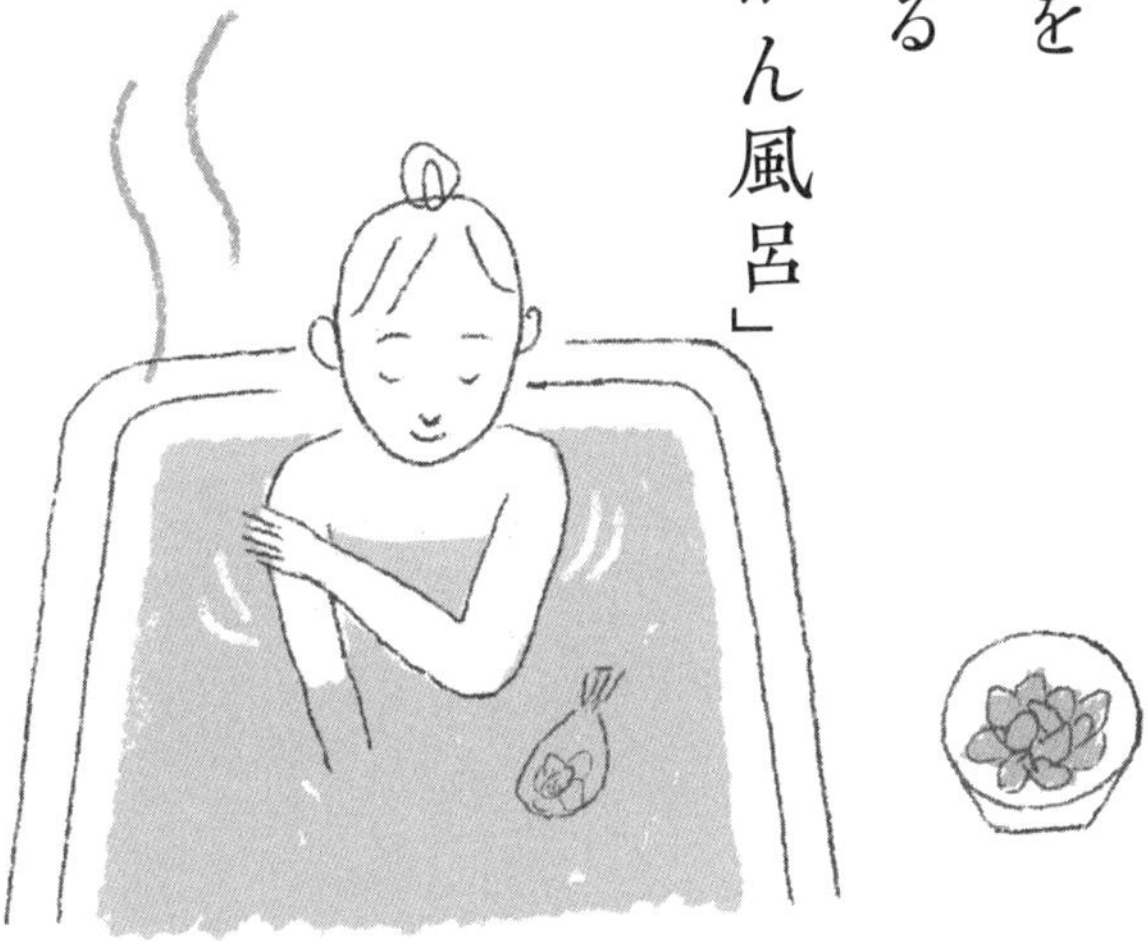

日本には、「みかんが黄色くなると、医者が青くなる」ということわざがあります。これはみかんが熟す時期は気候がよく、病人が少ないという意味ですが、みかん自体にも健康効果がたくさんあります。

漢方では、皮を乾燥させたものが陳皮《ちんぴ》という生薬《しょうやく》として用いられ、さまざまな漢方薬に使われています。

科学的に見ても、皮には保温に優れたリモネンという成分や、美肌をつくるビタミンCが豊富。果肉をおいしくいただいたら、皮は捨てずに有効活用しましょう。

家庭で手軽に皮の効能を取り入れられるのが、みかん風呂です。保温保湿効果が高く、血行を促進して冷え性やしもやけに有効。肌にうるおいを与え、しっとり肌をつくります。生の皮でもよいのですが、天日に干してから使うと効果がアップします。

この日は：いいお肌の日
秋冬は保湿強化シーズン。みかんは美肌をつくるだけでなく、肌のバリア機能を高め、かぜ予防にも役立ちます。

気《き》・血《けつ》・水《すい》のめぐりが悪いと痛みが生じる「不通則痛《ふつうそくつう》」

痛みが出たら、鎮痛剤を飲んでいませんか？　一時的に痛みは緩和されますが、根本的な解決にはなっていません。痛みの原因を探り、そのもとを改善することが重要です。

　漢方では不通則痛といって、体の機能にかかわる3つの要素、エネルギーである「気」、栄養を全身に運ぶ「血」、体をうるおす「水」のいずれかが滞ると、痛みが発生すると考えます。

　また、病原となる邪気《じゃき》（P61）によって、痛みのタイプが分類されます。

【風痺《ふうひ》】あちこちが痛みます。風邪《ふうじゃ》によって表面が冷やされている可能性も。しょうがなどで温めて発散させましょう。

【熱痺《ねつひ》】腫れや赤みなどが出る炎症性の痛み。患部を冷やし、脂や糖分、刺激物を控えましょう。

【湿痺《しつひ》】余分な水がたまって痛みます。利尿効果のある食材やお茶を積極的にとり、室内の除湿も入念に。

【寒痺《かんひ》】冷えで血が滞って起こる痛み。とくに下半身を温め、体を温める食材や温かい料理を食べましょう。

　いずれのタイプも、冷えに注意し、湿気を避け、バランスのよい食事、気分のリフレッシュを心がけましょう。

この日は：119番の日

痛みの火消しは薬ではなく、痛みの火のもとを取り除くこと。ふだんの生活から改善を。

11月10日

リラックス

適度な湿度と香りの力を！「アロマ加湿」で感染症対策

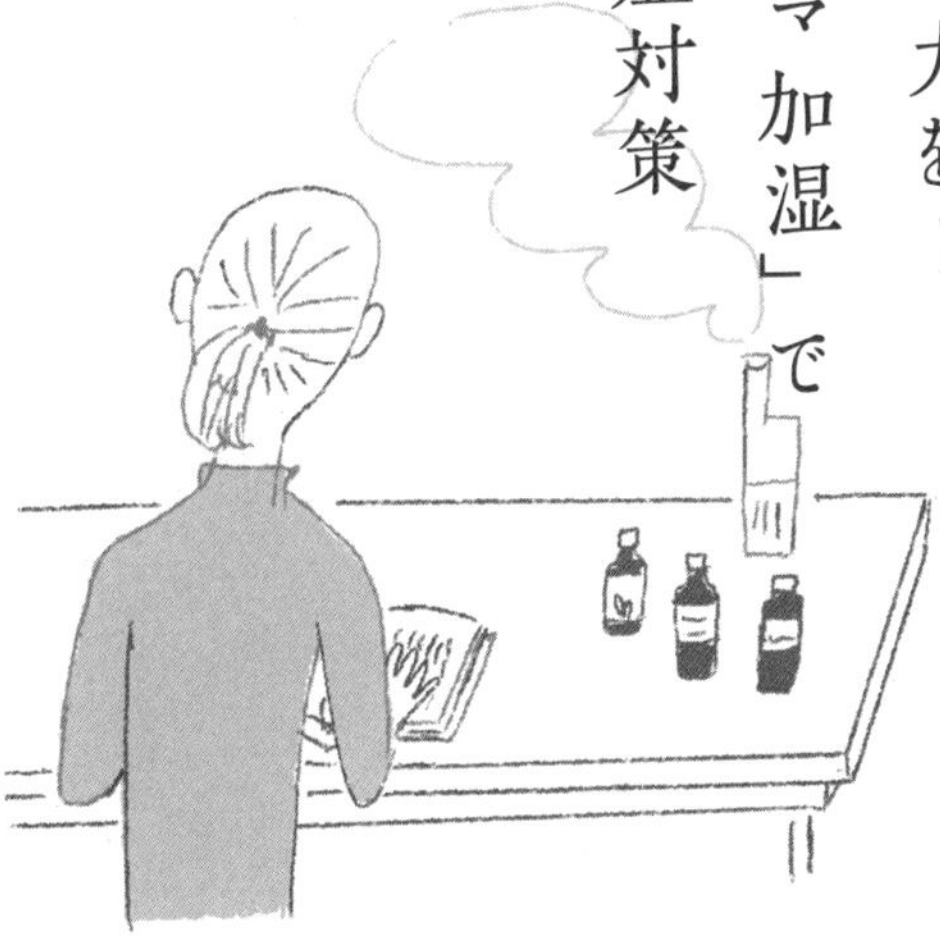

冬は感染症の季節。ウイルスなどの病原菌は低温で乾いた環境を好み、活動が活発に。インフルエンザや新型コロナウイルス感染症予防のためにも、マスクの着用や、手洗い、うがいといった基本的な対策はもちろん、住環境の対策も万全にしたいもの。

まず大事なのは、加湿です。冬は暖房で室内が乾燥するので、加湿器の併用を。

そして、強力な助っ人になるのが、香り。アロマ機能のついた加湿器を使うほか、ルームスプレーやアロマストーンなどを利用してもよいでしょう。

おすすめの香りはユーカリ。抗菌効果が期待でき、鼻づまりをラクにする働きも。ティートゥリーにも抗菌力があるといわれ、ペパーミントは、エネルギーである気《き》をめぐらせ、新陳代謝を高め、免疫力アップにつながります。

この日は：トイレの日
感染症対策では、トイレを清潔に保つのも重要。とくに、ドアノブなど手が触れる部分の除菌は入念に。

11月11日

食べ物

寒い季節を乗りきる貴重な食材「鮭」

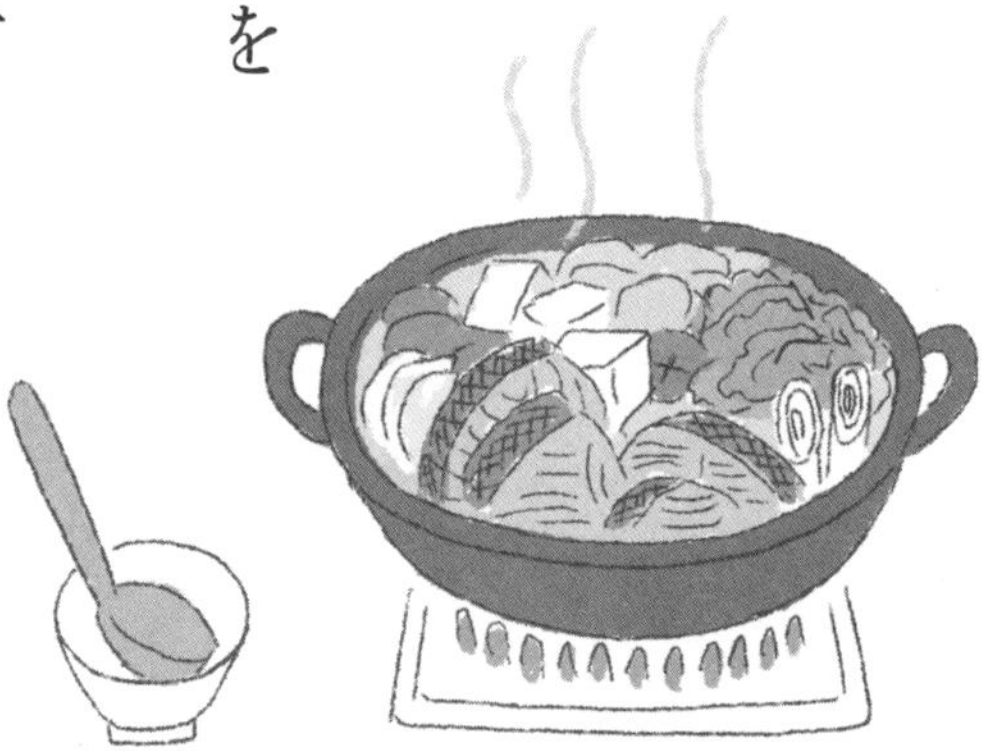

鮭で有名なところといえば、日本なら北海道、海外ならノルウェーなど、寒い地域。昔から、寒さを乗りきる貴重な食材として、大切に食べられてきました。

薬膳でも、体を温める力がある鮭は、秋～冬には欠かせない食材。とくに胃腸を温めて消化吸収を助け、冷え性や胃弱、疲れの改善に使われます。血《けつ》のめぐりや水分代謝もよくするため、かぜをひきやすい人や、むくみが気になる人にもおすすめ。

鮭料理といえば、北海道の郷土料理・石狩鍋が有名です。今回は、鮭と相性のよいみそ仕立ての石狩鍋風スープを紹介します。

生鮭、大根、油揚げ、そしてたっぷりのせん切りしょうがをみそベースのスープで煮込みます。とくに冷えが気になる人は、具材に、温め食材のにらを加えると温め効果が倍増。熱々をどうぞ!

この日は：鮭の日
鮭は産卵のため遡上《そじょう》しますが、激流にも負けずに川を上るその生命力も、薬膳では重要な効能の源。

ツボ

弱った胃腸を元気にするツボ「中脘《ちゅうかん》」

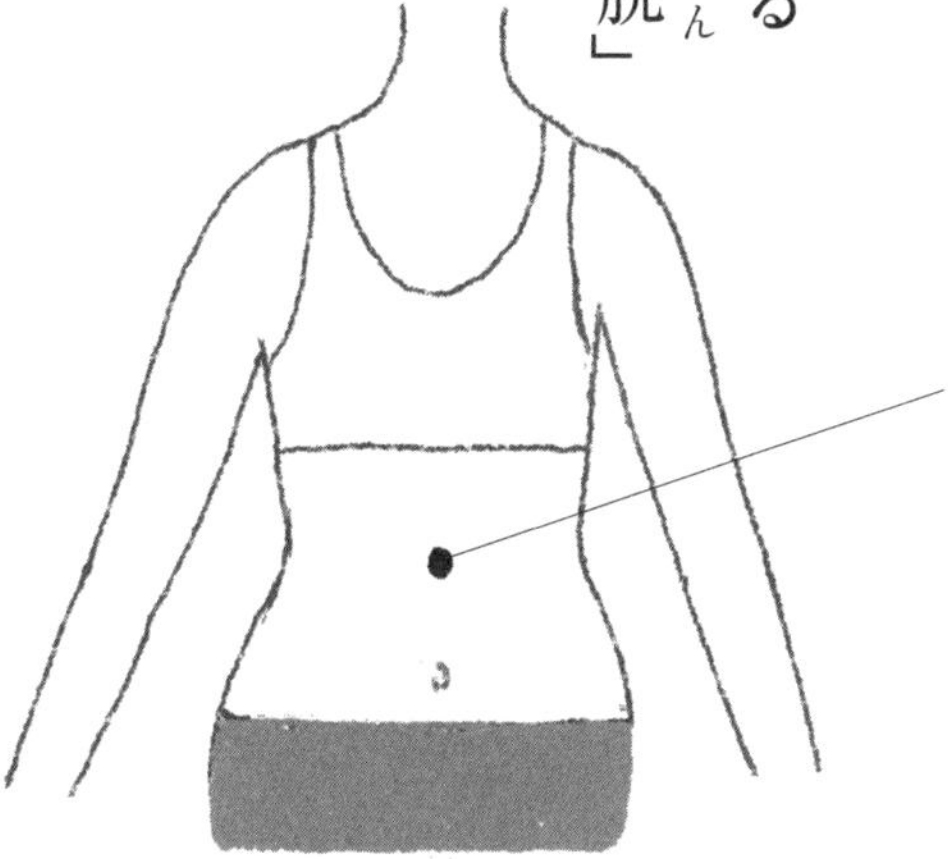

【中脘の探し方】
おへそと、みぞおちの真ん中で、おへそから、指5本分上あたり。

【中脘の押し方】
両手の中指を重ねてツボに当て、静かに押したりもんだりを1回10秒、10回繰り返す。

中脘は、おへそとみぞおちのちょうど中間にあるツボで、五臓六《ごぞうろっ》腑《ぷ》が存在する体幹の中央にあるため、幅広い範囲の症状に効果があります。

とりわけ、胃の疾患によく効くといわれ、弱った胃腸を活性化して、食欲不振も解消してくれます。

また、食べ物からエネルギーである気《き》を吸収する力を高めるので、体のエネルギーチャージにも働きます。低血圧の人の血圧調整にもおすすめです。さらに、気の流れを整えるので、ストレスなどが原因の気太りの人には、ダイエット効果も期待できます。

押して刺激するほか、お灸《きゅう》やカイロで温めてもよいでしょう。

この日は：皮膚の日
漢方では、皮膚は腸と肺とつながっていると考えます。便秘になると肌が荒れるのは、そのため。

「ひざ下マッサージ」で滞った血《けつ》と水《すい》をめぐらす

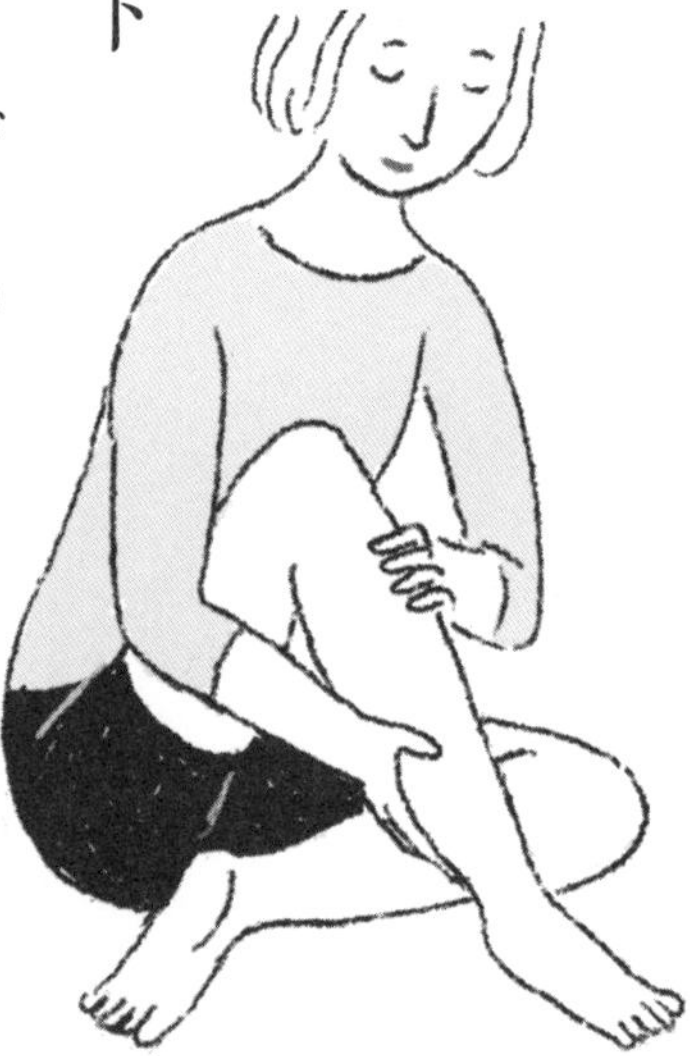

【ひざ下マッサージのやり方】
①マッサージオイルを両手のひらになじませ、指でふくらはぎをつかむようにし、足首からひざに向かってさするようにマッサージ。
②最後にひざの後ろを軽くもむ。反対側の足も同様に行う。

秋冬は、冷えのトラブルが本格化。冷えは血のめぐりを低下させ、さまざまな不調を招きます。また、冷えで水のめぐりも悪化し、むくみが発生しやすくなります。この季節は、意識して「流す」ケアを心がけましょう。

そこで、スムーズな流れをサポートしてくれるのがマッサージ。ベースのホホバオイルに、めぐりを促すサイプレスとレモンのエッセンシャルオイルを各数滴加え、マッサージオイルを作ります。香りの力で効果がアップ。

ひざ下を集中的に、足首からひざへと行うのがポイントです。

マッサージの前に足湯や入浴で足を温めておくといいでしょう。

この日は：いいひざの日
加齢で体がかたくなると、一番に悲鳴を上げるのがひざ。屈伸運動などで、可動域を広げましょう。

糖尿病のよくある症状「消渇《しょうかち》」

生活習慣病のひとつである糖尿病。漢方では、糖尿病でよくみられる症状のことを消渇とよんでいます。「消」は糖尿病の中期以降にやせてくる症状を、「渇」は口とのどが渇くことを表します。

残念ながら、血糖値を直接下げる漢方薬はありませんが、糖尿病の原因になっているものにアプローチすることで、改善に導くことはできます。

五臓《ごぞう》の働きから考えると、糖尿病は肺・脾《ひ》・腎《じん》のいずれかの働きが乱れることで起こるとされています。その原因となった臓腑《ぞうふ》によって、3つのタイプに分かれます。

【上消《じょうしょう》】肺が原因。口やのどが渇いて水を欲しがります。
【中消《ちゅうしょう》】脾が原因。食欲が旺《おう》盛《せい》で、いつも空腹。
【下消《げしょう》】腎が原因。腰がだるかったり頭が重かったり、皮膚にかゆみやできものがあることもあります。

それぞれの臓腑の働きを補う食材を選ぶのはもちろん、生活習慣を改めることが大事。食養生のポイントとしては、ごはんの量を減らし、おかずに海藻やきのこなど食物繊維が豊富なものを盛り込む、揚げ物や炒め物より、蒸したりゆでたりした料理を選ぶなどが挙げられます。

この日は：世界糖尿病デー
日本人の糖尿病患者は欧米と比べ、肥満でない人の割合が高いといいます。太っていなくても要注意。

デトックスのゴールデンコンビ「切り干し大根と昆布煮」

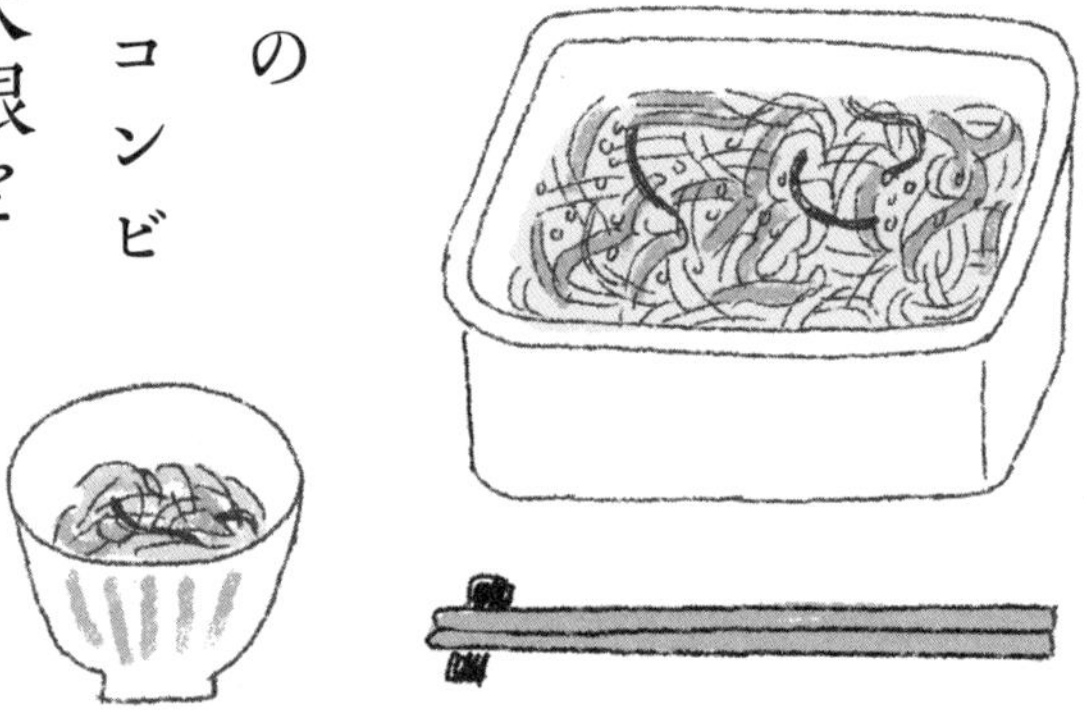

11月に入ると、街のムードも年の瀬を感じさせます。年末年始は、食べる機会が多く、暴飲暴食になりがち。今から胃腸の調子を整えて、体も年末モードに。

暴飲暴食で心配なのが、疲れによる胃腸の滞り。そこで、おなかの停滞解消の特効薬、大根の出番です。消化を促進して、停滞した消化物をスムーズにおろす働きがあり、食べすぎのとき、おなかが張るとき、便秘ぎみのときにもってこい。さらに、昆布などの海藻類をプラスすれば、たまった水分を取り除く効果が期待でき、体をスッキリ軽くしてくれるゴールデンコンビに。

切り干し大根と糸昆布を煮物にしておけば、日もちもするので便利です。大根は、干すことでうまみが増し、カリウム、カルシウム、鉄分、食物繊維の量がグンとアップします。

この日は：こんぶの日
だしをとった昆布を捨てていませんか？　細かく刻んで煮物にするなど、余さずいただきましょう。

元気を補う「山薬《さんやく》」が入った漢方薬

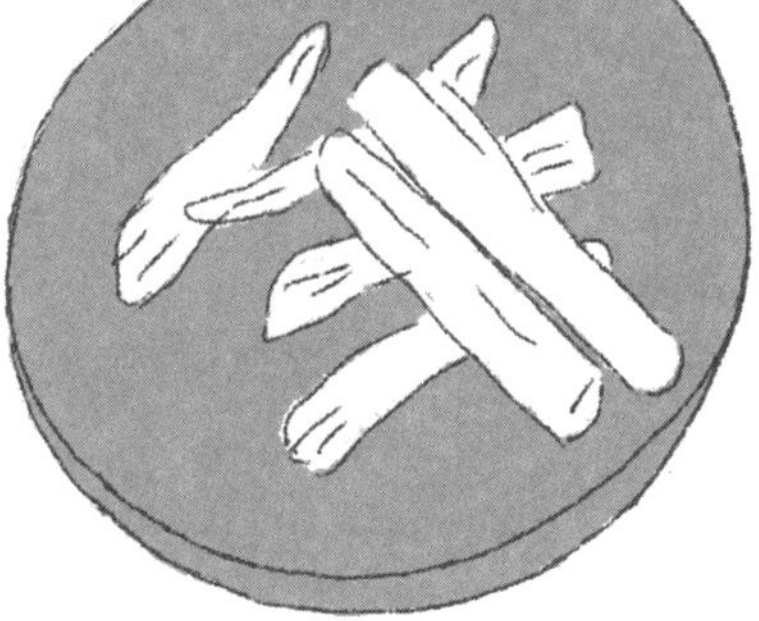

山いもは、昔から滋養強壮によいとされ、民間療法でも元気をつける食材として食べられてきました。漢方では、山薬という生《しょう》薬《やく》で、胃腸の働きをよくし、慢性的な下痢や食欲不振を改善するとされています。そして、元気を補う特効薬として、体力の低下、長引くせき、さらには頻尿や髪の劣化といった老化の症状にも用いられます。

この山薬が使われている漢方薬で有名なのが、「六味地黄丸《ろくみじおうがん》」と「八味地黄丸《はちみじおうがん》」。どちらも加齢で弱ってくる五臓《ごぞう》の腎《じん》を補い、頻尿、足腰のだるさ、耳鳴り、めまいなどを解消するもの。六味地黄丸に、桂皮《けいひ》（シナモン）と、附子《ぶし》（トリカブトの根を加工したもの）を加えると八味地黄丸になります。桂皮、附子ともに体を温める効果が強い生薬。とくに冷えが強いタイプには、八味地黄丸が使われることが多いです。

この日は：自然薯の日

自然薯は山（の）いもともいって、粘りの強さが特徴。「山のうなぎ」とよばれるほど栄養価が高いもの。

体をうるおす「れんこん」でドライアイ予防

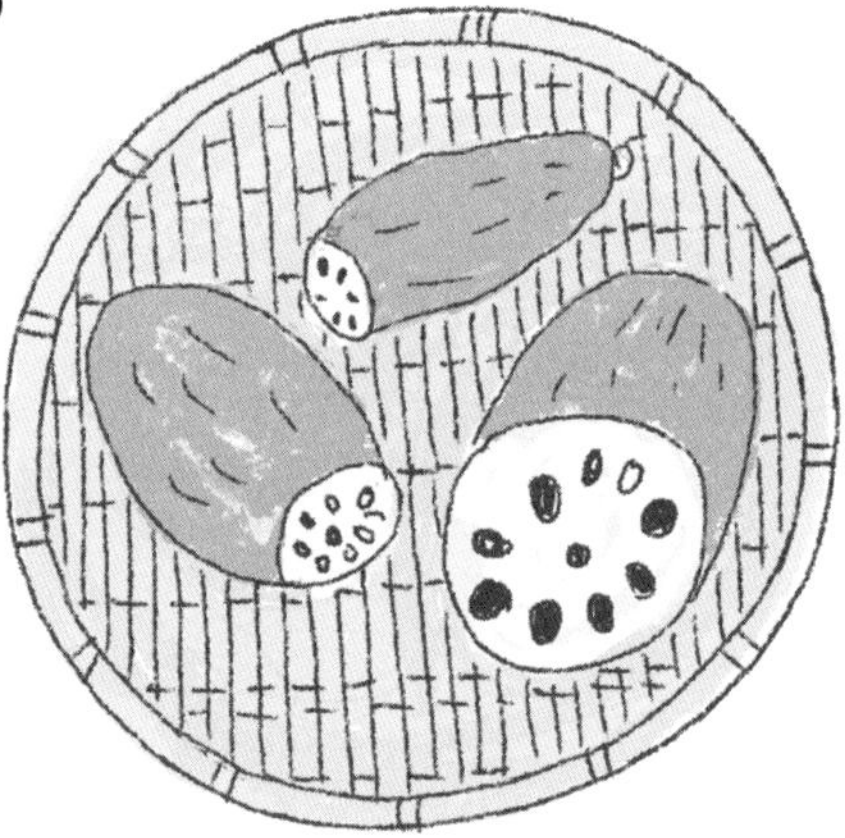

穴のあいた形状から、先を見通せるといってお正月の縁起物にもなっているれんこん。体にも、さまざまな健康効果をもたらしてくれる食材で、乾燥が気になるこの季節には、ぜひとりたいもののひとつです。

というのも、れんこんは体の熱を冷まして渇きをうるおす力が絶大。また、その作用で、血行も促進します。涙の分泌が減って目の表面が乾燥するドライアイにも有効で、目に充血がある人にもおすすめ。

また、昔からせきなどの民間療法として、れんこんの絞り汁を煮詰めたれんこん湯が用いられてきましたが、漢方でものどの渇きやせき、痰《たん》を鎮める効果があるとされています。似た物は補い合うという「似類補《にるいほ》類《るい》」（P128）の考え方がありますが、れんこんの穴があいた形は、小さな肺胞がたくさん集まっている肺の形と似ていますね。

この日は：れんこんの日
蓮の茎であるれんこんの穴は、水の中で空気を運ぶためにあいているのだそう。

11月18日

リラックス

かぜの予防には「乾布《かんぷ》摩擦《まさつ》」で皮膚を刺激

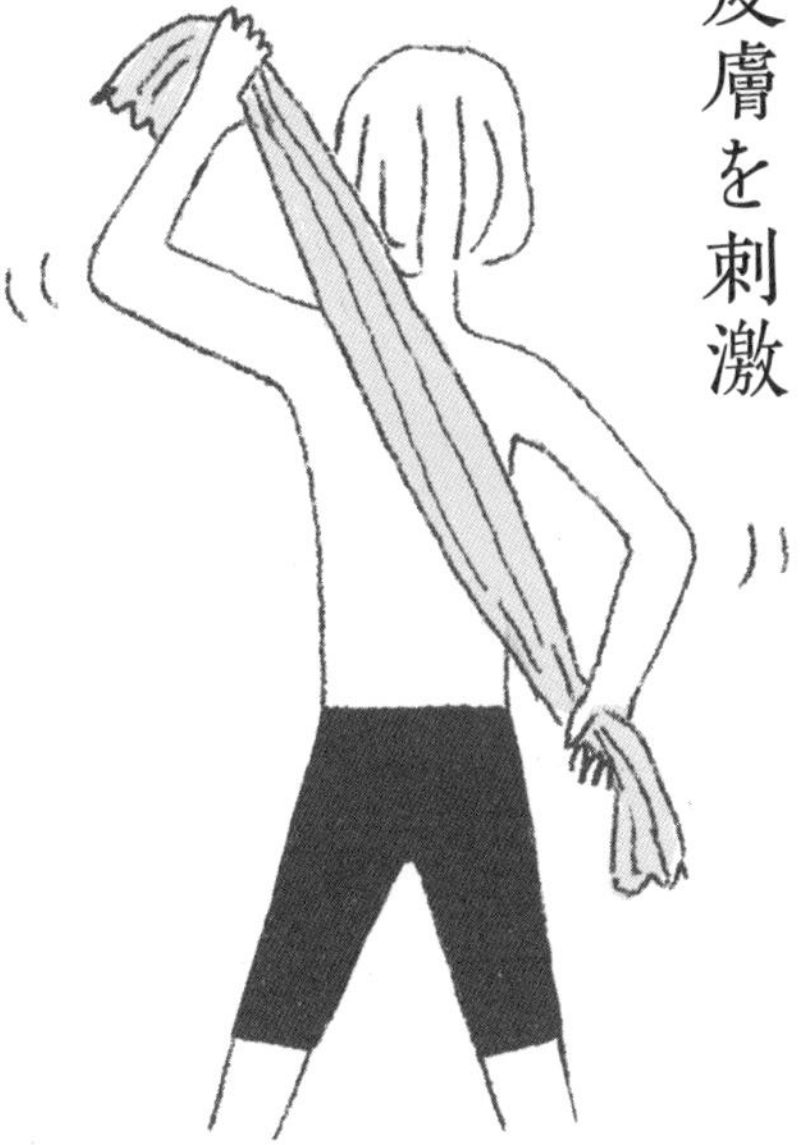

かぜ予防の民間療法として知られる乾布摩擦。肌を刺激すると、血管にも刺激が伝わり血行が促進。冷えが解消され、新陳代謝もアップして、かぜをひきにくくなるといわれています。

漢方的にも、かぜの予防によいとされています。かぜといえば、五臓《ごぞう》の肺、呼吸器のトラブルと考えますが、肺とつながりのある肌を刺激することで、肺の機能を高め、肌のバリア機能も強くするのです。鼻や肺を強化することは難しくても、肌の刺激なら手軽にできます。体の機能はつながっていると考える漢方ならではの実践法です。

腕、足、おなか、背中の順に20～30回ずつゴシゴシとやってみましょう。

肌の弱い人は強くこすらないように気をつけて。服の上から手のひらでこするのでも大丈夫です。

この日は：土木の日

11と18を漢数字で書いて組み合わせると、十一は土、十八は木となることから土木の日に。

基本

「陰陽平衡《いんようへいこう》」季節によって生活リズムを整える

毎日決まった時間に起きて寝る、規則正しい生活がよいといわれます。でも、冬は夏より太陽が昇る時間が遅いですよね。夏は、冬より日が沈むのが遅い。なのに、年中同じ時間に起きて寝ることは、自然でしょうか？

すでに天人相応《てんじんそうおう》（Ｐ３０４）についてお話をしましたが、人は自然の一部であり、自然の陰陽《いんよう》リズムに合わせて、体内の陰陽も変化すべきというものでした。ならば、季節によって、１日の生活リズムを変化させることは、体の陰陽を平衡に保つためにも必要なことといえるでしょう。

中国の古典『黄帝内経《こうていだいけい》／素《そ》問《もん》』では、春と夏は「夜更《よふ》かしすることなく早く床に入り、朝は早く起床し」、秋は「早く寝て早く起きる」、冬は「夜は早く寝て、朝は遅くまで床にあって日が昇ってから起きる」と書かれています。

つまり、四季を通して夜更かしは避け、とくに秋冬は早寝を心がけること。春夏は早起きを、冬は必ず日光を待ってから起きるようにと、遅起きをすすめているのです。

現代では、太陽とともにという生活は難しいものですが、できる範囲で、陰陽リズムを意識してみましょう。

この日は：農協記念日
1947年のこの日、農業協同組合法が公布されました。農協は、現在はJAともいいます。

11月20日

美容

「鶏手羽のナッツソース」でうるおいをアップ

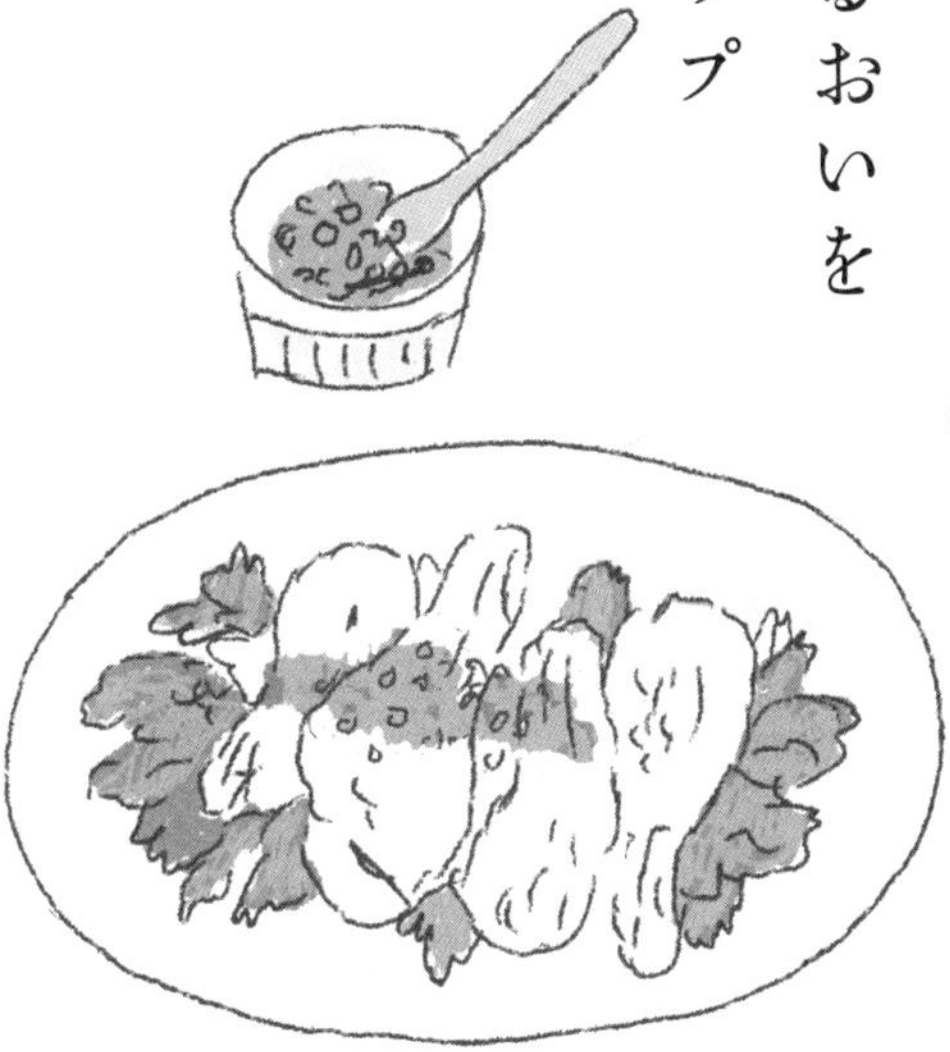

乾物で年中出回るナッツも秋に旬を迎えます。そんな秋の実りで、秋の乾燥対策を実践してみましょう。うるおい補給に働くコラーゲンたっぷりの鶏手羽と合わせた、薬膳風のレシピをご紹介します。

ナッツは、肌や髪の毛にうるおいを与える松の実や、肌の老化予防に有効なくるみなどをお好みで。

まずはナッツソースを準備します。ナッツは、あらかじめフライパンで香ばしく煎《い》ってすりつぶし、しょうゆ、ごま油、こしょう、せん切りのしょうがと合わせておきます。鶏手羽は、塩を加えたたっぷりの湯でゆでたら、水洗いを。これにソースをかけていただきます。

鶏手羽は、ゆでることで余分な脂が落ちているので、カロリーや脂肪が気になる人も安心です。

この日は：いいかんぶつの日
乾物は、干すことで水分が抜けて効能が凝縮。さらに太陽のエネルギーもたっぷりの優秀食材。

名前のとおり「潤腸湯《じゅんちょうとう》」は腸をうるおす

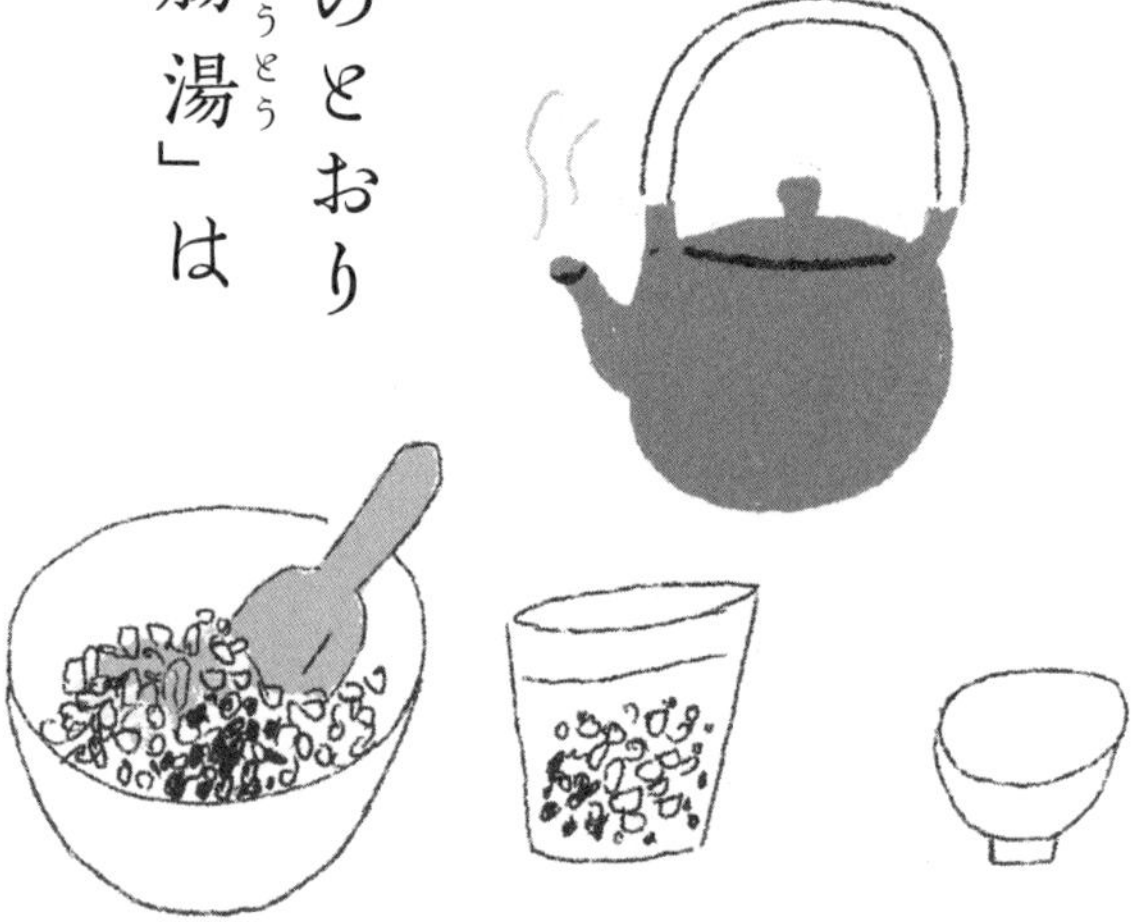

漢方薬は、いくつかの生薬《しょうやく》の組み合わせで作られますが、その名前のつけ方にはいろいろな法則があります。なかでも、おもしろいのが、名前を見ただけでその効果がわかる漢方薬。

代表的なのが、潤腸湯です。読んで字のごとく、腸をうるおす薬。便秘の改善に働きます。便秘には原因がいくつかありますが、この薬は、コロコロ便が特徴的な腸の乾燥からくる便秘に有効です。

このほか、おなか（中）を補い、元気を増（益）やす「補中益気湯《ほちゅうえっきとう》」、打撲による腫れや痛みを解消する「治打撲一方《ちだぼくいっぽう》」も効能が名前になった例。

また、最後につく「湯」「散」「丸」は本来の作り方を表したもの。湯は煎じ薬、散は粉末状、丸は丸薬《がんやく》を、それぞれ表しています。

この日は：かきフライの日
血《けつ》を補い、イライラ解消効果があるかきは、うまみを閉じ込めたフライがおいしいですね。

11月22日

飲み物

インフルエンザなど感染症の予防にも「板藍根茶《ばんらんこんちゃ》」

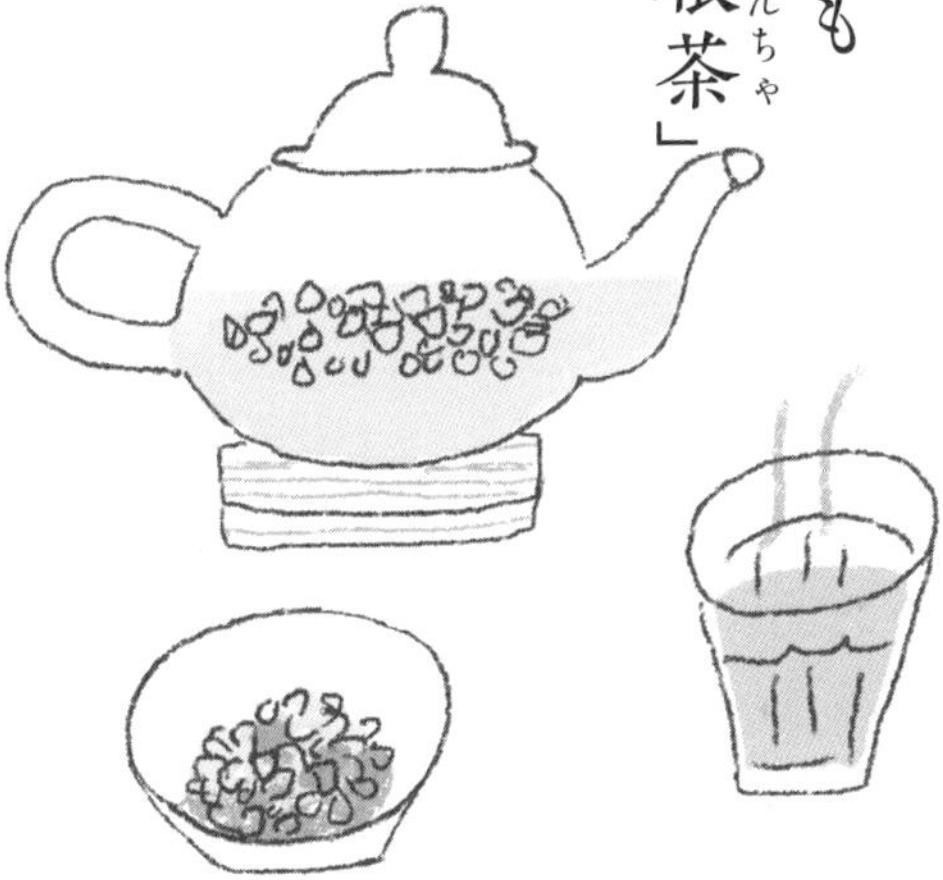

板藍根はアブラナ科の植物「ホソバタイセイ」の根の部分。内服・外用ともに生薬となっています。2002年に中国でSARS《サーズ》が大流行したときに使われたことがきっかけで、日本でも感染症予防によいと知られるようになりました。

抗菌・抗ウイルス作用があるといわれ、とくに熱っぽさやのどに痛みがある場合に有効です。中国では、乾燥させて刻んだものをお茶として飲んだり、薄く煎じてうがい薬にします。最近では、あめや顆粒のもの、お茶パックになって売られているものなども見かけます。感染症のほか、口内炎などの炎症を鎮める効果も期待できます。熱を冷ます力があるので、冷え性の人は注意して使いましょう。

板藍根茶が手に入らない場合は、ドクダミ茶も熱を冷ましてくれます。

この日は：小雪《しょうせつ》（年によって変わります）
二十四節気《にじゅうしせっき》のひとつ。冷え込みが深まり、雪が降り始めるころ。

腎《じん》の働きをよくするツボ「足心《そくしん》」

【足心の探し方】
足の裏、土踏まずのほぼ中央。

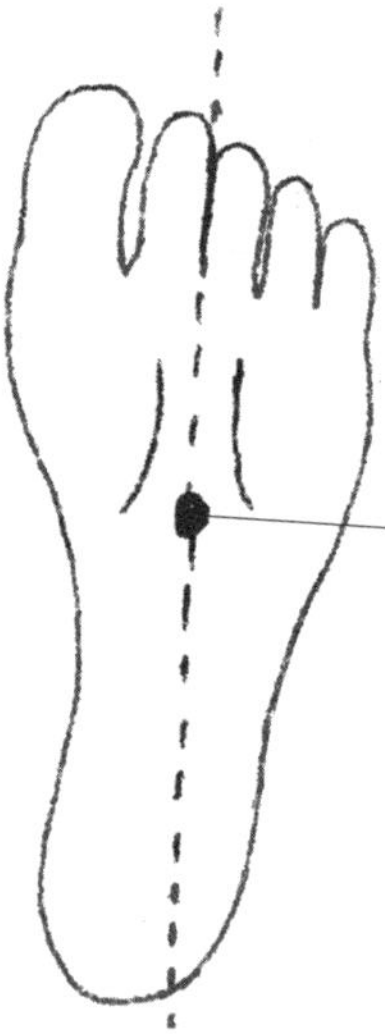

【足心の押し方】
両手の親指を重ねてツボに当て、ほかの指でしっかり足の甲側を支える。力を入れて強めに、1回20秒を10回繰り返す。反対側の足も同様に行う。

足のむくみの原因に、五臓《ごぞう》の腎の機能低下があります。腎は水分代謝を担う臓腑《ぞうふ》で、弱ると、余分な水分をうまく排出できず、むくみが生じます。水《すい》は体を冷やすため、さらに腎機能を低下させ、悪循環に。冬は汗をかかない分、腎が膀胱《ぼうこう》と一緒に余分な水分を尿として排出しようとフル回転。ダメージを受けやすい季節なのです。

腎の機能を助けるには、足ツボ押しで冷えた足を温めながら刺激するのが効果的。腎を助け、体の水分バランスを整えるツボが足心です。足裏のちょうど真ん中にあり、反射区では腎臓に対応するところ。ドライヤーなどで温めてから押すと効果がアップします。

この日は：外食の日
勤労感謝の日に、毎日家族のために食事を作ってくれる母の労をねぎらうという意味で制定。

便秘の悩みは「2秒5秒呼吸法」でスッキリ解消

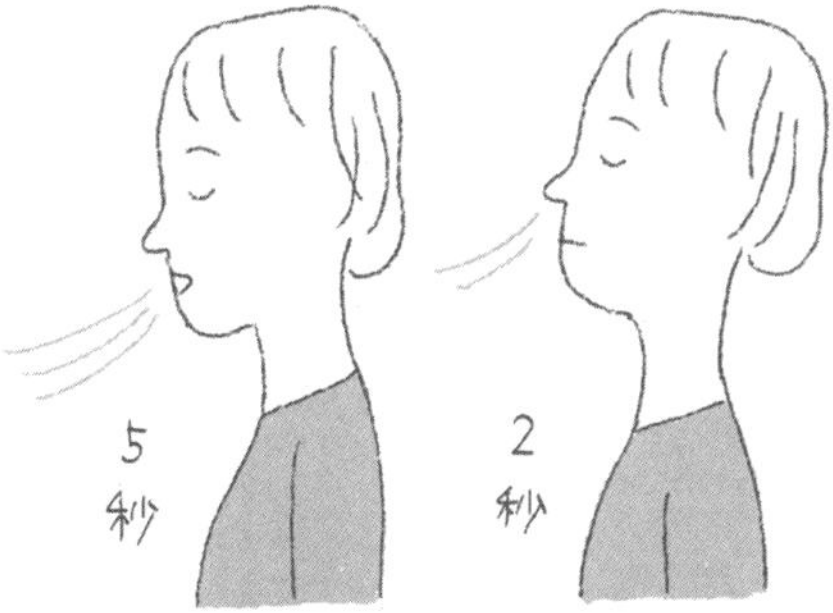

秋冬は便秘に悩む人が増える傾向にあります。これは、空気の乾燥と寒さが腸にも影響しているから。腸が乾燥してうるおいがなくなるうえ、寒さで縮こまり、動きが鈍くなっているのです。いつもは便秘とは無縁という人も、スッキリ感がなく、コロコロ便やガチガチ便になりがちです。

つらい便秘を解消するには、ごまやはちみつなどの腸をうるおす食材や食物繊維を適度にとることと、おなかを冷やさないことが大切。そして腸の刺激になるウォーキングをするのもよいでしょう。さらに、腸の大敵であるストレスを和らげる養生を。

そこで、手軽にできるのが呼吸です。深い呼吸を実践するために、2秒で吸ったら5秒かけてゆっくり吐く、2秒5秒呼吸法で体のリズムを整えましょう。便が出なくてストレスを感じたときにぜひトライを。

この日は：鰹節の日
気《き》・血《けつ》を補い元気を養う、かつおの栄養がたっぷりのかつお節は日本人のパワーの源。

太ったかな？と思ったら「ちょい足しプーアール茶」を

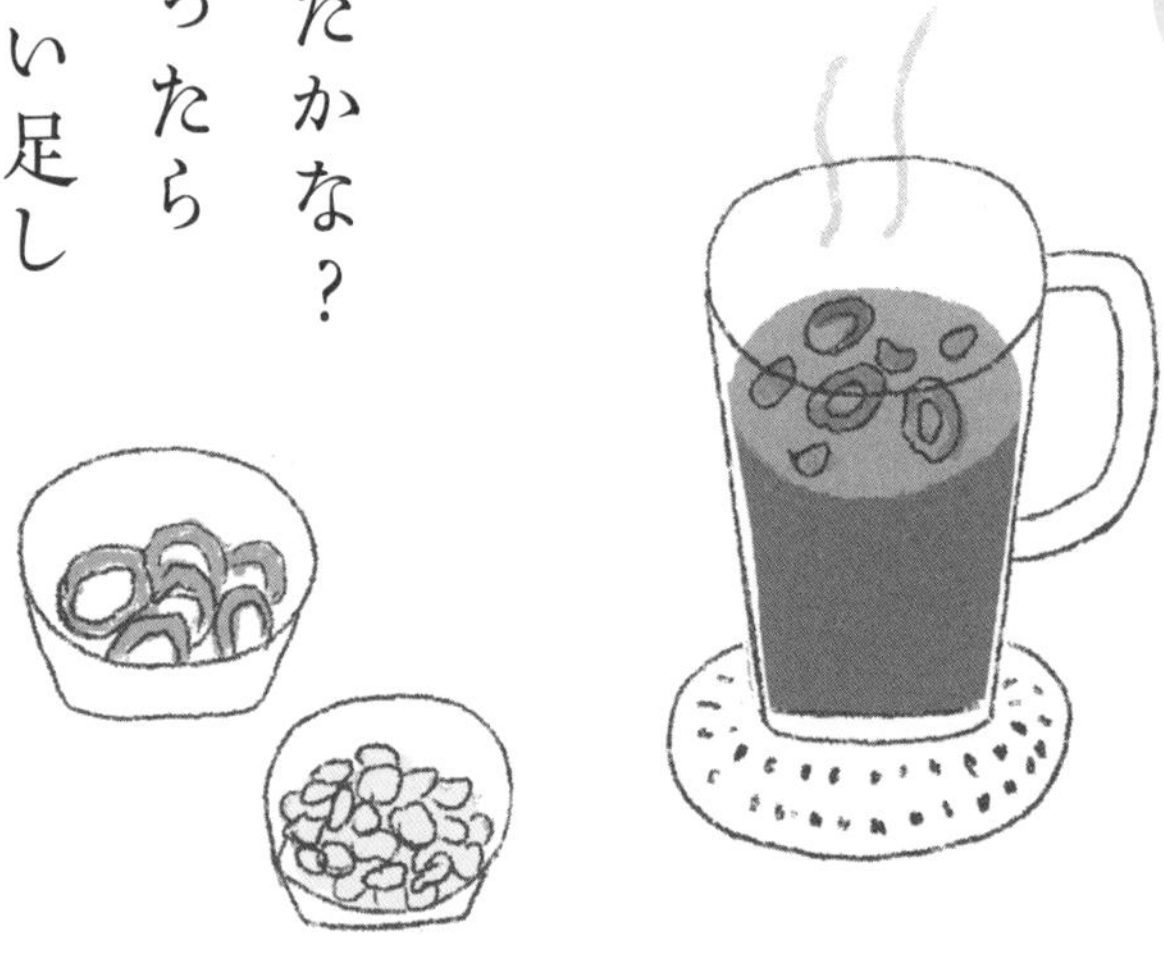

中国茶のなかでも、黒茶《くろちゃ》といわれる発酵茶に分類されるプーアール茶。血《けつ》のめぐりをよくして、老廃物の排出に働くため、デトックス茶としても知られています。ダイエットによいお茶の代表格ですが、薬膳食材のちょい足しでさらに効果アップ。

　たとえば、山査子《さんざし》と陳皮《ちんぴ》。山査子は、肉料理などの脂っこいものの消化を促進し、コレステロールや血圧を下げる働きがあるといわれています。陳皮はみかんの皮を干したもので、こちらも消化吸収をよくし、エネルギーである気《き》をめぐらせ、プーアール茶のデトックス効果を後押し。香りの効果でストレス太りにも効果的です。

　また、冷えが気になる人は煎《い》り黒豆（Ｐ２５６）をプラスすれば、体はポカポカ、血や水《すい》のめぐりをよくして代謝が上がり、脂肪を燃やす力が高まります。

この日は：いい笑顔の日
11（いい）25（にっこり）から。笑顔でいるだけで、心の養生につながります。

安眠をもたらす「引き上げ呼吸」

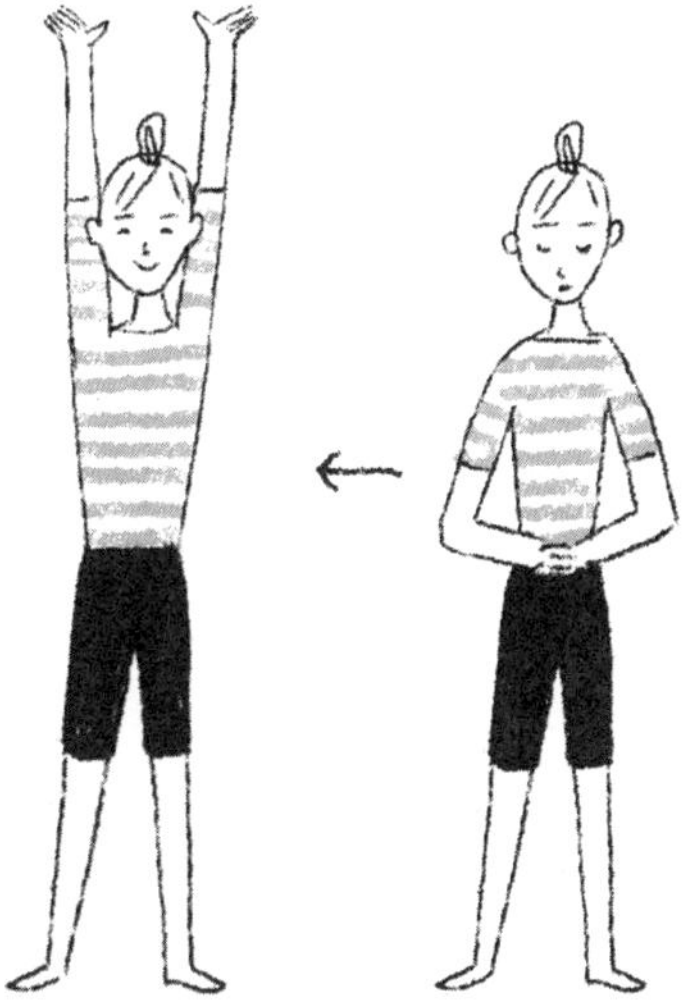

【引き上げ呼吸のやり方】
①足を肩幅に開いて立ち、おなかの前で両手を組む。
②肩の力を抜き、大きな伸びをするように、息を吸いながら組んだ両手を前からゆっくりと上げていく。
③両手のひらを上に向けて頭上に上げ、両腕を耳の横で伸ばす。
④組んだ両手を頭上でほどき、息を吐きながら腕を左右からゆっくりおろす。数回繰り返す。

体は1日で伸びたり縮んだりします。一番身長が高いのが朝起きたとき。一番縮んでいるのは夜寝るとき。1日の活動の中で、重力の影響などによって、なんと2㎝近くも差が出るのだとか。

一晩横になることで重力から解放され、身長は元に戻るのですが、意識して、その日の変化はその日のうちに回復しておきたいもの。縮んでしまった背骨などの骨や関節は、伸びをすることで引き伸ばしてあげましょう。

そして、忘れてはならないのは、体の内側。下がった内臓を元の位置へ戻すためによいのが、「引き上げ呼吸」です。夜、寝る前に行うと、安眠をもたらします。

この日は：いい風呂の日

銭湯や温泉の広いお風呂や露天風呂は、開放感が加わり、リラックス度もアップ。

女性の悩みのあれこれに「当帰芍薬散《とうきしゃくやくさん》」

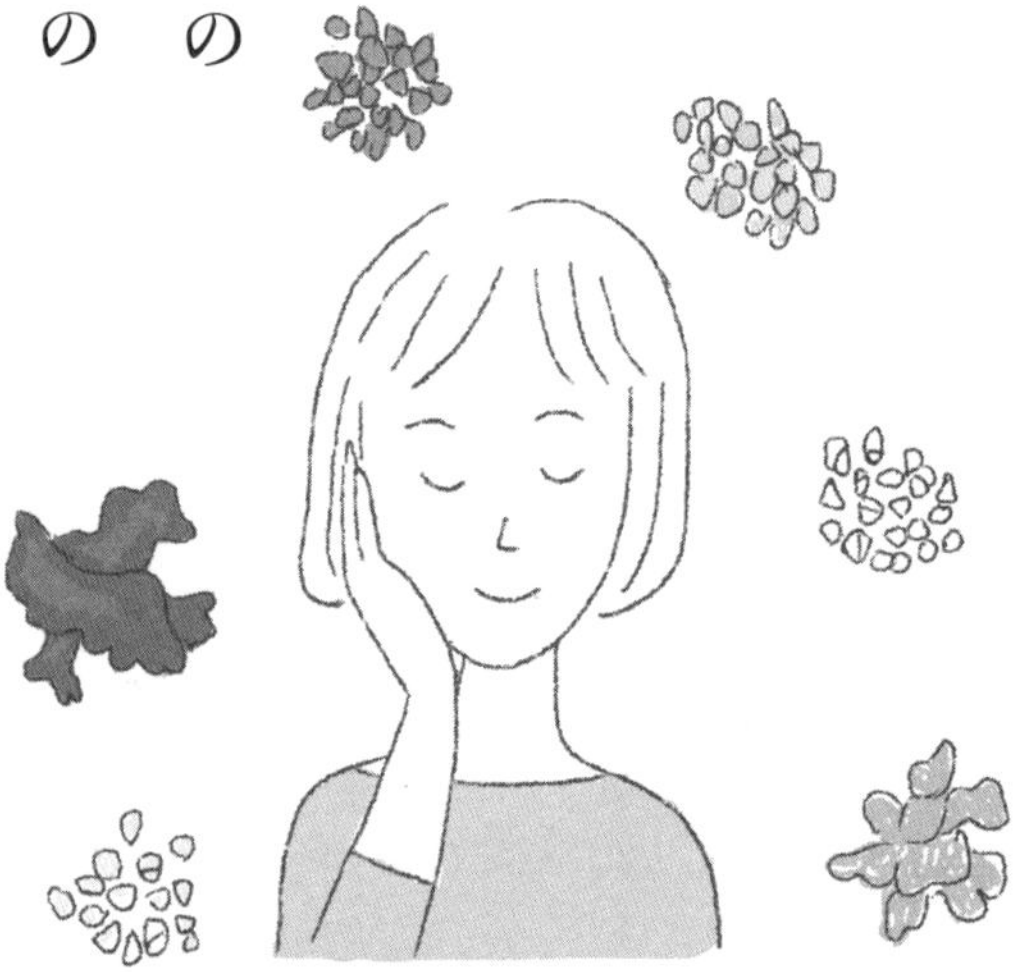

漢方では女性の一生は「血《けつ》」に左右されるといいますが、女性の美と健康に重要な栄養とうるおいを届けるのが「血」。月経、妊娠、出産にかかわる不調や、更年期障害といった女性ならではの不調は、血のめぐりが大きく関係しています。

その血を補う生薬《しょうやく》の当帰と芍薬が主役の漢方薬があります。その名を「当帰芍薬散」といい、婦人科の第一選択薬として幅広く使われています。

漢方では、「異病同治《いびょうどうち》」といって、ひとつの漢方薬がさまざまな不調を改善すると考えますが、当帰芍薬散は、冷えやむくみ、頭痛、肩コリ、めまい、不眠、イライラなど、いわゆる女性の不定愁訴《ふていしゅうそ》のあれこれに効果を発揮してくれます。血のめぐりをよくすることから、しみやしわの改善など美容効果も期待できる、女性の強い味方です。

この日は：ノーベル賞制定記念日
自然科学分野での中国初のノーベル賞受賞者は、中医学が専門の薬学者・屠呦呦《とゆうゆう》さん。

「卵」は薬膳でも完全栄養食

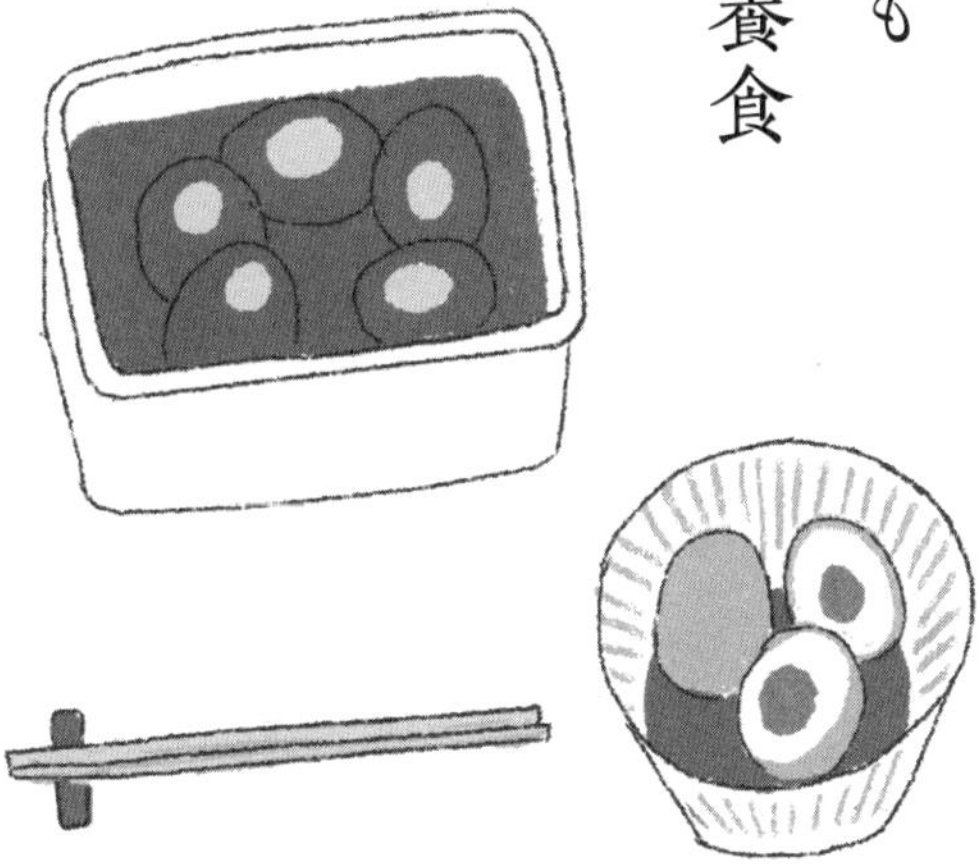

命のもとである卵には、発育に必要なすべての栄養が詰まっていることから、完全栄養食とよばれます。必須アミノ酸をバランスよく含む良質のたんぱく質、ビタミン、ミネラルも豊富。

薬膳でも卵はとても優秀な食材のひとつで、五臓《ごぞう》の肝《かん》・心《しん》・脾《ひ》・肺・腎《じん》すべてに働くため、体のさまざまな部位を補うと考えられています。なかでも、うるおいを与えて乾きを癒やす力に優れ、呼吸器をうるおして、のどの渇きや痛み、空《から》ぜきを和らげてくれます。かぜがはやり始めるこの時期に、ぜひとりたい食材です。

卵はいろいろな料理に使えますが、さっと使えるように、ゆでて味つけ卵にしておくと便利。半熟にゆでた卵をだしとしょうゆで作ったたれに漬けておけば、お弁当のあと一品など、使い勝手抜群です。

この日は：太平洋記念日
平和でおだやかな大洋を意味する太平洋（Pacific Ocean）と名づけたのは、ポルトガル人のマゼラン。

11月29日

食べ物

運動のあとは「薬膳ステーキ」で疲れを癒やす

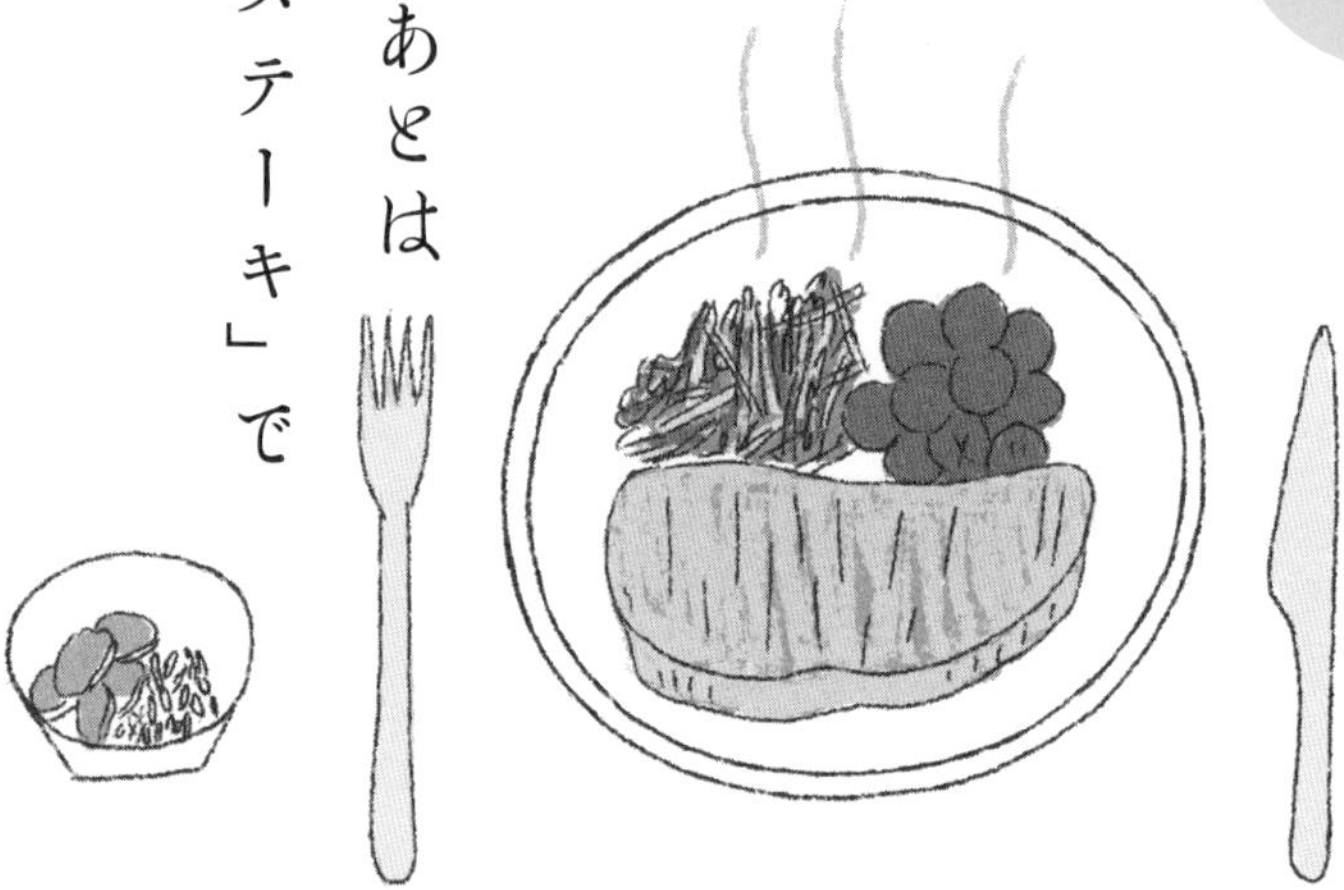

運動で体を使ったあとは、食事で体のケアを忘れずに。栄養源である血《けつ》や、元気のもとである気《き》を消耗しているため、これらを食事でしっかり補いましょう。そこで、うってつけなのが牛肉。鉄分が豊富で補血《ほけつ》によく、胃腸を丈夫にして気を回復、さらに酷使した筋肉を強くする働きもあります。

ステーキにするなら、焼くときに薬膳のエッセンスをプラスしてみましょう。消化吸収を助けるクミンをまぶし、気のめぐりを助ける陳皮《ちんぴ》（みかんの皮）も一緒に焼きます。香りのいいスパイスで食欲もアップ。つけ合わせには、血行を促進するにらを。

ここで注意したいのが、牛肉、クミン、にらがすべて体を温める食材であること。バランスを大事にする漢方では、温に傾きすぎないよう、冷やす働きのあるトマトやなすなども添えるのがポイントです。

この日は：いい肉の日

長寿者に肉を食べている人が多いといわれますが、牛肉は足腰を強化して、老化防止に働く食材です。

11月30日

運動

ズボラさんでも続けられる！「座りマラソン」で血行促進

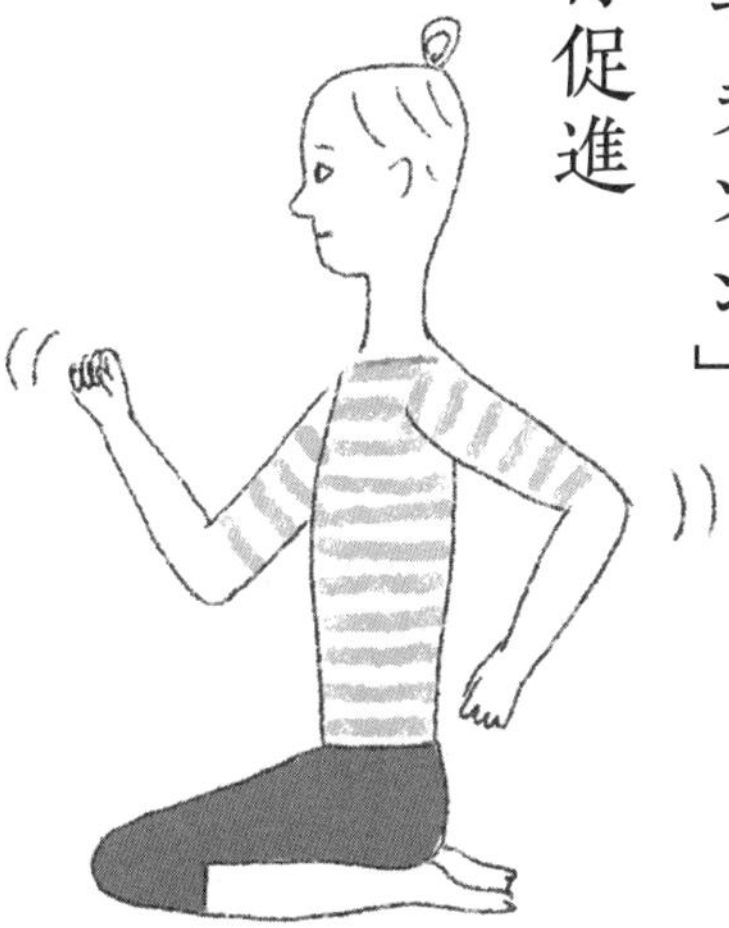

寒くなるにつれ、運動をするのも外に出るのもおっくうになってきます。運動しなくてはと思っても、なかなか重い腰が上がらない……。そんなズボラさんでも、腰を上げずにできるいい運動があります。

その名も座りマラソン。座ったままでＯＫなんです。運動は、これならできる！という簡単なものでないと、なかなか続けるのは難しいものです。

座りマラソンで大事なのは、しっかり腕を振って肩甲骨から肩をほぐし、リズミカルな呼吸で新鮮な空気を体にいっぱい取り込むこと。この２つのポイントに気をつけながら行いましょう。

まず、正座をして上体を軽く伸ばします。マラソンをするようにひじを曲げて、呼吸に合わせて腕を振ります。呼吸は３回吐いて１回吸うのをテンポよく繰り返して。

この日は：鏡の日

毎日鏡を見ていますか？　顔色や肌の状態、舌の色など、鏡で自分の健康チェックを忘れずに。

体の抵抗力のもと「正気《せいき》」

12月に入り、いよいよ本格的な冬。インフルエンザなどの感染症が流行する季節でもあります。

この感染症、みんながみんな感染するわけではありません。どんなにはやっていても、いつもピンピンしている人がいます。その差は、抵抗力。漢方では抵抗力のある状態を「正気が充実している」といいます。

正気は、体をつくる3つの要素、気《き》・血《けつ》・水《すい》や、臓腑《ぞうふ》などが担う生理活動や治癒力など生命力すべてをさします。これにより、外から病気の原因となる邪気《じゃき》（P61）が入ってきても撃退することができるのです。

正気を高めるには、後天的に呼吸や飲食によって気を補充することが大切です。なんとなく調子が悪いなと感じたら、日々の食事を見直してみましょう。

気を補う食材には、かぼちゃ、山いも、じゃがいも、しいたけなどのきのこ類、牛肉や鶏肉、うなぎ、ほたて、かつお、あじ、そして玄米やはと麦などの穀類など。バランスよく食事に取り入れて。

また、食べ物のほかに、運動で体を動かし、しっかりと休養を取ることも忘れずに。

この日は：カイロの日
足の冷えには、くるぶしの後ろにある太谿《たいけい》というツボにカイロを貼ると効果的。

12月2日

運動

背中のコリに「座りストレッチ」

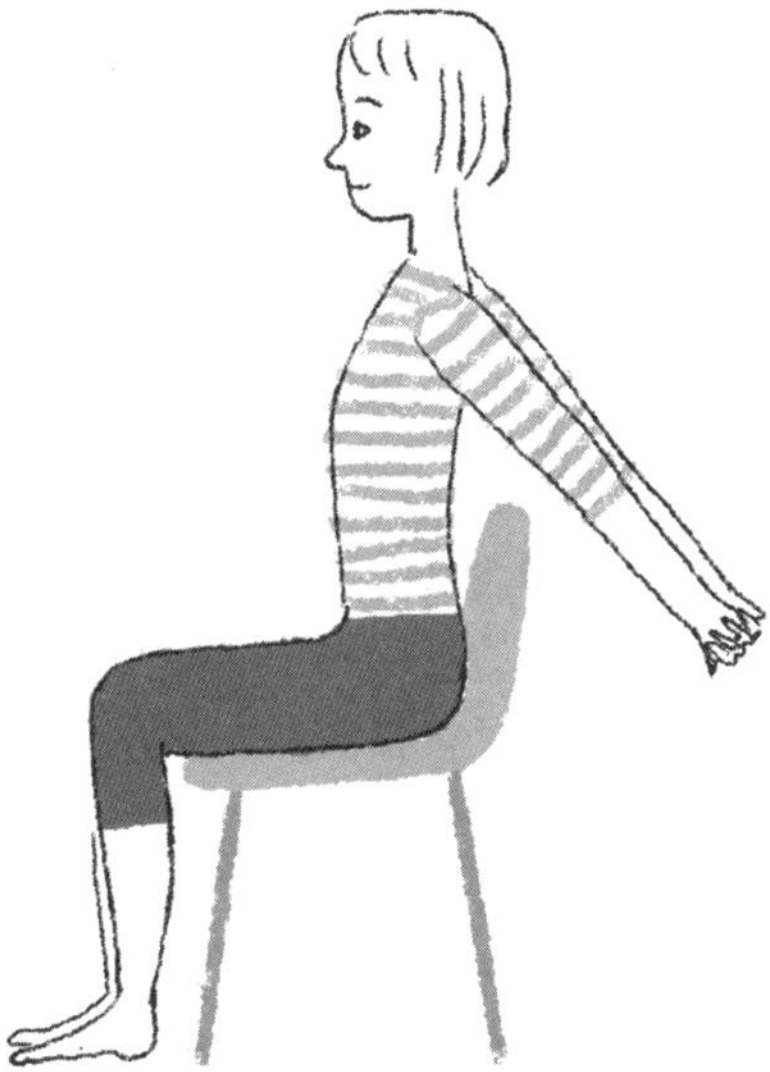

寒いときや緊張したときは、筋肉が縮こまり、とりわけ背中に強いコリを感じることがあります。そんなときは、座ったままでできるこのストレッチでほぐしてあげましょう。

いすに腰かけるか、足を前に伸ばして床に座り、両手を後ろで組みます。組んだ手をそのまま上に上げて、左右の肩甲骨をくっつけるように意識をして、しばらく姿勢をキープ。そして、両手を静かにおろします。

体がかたいと、なかなか腕が上がらないかもしれませんが、できる範囲でOK。腕を上げようとして前傾姿勢にならないように注意しましょう。意識は、肩甲骨に向け、ここを動かすのがポイントです。

コリがひどいときは、かぜのひき始めによい葛根湯《かっこんとう》を飲むと、体が温まり、筋肉の緊張がとけてラクになります。

この日は：全国防火デー
空気が乾燥して火災が多くなる季節。のどが乾燥で炎症を起こさないよう、のどの火事にも注意。

12月3日

食べ物

足腰の冷えを感じる人に「えび」

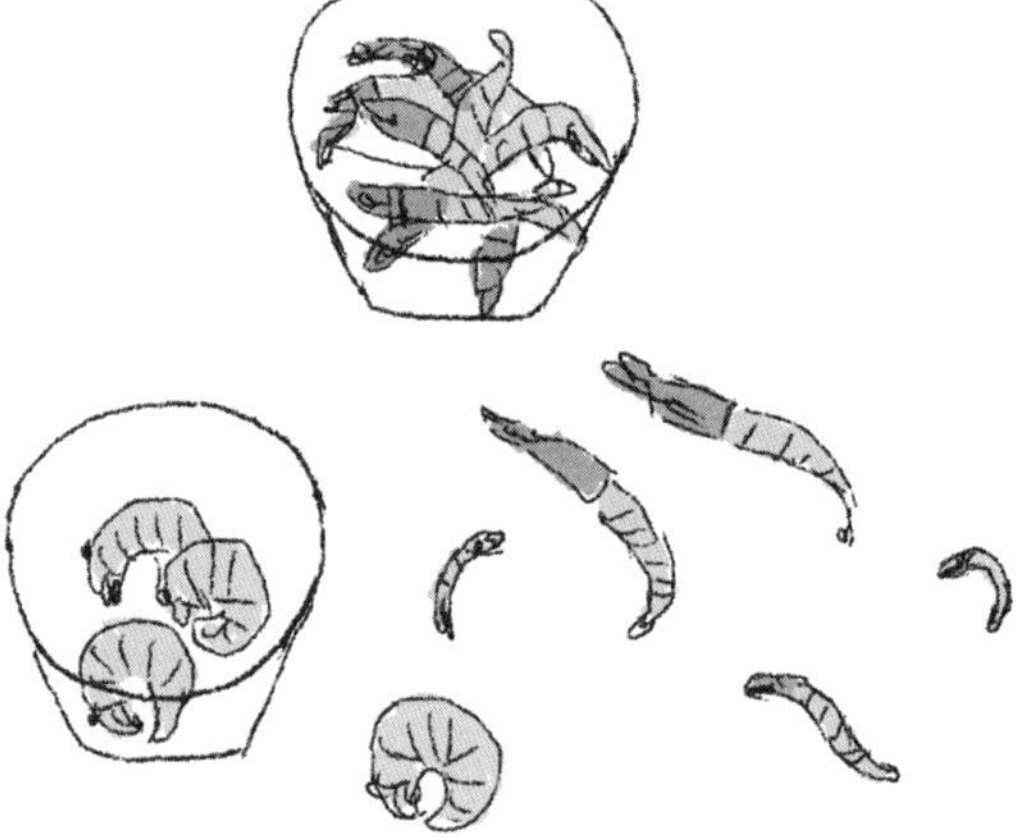

鮮やかな赤色は縁起がよく、折れ曲がった姿に腰が曲がるまで元気に、との願いをこめて、日本では昔からお祝い膳に欠かせないえび。薬膳では、スタミナ食材として珍重されてきました。体を温め、滋養強壮に働き、足腰の冷えを解消。五臓《ごぞう》の腎《じん》を助け、精力アップに貢献します。体力、気力を高め、老化防止によいと、いいことずくめ。

えびには大きな伊勢えびから小さな桜えびまで、また乾燥したものと生のものなど、さまざまな種類がありますが、効能はどれも同じ。毎日の食事に取り入れるなら、使い勝手のよい干しえびをうまく活用しましょう。おいしいだしが出るので、スープに入れたり、煮物や炊き込みごはんにも。頭から尻尾まで丸ごと食べられるので、一物《いちもつ》全体《ぜんたい》（P9）にもなり、えびの効能を余すところなく取り入れられます。

この日は：カレンダーの日

日本古来の暦、二十四節気《にじゅうしせっき》は1年を24に分けたもの。季節の養生の参考に知っておきましょう。

12月4日

食べ物

病後の弱った体に「じゃがたまがゆ」

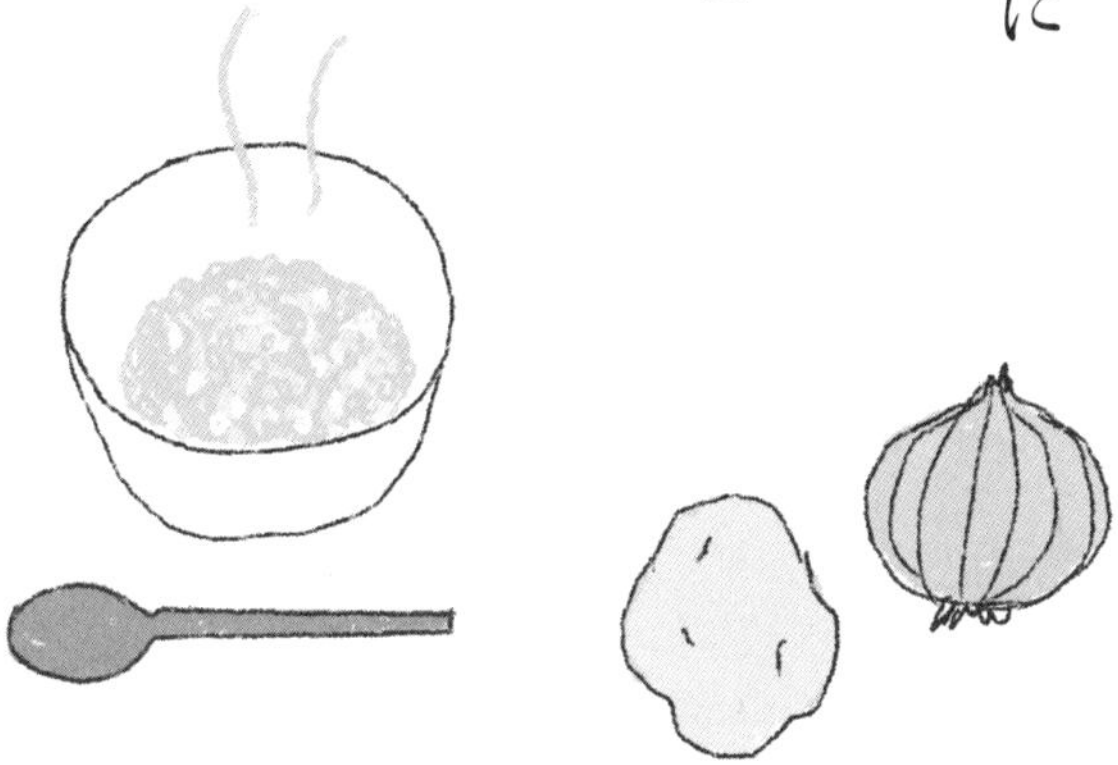

病後のごはんといえば、やわらかく消化のよいおかゆやうどんが思い浮かびます。この2つ、同じ炭水化物ですが、薬膳では異なる働きをもつと考えます。

お米は胃の働きを整えて、下痢の症状を緩和し、元気のもとである気《き》を補います。うどんの原料である小麦は、五臓《ごぞう》の心《しん》に働きかけ、体にこもった熱を冷まします。病気で弱った体を回復させるには、お米で作るおかゆがよいでしょう。

せっかくなら、胃腸を元気にするじゃがいもと、消化を促す玉ねぎをすりおろして加えたスペシャルな「じゃがたまがゆ」にしてみましょう。胃腸の回復も早まり、元気が湧いてくるレシピです。

胃腸が元気になってきたら、チーズを加えたり、小麦粉や野菜を加えてチヂミ風に焼いたりと、アレンジも楽しめます。

この日は：血清《けっせい》療法の日

1890年のこの日、北里柴三郎とエミール・ベーリングが破傷風《はしょうふう》とジフテリアの血清療法の発見を発表。

味覚を目覚めさせる生薬《しょうやく》「五味子《ごみし》」

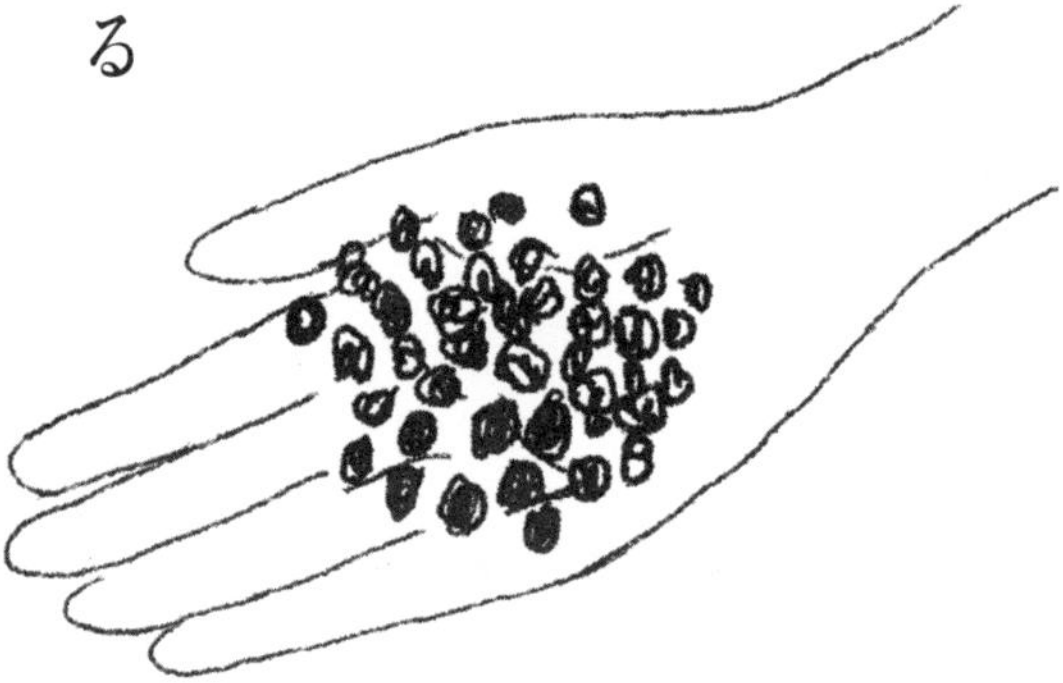

五味子は、マツブサ科のチョウセンゴミシの実。夏につける紫色の小さな実を乾燥させたものが生薬になります。

五味子という名前は、5つの味をもつという意味で、五味《ごみ》（P53）は五行《ごぎょう》説に基づく酸味、苦味、甘味、辛味、鹹味《かんみ》（塩味）を指します。五味はそれぞれ五臓《ごぞう》に対応していますから、5つの味をもつ五味子は、五臓すべてに働きかける生薬というわけです。なかでも、肺の働きを調整して、せきを鎮める効果が知られています。

五味子を食べると、ふだん、どの味を食べすぎているかがわかるといいます。食べすぎている味は感覚が鈍ってしまい、感じられないのだとか。以前は、塩辛い鹹味がわからない人が多かったようですが、最近は甘味と辛味がわからない人が多い傾向にあるようです。

この日は：国際ボランティア・デー

ボランティアは人のためにすると思いがちですが、実はまわりまわって自分のためになるもの。

12月6日

リラックス

「大根葉の薬湯」で血行を促進！

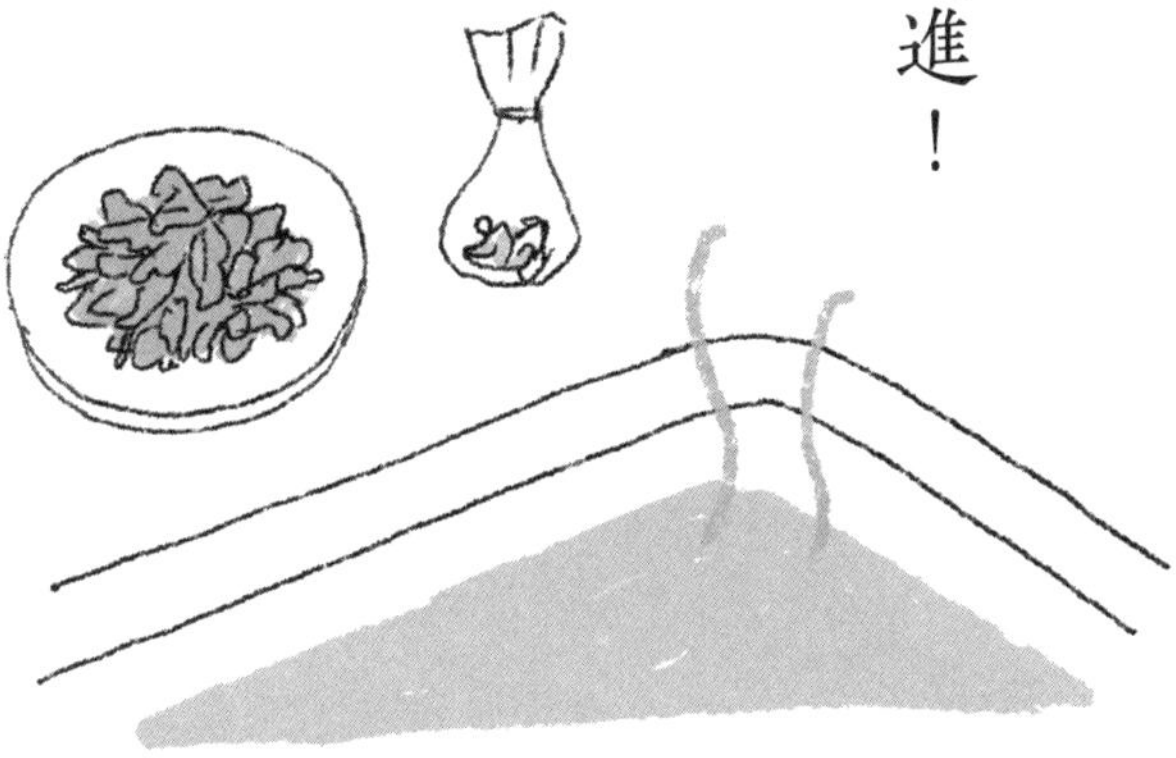

季節のものを取り入れるのが漢方養生の基本ですが、お風呂にも季節のものを取り入れることで、その時期に出やすい不調をケアすることができます。

冬の不調といえば、冷えと血行不良。そして、これに効く旬の食材が大根の葉です。葉を干したものは干葉《ひば》といって、伝統的に薬湯に使われ、冷えや乾燥から皮膚を守り、血行促進に働きます。干してある分、効能もギュッと凝縮されています。

大根の葉は刻んで干しますが、細かく刻んだほうがより効果的。天日でしっかり乾燥させます。そのまま、お茶パックなどに入れて湯船に浮かべてもよいのですが、鍋で煮出した汁を加えてもＯＫ。

寒さでこわばった筋肉がほぐれ、体が芯から温まります。大根はぜひ、葉つきのものを買って、捨てずに有効活用しましょう。

この日は：音の日
せせらぎや波の音などの水流音は、脳のアルファ波をもたらす癒やしの音。

寒さで こりかたまった 体をほぐす 「お風呂マッサージ」

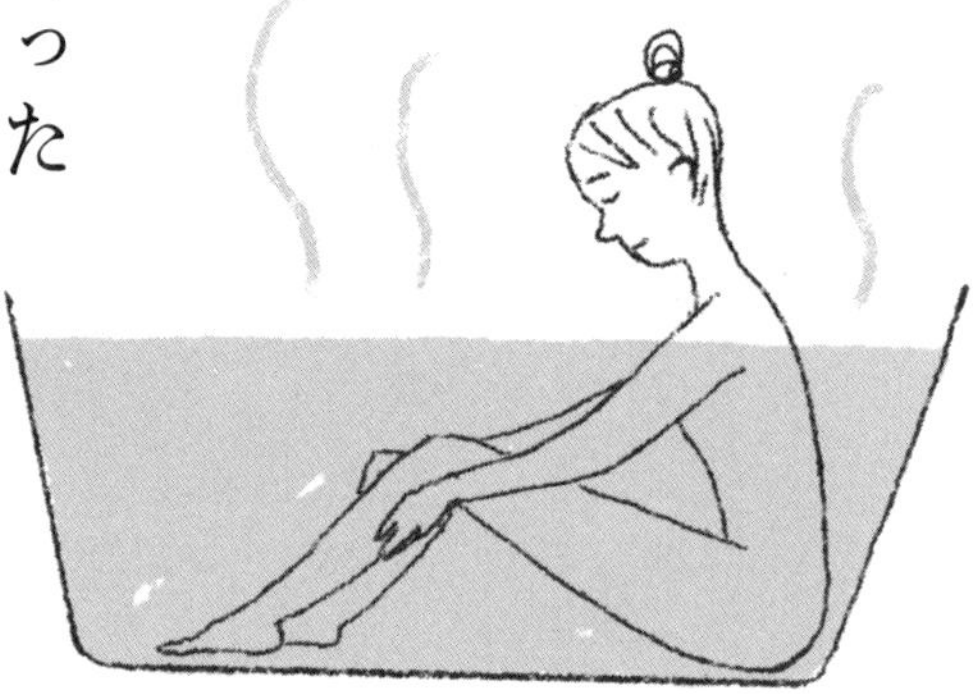

さむ〜い夜のお風呂は、まさに極楽。体が温まってゆるんできたときは、寒さでこりかたまった体をほぐすチャンスです。ぜひ、マッサージタイムに活用しましょう。

冬は体が縮こまって筋肉が緊張し、エネルギーである気《き》、全身に栄養を運ぶ血《けつ》、体をうるおす水《すい》の流れが滞りがち。湯船の中で、やさしくさするようにするだけでも、マッサージ効果があり、全身の流れが復活します。とくに、足や腕など滞りやすい末端部分を流してあげましょう。

疲れがたまっているときは、末端に向かって、疲れを押し出すようなイメージで。元気を出したいときは、末端から内臓に向かって気を流すようなイメージで。

気持ちいいと感じながら、刺激を与えるのがポイント。精神的なリラックス度も高まります。

この日は：大雪《たいせつ》
二十四節気《にじゅうしせっき》のひとつ。雪が降り積もるようになるころ。本格的な寒さの到来です。

12月8日

基本

季節によって異なる「脈」は表現も独特

漢方では「脈診《みゃくしん》」といって、心臓だけでなく、全身の状態を見るために脈を取ります。正常な脈を平脈《へいみゃく》もしくは常《じょう》脈《みゃく》といい、速度はひと呼吸で4回（一息四至《いっそくしし》）、リズムは均等、ほどよいかたさと勢いがあります。人差し指、中指、薬指の3本を手首に当てて脈を取ります。

ただし、脈は体調によって変化し、体調は季節によって変化します。平脈も季節によって異なり、その特徴に合わせた独特な表現をしています。

【微弦《びげん》】春の平脈。情緒を担う五臓《ごぞう》の肝《かん》に負担がかかる春は、平脈も弓に張った弦のようにピンと弾むような脈に。

【微鉤《びこう》】夏の平脈。五臓の心《しん》が旺盛になり、脈にも勢いが。ぐるっと盛り上がって、すーっと消える感じの脈に。

【微毛《びもう》】秋の平脈。呼吸を担う五臓の肺が影響し、冬に向けて万物の勢いが収まっていくように、脈も羽毛を触ったようなふんわり脈に。

【微石《びせき》】冬の平脈。冬に働く腎《じん》の脈は冬眠状態で奥に潜み、触れにくくなります。指先で小石をはじいたようなコツコツとした脈に。

このように、数値では表せない脈の状態を、言葉で表した先人の発想力に感服！

この日は：事納め

旧暦のこの日は、1年の労をねぎらう日。地域によって、針供養が行われるところも。

12月9日

漢方薬

困った痔《じ》に日本生まれの漢方薬「乙字湯《おつじとう》」

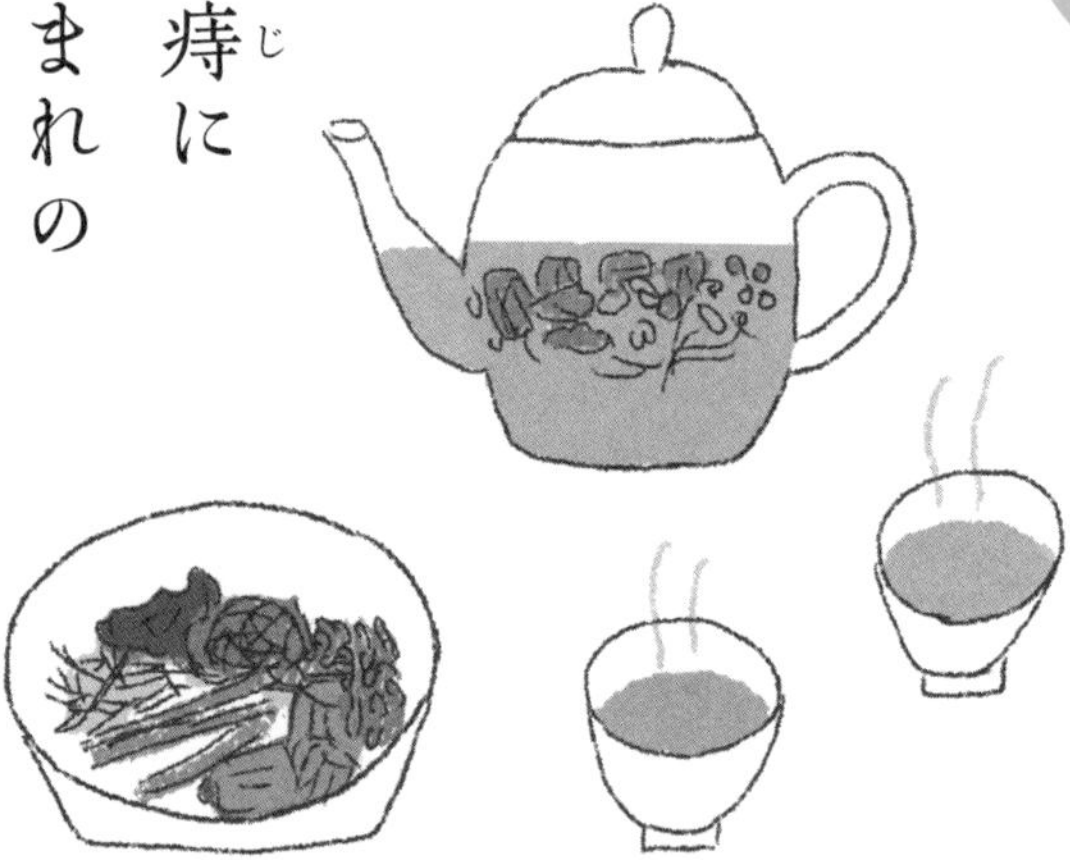

人に相談しづらいけれど、意外と悩んでいる人が多いのが痔。実は江戸時代の武士も悩んでいたようです。野営をするときなどに体が冷え、血行不良から痔になることがあったとか。そこで、水戸藩の侍医だった原南陽《はらなんよう》が生み出したのが乙字湯です。当帰《とうき》、柴胡《さいこ》、黄芩《おうごん》、甘草《かんぞう》、大黄《だいおう》、升麻《しょうま》を配合したもので、便がかたく便秘がちないぼ痔、切れ痔に有効な日本生まれの漢方薬。

痔の外用薬には、明の時代に作られた潤《じゅん》肌膏《きこう》に、江戸時代の外科医・華岡青洲《はなおかせいしゅう》がアレンジを加えた紫雲膏《しうんこう》（P211）を。痔の痛みや傷口の改善に役立ちます。

とはいえ、痔にならないのが一番。まずは便秘予防を。日々のお茶にハブ茶やドクダミ茶など生薬《しょうやく》由来のものを取り入れるとよいでしょう。下剤のような強い作用ではなく、おだやかにお通じを促してくれます。

この日は：地球感謝の日
あらゆる命の源である地球に感謝し、その思いを伝える日だそう。さらに大きな意味で、自然すべてにも感謝を。

12月10日

飲み物

寒けがして熱が出たら「たまご酒」を

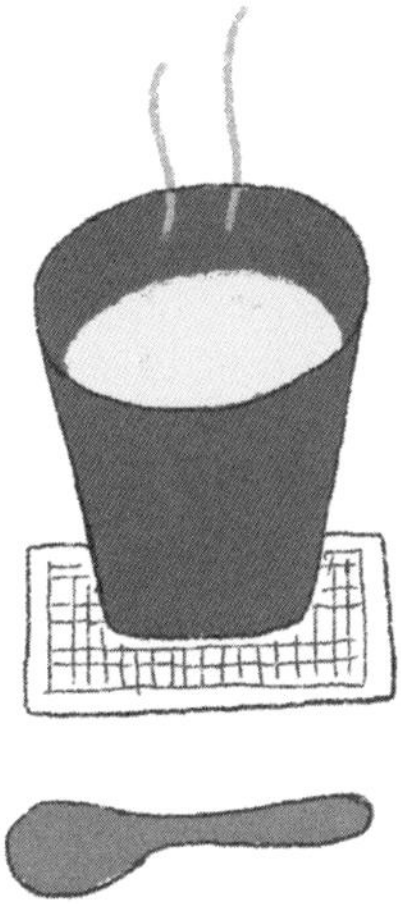

ヨーロッパの冬の風物詩といえばクリスマスマルシェです。そこでよく飲まれているのがホットワイン。温かいワインにシナモンなどのスパイスとはちみつを入れたもので、屋外のマルシェで冷えた体を温めてくれる飲み物です。このホットワイン、その温め効果から、かぜ予防としても飲まれているのだとか。

日本でかぜ予防によいお酒といえば、そう、たまご酒です。生命のもとである卵は、栄養価が高くバランスもよい、完全栄養食品といわれます。

卵と日本酒、砂糖を弱火にかけてよくかき混ぜたものを、熱々の状態で飲むと、体の芯からポカポカ。ゾクッとくるかぜのひき始めや熱っぽいときにぜひどうぞ。みかんの搾り汁やおろししょうが、刻みねぎを加えると、温め効果がアップします。

この日は：アロエヨーグルトの日

アロエはお風呂に入れてよし（P46）、ヨーグルトに入れてよし。そしてやけどに塗ってよし。

のどの痛みやせきに「大根あめ」

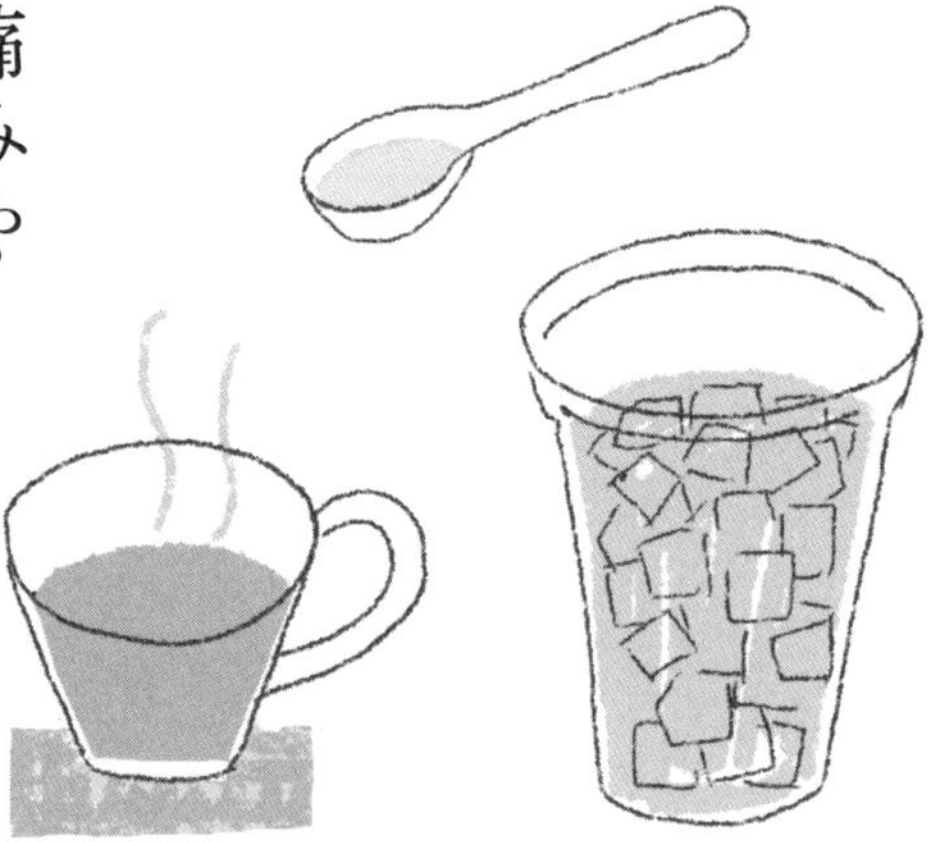

旬の大根は、やわらかくてみずみずしく、お手ごろ価格。つい１本買いしてしまいますよね。でも、使いきれずに中途半端に残っていたりしませんか？　そんなときには、大根あめの作りおきをおすすめします。

大根あめは大根をはちみつに漬けたもので、民間療法としてのどの痛みやせきに使われてきました。大根には、痰《たん》を取って気管支をスッキリさせる働きがあり、のどの不快感、せき、黄色い痰、口内炎などに効果があります。また、はちみつにも、のどの痛みを和らげる働きがあります。

大根は、皮をむかずに１㎝ほどの角切りにして小さめの広口びんに入れ、ひたひたのはちみつを注ぎます。2〜3時間漬けたら、冷蔵庫で保存を。上ずみ液を熱いお湯で溶いて飲むと、体が温まってのどもスッキリ。１週間を目安に飲みきりましょう。

この日は：胃腸の日
焼き魚や刺身に大根が添えられるのは、消化吸収を促し、胃腸を助ける働きがあるから。

12月12日

食べ物

かぜぎみで食欲がないときは「梅干しの黒焼き」

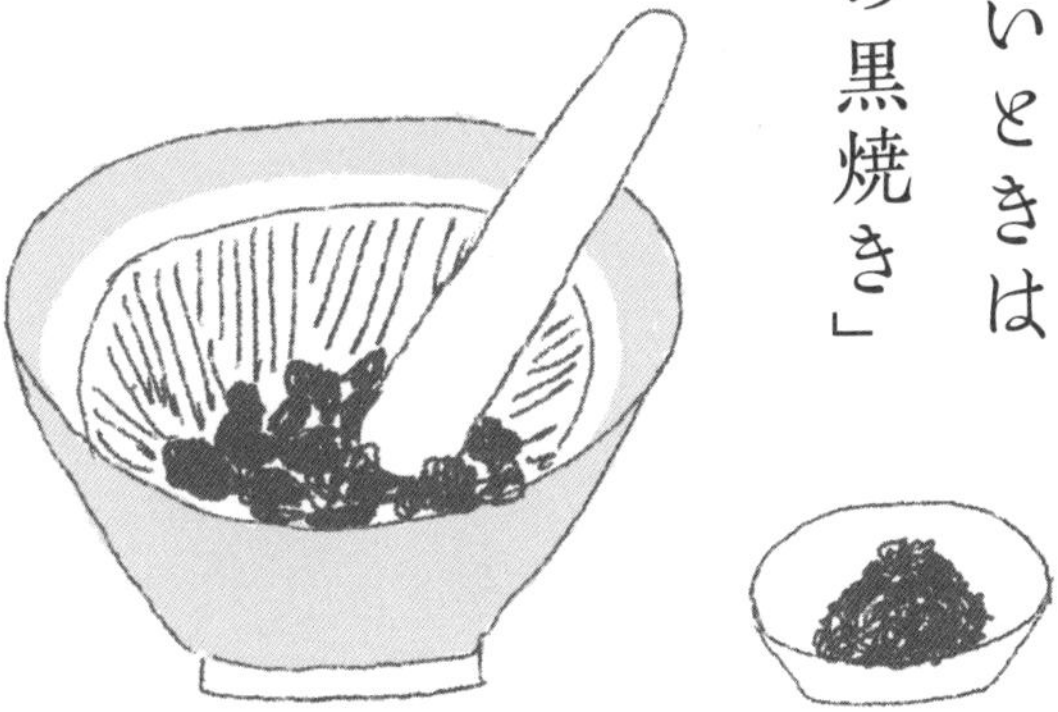

黒焼きは古くから民間療法で用いられてきたもので、梅干しのほかに、昆布の黒焼きやなすのへたの黒焼きなどがあります。長時間、黒くなるまでじっくり煎《い》って、成分を炭化させたもので、それを粉末にして、熱湯で溶いていただきます。

梅干しの黒焼きは、かぜ予防、食欲増進、冷え性の改善、疲労回復などの効果が期待できます。かぜのひき始めには、おろししょうがを加えて飲むと温まります。

家庭で作るなら、土鍋や素焼きの壺に梅干しを敷きつめ、小麦粉を水で練ったものを鍋本体とふたの間に塗って密閉し、火にかけること数時間。真っ黒になった梅干しをミキサーで粉砕するか、すり鉢ですりつぶせば完成です。自然食品の店などでは、粉末になったものが売られているので、市販品を活用してもよいでしょう。

この日は：バッテリーの日
かぜをひかないよう、ふだんから漢方養生で体のバッテリーを充電しておきましょう。

12月13日

食べ物

寒けのするかぜには「ねぎみそ湯」が効く！

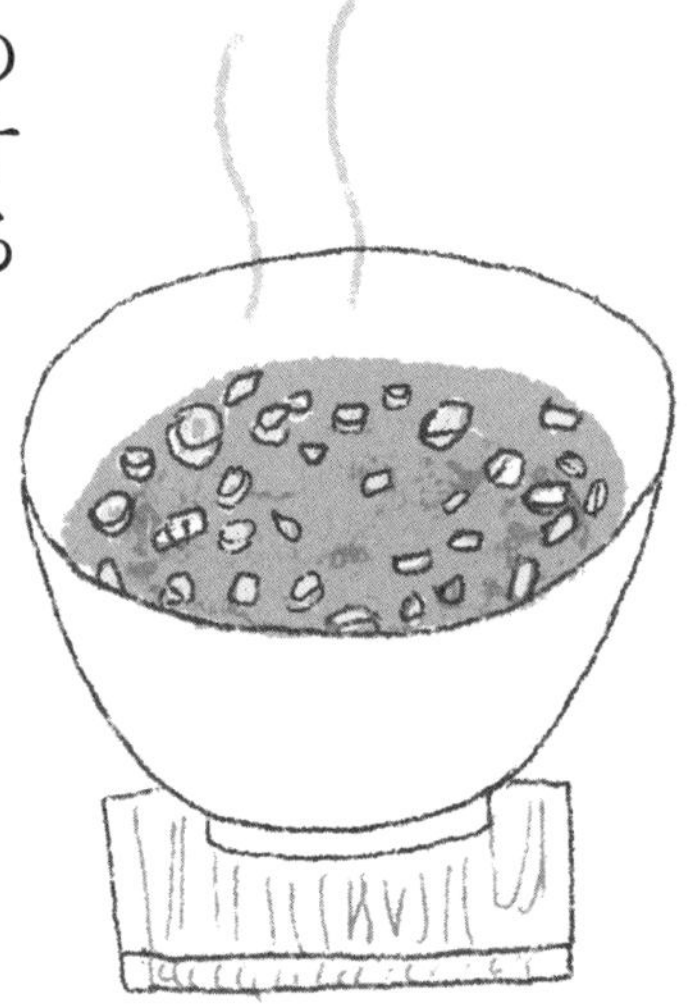

ねぎを首に巻くとかぜが治るといいますが、巻いて効果があるかどうかはわかりません。しかし、ねぎにかぜ予防効果があり、昔から利用されていることは確かです。

そこでおすすめなのが、しょうが入りねぎみそ湯です。ねぎとしょうがは、食べ物のもつ働きによって分類された五味《ごみ》（Ｐ53）では、辛味に分類されます。辛味の食べ物は体を温め、発散させる働きがあります。

みそは、体にこもった余分な熱を取るのに有効。この３つがタッグを組めば、体の冷えを取って、余分な熱は発散させ、エネルギーである気《き》をめぐらせて、かぜの原因をやっつける正気《せいき》（Ｐ３４２）を高めます。

かぜのひき始めで食欲がないときは、お湯に少量のみそ、刻んだねぎ、おろししょうがを加えてゆっくりと飲んでみて。おろしにんにくをプラスすればさらに元気に。

この日は：ビタミンの日
旬や地のものをいただき、自然のリズムで暮らす漢方養生は、心身のビタミンといえます。

12月14日

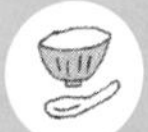

食べ物

かぜで肩がこわばるときは「しょうがのくず湯」

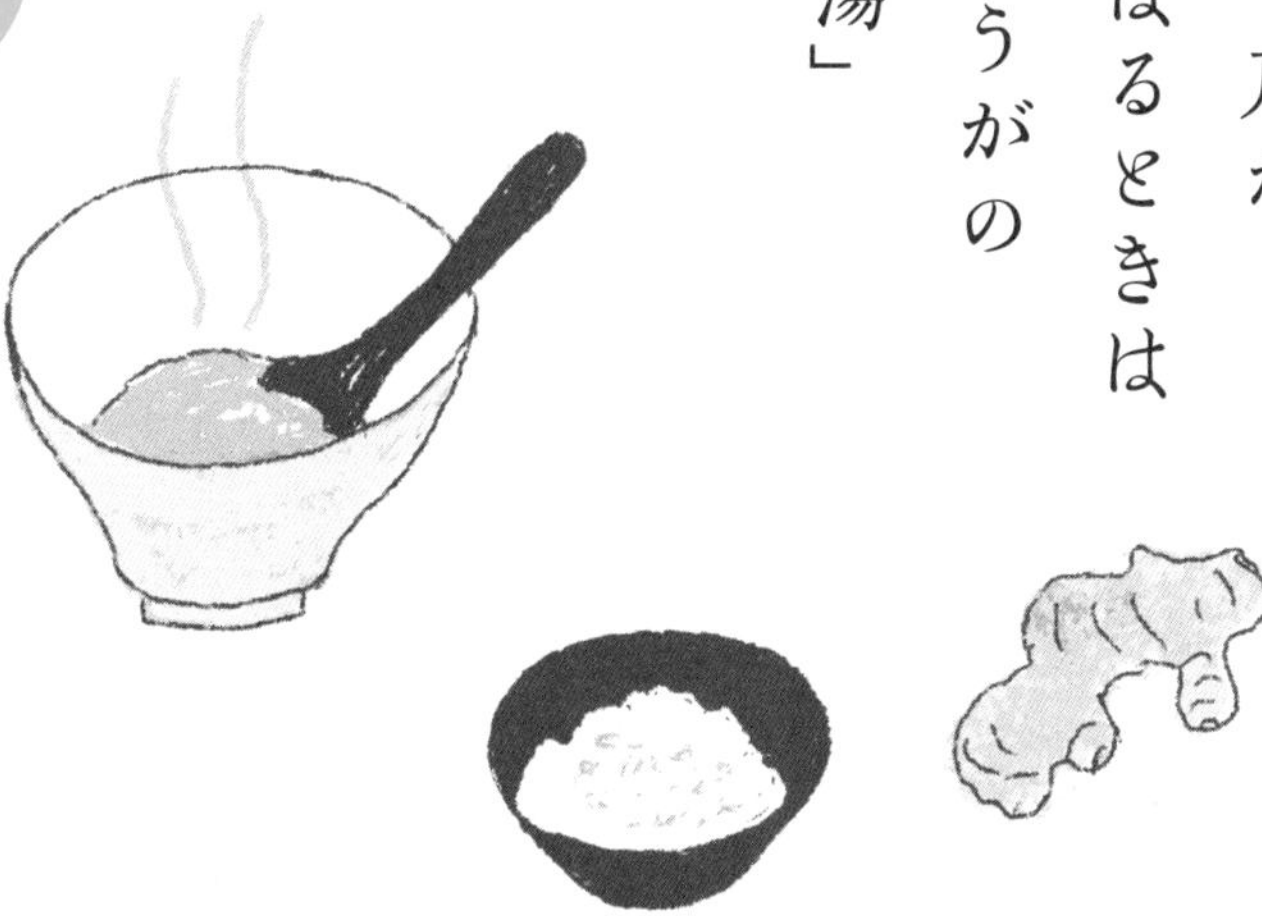

くずといえば、くずもちやくずまんじゅうなど、夏場の涼やかな和スイーツによく登場しますが、寒い時期なら、体が芯から温まるくず湯を。そして、くずの定番といえば食用以外に、かぜのひき始めに用いられる葛根湯《かっこんとう》もあります。

そんなくずのおいしさと薬効を取り入れるのによいのが、しょうがのくず湯です。くずには余分な熱を取って、体にうるおいを与える働きがあります。しょうがには冷え予防の効果があり、かぜっぽく、肩がこわばるときにぴったりです。甘みを加えるなら、冷え防止に役立つ黒糖を。

近年はくずの生産量が減り、スーパーなどで「くず粉」として売られているものは、原材料がじゃがいもなどのでんぷんの場合が多いようです。効能をしっかり得るには、本くずを使用するようにしましょう。

この日は：南極の日

ノルウェーの探検家、アムンセンが、世界で初めて南極点に到達したのが、1911年のこの日。

寒い冬こそ要注意の邪気「風邪《ふうじゃ》」の予防を

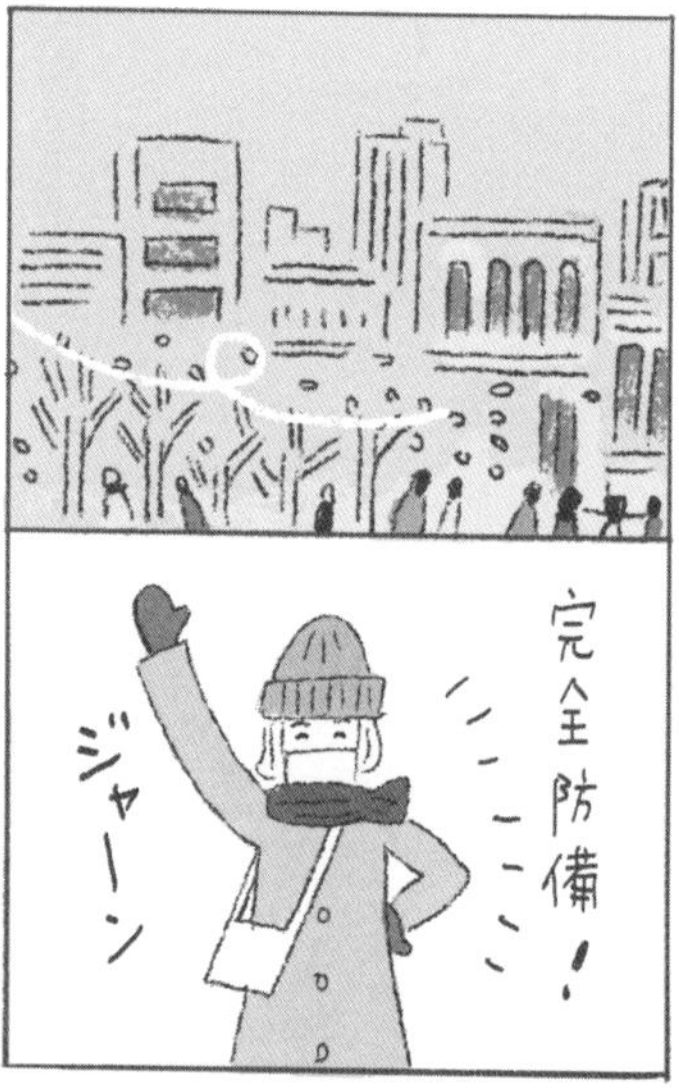

「風邪」と書いて、一般的には「かぜ」と読みますが、漢方では「ふうじゃ」と読みます。体に不調をもたらす季節の外気である邪気《じゃき》（Ｐ61）のひとつ。かぜの諸症状は、風邪による症候群と考えます。風邪の特徴は、体の上部や表面から私たちを襲うという点。鼻やのど、目、頭には、鼻水やせき、痰《たん》、のどの痛み、頭痛が現れ、皮膚や毛穴には悪寒や発汗が起こります。

風邪を予防するには、風邪の侵入を防ぐこと。寒い日の外出には、鼻やのどをマスクで覆う、えり元をマフラーなどでカバーするなどし、眠るときも首や肩を出さないよう注意しましょう。

この日は：観光バス記念日
最近は２階建て展望観光バスが人気です。この時期の展望バスは風邪の侵入に気をつけましょう。

12月16日

ツボ

のどの痛みやせきを和らげるツボ「天突《てんとつ》」

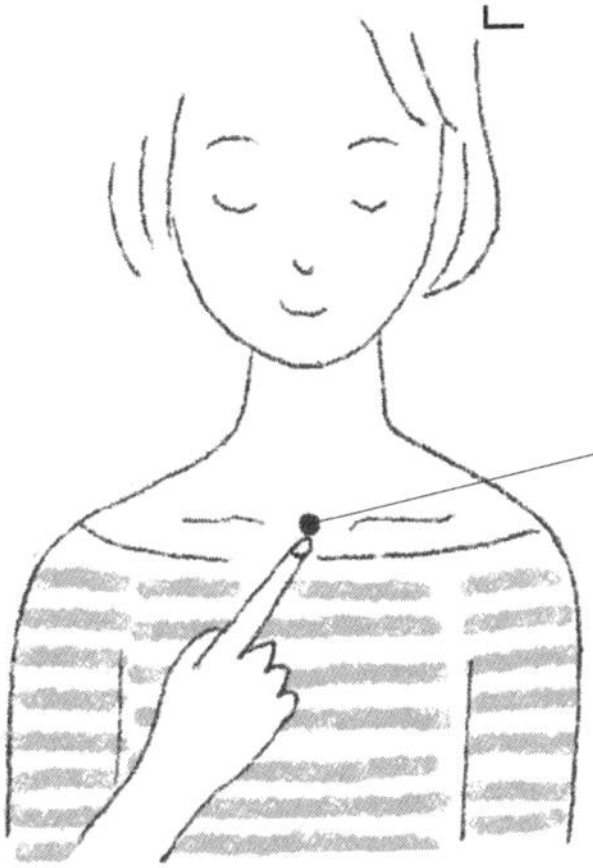

【天突の探し方】
首のつけ根の中央、左右の鎖骨の間にあるくぼみ。

【天突の押し方】
人差し指をツボに当て、のど元から下へ押し込むように刺激する。1回6秒を10回繰り返す。力を入れすぎないよう注意。

冬は、空気の乾燥でのどが痛くなったり、かぜでのどに炎症が起きて痛みが出たり、せきでつらいことがあります。漢方で考える、のどの痛みやせきの原因のひとつが、熱で肺の機能が弱まる肺熱《はいねつ》という症状。この症状を和らげ、のどの痛みやせきを改善に導くツボが天突です。

　左右の鎖骨の真ん中にあるくぼみが天突で、肺の気《き》の通りをよくし、気管とのどの症状に効果的とされています。乾燥やかぜによるのどの痛み・せきのほか、ぜんそくなどにもよいツボです。

　せきは、体力を消耗してつらいもの。長引くせきに困ったら、押してみてください。

この日は：紙の記念日
デジタル化が進んで紙に書くことが少ない現代ですが、紙に何かを書くことは心を落ち着かせるもの。

12月17日

運動

下半身のめぐりを改善「その場で足踏み」

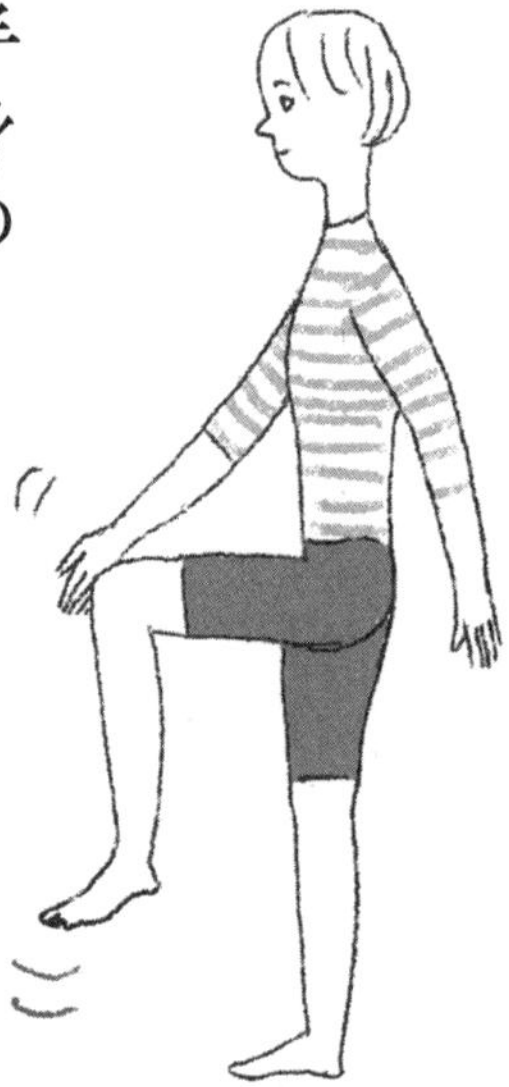

夏は暑くて、冬は寒くて部屋の中から動けない。わかっていても抜け出せないのが万年運動不足です。運動不足は、肥満の原因になるだけでなく、下半身のめぐりも悪化させてしまうもの。と、わかっていてもできない……。そんなあなたにおすすめなのが、その場で足踏みです。

運動のために、特別に用意することは何もありません。居間でソファに座ってテレビを見ているときに、コマーシャルになったら、すくっと立ち上がるだけ。

立ち上がったら、コマーシャルを見ながら足踏みを。コツは、太ももをしっかり上げること。いすや壁、机など、安定したものにつかまって、ゆっくりとひざが90度になるまで引き上げ、少しキープしておろします。このときに下腹に力を込めると、ぽっこりおなかの解消も期待できます。

この日は：飛行機の日
飛行機でも、トイレに立ったときにその場で足踏みを。エコノミークラス症候群予防に役立ちます。

12月18日

リラックス

体を温め痛みを和らげる「ゆず湯」

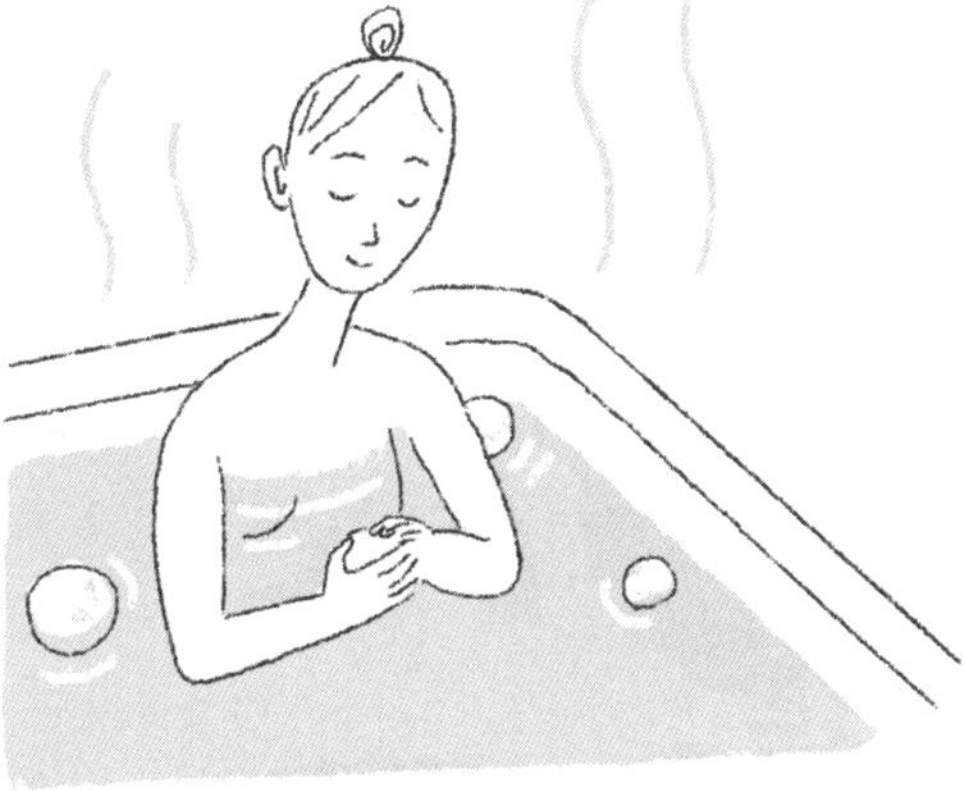

日を追うごとに、日が落ちるのが早くなり、夜明けが遅くなり、冬至を迎えるこのころは、日照時間も短く寒さも本格的に。毎日のお風呂タイムが楽しみになる季節でもあります。

日本では伝統的に、冬至にゆず湯に入る習慣がありますが、ゆず湯には、血行を促進し、体を温め、冷え性、肩コリ、神経痛などの痛みを改善する効果があります。

そして、湯に浮かぶゆずの愛らしさが目の癒やしとなり、さっぱりとした香りが気分をリフレッシュさせてくれます。

ゆずはこの時期、お風呂以外に鍋物や、ゆず茶などで取り入れるのもよいでしょう。柑橘類の中でも独特なやさしい芳香は、エネルギーである気《き》をめぐらせて、心を落ち着かせてくれるもの。ほっとひと息つきたいときにぜひ活用してみてください。

この日は：納めの観音

毎月18日は観世音菩薩の縁日で、12月は納めの観音といわれ、東京・浅草寺の羽子板市は、年の瀬の風物詩。

おなかを温める おいしい 漢方薬 「大建中湯《だいけんちゅうとう》」

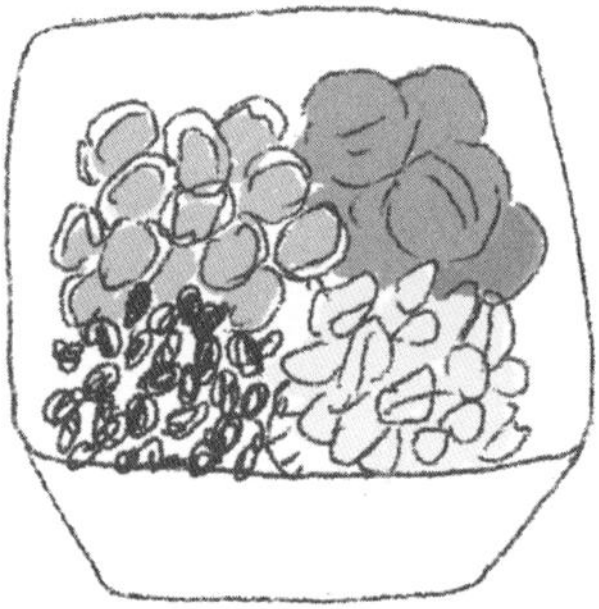

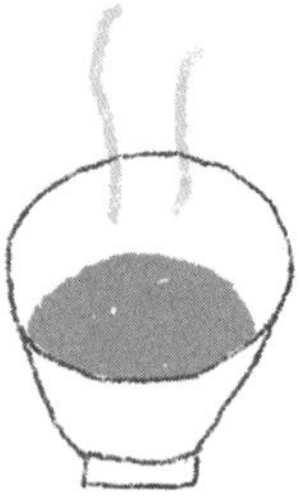

漢方薬といえば、苦いイメージがあるかもしれません。確かに、良薬口に苦しという言葉もあるように、中には苦いものもありますが、おいしい漢方薬もあります。それが大建中湯です。

その一番の働きは「温中《おんちゅう》補虚《ほきょ》」といって、おなかが冷えることで出る痛みの改善です。おなかは冷えると働きがにぶくなり、張りや痛みを感じるようになりますが、温めることでこの症状を取り除きます。

おいしいわけは、使われる生薬《しょうやく》を見るとわかります。元気を補う人参《にんじん》、おなかを温める山椒《さんしょう》と乾姜《かんきょう》（しょうがを蒸して干したもの）、おなかの緊張をゆるめて元気を補う膠飴《こうい》（麦芽あめ）と、すべて食べ物。お味のほうは、甘くてピリッとスパイシー。

西洋医学でもその効果が認められ、術後の便秘や腸閉塞防止に用いられるそうです。

この日は：日本人初飛行の日
1910年のこの日、日本人が初飛行に成功。飛行時間４分、飛行距離は3kmでした。

12月20日

食べ物

温めておなかの調子を整える「ぶり」

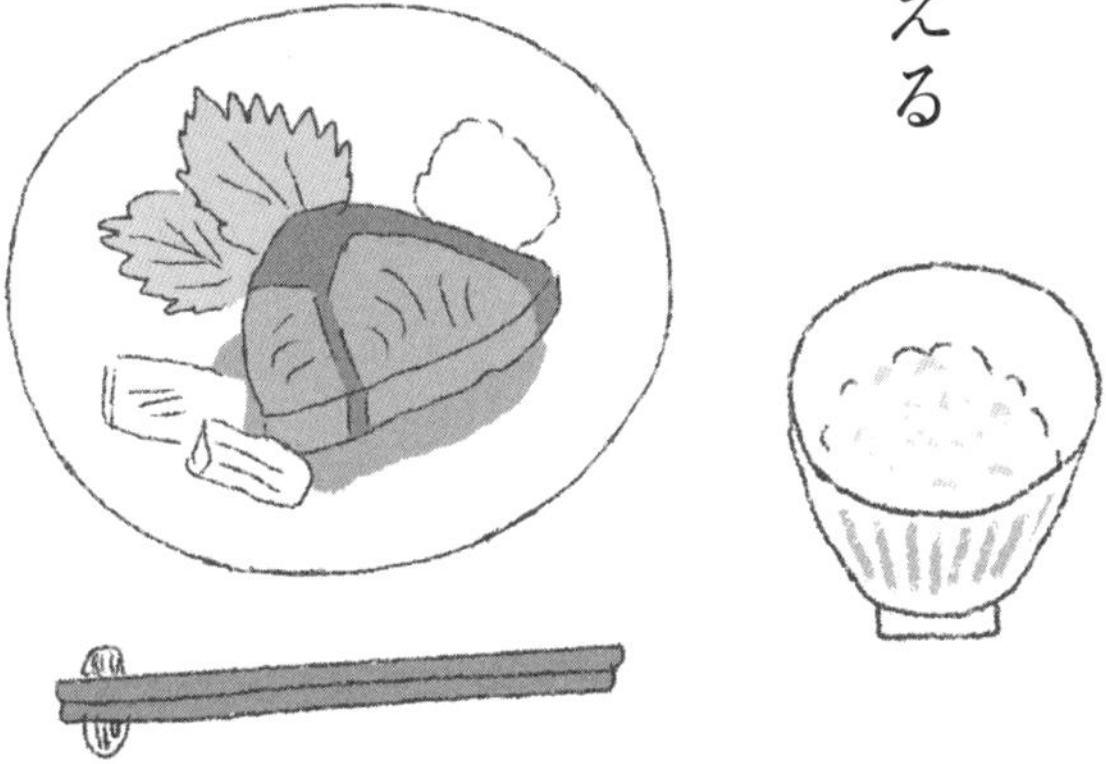

寒ぶりといって、とりわけ富山や金沢など北陸でとれるものは高級魚として珍重されます。出世魚の代表格で、縁起物としてお正月のおせち料理にも使われますね。

ぶりは、エネルギーである気《き》や、栄養を届ける血《けつ》を補い、体を温めておなかの調子を整える、まさに冬に食べるべき魚。

定番は照り焼きや塩焼きですが、寒いこの季節なら、こもりがちの気を発散させ、温め効果を倍増させてくれるしょうがや長ねぎを加えて、かぜ予防のレシピに仕上げてみましょう。照り焼きのたれに、おろししょうがを加え、ぶつ切りにした長ねぎも一緒に焼きます。

のどに痛みがあれば大根をプラス。ぶりと大根のコンビといえば、ぶり大根がポピュラーですが、照り焼きに大根おろしをのせて食べるのもおすすめです。

この日は：ぶりの日
天然ぶりは12～2月にはおもに日本海で水揚げされ、太平洋では少し遅れて2～3月に多く漁獲されます。

リンパのめぐりを改善するツボ「肩井《けんせい》」

【肩井の探し方】
首のつけ根の後ろ側と肩先のちょうど中間。

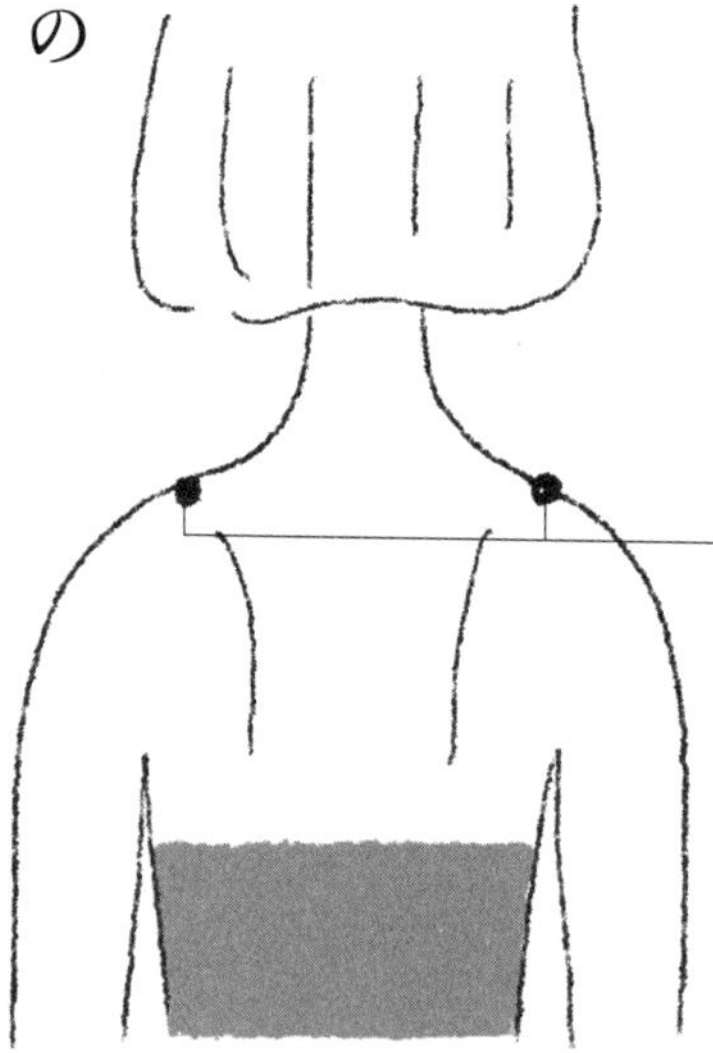

【肩井の押し方】
反対の手の中指、もしくは人差し指をツボに当てて、もみほぐす。1回10秒を10回繰り返す。左右ともに行う。

寒さで縮こまると、体をつくる3つの要素である気《き》・血《けつ》・水《すい》のめぐりが悪くなってバランスが崩れがち。流れが滞ることで肩コリなどの筋肉の緊張や頭痛を引き起こします。

とりわけ、肩コリがひどいという人は、肩井というツボを刺激して、血液やリンパのめぐりを促しましょう。

昔から、肩コリのツボとして知られ、指圧するほか、ちょっと肩をもんでもらったり、肩たたきをしてもらうときにここを刺激すると、とても気持ちいいポイント。鎖骨のくぼみにあるリンパ節のマッサージとセットで行うと、さらにコリがスッキリします。

この日は：クロスワードの日
頭の体操によいクロスワードですが、集中しすぎると肩コリを招くので注意！

「冬至七草《とうじななくさ》」で運をつける！

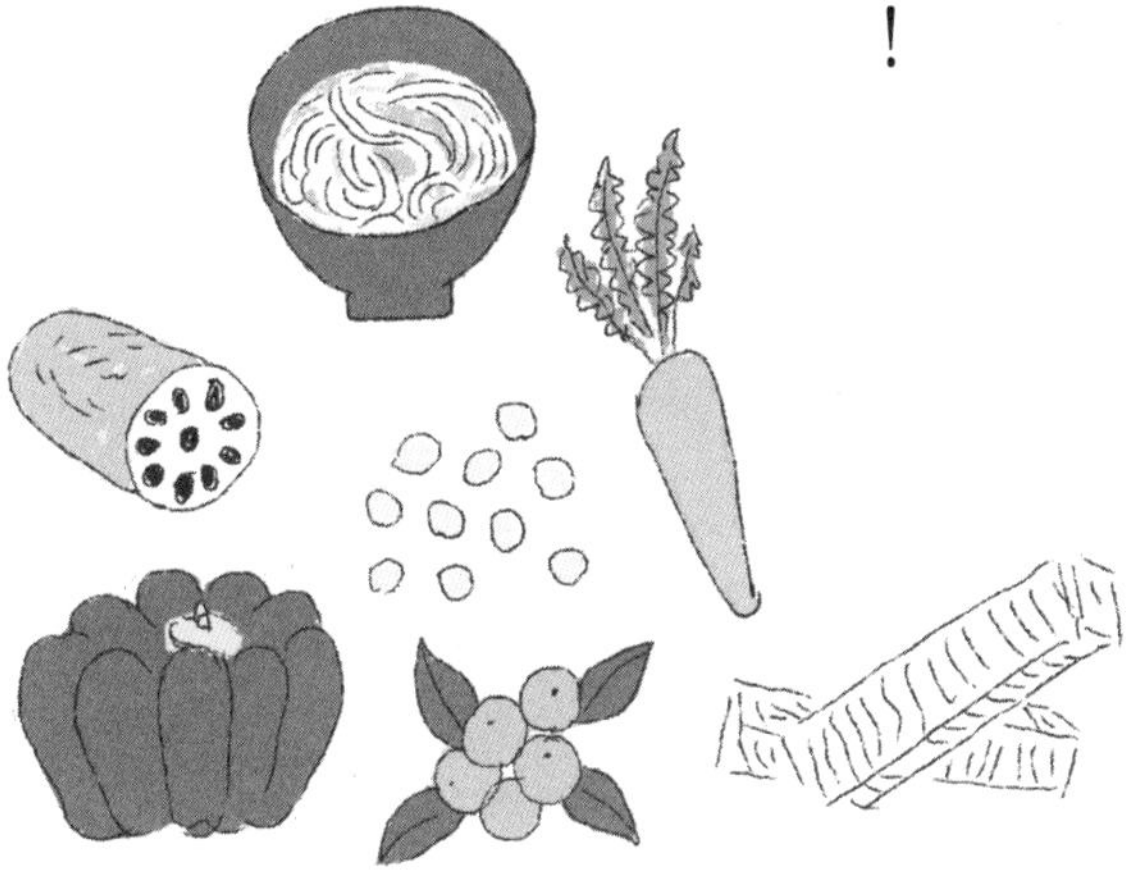

冬至といえば、ゆず湯（P359）に入ったり、かぼちゃを食べるといった風習があります。冬至にかぼちゃを食べると1年を無病息災で過ごせるということから、京都の矢田寺などで、かぼちゃをふるまうかぼちゃ供養が行われます。

また、冬至に「ん」のつく7つのものを食べると運がつくともいわれます。7つの「ん」とは、なんきん（かぼちゃ）、にんじん、れんこん、ぎんなん、きんかん、かんてん、うどん。体を温め、元気を補ってくれるものがズラリ。元気でいれば、運もついてくるということなのかもしれません。

冬至はとにかくかぼちゃ推しなのですが、あともうひとつ、ぜひ食べたいのがかぼちゃと小豆の「いとこ煮」。小豆は、その色から五臓《ごぞう》の腎《じん》を助ける食材。これを冬至に食べると、かぜをひかないといわれています。

この日は：冬至（年によって変わります）

二十四節気《にじゅうしせっき》のひとつ。1年でもっとも夜が長い日。この日を過ぎると厳しい寒さがやってきます。

「なつめ黒糖ミルク」で忙しい日々にひと息

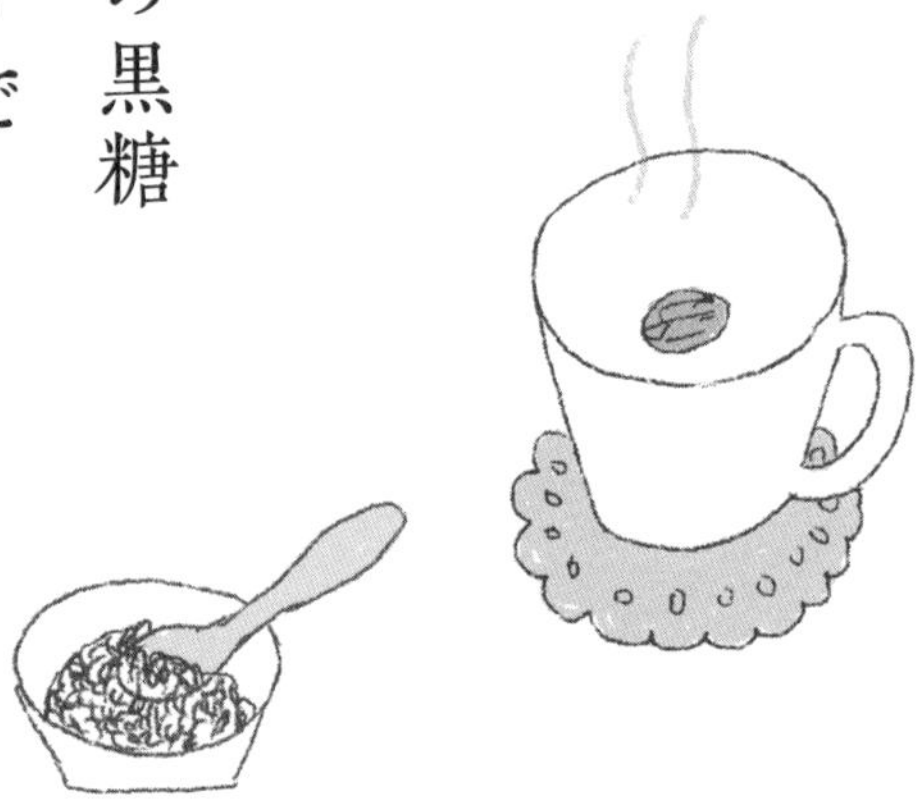

温めた牛乳は心をホッとさせてくれる力をもっていると思いませんか？　牛乳は、飲み物に使っても、料理に使っても、味や風味をマイルドにしてくれる食材。気持ちもマイルドにやさしくしてくれるのかもしれません。

寒い冬にはこのホットミルクの「ホッと」パワーを借りて、ひと息つきましょう。薬膳食材のなつめ、温め効果絶大の黒糖を入れた、なつめ黒糖ミルクがおすすめです。

なつめは、胃腸の調子を整えて、疲労回復に働き、気持ちの落ち込みや不眠といった心の疲れも和らげてくれます。黒糖は、冷えからくる月経痛や月経不順など女性特有のトラブルにも有効。牛乳を温めるときになつめを加えると、有効成分がより早く抽出できます。黒糖を加え、よくかき混ぜてできあがり。心身ともに癒やされます。

この日は：東京タワー完成の日
1958年のこの日に正式オープン。自立式鉄塔としては、東京スカイツリーに次いで日本で２番目に高い建造物。

12月24日

運動

「三角のポーズ」でおなかぽっこりを解消！

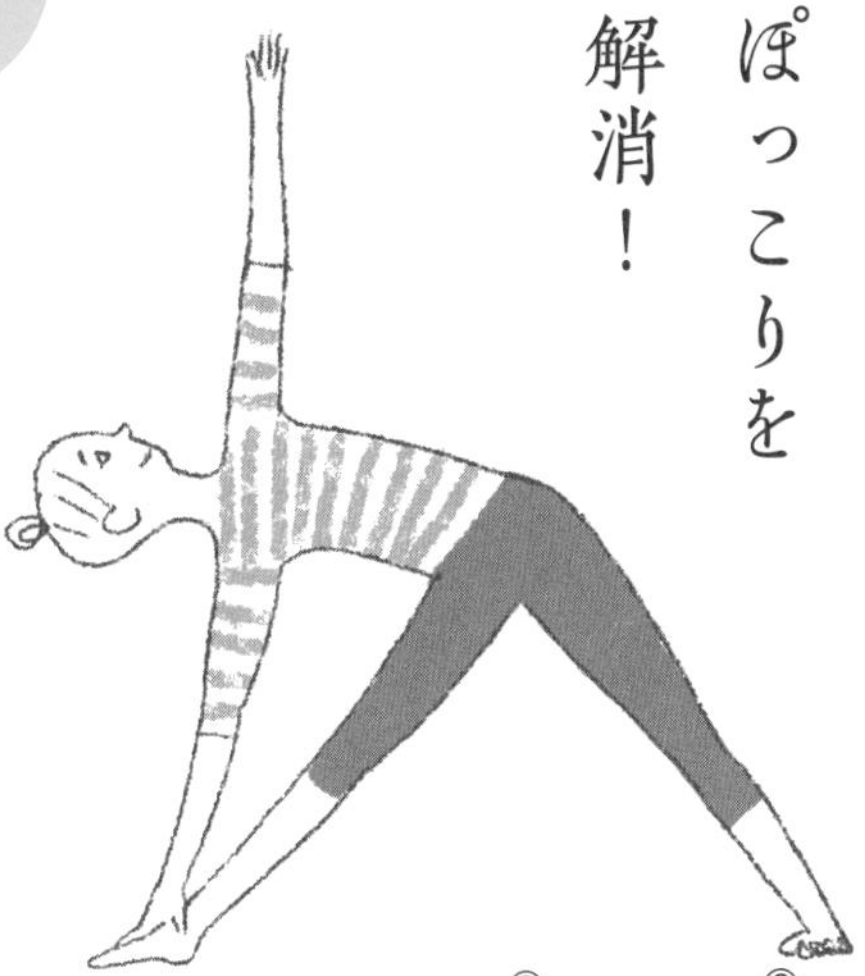

【三角のポーズのやり方】

①まっすぐに立った状態から、息をゆっくりと吐きながら両足を肩幅より広げる。

②右のつま先を外側に向け、左のつま先は正面に。両手を肩の高さまで上げて床と平行に。

③そのまま息を吐きながら、上半身を右に倒し、右手で右足首をつかみ、目線は左手の指先に。約30秒キープし、②に戻る。足首をつかむのが難しい場合は、すねに手を置くだけでもよい。反対側も同様に行う。

年齢とともに体形にも変化が現れ、体重は変わらないのに洋服が入らなくなった……ということも。とりわけ女性は中年以降、腹部や腰まわりが太りやすくなり、ぽっこりおなかで悩む人も多いでしょう。

ぽっこりおなかの解消には、体全体のゆがみを修正するのが効果的。とくに骨盤のゆがみを正すことで、内臓が正しい位置におさまり、ぽっこりが改善します。また、骨盤がゆがんでいると、血流が悪くなり、古い血《けつ》が滞る瘀血《おけつ》体質を招くため要注意です。

体のゆがみを取るには、ヨガの三角のポーズを。体全体で三角をつくるこのポーズは、便秘改善やウエスト引き締めにも有効です。

この日は：クリスマスイブ

クリスマス前夜と思われがちですが、キリスト教暦は日没が1日の始まりのため、実は、24日の日没から25日の日没までがクリスマス当日。

顔色をよくする「首元マッサージ」

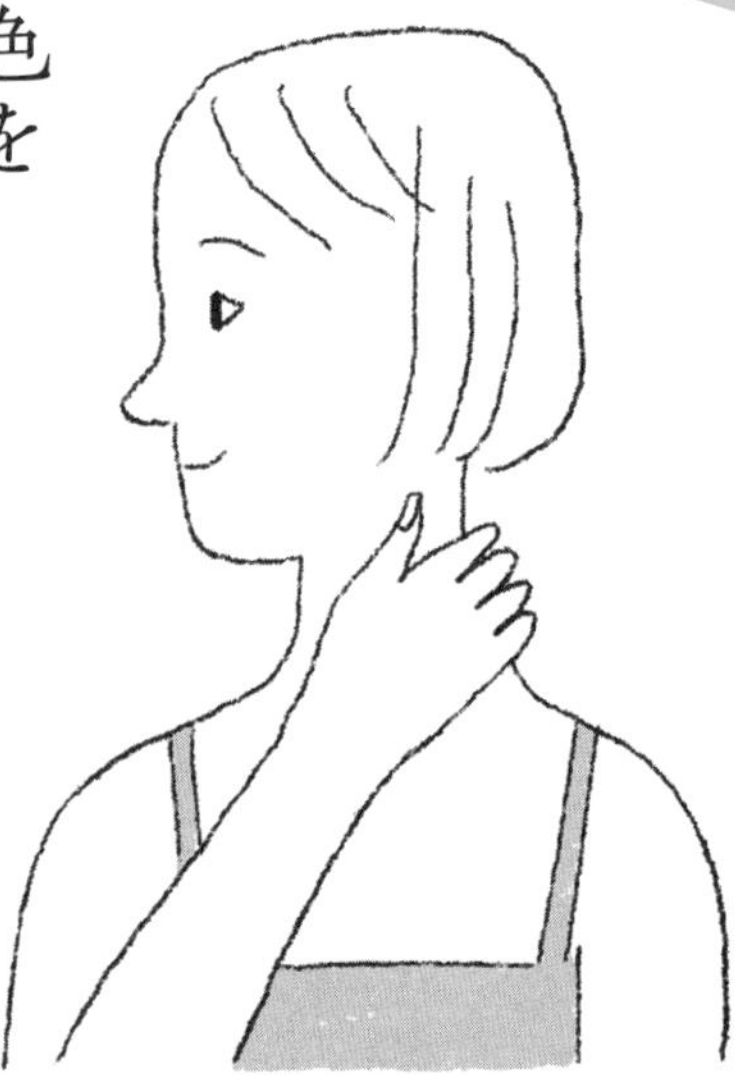

寒い冬は首を縮めて、背中も丸めがちに。これでは、血行が悪くなって肩コリが出るうえに、顔色もさえない感じに。お化粧のりも悪くなって、印象がよくないなど、マイナスの連鎖を招きます。

また、空気の乾燥で肌もカサカサ。顔のスキンケアは一生懸命やっても、体のメンテナンスはサボりがちではありませんか？

そんな冬のお悩みを一度に解決してくれるのが、首元マッサージ。お風呂上がりに、ボディークリームを使ってケアすれば、血行がよくなって顔につやを取り戻せるだけでなく、お肌もしっとりします。

マッサージは内から外へ向けて行うのがポイント。まず、耳の後ろから肩に向かって首をなでるようにします。その後、のど元から鎖骨に向かって胸元もマッサージ。流れを促すイメージでやってみましょう。

この日は：スケートの日
すべるのは、一見ラクそうですが、実はランニングと同じ消費カロリー。下半身の引き締め効果も絶大です。

12月26日

飲み物

女性特有の不調を解消する「紅花《べにばな》酒」

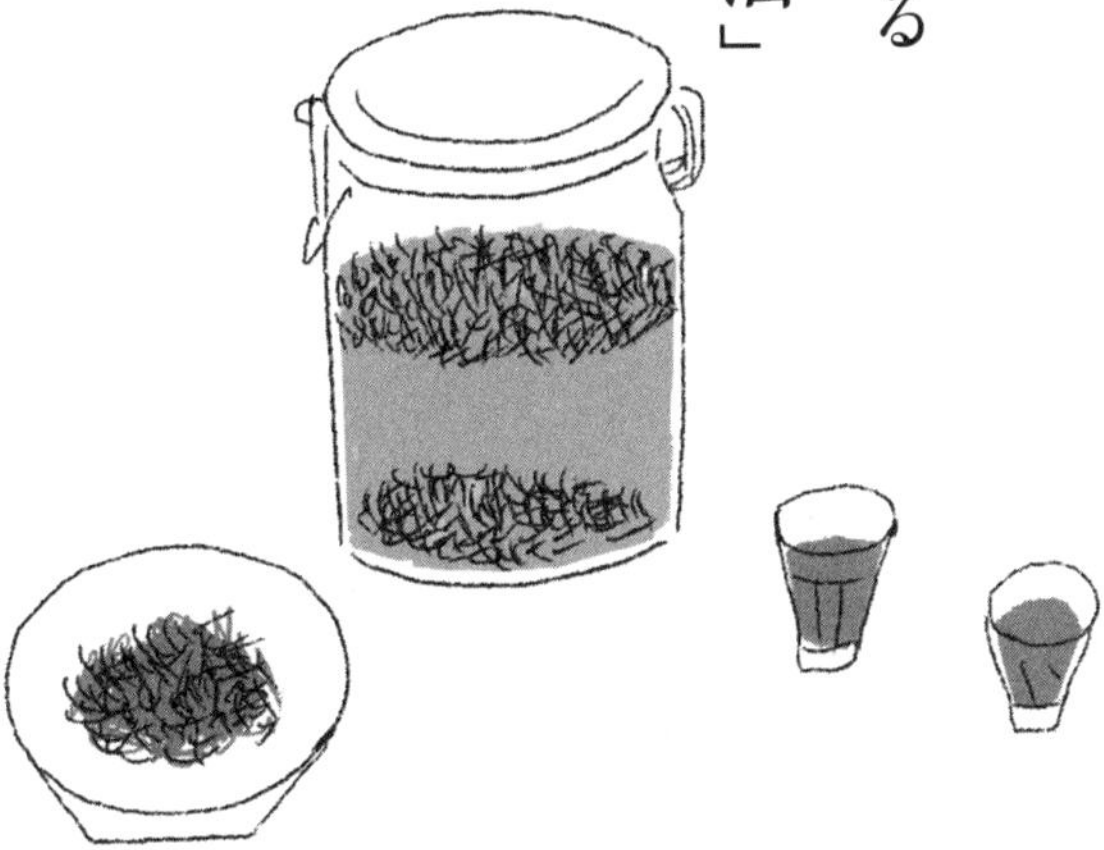

紅花は漢方の生薬《しょうやく》では「こうか」と読み、血液のうっ滞や、月経不順、月経前症候群（ＰＭＳ）、更年期の不調などに用いられます。女性特有のトラブルを解消して、いつまでも生き生きと若々しくいられるように働きます。また、うっ血を取り除くことで、コリを解消。肩コリや腰痛にも効果を発揮します。

紅花といえば、食用油の原料によく使われますが、乾燥した花を使って紅花酒を仕込んでおけば、効能を手軽に摂取することが可能。作りやすい分量は紹興酒とホワイトリカー各４５０㎖に紅花10ｇ、砂糖50ｇ。１週間漬け込んで、こせば完成です。

紹興酒を使っているので、中国料理と相性がよく、豚の角煮やレバにら炒めなどの下味や料理酒として使っても。ただし、月経時や妊娠中は飲用を控えましょう。

この日は：ボクシングデー
クリスマスのプレゼントの箱（ボックス）を開ける日。イギリスやカナダなど、この日が公休日の国もあります。

12月27日

美容

ツルツル
お肌をつくる
「りんご風呂」

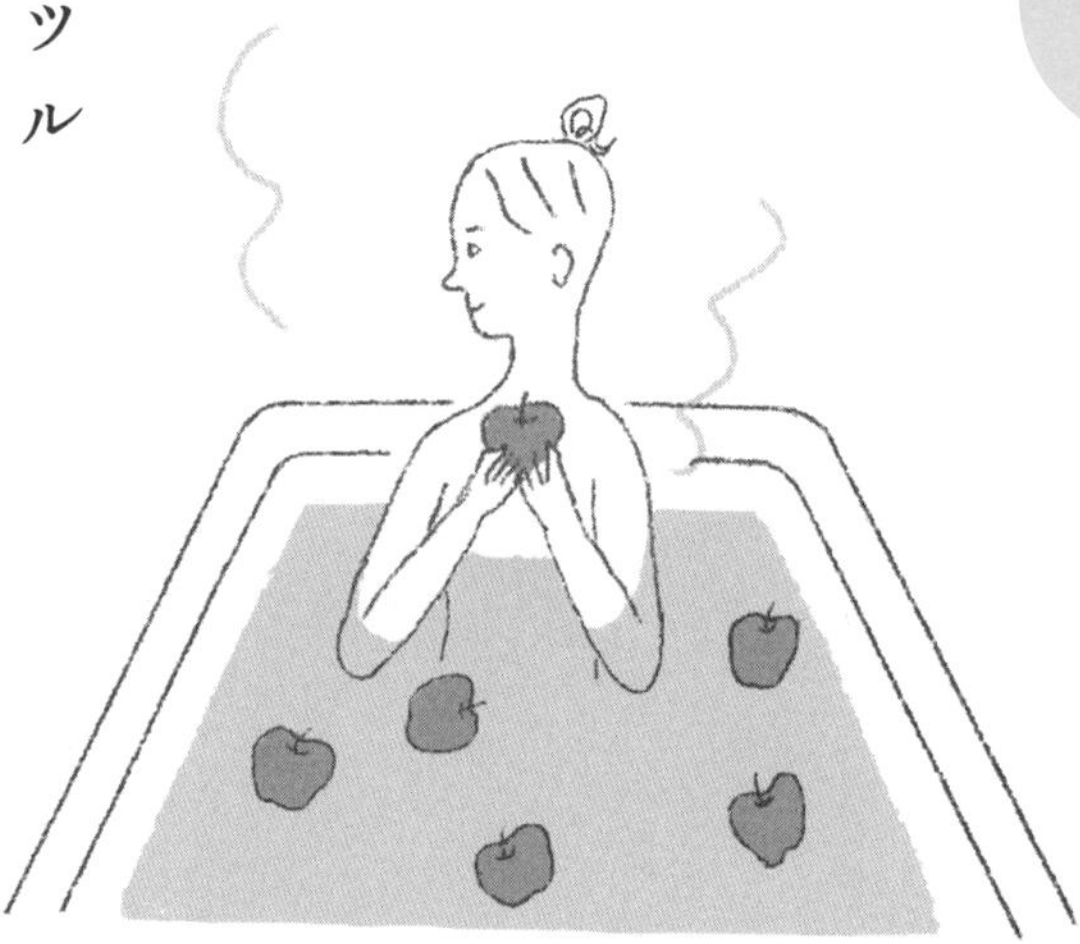

りんごの産地、青森や長野の温泉宿では、最近りんご風呂が名物になっているところがあると聞きます。りんごの甘酸っぱい香りに包まれたバスタイムは、想像するだけでリラックスできそうです。

りんごは、乗り物酔いをしたときに香りをかぐと、気分がスッキリとして回復するなど、そのさわやかな芳香には気持ちを落ち着かせる効果があるといわれています。漢方でも、五臓《ごぞう》の心《しん》の働きを高めて、不安やあせりを和らげるとしています。

現代科学でも、りんご風呂の効能は実証済みで、たとえば、りんごに含まれるリンゴ酸には保湿効果が、リノール酸には血行促進効果が、オレイン酸にはうるおい効果があるのだそう。

りんごの実が、ぷかぷか浮いている様子も、心をうきうきとさせてくれますね。

この日は：寒天発祥の日

寒天はてんぐさなどの海藻から作られ、食物繊維がたっぷり。代謝アップにも役立ちます。

12月28日

飲み物

年末年始の暴飲暴食に「ウーロン桑茶」

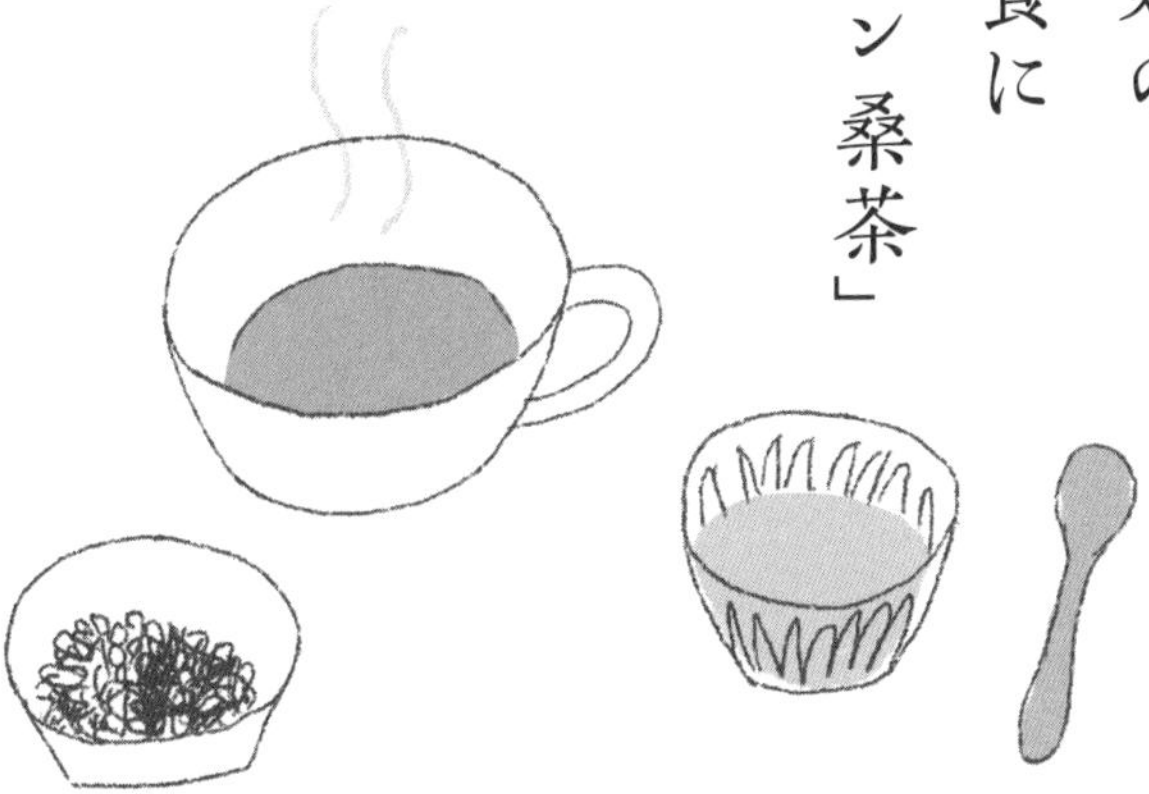

お茶とひと口にいっても、性質や効能は実にさまざま。数種類常備して、季節や用途によって飲むお茶を選んだり、ブレンドするのもよいでしょう。

年末年始のこの時期におすすめなのが、ウーロン茶と桑の葉茶のブレンド。ウーロン茶は脂肪の燃焼を助けて消化を促し、桑の葉茶は食後の血糖値の上昇をおだやかにするといわれています。暴飲暴食対策にはダブルのパワーを！

飲み会のある日は、ポットに入れて持参し、飲み会前に飲むのがポイント。揚げ物で翌日に胃がもたれやすい人も、このお茶を飲んでおけば少しラクになるでしょう。

また、ウーロン桑茶に寒天を加えて冷やし固めると、苦みがおいしい薬膳ゼリーに。はちみつをたらすと、甘みと苦みのコントラストがくせになるデザートになります。

この日は：身体検査の日

最近の体重計は、体重だけでなく体脂肪率や筋肉量なども測定できます。家庭でのこまめな身体検査で健康管理を。

「黒い食材」で生命力を高める

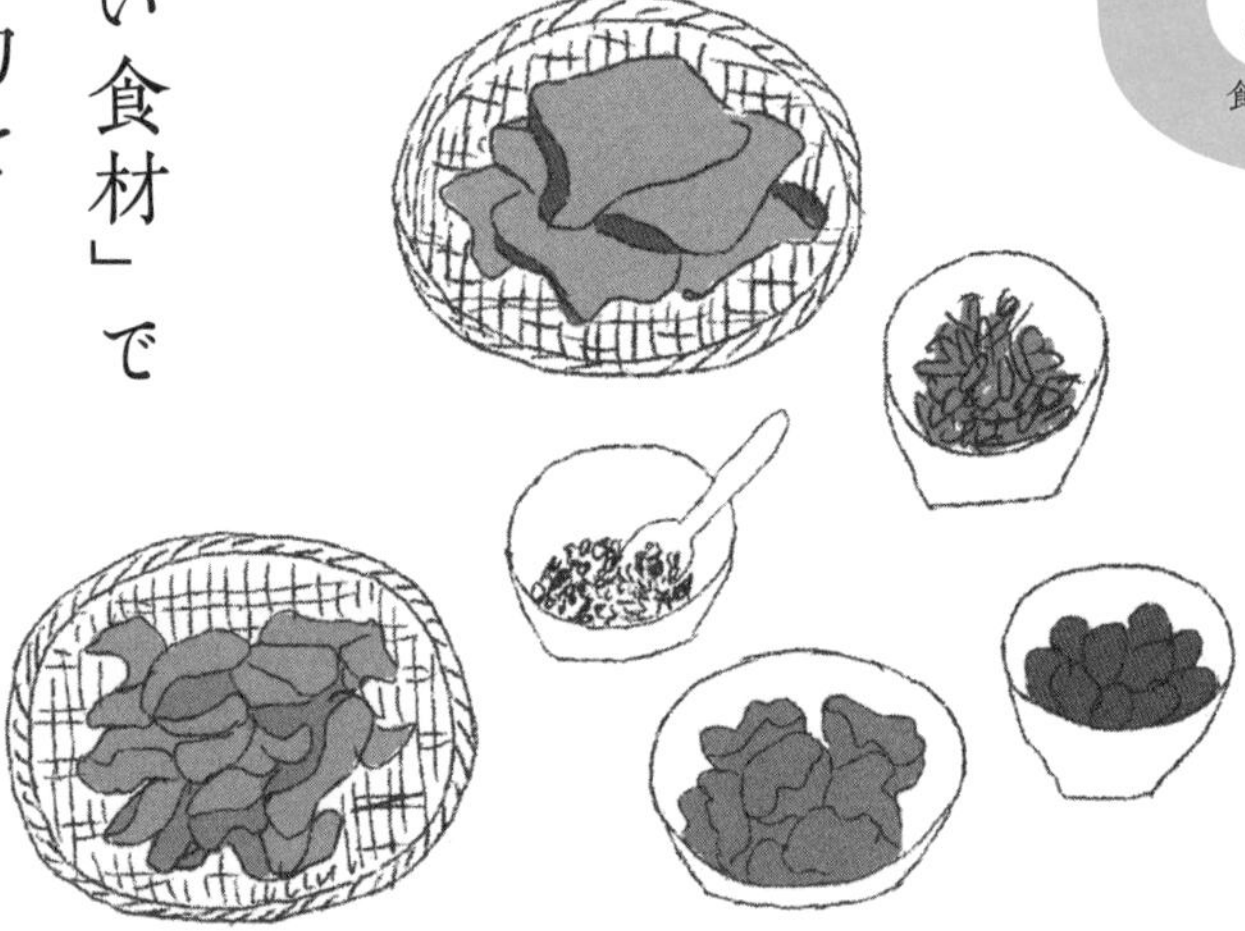

冬の養生で大切なのが「黒い食材」を食べること。というのも、黒い食材は、冬に弱りがちな五臓《ごぞう》の腎《じん》を助けるからです。

冬は、汗としての水分排出がされにくくなり、体内の余分な水分の排出を尿が担います。そのため、腎と膀胱《ぼうこう》の負荷が大きくなってしまうのです。

また、漢方では、腎は生命活動と深いかかわりのある臓腑《ぞうふ》で、生命力である精気を蓄える場所。腎が弱まると生命力も弱まります。冬は、植物は枯れ、動物は冬眠するなど、自然界の生命力が低下する季節。腎の働きも低下しがちに。つまり、黒い食材で腎を助けることで、生命力を高めることができるというわけです。

黒い食材の代表格は、わかめや昆布、ひじきといった海藻類、黒きくらげ、黒豆、黒ごまなど。冬は積極的にとりましょう。

この日は：シャンソンの日

シャンソンはフランス語で「歌」という意味。大きな声で歌うことは、いつまでも若々しい生命力を保つコツ。

おだやかな気持ちで食べることも「食養生」

食養生では「どのように食べるか？」も大事です。

食べたものが、正しく消化吸収されてはじめて命を養います。せっかく口に入れても、消化吸収されずに排出されては台無し。さらにもっと悪いのが、体内に滞ること。漢方では、消化吸収されずに滞ったものを「痰湿《たんしつ》」とよび、それがさまざまな不調を引き起こすと考えます。

江戸時代の本草学者・貝原《かいばら》益軒《えきけん》は著書『養生訓』で、食事の前後に怒ってはいけないし、心配事をもって食事をしたり、食後に心配してもいけないと書いています。心の状態は食事の質を左右するのです。現代では、テレビやスマホを見ながら食事をする人が多いでしょう。味もろくにわからず、何を食べたか思い出せないことも。

漢方の特徴のひとつは、見えない関係性を見る点といえますが、自然や作ってくれた人に感謝しつつ、味わいを楽しみながら食事に向き合ってこそ、食べたものが気《き》・血《けつ》となるのではないでしょうか。形にないものを実践するのは難しいのですが、心おだやかに、食べることに意識を向けた、ていねいな食事を心がけることが真の食養生といえます。

この日は：地下鉄記念日
地下鉄でショートトリップというと近場になってしまいますが、どこに行くかではなく、どんな旅かが大事。

「恬淡虚無《てんたんきょむ》」で おおらかに 生きましょう

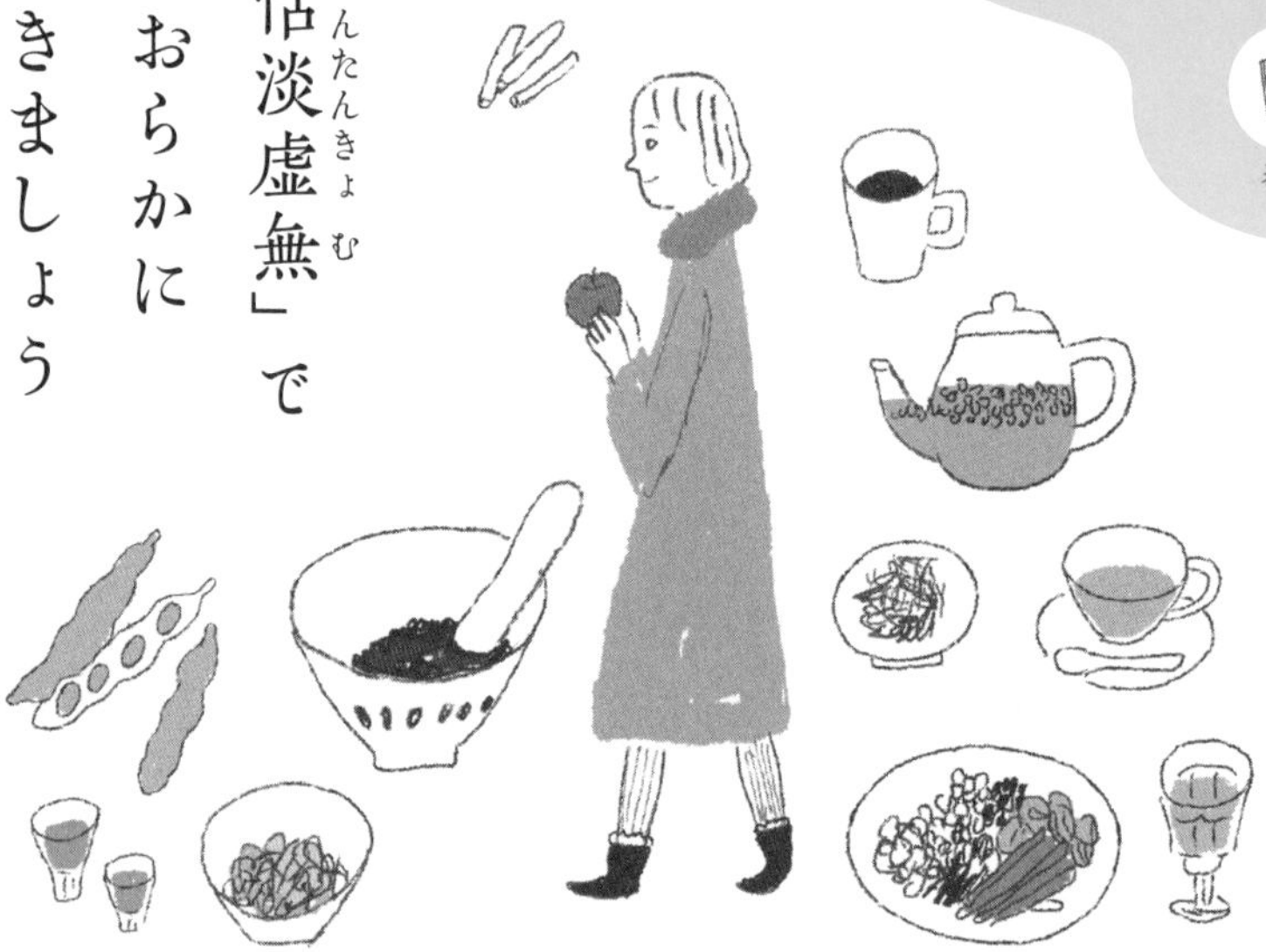

漢方といって何を思い浮かべますか？ 漢方薬？ 薬膳？ 鍼灸《しんきゅう》？ 答えはどれも漢方です。また、東洋と西洋の医学では人や病を見る視点が違いますが、同じ「人」を見ていることに変わりはありません。

このように、同じものでも、さまざまな視点が存在します。どうしても固定観念でひとつの視点に固執してしまいがちですが、ちょっと視点を変えるだけで、解決する問題も少なくありません。

中国の古典『黄帝内経《こうていだいけい》』に「恬淡虚無真気従之精神内守病安従来」とあります。つまり、何事にも執着せず、心おだやかであれば、気《き》は自らめぐり、病は自然と癒えていくだろう、ということ。

ひとつの視点にこだわらず、何事にもこだわらないおおらかな生き方をすることが、漢方養生の根底にあるのです。

この日は：大みそか

大みそかの夜につかれる除夜の鐘は108回。煩悩の数とも、12カ月に二十四節気《にじゅうしせっき》、七十二候《しちじゅうにこう》を足した数で1年を表すとも。

漢方の基礎知識

知っておきたい漢方の基本の考え方を、Q＆A形式でまとめました。表もぜひ、毎日の養生に役立ててください。

Q1 漢方とはどんなもの？

A 中国から伝わった医学が日本に合わせて変化したもの

漢方の始まりは、古代中国医学。日本に伝わり、日本の風土と日本人の体質に合わせて変化してきた医学を「漢方」とよびます。

漢方薬だけでなく、鍼灸《しんきゅう》・気功・按《あん》摩《ま》・薬膳、そして日々の養生など、私たちが元気に生きるワザのすべてが漢方です。

Q2 漢方の基礎となる考え方は？

A 「陰陽《いんよう》五《ご》行《ぎょう》説」といい、自然の法則が人にも当てはまるという考え方

「陰陽論」は古代中国で、月と太陽、水と火など、自然現象を2つの対立としてとらえた概念です。また、古代人の生活必須要素である木《もく》・火《か》・土《ど》・金《こん》・水《すい》から生まれたのが「五行説」。

この2つを組み合わせたのが「陰陽五行説」です。どちらも自然の法則で、人も自然の一部なので、同じ法則が当てはまるとし、漢方の基礎理論となりました。（→P8、81）

Q3 「五行説」を人の体に当てはめると？

A 人体を成り立たせる肝《かん》・心《しん》・脾《ひ》・肺《はい》・腎《じん》の「五臓《ごぞう》」に分けられ、それぞれの働きがあります

「五行説」は気候や季節、方角、色、味などさまざまな物事に当てはまります（五行配当図参照）。

人体の機能に当てはめると、肝・心・脾・肺・腎の「五臓」となります。これは現代医学の解剖学からみた臓器を含む働きを指します。そのほか、感情や感覚器官なども5つに分類しています。（→P39）

五行配当図

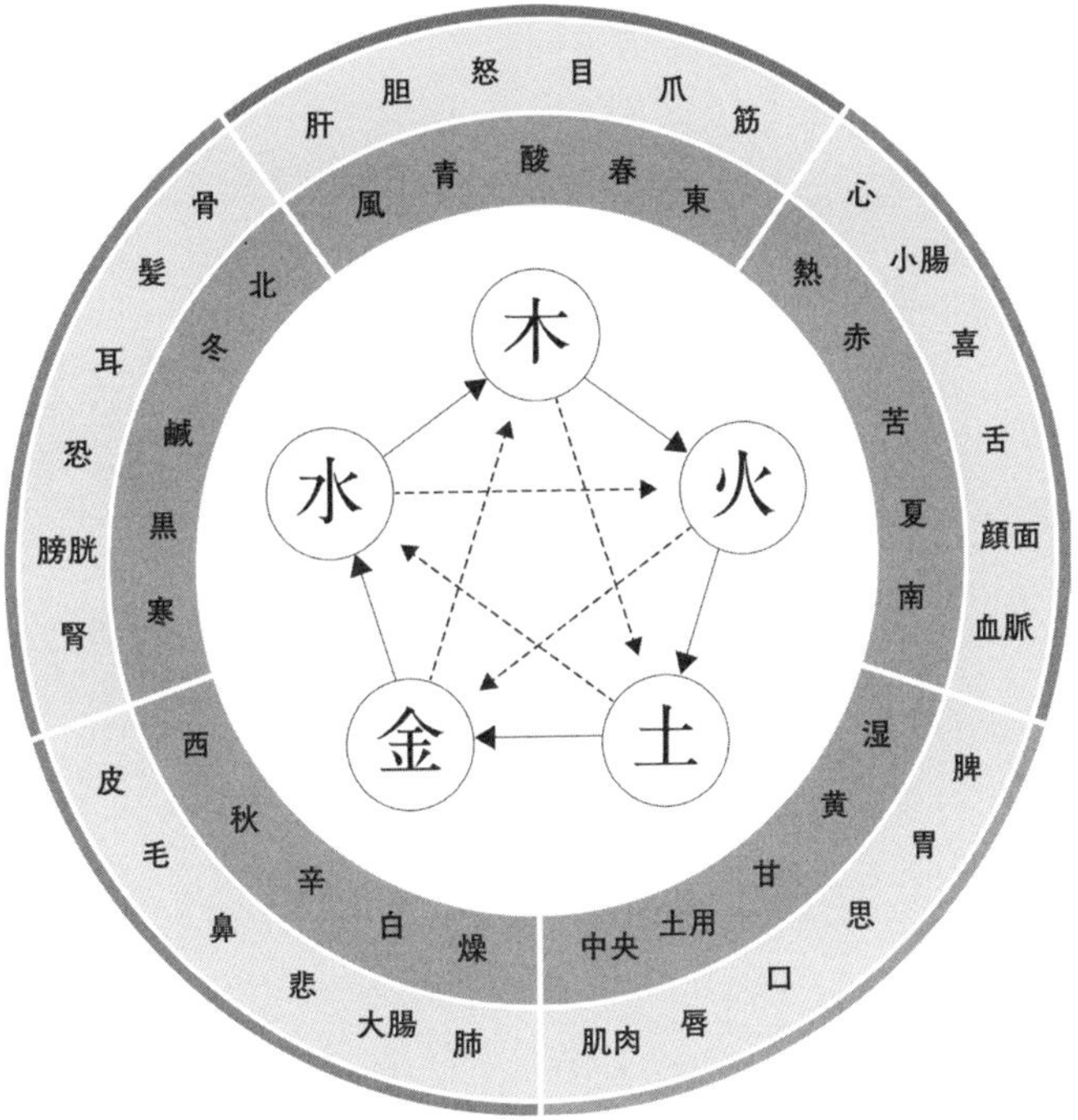

相生《そうせい》関係（促進する）

相克《そうこく》関係（抑制する）

自然界

人体

Q4 薬膳とはどんなもの？

A 毎日の食事も薬ととらえ、体の状態や季節などに合わせて食べる食養生

「薬食同源《やくしょくどうげん》」といって、ふだん食べているものも立派な薬になるという考え方のもと、食べ物のひとつひとつを活かし、体の状態や季節などに合わせて食べるのが薬膳です。

Q5 薬膳における食材の性質とは？

A 「陰陽《いんよう》」の考え方をもとに、熱《ねつ》・温《おん》・平《へい》・涼《りょう》・寒《かん》の5つの性質「五《ご》性《せい》」に分けています

体を温めたり、興奮させる「陽」の食材は熱性・温性、体を冷やしたり、鎮静させる「陰」の食材は寒性・涼性とし、働きが比較的おだやかなものを平性として、5つの性質「五性」に分けています。体の陰陽のバランスを整えるのに役立つ考え方です。(→P52)

Q6 薬膳における食材の味とは？

A 「五行《ごぎょう》」の考え方をもとに、酸《さん》・苦《く》・甘《かん》・辛《から》・鹹《かん》の5つの味「五《ご》味《み》」に分けています

酸味・苦味・甘味・辛味・鹹味（塩辛い味のこと）の5つの味「五味」に分けられ、それぞれの味に働きがあります。五行説に基づき、五臓ともつながっていて、気になる症状がどの五臓の不調が原因で起こっているかがわかると、それに合った味をもつ食材を選ぶことができます。(→P53)

食材の五性

寒性	**体を冷やす働きが強い。鎮静効果がある。** たけのこ　れんこん　にがうり　もやし　すいか　柿　ゆず　バナナ ひじき　昆布　あさり　かに　塩
涼性	**体を冷やす働きがある。寒性よりもおだやか。** セロリ　大根　トマト　なす　きゅうり　冬瓜　アスパラガス　小松菜 みかん　りんご　梨　レモン　豆腐　緑茶
平性	**寒涼温熱に属さず、おだやかな効き目をもたらす。** にんじん　白菜　キャベツ　じゃがいも　山いも　とうもろこし 白・黒きくらげ　梅　大豆　黒豆　うなぎ　かき　豚肉　卵　牛乳　はちみつ
温性	**体を温める働きがある。熱性よりもおだやか。** かぼちゃ　玉ねぎ　ねぎ　にら　しょうが　にんにく　らっきょう　しそ　桃 栗　くるみ　鮭　えび　鶏肉　牛肉　紅茶　黒糖　酢
熱性	**体を温める働きが強い。興奮効果がある。** 羊肉　シナモン　こしょう　唐辛子

食材の五味

酸味	**筋肉を引き締め、汗や尿が出すぎるのを抑える。** トマト（甘）　ゆず（甘）　みかん（甘）　りんご（甘）　梨（甘）　レモン　梅 ぶどう（甘）　桃（甘）　酢（苦）
苦味	**体の熱を冷ます。便を下して出す。** セロリ（甘）　にがうり　緑茶　紅茶（甘）
甘味	**滋養強壮。痛みをとめ、緊張を緩める。** なす　きゅうり　冬瓜　にんじん　白菜　キャベツ　じゃがいも　山いも とうもろこし　白・黒きくらげ　かぼちゃ　バナナ　すいか　柿　大豆　黒豆 栗　くるみ　鮭　えび（鹹）　鶏肉　牛肉　羊肉　卵　牛乳　はちみつ
辛味	**滞っているものを発散させ、気血の流れを促す。** 大根　玉ねぎ　ねぎ　にら　しょうが　にんにく　らっきょう　しそ シナモン（甘）　こしょう　唐辛子
鹹味（塩味）	**かたいものをやわらかくする。便通をよくする。** ひじき（甘）　昆布　あさり　かに　いか　かき（甘）　塩

＊食材によって、味が2つあるものもあります。その場合は食材のあとにもうひとつの味を記載しています。

＊食材の五性、五味に関しては諸説あります。

症状・テーマ別さくいん

監修／薬日本堂（くすりにほんどう）
１９６９年創業の日本最大の漢方専門店。１人ひとりの体質や悩みに合わせ、健康・美容をトータルにアドバイスする「ニホンドウ漢方ブティック」「カガエ カンポウ ブティック」「薬日本堂」を全国に展開。漢方の考え方をベースに健康的なライフスタイルを提案している。

参考文献

『女性のための漢方生活レッスン』薬日本堂監修（主婦の友社）
『はじめての漢方ライフ 薬膳レシピ＆食材べんり帳』薬日本堂監修（主婦の友社）
『子宮力を上げる漢方レッスン』薬日本堂監修（ベストセラーズ）
『漢方ビューティー』薬日本堂、カガエカンポウブティック監修（実業之日本社）
『いつもの飲み物にちょい足しするだけ！ 薬膳ドリンク』
小林香里著、薬日本堂監修（河出書房新社）
『漢方毒出しスープ』薬日本堂監修（河出書房新社）
『毎日役立つ からだにやさしい 薬膳・漢方の食材帳』薬日本堂監修（実業之日本社）
『未病を治す薬膳酒』渡邉修著、薬日本堂監修（法研）
『漢方マッサージでからだをリセット』薬日本堂監修（ナツメ社）

参考サイト

漢方ライフ https://www.kampo-sodan.com/

監修　齋藤友香理（薬日本堂）
デザイン　関宙明（ミスター・ユニバース）
イラスト　丹下京子
文　時岡千尋（cocon）
校正　安久都淳子
編集　小島朋子
DTP制作　天龍社

薬日本堂のおうち漢方３６５日

２０２１年１月20日　第１版発行

監　修　薬日本堂
発行者　関口聡
発行所　一般社団法人家の光協会
〒１６２-８４４８　東京都新宿区市谷船河原町11
電話　０３-３２６６-９０２９（販売）
　　　０３-３２６６-９０２８（編集）
振替　００１５０-１-４７２４
印刷・製本　日新印刷株式会社

ISBN 978-4-259-56675-3 C0077